E. Javal

MANUEL

DU

STRABISME

PARIS

G. MASSON

ÉDITEUR

MANUEL

Théorique et pratique

DU STRABISME

LISTE DES INSTRUMENTS

MENTIONNÉS DANS CE LIVRE

Chez Giroux, 58, quai des Orfèvres.

MANUEL

THÉORIQUE ET PRATIQUE

DU STRABISME

PAR

E. JAVAL

MEMBRE DE L'ACADÉMIE DE MÉDECINE

Avec 44 figures dans le texte, une planche en couleurs
et un étui contenant 48 cartons.

PARIS

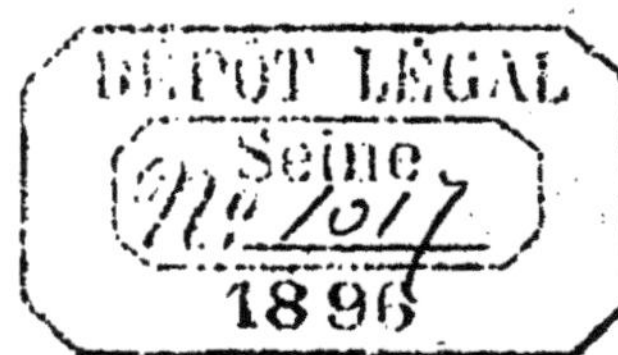

G. MASSON, ÉDITEUR

LIBRAIRE DE L'ACADÉMIE DE MÉDECINE

120, BOULEVARD SAINT-GERMAIN, 120

1896

ERRATA

Page	ligne	au lieu de :	lire :
20	8	dans le § 96.	dans les §§ 96 et 97.
21	10	Autre projection. . . .	Fausse projection.
181	27	Pour voir B, l'œil D.	Pour voir B, l'œil G.

Carton B. — Le contour de l'ellipse et du cercle correspondant sont trop épais.

TABLE DES MATIERES

CHAPITRE PREMIER

Physiologie de la vision binoculaire.

CHAPITRE II

Description et mesure du strabisme.

CHAPITRE III

Procédés de traitement et instruments.

CHAPITRE IV

Du stéréoscope.

CHAPITRE V

Marche générale du traitement.

CHAPITRE VI

Strabisme des myopes.

CHAPITRE VII

Insuffisance dite musculaire.

CHAPITRE VIII

Strabisme convergent des hypermétropes.

CHAPITRE IX

Du nystagmus.

CHAPITRE X

Répulsion des images. — Anisométropie. — Cas musoulaires.

CHAPITRE XI

De la fausse projection.

CHAPITRE XII

Conclusions.

LISTE DES OBSERVATIONS

AVANT-PROPOS

Pour les médecins non spécialistes, quelques notions sur l'optique de l'œil ne seront peut-être pas superflues.

Je commencerai par définir les unités employées, tant pour la mesure de l'acuité visuelle que pour celle de la réfraction. Je passerai ensuite en revue les défauts optiques de l'œil. Cet exposé sera suivi de l'explication, indispensable à connaître, des formules employées pour la notation des lunettes. Enfin, j'indiquerai dans quel esprit ont été rédigées les observations intercalées dans ce volume.

I. **Unités.** — 1° *L'acuité visuelle* se mesure par la dimension des caractères typographiques qu'un œil peut lire à une distance déterminée. Qu'on prenne le carton A, dans l'étui qui accompagne ce volume, on dit qu'une personne jouit d'une *acuité normale* si elle peut lire le premier mot (*cartons*) à 8 mètres, le second à $5^m,6$... ou le dernier groupe à $0^m,17$. — Pour plus de détails, voy. § 51, p. 124.

2° *L'unité de réfraction*, nommée *dioptric*, est donnée par une lentille convexe dont la distance focale principale est d'un mètre. L'action réfringente variant en raison inverse de la distance focale, il en résulte le tableau suivant, qui donne la concordance entre les dioptries D, les distances focales F et les verres de commerce numérotés d'après leurs rayons de courbure en pouces, P :

D =	1	2	3	4	5	6	7	8	9	10	11	...	20
F =	1^m	0.5	0.33	0.25	0.2	0.166	0.14	0.125	0.11	0.1	0.09	...	0.05
P =	40	20	13	10	8	$6\frac{2}{3}$	$5\frac{5}{7}$	5	$4\frac{4}{9}$	4	$3\frac{7}{11}$	...	2

La même unité sert pour mesurer les défauts optiques de l'œil; par exemple une myopie de quatre dioptries est celle d'un œil dont la vue distincte est limitée à 25 centimètres et dont la correction exige un verre concave de 10 pouces.

II. **Emmétropie et presbytie.** — Comme leurs noms l'indiquent, *l'emmétropie* est l'état de l'œil optiquement normal, et la *presbytie* est une altération de l'œil qui survient chez les gens âgés.

Depuis les mémorables expériences de Thomas Young, on sait que *l'accommodation*, ou mise au point pour les objets voisins, se fait par le moyen d'une augmentation de convexité du cristallin; on a démontré depuis que cette déformation résulte de la contraction d'un muscle circulaire, logé derrière l'iris, et qu'on nomme muscle de Brücke, m. ciliaire ou m. tenseur de la choroïde. Le cristallin se bombe d'autant plus que ce muscle se contracte davantage. Quand le muscle est entièrement relâché, l'action réfringente du cristallin est faible; elle atteint son maximum lorsque le muscle est le plus fortement contracté. L'œil qui accommode peut donc voir nettement des objets d'autant plus voisins que le cristallin est plus souple ou que le muscle ciliaire est plus fort.

Il faut abandonner l'ancienne expression de *distance de la vision distincte;* en fait, nous voyons distinctement entre deux limites, l'une très éloignée (*punctum remotum*) et l'autre très rapprochée (*punctum proximum*). La distance entre ces deux limites es le parcours de la vision distincte.

J'ai dit que l œil *emmétrope* est *optiquement* normal, c'est dire qu'il n'est ni myope ni hypermétrope. Un œil peut être affecté de cataracte, d'amblyopie (mauvaise acuité), etc., sans cesser d'être emmétrope.

On verra plus loin que les hypermétropes et que certains myopes peuvent devenir presbytes. Examinons d'abord les phénomènes qui accompagnent la presbytie chez les emmétropes, c'est-à-dire chez es personnes dont les yeux sont construits de manière à recevoir des images nettes sur la rétine quand l'accommodation est complètement au repos.

Avec les progrès de ''âge, chez tous les hommes, le parcours de l'accommodation diminue graduellement, si bien que, le *punctum remotum* restant à peu près invariable, le *punctum proximum* s'éloigne peu à peu.

Vers l'âge de quarante-cinq ans, ce point est déjà assez loin, chez l'emmétrope, pour que les objets tenus à la main soient situés en deçà du parcours de la vision distincte.

C'est cette modification qui constitue la presbytie.

On voit que ce défaut de la vue est purement optique et n'est point un affaiblissement réel, et d'ailleurs il est à remarquer que les yeux presbytes sont généralement très solidement constitués et sont rarement atteints d'un certain nombre de maladies graves, telles que le décollement de la rétine, la choroïdite, etc.

A mesure que la presbytie augmente, l'emmétrope est contraint d'éloigner les objets de plus en plus pour les voir nettement. Il arrive bientôt un moment où cet artifice devient insuffisant, car un éloignement trop considérable est fort incommode pour le travail, et de plus, la possibilité de voir nettement à condition de s'éloigner est de nulle ressource quand il s'agit de petits objets, tels qu'une impression fine, qui devient indéchiffrable pour le presbyte un peu avancé. En effet, il ne peut la lire de près, car elle se trouverait située en deçà du parcours de son accommodation, et il ne gagne guère à s'éloigner, car l'image rétinienne devient trop petite pour qu'il soit possible d'en faire usage pour lire.

Tout le monde sait comment et pourquoi les verres sphériques convexes permettent aux presbytes de se tirer fort bien d'embarras : la convexité du verre vient suppléer à l'impossibilité où ils se trouvent de bomber d'une manière permanente leur cristallin pendant la lecture. Mais, par ce moyen, le parcours de l'accommodation se trouve déplacé; en même temps que le *punctum proximum* est ramené à une distance suffisamment petite, le *punctum remotum*, qui était à l'infini pour l'œil nu, se trouve également rapproché, de telle sorte que le presbyte est obligé de regarder par-dessus ses lunettes quand il veut voir nettement les objets lointains.

L'augmentation de la presbytie ne suit pas un cours plus rapide chez les personnes qui se servent de verres suffisants que chez celles qui, sous l'influence d'un préjugé populaire, s'obstinent à lutter et à faire usage de verres trop faibles. Des maux de tête, des conjonctivites et peut-être même des glaucomes résultent des efforts exagérés d'accommodation que certains presbytes imposent à leurs yeux, par crainte de recourir aux lunettes en temps utile.

Quelques personnes évitent d'augmenter la force de leurs lunettes quand le besoin s'en fait sentir, par crainte de ne plus trouver de verres assez forts quand elles seront vieilles. Pour les rassurer, qu'on leur montre le tableau comparatif du § I ci-dessus, en ajoutant qu'il suffit d'augmenter d'une dioptrie tous les six ou huit ans.

III. Myopie. — Tandis que l'œil emmétrope mesure environ 22 millimètres d'avant en arrière, l'œil myope est plus long, et le degré de son élongation peut servir de mesure au défaut de l'œil. Chaque millimètre d'élongation correspond à peu près à trois dioptries. — Nous dirons que la myopie légère résulte d'un allongement inférieur à 1 millimètre; une augmentation de longueur comprise entre 1 et 2 millimètres constituera la myopie moyenne; la myopie forte répondra à un allongement de 2 à 3 millimètres; une déformation plus marquée constituera la myopie grave : en d'autres termes, ces quatre classes sont délimitées par les chiffres de trois, six et neuf dioptries.

La myopie a pour premier effet de nuire à la vision nette des objets lointains, dont les images viennent se peindre en avant de la rétine et à une distance d'autant plus grande de cette membrane que la myopie est plus forte; pour voir distinctement, le myope doit s'approcher des objets. Pour la myopie légère, le point le plus éloigné de la vision distincte est au delà de 33 centimètres; pour la myopie moyenne, il est compris entre 33 et 17 centimètres, et enfin, chez les personnes affectées de myopie excessive, le point le plus éloigné de la vision distincte est distant de moins de 11 centimètres. Tout ceci ressort de la comparaison des trois lignes de chiffres du tableau ci-dessus (§ I).

De même que les verres convexes permettent aux presbytes de voir nettement en deçà de leur *punctum proximum*, les verres concaves donnent aux myopes la possibilité de distinguer les objets situés au delà de leur *punctum remotum;* mais, tandis que les presbytes sont obligés de quitter leur besicles pour voir au loin, les jeunes myopes peuvent voir d'assez près à travers les lunettes qui corrigent leur myopie et qui ont pour effet d'éloigner de leurs yeux tout le parcours de la vision distincte.

Supposons qu'un myope porte d'une manière permanente les lunettes correctrices exactes de son défaut, il cessera de pouvoir distinguer les objets voisins précisément à l'âge où les emmétropes deviennent presbytes. Au lieu de mettre, pour lire, des lunettes convexes par-dessus ses lunettes concaves, il sera conduit à quitter ses lunettes ou à en prendre de plus faibles pour le travail, et ce fait a donné naissance au préjugé d'après lequel les yeux myopes s'amélioreraient avec l'âge. Ce n'est pas la myopie qui a diminué, c'est le parcours de l'accommodation; en d'autres termes, le *punctum proximum* s'est éloigné sans qu'il y ait eu déplacement du *remotum.*

Par suite de la diminution sénile du parcours d'accommodation, il peut arriver qu'un myope devienne presbyte sans cesser d'être myope. Par exemple, un vieillard dont le *remotum* est à 1 mètre et le *proximum* à 50 centimètres de l'œil a besoin de verres concaves nᵒ 40 pour voir nettement au loin et de verres convexes faibles pour distinguer les objets voisins.

On ne connaît pas bien le mécanisme par lequel certains yeux contractent la myopie, mais on sait que cette affection se développe rarement chez les jeunes enfants et rencontre son terrain de prédilection parmi les élèves de l'enseignement secondaire. Je pense que, chez les sujets prédisposés, l'œil s'adapte d'une manière permanente aux exigences d'un travail assidu; au lieu de s'accommoder transitoirement, par une augmentation de convexité du cristallin, il s'allonge, de manière à rendre inutiles les contractions du muscle ciliaire. Cet allongement graduel ne va pas sans altérations des tuniques oculaires : la choroïde et la rétine en font les frais et l'augmentation de la myopie est le moindre des inconvénients à redouter en pareil cas. C'est pourquoi, dans mon opinion, pour les yeux menacés de myopie progressive, le commencement et la fin de la sagesse consistent à supprimer tout effort d'accommodation, en réglant la distance des yeux à l'ouvrage et en prescrivant des verres strictement suffisants. Depuis que je procède ainsi, j'ai vu bon nombre de myopies progressives devenir stationnaires.

Si l'on compulse les statistiques, on est conduit à admettre que la myopie, rare chez les très jeunes enfants, débute habituellement vers l'âge de huit ou dix ans et commence par être légère : j'ai d'ailleurs vérifié le fait en France, en examinant la vue de nombreux enfants dans plusieurs écoles primaires publiques et dans deux grands établissements libres d'enseignement secondaire. C'est donc pendant le premier âge scolaire qu'il faut apporter le plus grand soin à empêcher les enfants de s'approcher trop de leurs livres et de leurs cahiers et c'est pour leur en faciliter les moyens qu'il importe de veiller à l'éclairage des classes, à la bonne impression des livres, à la disposition convenable des tables et des bancs. Il faut surtout adopter des méthodes d'écriture qui soient compatibles avec une bonne attitude des élèves.

Quand on a négligé de couper le mal dans sa racine et qu'on a laissé la myopie apparaître, il est encore possible, le plus souvent, d'en arrêter les progrès. J'ai vu disparaître un commencement de myopie chez des enfants à qui j'avais fait porter des verres convexes pour supprimer tout effort.

J'ai souvent vu le défaut rester tout à fait stationnaire chez des écoliers à qui je recommandais de n'employer qu'un lorgnon tenu dans la main gauche pour regarder le tableau noir ou les cartes géographiques, de manière à se servir de leurs yeux avec des verres plus faibles pour lire et pour écrire; il est rare, au contraire, que la myopie ne progresse pas d'année en année chez les écoliers qu'on arme de lunettes ou de pince-nez qui leur suffisent pour voir au loin, mais qui les obligent à faire des efforts en lisant ou en écrivant.

Plus tard, quand la croissance est terminée, on peut être moins réservé : il n'est pas rare de rencontrer des adultes qui portent en permanence et sans inconvénient les verres correcteurs exacts.

Les indications qui précèdent étaient nécessaires pour expliquer comment la myopie n'est pas une contre-indication aux exercices de convergence qui trouvent leur place dans le traitement du strabisme divergent. Je démontrerai (voy. p. 181) que la théorie qui attribue la genèse de la myopie à la pression exercée sur l'œil par les muscles moteurs pendant la convergence, est fausse. D'ailleurs je n'ai presque jamais vu les exercices de convergence être suivis d'une augmentation de myopie.

IV. Hypermétropie. — On a vu plus haut qu'une myopie légère est compatible avec la presbytie : cette remarque suffit pour indiquer que la presbytie n'est pas le contraire de la myopie, comme on se le figure souvent. L'opposé de la myopie est un état auquel Donders a donné le nom d'*hypermétropie* et qui a été constaté dès 1772 par Jean Janin, dans les termes suivants :

Tous les physiologistes et les physiciens ont dit qu'il y a trois sortes de vue, savoir : la myope, la presbyte et la vue parfaite. De ces trois espèces de vue, il n'y en a que deux de naturelles, qui sont : la vue ordinaire et la myope ; car la presbytie n'est qu'accidentelle, puisqu'elle n'affecte que les vieillards... Je ne sache pas qu'aucun auteur ait fait mention d'une autre espèce de vue naturelle : cependant il en existe ; mais on doit les considérer comme des phénomènes, ou des écarts de la nature. L'observation suivante en est un exemple... Quoique les yeux du sieur Silva représentassent, par leur grande sphéricité, des yeux myopes, ils ne l'étaient cependant pas, puisque les lunettes concaves, bien loin de lui être favorables, lui causaient au contraire une plus grande confusion dans l'objet aperçu ; il n'y avait que les lunettes qu'on appelle mi-cataractes, qui lui fussent utiles, ce qui fait présumer, avec quelque espèce de raison, que la vue de son organe a beaucoup d'analogie avec l'œil d'une personne qui a souffert l'opération de la cataracte...

Il est difficile de mieux définir l'hypermétropie. Depuis Janin, nombre d'oculistes et d'opticiens ont constaté la fréquence de ce défaut de vue, et lui ont donné les noms d'hyperopie ou d'hyper-presbyopie. Ce dernier nom doit être abandonné, car les yeux qui, à l'inverse des myopes, trouvent avantage à l'emploi des verres *convexes* pour la vision des objets lointains sont affectés, comme l'explique Janin, d'un défaut naturel, qu'il ne faut pas confondre avec la presbytie, laquelle est une diminution de l'accommodation résultant de l'âge. A *l'inverse des yeux myopes, qui sont trop longs, les yeux hypermétropes sont trop courts ;* il en résulte que les images des objets lointains viendraient se former en arrière de la rétine, si ces yeux ne faisaient pas des efforts d'accommodation. Tout cela a été exposé en détail par Stellwag de Carion.

Tandis que l'excès de longueur de l'œil myope peut dépasser 6 millimètres, le défaut de développement de l'œil hypermétrope se chiffre généralement par une fraction de millimètre. L'hypermétropie ne réduit le parcours d'accommodation que par son extrémité voisine de l'œil, si bien que pendant une partie de la vie, la vision des objets éloignés reste nette et que, dans la jeunesse, le seul symptôme de l'hypermétropie est un recul du *punctum proximum.* Sauf dans les cas d'hypermétropie forte, ce recul passe inaperçu pendant bien des années, si bien que la plupart des personnes exemptes de myopie sont hypermétropes sans s'en douter. Il est clair que les hypermétropes deviennent presbytes plus ou moins prématurément, selon le degré du vice de construction de leurs yeux. Il n'est pas très rare de voir des jeunes gens donner un démenti à l'étymologie et devenir presbytes : ce sont des sujets fortement hypermétropes.

Tout aussi bien que les presbytes ont avantage à recourir à des verres convexes de force suffisante, il n'existe aucune raison pour priver les hypermétropes de ce secours dès que leur vue commence à se fatiguer. Tant qu'ils sont jeunes, il leur suffit de faire usage de verres pour le travail; mais, à mesure que leur accommodation faiblit, ils trouvent avantage à les garder pour voir au loin. Enfin, vers l'âge de quarante-cinq ans, les hypermétropes commencent à devoir employer deux paires de verres, l'une plus faible, pour voir au loin, et l'autre pour lire. Comme les emmétropes devenus presbytes, ils doivent augmenter tous les cinq ou six ans la force des lunettes qui leur servent pour le travail.

Chez les jeunes sujets, une grande partie de l'hypermétropie est généralement *latente*, ou, en d'autres termes, l'accommodation vient masquer l'hypermétropie à tel point que les verres convexes ne sont pas supportés pour voir au loin ou que, tout au moins, le sujet n'accepte que des verres partiellement correcteurs. Il suffit généralement, pour satisfaire le malade, de neutraliser son hypermétropie *manifeste*, à condition de le prévenir qu'il faudra graduellement recourir à des verres plus forts. Tandis que, dans la jeunesse, l'hypermétropie manifeste est généralement très inférieure à l'hypermétropie *totale*, cette dernière apparaît en entier chez les vieillards.

La connaissance de la fréquence de l'hypermétropie, la pratique, suivie maintenant, de prescrire sans crainte des verres convexes de force suffisante pour en corriger les effets fâcheux, constituent un des plus utiles progrès de l'ophtalmologie moderne, car le nombre est grand des personnes auxquelles on rend ainsi l'usage de la vue au lieu de les déclarer, comme autrefois, atteintes d'asthénopie incurable. Cette notion a été répandue dans le public par Donders.

La connaissance de ce qui vient d'être dit sur l'hypermétropie trouvera son application dans l'étude du strabisme convergent.

V. Astigmatisme. — Tandis que le public et les opticiens ont des notions plus ou moins nettes sur la presbytie et la myopie, et que les oculistes savent tous reconnaître l'hypermétropie, il faudra bien des années encore pour que l'*astigmatisme*, le plus fréquent des défauts de l'œil, soit connu autant qu'il importerait dans l'intérêt des personnes innombrables qui en sont affectées.

En créant le nom d'*astigmatisme* pour désigner ce défaut, Whewell voulait rappeler que, dans les yeux qui en sont affectés, l'image d'un point lumineux extérieur ne vient pas se peindre en un point mathématique sur la rétine.

La découverte de l'astigmatisme est due au célèbre physicien et médecin Th. Young, qui constata l'existence de ce défaut dans un de ses yeux et prouva, par des expériences extrêmement ingénieuses, que l'irrégularité de cet œil siégeait dans le cristallin. Le cas de Th. Young était exceptionnel, car, en général, l'astigmatisme reconnaît pour cause une déformation de la cornée.

On sait qu'on appelle *solide de révolution* tout corps qui pourrait se fabriquer sur un tour : une toupie, un gland, un œuf... sont autant de solides de révolution. Un œuf, un oignon sont des solides de révolution d'une forme particulière ; en effet, coupés par des plans passant par leur axe, ces solides ont pour sections des ellipses. Dans l'œuf, c'est le grand axe, dans l'oignon c'est le petit axe de ces ellipses qui coïncide avec l'axe de révolution. Tout solide de révolution qui, coupé par un plan passant par l'axe, a pour section une ellipse, porte le nom d'*ellipsoïde de révolution*. — Il n'est pas beaucoup plus difficile de se figurer un ellipsoïde qui ne soit pas de révolution. En effet, si les dômes de nos monuments publics sont des ellipsoïdes de révolution, cela tient à ce que l'espace à couvrir est circulaire; si l'on se proposait de construire une coupole, de forme aussi simple que possible, destinée à recouvrir une aire elliptique, la surface de cette coupole cesserait d'être celle d'un solide de révolution, tout en restant ellipsoïdale (ellipsoïde à trois axes inégaux). C'est précisément une surface de ce genre qui constitue la cornée de l'œil astigmate.

En 1818, M. Cassas, élève du peintre Gros, ennuyé de voir le maître ajouter toujours des traits horizontaux sur ses dessins, constatait qu'en effet ses yeux distinguaient mal les lignes horizontales. Après de nombreuses tentatives, Cassas finit par se faire tailler à Rome, par Suscipi, en 1844, des verres qu'il me montra en 1865 et qui lui donnèrent pleine satisfaction pendant bien des années. Ces verres, convexes sphériques en avant, affectaient du côté de l'œil la figure d'un *tore* concave. De même, en 1827, Airy, le directeur de l'Observatoire de Greenwich, remarquait que, malgré le secours du verre concave le mieux approprié, son œil gauche voyait les étoiles sous forme de traits lumineux; d'autre part, pour cet œil, une croix verticale tracée sur un papier n'était visible nettement à aucune distance; à condition de l'incliner de manière que l'un des bras de la croix formât un angle de 35 degrés avec la verticale, il pouvait voir alternativement avec netteté l'une ou l'autre des lignes en se mettant plus ou moins loin du papier : il corrigea son défaut de vue au moyen d'un verre *cylindrique*.

C'est à Goulier, alors capitaine du génie et professeur à l'École d'application de Metz, que revient l'honneur d'avoir reconnu la fréquence de l'astigmatisme et d'avoir, le premier, rendu la netteté de la vue à un grand nombre de personnes par le moyen de verres cylindriques. Dès le 12 juillet 1852, il consignait le résultat de ses observations dans un pli cacheté qu'il fit ouvrir en 1865, et dont le contenu fut alors reproduit dans les *Comptes rendus de l'Académie des sciences*. Le remarquable mémoire de M. Goulier a été reproduit dans mon *Histoire de l'astigmatisme*.

Cependant, dès 1854, une voie nouvelle avait été ouverte par Helmholtz qui, peu de temps après son invention de l'ophtalmoscope, mit aux mains des oculistes son *ophtalmomètre*, instrument auquel il attacha une telle importance qu'il le fit figurer, vingt ans après, au premier plan des accessoires qu'on remarque sur son portrait, peint par Knaus. Cet instrument permet en effet de mesurer avec une grande précision les rayons de courbure de la cornée sur le vivant, et Knapp, Donders, Mandelstamm, Woinow, v. Reuss, Mauthner, etc., s'en servirent successivement pour effectuer des mensurations qui donnèrent quelques renseignements sur la forme de la cornée humaine.

Pendant plus de vingt-cinq ans, personne n'avait osé se demander si l'ophtalmomètre n'était pas susceptible de perfectionnement, quand le Dr Schiötz, de Christiania, vint passer un an au laboratoire d'ophtalmologie de la Sorbonne pour faire de l'ophtalmométrie. Rebutés par les difficultés excessives de la manœuvre de l'instrument d'Helmholtz, nous fûmes conduits à y introduire successivement divers changements dont le succès nous amena graduellement à faire construire, par l'habile opticien Laurent, un *ophtalmomètre* tellement pratique qu'en une journée il nous fut possible d'effectuer plus de mensurations d'astigmatisme qu'il n'en avait été fait en vingt-cinq ans par tous les observateurs qui ont employé l'ophtalmomètre primitif. — D'autre part, progrès non moins utile, un procédé d'examen de l'œil, imaginé par le médecin militaire Cuignet, a été perfectionné et introduit dans la pratique courante par le Dr Parent, de Paris, sous le nom de *skiascopie*. Grâce à ces deux procédés : ophtalmométrie et skiascopie, tout oculiste doit reconnaître facilement l'existence de l'astigmatisme, en évaluer aisément l'importance et savoir s'il doit procéder à une mesure subjective au moyen du cadran horaire, que j'emploie à cet effet depuis 1865 avec mon *optomètre*.

L'introduction de la mesure de l'astigmatisme dans la pratique quotidienne est un bienfait.

Il importe en effet de remarquer que, dans l'ordre naturel des choses, les yeux ont une force de résistance tout à fait extraordinaire ; les personnes qui ont une bonne vue peuvent travailler indéfiniment, de jour et de nuit, sans aucune fatigue et sans aucun inconvénient pour leurs yeux, et elles peuvent continuer ainsi jusqu'à l'âge le plus avancé, sans autre condition que d'avoir à prendre des verres convexes quand elles deviennent presbytes. Il n'en est plus de même pour celles dont la vue est défectueuse :

leurs yeux, sous l'influence de la fatigue, refusent plus ou moins le service ou contractent des inflammations qui résistent à tous les collyres, mais qui disparaissent comme par enchantement par l'emploi de verres appropriés ; or, parmi ces verres, les cylindriques tiennent le premier rang, car *c'est l'absence d'astigmatisme qui caractérise un œil régulièrement construit*. Toutes les fois qu'une personne se plaint de sa vue, s'il ne s'agit pas du retentissement d'une maladie générale de l'organisme ou d'une maladie infectieuse, il faut rechercher l'astigmatisme.

La qualité d'un œil est si bien liée à son astigmatisme qu'on peut affirmer presque à coup sûr, chez les strabiques, la présence d'un astigmatisme plus fort sur l'œil dévié que sur l'œil sain.

On peut lire dans certains auteurs qu'il existe dans la plupart des yeux sains un astigmatisme *normal* ou *physiologique* dont il est inutile de tenir compte ; c'est aussi faux que si l'on parlait d'un emphysème *normal* ou d'une *insuffisance physiologique des valvules mitrales*. Il est vrai de dire que de faibles degrés d'astigmatisme sont souvent *négligeables* en pratique. Il est plus difficile de fixer à partir de quel degré le défaut mérite d'être corrigé, car ici une foule de circonstances, telles que la profession, l'état général de santé de l'individu et surtout son âge, viennent influer fortement sur nos déterminations. C'est ainsi que j'ai suivi jour par jour, pendant plus de cinquante ans, les impressions d'un sujet affecté d'un astigmatisme nullement excessif.

Jusqu'à l'âge de vingt-deux ans, malgré un peu d'hypermétropie, la vue de notre sujet était restée tout à fait excellente, car il distinguait parfaitement à l'œil nu six ou sept étoiles dans le groupe des Pléiades. Étant élève, à l'École des Mines, il fut pris d'une légère asthénopie et d'une conjonctivite tenace pour laquelle les deux plus célèbres oculistes de Paris lui infligèrent les traitements les plus cuisants et une interruption d'études. Un nouveau venu, disciple de Donders, diagnostiqua un *astigmatisme physiologique* et ne prescrivit pas de verres. Notre patient construisit alors un optomètre avec lequel il mesura le défaut de sa vue, et, depuis qu'il porte des verres cylindriques, sa conjonctivite a disparu. Au lieu de se faire agriculteur, comme on le lui conseillait, il a étudié la médecine et ne s'est guère privé de passer des jours et des nuits à travailler au bureau et au laboratoire d'ophtalmologie ; il est peut-être permis de lui pardonner s'il parle avec trop d'enthousiasme des verres cylindriques qui ont radicalement transformé son existence et l'ont mis à même de faire, sur la correction de l'astigmatisme chez autrui, des recherches dont il s'exagère peut-être l'utilité.

Il est clair qu'un faible degré d'astigmatisme peut être considéré comme négligeable chez un paysan illettré et mériter au contraire une correction par les verres chez une couturière, un savant ou un artiste.

Mais l'astigmatisme est habituellent méconnu. C'est ainsi qu'en avril 1877, les journaux publiaient une lettre du peintre Marchal qui venait de se suicider et dont voici le début :

Mon cher Paul, ma vue est dérangée. Quand je veux peindre ou dessiner, l'objet est doublé d'une façon presque imperceptible ; cela suffit pour m'empêcher de produire ! C'est une espèce de taquinerie nerveuse de l'œil, qui n'a l'air de rien. Pour un peintre, c'est la mort. Voilà bientôt un an que j'éprouve ce supplice, que je croyais voir cesser. Il s'éternise... Puisque la vie renonce à moi, je n'ai pas le choix, il faut renoncer à elle, etc.

Assurément les cas où l'astigmatisme conduit à un dénoûment tragique sont rares, mais le nombre de gens que ce défaut de vue a obligés à renoncer à leur profession est incalculable, et, pour en diminuer le nombre, on ne saurait trop répéter que l'astigmatisme est le plus fréquent des défauts de la vue.

Il importe de savoir aussi que l'astigmatisme est une cause de myopie, car la myopie se produit de préférence chez les écoliers qui regardent de trop près, et il est concevable que l'astigmate soit porté à rapprocher ses yeux des objets, surtout si ce sont des livres imprimés trop fin et si l'éclairage est insuffisant. Les chiffres de la statistique faite par M. Nordenson à l'*École alsacienne* viennent à l'appui de cette thèse ; en effet, pas un seul des myopes de cette école n'était exempt d'astigmatisme.

Par un singulier contraste, l'astigmatisme peut être un préservatif de la myopie ; en effet, quand un sujet est affecté de degrés très inégaux d'astigmatisme aux deux yeux, il peut arriver que l'œil le moins astigmate, étant seul capable de vision nette, est seul employé pour l'étude et devient myope, tandis que l'autre reste intact.

A première vue, les verres cylindriques, montés en lunettes, ne diffèrent pas des verres sphériques ; car, tandis que la surface de ces derniers est empruntée à une sphère de rayon assez grand pour que leur courbure soit à peine sensible, les verres cylindriques sont taillés selon la surface d'un cylindre dont le rayon est assez grand pour qu'il faille, tout au moins pour les faibles numéros, les examiner de fort près pour remarquer leur convexité ou leur concavité.

L'emploi des verres cylindriques n'exclut en aucune façon celui des verres sphériques, convexes ou concaves. Rien n'empêche de faire tailler l'une des surfaces du verre suivant une forme sphérique pour corriger la myopie, la presbytie ou l'hypermétropie, et l'autre surface suivant une forme cylindrique, qu'on choisira convexe ou concave, suivant les cas.

VI. La prescription d'un verre se compose de trois chiffres qui indiquent la position de l'axe du cylindre et les forces en dioptries du cylindre et de la sphère. Ces trois quantités pouvant donner lieu chacune à des erreurs de la part du médecin et de la part de l'opticien, il n'est pas surprenant qu'en règle générale les malades soient médiocrement satisfaits du résultat quand la mensuration a été mal faite et que l'exécution n'a pas été contrôlée. C'est surtout pour l'orientation du cylindre qu'il faut procéder avec un soin méticuleux, car un verre bien taillé mais mal placé devant l'œil, loin d'apporter un soulagement, est une cause de gêne souvent intolérable.

Dans ce Manuel on rencontrera souvent des mesures subjectives et des prescriptions de lunettes, telles que : 15—2—3 ; 165—1.5—2.5.

Cela veut dire : pour l'œil gauche (inscrit en premier) l'axe du cylindre correcteur fait, par le bas et à droite du patient, un angle de 15 degrés avec l'horizontale, que le cylindre est de 2 dioptries concaves associé à un sphérique concave de 3 dioptries ; pour l'œil droit, la position du cylindre est symétrique à la précédente et le verre est combiné de 1.5 cylindrique et 2.5 sphérique concaves. — Les notations telles que 15±2 ; 165±1.5 représentent la mesure ophtalmométrique des deux cornées d'une même personne.

Si l'on voulait corriger l'astigmatisme toutes les fois qu'il est mesurable, plus de la moitié de l'humanité devrait porter des verres cylindriques, tandis qu'en réalité ces verres ne sont indiqués que pour un million ou deux de personnes en France, et ne seraient réellement indispensables qu'à quelques centaines de mille de nos compatriotes, qui souffrent de maux plus ou moins graves auxquels il serait facile de remédier.

En particulier, la correction de l'astigmatisme des yeux strabiques, en améliorant leur vision si souvent défectueuse, est souvent utile pour hâter leur redressement.

VII. Anisométropie. — Il est rare que les deux yeux d'une même personne soient suffisamment identiques pour qu'on ne puisse trouver entre eux une différence mesurable, mais cette différence est généralement assez faible pour être pratiquement négligeable. On peut classer les *anisométropes* en trois catégories, suivant que leur anisométropie est accidentelle, naturelle ou acquise.

Dans la première catégorie nous mettrons, par exemple, les personnes dont l'un des yeux a été plus ou moins mutilé par un traumatisme, une opération, une affection aiguë.

Les anisométropes de la seconde catégorie, qui constituent l'immense majorité du genre humain, sont ceux dont l'astigmatisme n'est pas exactement le même aux deux yeux. La différence est généralement légère, et chez la plupart des sujets elle n'est constatable que depuis les derniers progrès de l'ophtalmométrie. Il est impossible de mesurer quelques centaines de cornées sans être frappé de la concordance extrême entre les rayons de courbure des deux yeux de la même personne. Quand il n'y a pas d'astigmatisme, ou qu'il est le même des deux côtés, les mensurations des rayons de courbure concordent à un cinquantième de millimètre près.

Enfin, dans la troisième catégorie, nous rangeons les personnes dont les yeux ont subi des modifications par le temps : celles par exemple dont l'un des yeux est devenu myope, l'autre étant resté hypermétrope ou emmétrope, ou bien encore les sujets dont la myopie est inégale aux deux yeux.

C'est parmi les anisométropes de la première et de la troisième catégorie que viennent se ranger la plupart des strabiques divergents, tandis que les convergents appartiennent le plus souvent à la seconde.

D'après certains oculistes, il faudrait généralement s'abstenir de corriger l'anisométropie et se borner à mettre devant les deux yeux des verres pareils à celui qui convient au meilleur des deux. Cette règle doit être abandonnée depuis que nous savons mesurer l'astigmatisme, et en tout cas, pour les strabiques, l'emploi de verres pareils pour les deux yeux est exceptionnel.

VIII. Rédaction des observations de strabisme. —

Les numéros des observations sont ceux qui figurent sur mes livres : en imprimant ces numéros j'ai eu l'intention d'établir la possibilité de recourir à ces livres, où les faits sont décrits avec des détails qu'il eût été fastidieux de publier (1).

Il va sans dire que le nombre des strabiques que j'ai vus est bien supérieur à 440. Je n'ai donné de numéros qu'aux sujets dont je comptais tirer quelque instruction ou que j'ai pu suivre longtemps. J'ai fait revenir chez moi la plupart d'entre eux pour constater leur état longtemps après le traitement.

Plusieurs ont tenu à honneur de voir leurs noms imprimés en toutes lettres, en témoignage de l'utilité qu'a présentée leur collaboration.

Si l'on songe au grand nombre des observations citées dans ce petit livre, il est clair que son volume eût été démesurément augmenté si je n'avais pas eu soin d'éliminer, dans chacune d'elles, tout ce qui ne me paraissait pas présenter un intérêt particu-

____

(1) Il suffit d'un coup d'œil sur les observations 270, 309 et 391 (p. 162, 263 et 295), relatées avec quelque détail, pour se faire une idée du degré d'abréviation adopté pour la rédaction de la plupart des autres.

lier. Aussi, malgré le nombre de ces observations, les confrères ne peuvent pas espérer rencontrer, avec un détail suffisant pour les guider, la description de cas identiques à ceux qu'ils auront à traiter : la variété des circonstances est d'ailleurs tellement grande que pas un cas n'est exactement pareil à un autre.

Sauf un certain nombre de strabiques, pour lesquels je dois une reconnaissance extrême au Dʳ de Wecker qui me les a envoyés tout à fait au début de mes études, tous ceux qui sont mentionnés ont été fournis par ma clientèle privée. Il devait en être ainsi, car, sauf dans les cas particulièrement favorables, la cure radicale du strabisme exige des sacrifices de temps et des soins incompatibles avec la manière de procéder en usage dans les cliniques gratuites.

La cure radicale du strabisme peut être considérée comme un luxe, surtout à cause des efforts qu'elle exige de la part de l'oculiste. Aussi, ai-je pensé que le présent Manuel pourrait servir à alléger la tâche de mes confrères spécialistes, s'ils veulent bien le mettre dans la main du médecin de la famille, ou même dans celle de parents intelligents, en leur signalant les parties qu'ils peuvent utiliser dans le cas particulier qui les intéresse.

INTRODUCTION

Une pensée de la jeunesse réalisée
dans l'âge mûr.

ALF. DE VIGNY.

Il y a plus de trente ans, j'entreprenais la guérison d'un
cas de strabisme au moyen du stéréoscope, et je décrivais
les premiers résultats obtenus dans la *Presse scientifique des
deux mondes* et dans les *Annales d'oculistique.*

Observation 1. — Sophie J..., née le 9 octobre 1853, a été conduite, à
l'âge de deux ans, chez Sichel, dont j'ai sous les yeux la consultation qui suit :

« Strabisme convergent droit aperçu pour la première fois il y a quinze
jours lorsque l'enfant, en jouant, a fait le simulacre de coudre ; mais s'était
déjà montré légèrement, il y a longtemps, à des périodes irrégulières. L'œil
droit est probablement plus presbyte. Légère conjonctivite.

« Donner au lit la position indiquée entre les deux croisées.

« Ne pas donner de trop petits jouets à l'enfant et l'empêcher d'approcher
des yeux les objets qu'elle tient à la main.

« Exercer beaucoup les yeux de loin, tantôt des deux yeux ensemble,
tantôt de chaque œil isolément, plus souvent de l'œil droit que de l'œil
gauche, en bandant l'un des yeux avec une coquille non percée.

« Régime nourrissant, mais doux.

« Grands bains tièdes et fréquents ; lotions d'eau froide. Bassiner souvent
les yeux avec de l'eau fraîche.

« Paris, 12 novembre 1855. « (Signé) : SICHEL. »

En 1856, le strabisme étant devenu alternatif, Sichel recommandait de
« bander désormais aussi souvent un œil que l'autre ; on ne laissera l'œil
fermé que pendant deux minutes à la fois. »

Quatre ans plus tard, le 27/10/1860, Desmarres diagnostiquait : « Strabisme convergent double alternatif, suite d'anesthésie des deux sixièmes
paires, actuellement guérie. » Il concluait à la nécessité d'opérer. Telle était
aussi, à la même époque, la conclusion de von Gräfe.

Vers la fin de 1863, l'enfant ayant dix ans, après une tentative de guérison par les prismes, faite sans succès par Giraud-Teulon, j'eus l'idée d'essayer du stéréoscope. C'est alors que je rencontrai la *répulsion des images*
pour laquelle je renvoie aux paragraphes 84, 85 et 86, et c'est alors aussi que je
me rendis compte de la *neutralisation*, grâce à laquelle les strabiques ne voient
pas double, et que je remarquai l'utilité du stéréoscope pour réveiller la diplopie.

J'avais eu le loisir de constater, pendant huit ans, l'heureux effet de la coquille non percée, prescrite par Sichel, grâce à laquelle le strabisme était devenu alternant, et j'avais compris en outre que la diplopie, provoquée par le stéréoscope, ne se maintenait pas dans la vision ordinaire, pendant laquelle l'enfant avait tout intérêt à *neutraliser* ou *supprimer* tantôt l'une, tantôt l'autre image des objets. J'avais remarqué aussi que la convergence *augmentait* quand, se conformant au conseil de Sichel, on avait bandé l'un des yeux pendant quelques instants et j'avais été conduit à pratiquer l'occlusion *permanente* et alternative des yeux, qui eut pour effet de nous procurer une diplopie permanente, point de départ nécessaire pour les exercices de fusion faits en dehors du stéréoscope.

Bien que de nombreuses infractions eussent été faites à la prescription de porter la coquille en permanence, il ne nous fallut guère plus de six mois pour obtenir la vision binoculaire correcte, sans hésitation dans le stéréoscope et parfois pour des objets extérieurs. Le 20 juillet 1864, nous constations que, regardant dans le stéréoscope, l'enfant savait toujours reconnaître dans lequel des deux champs je posais une pointe désignant une partie de l'image binoculaire, expérience qui fut faite à plusieurs reprises, mais qui avait cessé de réussir le 29 août suivant, par suite de l'accoutumance à la vision binoculaire : c'est cette expérience qui formera plus loin l'objet du § 2 (p. 22).

C'est également pour le traitement de cette enfant que j'appliquai pour la première fois le stéréoscope à charnière (§ 54) et la lecture contrôlée (§ 41).

Je dois avouer que, malgré une ténotomie pratiquée en 1869 sur son œil gauche par von Gräfe et qui la mit plutôt en état de divergence, Sophie continue actuellement à loucher en dedans. On conçoit, en effet, que ses parents n'aient pas fait confiance au jeune inventeur d'un procédé nouveau, surtout en présence des tâtonnements qui allongèrent démesurément le traitement, lequel fut définitivement abandonné peu après l'opération inutile de von Gräfe en 1869.

Résolu à faire bénéficier l'ophtalmologie de ce que j'avais appris en essayant de guérir Sophie J..., abandonnant ma carrière d'ingénieur des mines, je me fis successivement étudiant en médecine, traducteur de Donders et de Helmholtz, élève de von Gräfe, constructeur d'instruments, et je me mis au courant de ce qui avait été écrit un peu partout sur le strabisme.

Depuis cette époque, déjà lointaine, je n'ai pas cessé de poursuivre l'étude des moyens qui peuvent conduire au rétablissement de la vision binoculaire chez les strabiques et le moment me paraît venu d'exposer, dans leur ensemble, les résultats de cette étude. Assurément, les procédés qu'on trouvera dans ce volume laissent encore beaucoup à désirer; nul n'en connaît mieux que moi les imperfections. Mais, tels qu'ils sont, je les crois suffisamment utilisables pour les livrer à la publicité.

Ce n'est pas à dire qu'il faille entreprendre la guérison

parfaite de tous les strabiques. Loin de là, la cure de cette infirmité est le plus souvent un luxe qui, sauf dans certains cas favorables, ne peut s'obtenir qu'au prix de grands sacrifices de temps et de patience, de la part du médecin et du malade.

Ainsi qu'on le verra par la suite, il est possible d'amener à guérison parfaite la plupart des strabiques, y compris ceux généralement considérés comme incurables, affectés soit de fausse projection, soit de répulsion des images, soit même de perte de la faculté de fixation de l'œil dévié. Dans un intérêt théorique, j'ai conduit à bon port quelques cas de ce genre, mais j'avoue sans détour que, pour plusieurs des observations qu'on trouvera plus loin, les efforts faits pour parvenir à la guérison, prolongés pendant des années par des sujets intelligents et absolument libres de leur temps, me paraissent avoir dépassé la mesure du raisonnable, étant donné qu'après tout, le strabisme est compatible avec l'exercice de la plupart des professions et qu'au point de vue de l'apparence extérieure, on peut bien se contenter de la correction approximative, obtenue opératoirement.

Ayant compris bien des faits tout autrement que les auteurs classiques, je consacrerai cette Introduction à un exposé général de mes idées. Après une échappée historique, j'y traiterai successivement du strabisme divergent et du strabisme convergent et j'espère que la lecture de cette Introduction, relativement longue, rendra plus facile l'étude de ce petit *Manuel*, étude nécessairement laborieuse à cause de la multiplicité des faits qu'il a fallu accumuler et peut-être aussi à cause de la difficulté du sujet.

I

HISTORIQUE. — Dans les *Mémoires de l'Académie des sciences* (1743), Buffon a parlé du strabisme avec une compétence d'autant plus grande qu'il louchait lui-même. Voici quelques passages tirés de son *Histoire naturelle de l'homme*, où il est revenu sur le même sujet :

« Le strabisme est non seulement un défaut, mais une difformité qui détruit la physionomie et rend désagréables les plus beaux visages; cette difformité consiste dans la fausse direction de l'un des yeux, en sorte que quand un œil pointe à l'objet, l'autre s'en écarte et se dirige vers un autre point. Je dis que ce défaut consiste dans la fausse direction de l'un des yeux, parce qu'en effet les yeux n'ont jamais tous deux ensemble cette mauvaise disposition...

« Le strabisme ou le regard louche ne consiste donc que dans l'écart de l'un des deux, tandis que l'autre paraît agir indépendamment de celui-là.

« On attribue ordinairement cet effet à un défaut de correspondance entre les muscles de chaque œil; la différence du mouvement de chaque œil vient de la différence du mouvement de leurs muscles, qui, n'agissant pas de concert, produisent la fausse direction des yeux louches...

« M. de la Hire, et plusieurs autres après lui, ont pensé que le strabisme n'est pas causé par le défaut d'équilibre ou de correspondance entre les muscles, mais qu'il provient d'un défaut dans la rétine; ils ont prétendu que l'endroit de la rétine qui répond à l'extrémité de l'axe optique était beaucoup plus sensible que tout le reste de la rétine; les objets, ont-ils dit, ne se peignent distinctement que dans cette partie plus sensible, et, si cette partie ne se trouve pas correspondre exactement à l'extrémité de l'axe optique, dans l'un ou l'autre des deux yeux, ils s'écarteront et produiront le regard louche, par la nécessité où l'on sera dans ce cas de les tourner de façon que leurs axes optiques puissent atteindre cette partie plus sensible et mal placée de la rétine. Mais cette opinion a été réfutée par plusieurs physiciens et en particulier par Jurin (Essay upon distinct and indistinct vision, *Optique de Smith*, à la fin du second volume); en effet, il semble que de la Hire n'ait pas fait attention à ce qui arrive aux personnes louches lorsqu'elles ferment le bon œil, car alors l'œil louche ne reste pas dans la même situation, comme cela devrait arriver si cette situation était nécessaire pour que l'extrémité de l'axe optique atteignît la partie la plus sensible de la rétine; au contraire cet œil se redresse pour pointer directement à l'objet et pour chercher à le voir; par conséquent l'œil ne s'écarte pas pour trouver cette partie prétendue plus sensible de la rétine, et il faut chercher une autre cause à cet effet...

« Mais la cause la plus générale, la plus ordinaire du strabisme, et dont personne, que je sache, n'a fait mention, c'est l'inégalité de force dans les yeux... Un petit degré d'inégalité fera que l'objet vu de l'œil le plus fort sera aussi distinctement aperçu que s'il était vu des deux yeux : un peu plus d'inégalité rendra l'objet, quand il sera vu des deux yeux, moins distinct que s'il est vu du seul œil le plus fort ; et enfin une plus grande inégalité rendra l'objet vu des deux yeux si confus, que pour l'apercevoir distinctement on sera obligé de tourner l'œil faible, et de le mettre dans une situation où il ne puisse nuire...

« Mais, dira-t-on, il n'est pas sûr que l'inégalité de force dans les yeux doive produire le strabisme, il peut se trouver des louches dont les deux yeux soient d'égale force ; d'ailleurs cette inégalité répand à la vérité de la confusion sur les objets, mais cette confusion ne doit pas faire écarter l'œil faible, car, de quelque côté qu'on le tourne, il reçoit toujours d'autres images qui doivent troubler la sensation autant que la troublerait l'image indistincte de l'objet qu'on regarde directement.

« Je vais répondre à la première objection par des faits : j'ai examiné la force des yeux de plusieurs enfants et de plusieurs personnes louches..., j'ai trouvé que tous avaient les yeux de force inégale... et l'œil louche s'est toujours trouvé le plus faible. J'ai observé constamment que quand on couvre le bon œil et que ces louches ne peuvent voir que du mauvais, cet œil pointe et se dirige vers l'objet aussi régulièrement et aussi directement qu'un œil ordinaire ; d'où il est aisé de conclure qu'il n'y a point de défaut dans les muscles...

« La seconde objection demande un peu plus de discussion : je conviens que de quelque côté qu'on tourne le mauvais œil, il ne laisse pas d'admettre des images qui doivent un peu troubler la netteté de l'image reçue par le bon œil ; mais ces images étant absolument différentes, et n'ayant rien de commun, ni par la grandeur ni par la figure, avec l'objet sur lequel est fixé le bon œil, la sensation qui en résulte est, pour ainsi dire, beaucoup plus sourde que ne serait celle d'une image semblable. Pour le faire voir bien clairement, je vais rapporter un exemple qui ne m'est que trop familier : j'ai le défaut d'avoir la vue fort courte et les yeux un peu inégaux, mon œil droit étant un peu plus faible que le gauche ; pour lire de petits caractères ou une mauvaise écriture, et même pour voir bien distinctement les petits objets à une lumière faible, je ne me sers que d'un œil ; j'ai observé mille et mille fois qu'en me servant de mes deux yeux pour lire un petit caractère, je vois toutes les lettres mal terminées, et en tournant l'œil droit pour ne me faire servir que du gauche, je vois l'image de ces lettres tourner aussi et se séparer de l'image de l'œil gauche, en sorte que ces deux images me paraissent dans différents plans ; celle de l'œil droit n'est pas plus tôt séparée de celle de l'œil gauche, que celle-ci reste très nette et très distincte ; et si l'œil droit reste dirigé sur un autre endroit du livre, cet endroit étant différent du premier, il me paraît dans un différent plan et n'ayant rien de commun il ne m'affecte point du tout, et ne trouble en aucune façon la vision distincte de l'œil gauche : cette sensation de l'œil droit est encore plus insensible, si mon œil, comme cela m'arrive ordinairement en lisant, se porte au delà de la justification du livre, et tombe sur la marge, car dans ce cas l'objet de la marge étant d'un blanc uniforme, à peine puis-je m'apercevoir, en y réfléchissant, que mon œil droit voit quelque chose. Il paraît ici qu'en écartant l'œil faible, l'objet prend plus de netteté ; mais ce qui va directement contre l'objection, c'est que les images qui sont différentes de celle de l'objet ne troublent point du tout la sensation, tandis que les images semblables à l'objet la troublent beaucoup, lorsqu'elles ne peuvent pas se réunir entièrement ; au reste cette impossibilité de réunion parfaite des images des deux yeux dans les vues courtes comme la mienne, vient souvent moins de l'inégalité de force dans les yeux que d'une autre cause ; c'est la trop grande proximité des deux prunelles, ou, ce qui revient au même, l'angle trop ouvert des deux axes optiques, qui produit en partie ce défaut de réunion. On sent bien que, plus on approche un petit objet des yeux, plus aussi l'intervalle des deux prunelles diminue ; mais comme il y a des bornes à cette diminution, et que les yeux sont posés de façon qu'ils ne peuvent faire un angle plus grand que de 60 degrés tout au plus par les deux rayons visuels, il suit que toutes les fois qu'on regarde de fort près avec les deux yeux, la vue est fatiguée et moins distincte qu'en ne regardant d'un seul œil, mais cela n'empêche pas que l'inégalité de force dans les yeux ne produise le même effet, et que par conséquent il n'y ait beaucoup d'avantage à écarter l'œil faible, et l'écarter de façon qu'il reçoive une image différente de celle dont l'œil le plus fort est occupé...

« Au reste, je ne prétends pas que l'inégalité de force dans les yeux soit la seule cause du regard louche... ; je dis de plus que c'est une cause dont l'effet est nécessaire, de sorte qu'il n'est peut-être pas possible de guérir de ce défaut une personne dont les yeux sont de force trop inégale...

« Mais quand les yeux, quoique de force inégale, n'ont pas cependant le degré d'inégalité que nous avons déterminé par la formule ci-dessus, on peut trouver un remède au strabisme ; il me paraît que le plus simple, le plus naturel et peut-être le plus efficace de tous les moyens est de couvrir le bon œil pendant un temps : l'œil difforme serait obligé d'agir et de se tourner vers les objets, et prendrait en peu de temps ce mouvement habituel... Mais, avant que d'en faire usage sur une personne, il faut s'assurer du degré d'inégalité des yeux, parce qu'il ne réussira jamais que sur des yeux peu inégaux...

« Il suit encore évidemment de tout ce que nous avons dit, que les louches ne voient jamais que d'un œil, et qu'ils doivent ordinairement tourner le mauvais œil tout près de leur nez, parce que dans cette situation la direction de ce mauvais œil est aussi écartée qu'elle peut l'être de la direction du bon œil...

« Je ne vois donc pas qu'on puisse trouver de remède aux yeux louches, lorsqu'ils sont tels à cause de leur trop grande inégalité de force... On y parviendrait peut-être en commençant par couvrir le bon œil pendant quelque temps, afin de rendre au mauvais œil la direction et toute la force que le défaut d'habitude à s'en servir peut lui avoir ôtée, et ensuite en faisant porter des lunettes dont le verre opposé au mauvais sera plan, et le verre du bon œil serait convexe ; insensiblement cet œil perdrait de sa force, et serait, par conséquent, moins en état d'agir indépendamment de l'autre...

« Il est évident, par tout ce que nous avons dit ci-dessus, qu'on ne peut pas être louche des deux yeux à la fois...; mais il y a des personnes qui sans être louches des deux yeux à la fois sont alternativement quelquefois louches de l'un et ensuite de l'autre œil... Je ne crois pas qu'on puisse remédier à ce défaut, si ce n'est en portant des lunettes, dont l'un des verres serait convexe et l'autre concave, proportionnellement à la force ou à la faiblesse de chaque œil ; mais il faudrait avoir fait sur cela plus d'expériences que je n'en ai fait, pour être sûr de quelque succès...

« Avant de terminer ce Mémoire, il est bon d'observer une chose essentielle au jugement qu'on doit porter sur le degré d'inégalité de force dans les yeux des louches ; j'ai reconnu, dans toutes les expériences que j'ai faites, que l'œil louche, qui est toujours le plus faible, acquiert de la force par l'exercice, et que plusieurs personnes dont je jugeais le strabisme incurable, parce que par les premiers essais j'avais trouvé un trop grand degré d'inégalité, ayant couvert leur bon œil seulement pendant quelques minutes, et ayant par conséquent été obligées d'exercer le mauvais œil pendant ce petit temps, elles étaient elles-mêmes surprises de ce que ce mauvais œil avait gagné beaucoup de force, en sorte que mesure prise, après cet exercice, de la portée de cet œil, je la trouvais plus étendue, et je jugeais le strabisme curable; ainsi, pour prononcer avec quelque espèce de certitude sur le degré d'inégalité des yeux, et sur la possibilité de remédier au défaut des yeux louches, il faut auparavant couvrir le bon œil pendant quelque temps, afin d'obliger le mauvais œil à faire de l'exercice et à reprendre toutes ses forces, après quoi on sera bien plus en état de juger des cas où l'on peut espérer que le remède simple que nous proposons pourra réussir. »

J'ai été heureux de trouver dans Buffon l'étude dont j'ai reproduit ci-dessus des extraits, car sur tous les points où la plupart des auteurs modernes pensent différemment, je suis arrivé de mon côté à comprendre les choses précisément comme les décrit notre grand naturaliste. Un chapitre historique détaillé serait donc sans utilité. Des travaux postérieurs à Buffon je ne mettrai guère à profit que la partie chirurgicale, inaugurée par Dieffenbach en 1839 et la partie physiologique, où l'invention du stéréoscope par Wheatstone (1835) occupe la place d'honneur.

Je vais traiter ici, schématiquement, les deux cas principaux : strabisme divergent et strabisme convergent. Ce bref aperçu pathologique est nécessaire pour préparer la lecture du chapitre I, consacré à la physiologie, lequel, à son tour, contient des notions indispensables à connaître pour qui voudra passer à l'étude détaillée des cas pathologiques et des procédés de traitement.

II

STRABISME DIVERGENT. — Le mécanisme de la divergence est tel que l'a décrit Buffon pour ses propres yeux, avec cette addition que, pour nous, le « mauvais œil » est géné-

ralement le plus astigmate des deux. Le plus souvent, par
bon œil il faut entendre : moins astigmate que l'autre œil.

C'est pendant l'application prolongée des yeux myopes à
la vision des petits objets, et particulièrement pendant la
lecture, que l'œil le moins bon cesse de converger, et cela
d'autant plus volontiers que l'œil le meilleur est plus myope.
Le sujet ne louche pas habituellement; mais, si l'on couvre
un œil, cet œil, n'étant plus maintenu par le besoin de voir
simple, prend une position divergente.

On dit alors improprement qu'il y a *insuffisance* des muscles droits internes. Il faut bien se persuader, comme le dit
Buffon, que cette insuffisance est un effet et non une cause :
pour le prouver, il suffit de penser aux cas si nombreux où
la prétendue insuffisance, corrigée oprératoirement, récidive, après des mois ou des années, avec une ténacité désespérante. Comme seconde preuve, j'ajouterai que je n'ai
guère vu de cas d'insuffisance qui n'ait cédé à l'emploi
permanent, pendant le travail, de verres combinés de manière à égaliser les yeux et à corriger, le cas échéant,
l'astigmatisme et une partie de la myopie.

Quand l'insuffisance est assez invétérée pour que les
lunettes ne suffisent pas à réveiller immédiatement la vision
binoculaire pendant la lecture, il faut s'aider de quelques
exercices au moyen du stéréoscope.

Si les précautions optiques ne sont pas prises à temps,
peu à peu l'insuffisance se transforme en strabisme périodique : les jours où il a travaillé avec assiduité, le sujet se
met à loucher en dehors, même en regardant au loin; tout
d'abord, la déviation disparaît aisément quand une mère
attentive interpelle son enfant. Un mot, un geste d'avertissement sont aussitôt obéis : la déviation disparaît, mais pour
se reproduire de plus en plus fréquemment, jusqu'au
moment où elle devient absolument permanente. Pour se
convaincre qu'il en est ainsi, il suffit de remarquer la rareté
du strabisme divergent chez l'enfant, la fréquence de l'insuffisance des muscles droits internes chez les jeunes gens et
celle du strabisme divergent chez les adultes. Je citerai
d'ailleurs, plus loin, des exemples de strabismes divergents
qui ont ainsi mis plus de vingt ans à se révéler depuis
le moment où j'avais constaté l'inégalité des yeux et une
trace d'insuffisance.

Quand on opère pour corriger soit un strabisme divergent, soit une insuffisance de convergence, il ne faut compter sur une guérison durable que si les moyens optiques sont employés aussitôt après l'opération : un strabisme n'est supprimé définitivement que si le sujet est habitué à lire binoculairement.

Quand on a affaire à un adulte dont le strabisme divergent est devenu permanent depuis extrêmement longtemps, l'opération la mieux réussie doit être suivie d'exercices stéréoscopiques continués pendant des mois à raison de plusieurs heures par jour. Je citerai des exemples de succès jusqu'à l'âge de quarante-cinq ans, mais les malades disent avec raison que le remède est pire que le mal; même chez les femmes, je ne conseillerais pas d'entreprendre une pareille cure après l'âge de vingt à vingt-cinq ans. Il faut alors restreindre son ambition à une amélioration apparente au moyen de l'opération. Chez les jeunes filles de quinze à vingt ans, au contraire, on est généralement secondé par un courage et une patience à toute épreuve, et le succès est absolument assuré.

Pour donner, dès maintenant, une idée de la puissance des exercices optiques vigoureusement exécutés, j'intercale une observation récente :

Observation 422. — Alfred X..., âgé de vingt et un ans, est affecté d'un strabisme divergent récent, presque permanent, de l'œil gauche. La déviation ne se produit généralement pas pendant la vision au loin, mais elle est permanente et très considérable quand il regarde les objets voisins. Il se présente dans mon cabinet le 4 mars 1894, demandant à être guéri pour le 15 au matin, devant subir ce jour-là une visite médicale dont dépend sa carrière. Or la mesure de la réfraction est : 170 — 4 + 1 ; 5 — 3 + 0.5. En présence de l'importance de la déviation, je n'hésiterais pas à proposer une ténotomie immédiate, mais nous craignons que, la trace de l'opération ne pouvant pas être effacée dans onze jours, cette intervention n'ait pour effet d'attirer l'attention du médecin expert sur l'astigmatisme du candidat. Nous décidons, par conséquent, de demander la guérison aux exercices.

Après huit jours de travail acharné, toute trace de déviation a disparu, et le jeune X... m'envoie le 15 un télégramme annonçant son admission : il s'est présenté sans lunettes à la visite médicale, et on n'a pu se douter de rien.

Je l'ai revu depuis. Il continue à ne plus loucher, et la lecture binoculaire se maintient; bien entendu il est résolu à se servir toujours de lunettes pour la lecture.

Voici maintenant une observation très ancienne pour démontrer la solidité des résultats obtenus :

Observation 2. — Pauline A..., onze ans, m'est confiée par son père le 6 avril 1864. N'ayant pas encore fait d'études médicales, je m'adresse pour le diagnostic au Dr W..., qui trouve une myopie de 12″ à droite et de 4″ à gauche. Sur ce dernier œil, légère amblyopie et ancienne sclérochoroïdite. Le strabisme divergent, constaté depuis plusieurs années, serait d'environ deux lignes. Après moins d'un mois, la vision binoculaire de textes fins était obtenue dans le stéréoscope et la déviation, dans la vie ordinaire, s'accompagnait de diplopie. Le 15 octobre, je fais voir à von Gräfe la malade qui ne présente plus que de l'insuffisance, évaluée à une ou deux lignes.

J'ai revu Pauline A... en 1867 et constaté une trace d'insuffisance : jamais de strabisme.

Au moment où j'écris, *après plus de trente ans,* bien que les verres correcteurs de l'anisométropie n'aient été pris qu'il y a dix-neuf ans, la guérison est restée parfaite.

Il est peut-être à propos de dire que l'invention de la ténotomie, postérieure de cent ans aux travaux de Buffon, a exercé une influence plutôt funeste sur le traitement du strabisme divergent, car la plupart des praticiens ont été conduits à négliger l'étude optique de chaque cas et à couper et recoudre les tendons. Les résultats immédiats obtenus par les opérations sont encourageants en effet, mais les récidives de déviation, qui ne manquent guère de se produire quand on se borne à opérer, ont jeté à bon droit une certaine appréhension dans le public.

Il faut faire observer que, dans le strabisme divergent absolu, il n'y a pas à craindre un effet exagéré de l'opération : si, après l'intervention chirurgicale, il se produit un peu de convergence pour certaines directions du regard, cet effet se dissipe bien rapidement. S'il apparaît une diplopie homonyme incommode, on verra qu'il est facile de la supprimer en prescrivant, pour quelque temps, pour voir au loin, des verres prismatiques dont on diminue graduellement la force.

Quant à l'emploi des verres prismatiques contre l'insuffisance des muscles droits internes, le calcul et l'expérience prouvent qu'il n'y faut recourir que dans des cas tout à fait exceptionnels.

III

Strabisme convergent. — Tandis que nous avons vu le strabisme divergent débuter par l'insuffisance des muscles droits internes chez les jeunes gens et ne devenir permanent, le plus souvent, que chez les adultes, les débuts du strabisme convergent remontent à un âge bien moins avancé. Souvent les parents affirment que la déviation est congénitale. Le plus généralement il n'en est rien ; l'enquête que j'ai faite sur quelques centaines de cas me permet d'affirmer que c'est habituellement vers l'âge de trois ans que se manifeste le strabisme convergent ; le début est rarement antérieur à l'âge de deux ans et plus rarement encore postérieur à celui de quatre ans.

Il nous est trop peu souvent donné d'assister au début du strabisme convergent pour qu'il soit possible de tracer bien exactement les premières phases de cette affection ; aussi chercherait-on vainement des renseignements à cet égard dans les auteurs. D'après ce que j'ai pu observer, la première atteinte de strabisme se produit pendant la vision des objets voisins. Une parésie du muscle ciliaire a pour effet de fausser la relation établie habituellement entre la convergence et l'accommodation ; pour voir nettement de près quand il y a parésie accommodative, il faut exagérer la convergence, c'est-à-dire loucher. J'ai cru trouver à l'origine d'un grand nombre de cas de strabisme des présomptions de parésie accommodative.

J'espère qu'après avoir lu le § 10, la fin du § 54, les notes qui accompagnent le § 75, et les nombreuses observations de strabisme convergent où la guérison a été obtenue sans assujettir les patients à porter des verres convexes en permanence, le lecteur compétent acceptera ma manière de voir quant à l'étiologie du strabisme convergent.

Quoi qu'il en soit de cette explication, il est sûr que l'enfant commence à loucher sans qu'on le sache. Comment, en effet, s'apercevrait-on d'une déviation qui ne se produit qu'au moment où l'enfant abaisse le regard vers un objet très voisin de ses yeux ? Il faut qu'une circonstance fortuite, telle que le strabisme constaté chez un frère ou une sœur aînés, nous amène à observer le regard de jeunes enfants pendant qu'ils examinent de petits objets et à découvrir un strabisme dont les parents n'avaient pas encore eu occasion de s'apercevoir, bien qu'il puisse exister depuis des semaines et des mois.

Telle est la première période du strabisme convergent.

Dans la période suivante, l'enfant louche par instants, même en regardant à quelque distance. Quand les choses en sont à ce point, le strabisme, permanent pendant la lecture, est classé comme périodique, car il ne se produit que par intermittences quand le sujet lève les yeux. C'est surtout pour l'examen de ces malades que j'aime à me servir d'un *verre dépoli* qui, placé devant l'un des yeux du sujet, efface absolument pour lui le contour des objets extérieurs, tandis que l'observateur continue à distinguer avec une netteté suffisante l'œil couvert de ce verre. Au moyen de cet instrument si simple, placé devant l'œil strabique, rien n'est plus aisé que de voir la déviation disparaître pendant le regard vague et se produire avec une extrême vigueur quand on place devant l'œil sain, à une petite distance, des objets assez menus pour ne pouvoir être distingués qu'avec une accommodation parfaite. — Mettant le verre dépoli devant l'œil sain, on peut généralement constater une déviation secondaire de cet organe, dès que l'œil le moins bon entre en fixation; mais parfois aussi cette déviation secondaire fait défaut, symptôme extrèmement favorable : quand il se présente, il arrive le plus souvent qu'on peut faire disparaître la déviation par l'emploi de l'atropine et des verres convexes ou plus facilement encore par celui d'une coquille non percée portée quelque temps sur le bon œil.

Si l'on voit parfois le strabisme se maintenir à l'état périodique pendant des années et jusqu'à l'âge adulte, il ne faut pas croire qu'il en soit ordinairement ainsi; le plus souvent, en peu de mois, la déviation est devenue permanente et, le plus souvent aussi, elle paraît unilatérale : c'est toujours, au dire des parents, le même œil qui est dévié. Cependant, si l'on couvre le bon œil, l'autre se redresse aussitôt et, sous le verre dépoli, l'œil sain présente une déviation souvent excessive. — Il est extrèmement remarquable de voir l'œil dévié conserver pendant des années une acuité passable. Chez nombre de malades, ce fait s'explique, suivant moi, en remarquant que leur strabisme n'est pas rigoureusement unilatéral; mais l'alternance de la déviation échappe si l'on ne sait pas la provoquer. Couvrez en effet le bon œil, l'autre se redresse pour dévier de nouveau dès que vous dégagez son congénère; mais, si vous prenez le soin, après avoir couvert l'œil sain, de placer l'objet de manière à obliger l'œil dévié à viser le long de la racine du nez, il arrivera qu'en découvrant l'œil sain, c'est l'autre qui continuera à fixer. J'en conclus que le strabisme était resté alternant, l'œil dévié servant à augmenter le champ de regard du côté opposé au sien (à gauche si c'est l'œil droit qui louche).

Souvent, quand le strabisme permanent a duré quelques années, l'œil dévié a perdu la faculté de fixer : il ne se redresse plus quand on couvre l'autre et ne sert qu'à augmenter le champ de vision indirecte. — Cette perte absolue et parfois irrévocable de la fixation ne se produit que par degrés ; pendant quelque temps, la fixation n'est qu'indécise ; elle peut se raffermir si l'on empêche le sujet de faire aucun usage de son bon œil en le tenant bandé pendant des semaines ou des mois.

Le strabisme permanent bien établi tend à diminuer de degré avec les années. Tout comme un œil cataracté ne tarde pas à dévier en dehors, un œil strabique convergent dont la vision est fortement diminuée dévie de moins en moins et peut finir par paraître redressé à la perfection ; mais ces guérisons apparentes spontanées du strabisme sont rares et sont trop chèrement payées par la perte à peu près complète de l'œil strabique.

Il est extrêmement remarquable qu'on ait très rarement l'occasion de constater de la diplopie chez les jeunes stra-- biques convergents, même quand la déviation débute à un âge où les sujets savent parfaitement rendre compte de leurs impressions : c'est le résultat du phénomène que j'ai décrit sous le nom de *neutralisation* (voy. § 6) et dont la connaissance joue un rôle capital dans le traitement. Supposons, en effet, qu'une opération ait pour conséquence de redresser les yeux d'une manière à peu près parfaite, il peut y avoir vision simple sans que la vision soit devenue binoculaire, et sans cette vision, le résultat opératoire a les plus grandes chances de ne pas se maintenir.

Cet exposé était nécessaire pour permettre de tracer des règles de conduite que je vais préciser en suivant un ordre inverse de celui qu'il a fallu prendre pour décrire l'évolution du strabisme convergent : je passerai successivement des cas les plus invétérés aux plus récents.

En présence d'un strabisme convergent *permanent*, si

l'œil dévié a perdu la faculté de fixation directe, on pourra faire la tentative de la réveiller en bandant le bon œil pendant quelques semaines ; je citerai tout à l'heure le cas d'un garçon de douze ans chez qui ce résultat se produisit. Mais il n'y faut pas compter ; le plus sage, surtout chez les adultes, est de considérer l'œil dévié comme perdu et d'opérer sans aucun espoir de rétablir la vision binoculaire, uniquement pour améliorer l'aspect du sujet. Dans ce cas, il faut prendre pour règle de ne pas corriger entièrement la déviation ; le malade se contente volontiers d'une amélioration partielle, et l'on courrait le risque, en corrigeant tout, d'exposer le patient au désagrément de finir ses jours en état de strabisme divergent, ce qui ne le console en aucune façon d'avoir louché en dedans pendant son enfance.

Observation 288. — En août 1880, on m'amène un garçon de onze ans et demi, Maurice Degeorge, affecté de strabisme convergent de l'O. G. depuis l'âge de deux ans et demi. Quand on couvre l'œil droit, le gauche ne fixe pas. Dans ces conditions, j'expose au père que le rétablissement de la vision binoculaire est improbable. Je lui relate les cas, cités dans les auteurs, de strabiques ayant perdu leur bon œil par accident, et dont l'œil dévié, malgré l'exercice permanent auquel il a été forcément soumis, ne s'est jamais redressé. Le père insiste et me demande s'il ne serait pas possible, théoriquement, d'espérer le rétablissement de l'œil de son fils. — Assurément, lui dis-je, la perte de fixation étant *la conséquence et non pas la cause* du strabisme, il est fort possible, eu égard à la jeunesse du sujet, que l'œil gauche se rétablisse par l'occlusion de l'œil sain ; mais cela ne s'est jamais fait, et je n'oserais pas proposer à son fils un supplice pareil, sans certitude du résultat. Le père me dit alors que la science ne peut pas avancer sans sacrifices, et il offre son enfant comme victime. J'accepte, et nous décidons que, pendant les deux mois de vacances, le jeune homme portera *en permanence* une coquille non percée sur l'œil droit. Pendant une heure par jour, pour faire une lecture, il sera permis de mettre la coquille sur l'œil gauche.

Deux mois après, l'œil gauche se redresse, mais avec indécision ; le jeune homme rentre en classe, toujours avec sa louchette, mais avec autorisation de la mettre sur l'œil gauche pendant le travail.

Aux vacances du jour de l'An, l'œil gauche est assez amélioré pour permettre de mesurer la réfraction, et on prescrit pour cet œil un verre 0 — 2 + 4.5. Mais l'acuité est encore médiocre.

Un an après le début du traitement, ténotomie suivie d'exercices stéréoscopiques pendant quinze jours.

En octobre, au retour des grandes vacances, nous reprenons pendant trois jours les exercices au stéréoscope, puis nous laissons aller en classe régulièrement. *L'acuité de l'œil gauche est devenue égale à celle de l'œil droit.*

Aux vacances du jour de l'An (1882), nous prenons quinze jours, à plusieurs heures par jour, pour faire des exercices de vision binoculaire.

Aux vacances de Pâques, nous permettons enfin de garder les deux yeux à découvert simultanément, avec des lunettes 5 — 2.5 + 4.5 ; 165 — 2.5 + 4.5. L'ophtalmomètre donne : 0° ± 4.5 ; 170° ± 3.

Enfin, le 1er janvier 1883, deux ans et demi après le début du traitement, nous permettons de quitter les lunettes à volonté, sauf pour le travail. La guérison est complète.

En octobre 1887, la vision binoculaire était parfaitement conservée.

On pourra dire que la peine prise par le médecin et par le malade est hors de proportion avec l'utilité de la guérison parfaite; il eût été plus simple de se borner à opérer et à laisser l'œil gauche amblyope. Mais M. D... n'est pas du tout de cet avis. Il pense que, sans interruption fâcheuse dans les études, nous avons guéri son fils d'un strabisme fort disgracieux, et surtout empêché un œil de rester amblyopique.

Pour ma part, je suis très reconnaissant à M. Degeorge de m'avoir fourni un argument sans réplique à ceux qui contestent la possibilité de guérir les strabiques frappés d'amblyopie avec perte de fixation.

Depuis, Maurice Degeorge a négligé l'emploi des verres, et il est tombé en strabisme divergent. Je reviendrai sur son cas au § 80 (p. 236).

L'observation du jeune Degeorge n'est plus un cas isolé : j'en ai rencontré d'analogues assez récemment.

Quand l'œil dévié n'a pas perdu la faculté de fixation, la question se présente tout différemment. Si le sujet est jeune, docile et intelligent, on peut toujours arriver à rétablir la vision binoculaire et se mettre ainsi à l'abri d'une récidive. Le rétablissement de la vision correcte est avantageux à tous égards : perception du relief, conservation de la vision de l'œil le moins bon, perfection absolue de la guérison, tout cela est moins important, aux yeux du malade, que l'assurance qu'on peut lui donner d'une conservation certaine du résultat acquis, car il est permis de considérer comme définitivement guéris ceux chez qui on a rétabli la vision binoculaire parfaite.

Dans un strabisme permanent, il est utile de distinguer entre la partie fixe et la partie variable de la déviation; la partie fixe est du ressort des opérations, à moins qu'elle ne soit bien faible, et la partie variable n'est justiciable que du traitement optique. — J'ai coutume de ne pratiquer une ou plusieurs opérations qu'après avoir avancé jusqu'à un certain degré le traitement optique : il importe, avant d'opérer, d'amener l'œil dévié à récupérer toute l'acuité visuelle qu'il peut avoir perdue. Pour y parvenir, il faut d'abord mesurer sa réfraction objectivement, ce qui permet de lui faire porter en permanence le verre correcteur approximatif, le bon œil étant couvert.

Pour ne pas interrompre les études, on peut fort bien

permettre, sans inconvénient, l'emploi du bon œil pour travailler, à condition de couvrir l'autre ; mais il faut de toute nécessité, à partir du moment où commence le traitement, ne pas laisser un seul instant les deux yeux à découvert en même temps. Par ce moyen, la *neutralisation*, dont j'ai parlé plus haut, disparaît et l'on obtient de la diplopie. Les doubles images sont un point de départ précieux, car il ne s'agit plus que de les faire fusionner pour obtenir la guérison.

Quand l'œil strabique s'est réhabitué à travailler, le moment est venu de mesurer exactement sa réfraction par un examen subjectif qui eût été impossible au début ; le temps est également venu de faire, suivant les cas, une ou deux opérations ; mais ici, contrairement au précepte indiqué plus haut, il est préférable de *dépasser* le but et d'obtenir une insuffisance légère des muscles droits internes, car alors le malade n'a plus jamais qu'à fusionner des doubles images croisées, tandis qu'avec une opération insuffisante, il a tantôt des images homonymes, tantôt des images croisées, suivant le point qu'il fixe, et n'apprend pas aisément à se débrouiller dans ce mélange. D'ailleurs les images croisées sont bien plus facilement perçues par ces malades, que ne le seraient des images directes (cette remarque est d'A. de Gräfe).

Deux jours après l'opération, les exercices de fusion peuvent être déjà entrepris et c'est ici que le stéréoscope rend les plus grands services.

La guérison n'est obtenue que si le malade est en état de lire en tenant une réglette perpendiculairement à la direction des lignes d'impression, à quelques centimètres au-dessus d'une page imprimée, sans que cet écran lui masque une seule lettre du livre (voy. § 41) : je ne laisse même quitter la louchette qu'après avoir exigé, pendant plusieurs semaines, l'emploi de la réglette pendant la lecture : un crayon, un porte-plume font l'affaire ; la moindre récidive de strabisme a pour effet de faire disparaître les lettres situées dans le plan vertical passant par le bon œil et la réglette, ce qui prévient le malade d'avoir à rétablir la fixation binoculaire, momentanément perdue.

Passons maintenant aux cas de strabisme *périodique*. — Sauf pour l'opération, les indications sont les mêmes ; mais il ne faut presque jamais opérer, car, dans le regard vague, les sujets opérés à tort contre un strabisme convergent périodique exhibent une divergence qui peut donner la mesure du résultat de l'opération : l'expérience confirme ici le raisonnement et il faut bien se pénétrer de ce qui a été déjà dit plus haut : la partie variable d'un strabisme est exclusivement justiciable des moyens optiques.

Enfin, quand on a la chance d'être consulté tout à fait au début de la déviation, les enfants sont généralement trop jeunes pour qu'on puisse entreprendre des exercices stéréoscopiques, mais en revanche, il suffit le plus souvent de faire porter sur l'œil le meilleur une coquille non percée pendant des semaines ou des mois pour obtenir la guérison.

Voici le premier cas où j'ai obtenu la guérison par ce procédé :

Observation 20. — Pendant que je soignais le strabisme convergent du jeune Auguste B... (obs. 15, p. 283), sa mère m'amena son petit frère Paul, âgé de six ans, le 3 octobre 1864, disant que depuis quelques jours cet enfant louchait par instants. Je ne pus pas constater de déviation tout d'abord; mais, en faisant lire des caractères très fins, il se produisit une inégalité des pupilles extrêmement marquée et une déviation sensible : la mère, personne très intelligente, ne s'était pas trompée. Je prescrivis la louchette et quelques séances d'exercices stéréoscopiques. Après quinze jours, suppression de la louchette. Guérison complète, qui s'est maintenue, ainsi que j'ai eu occasion de le constater dix-huit ans plus tard.

Dans les cas un peu rebelles, même chez de jeunes enfants, l'ophtalmomètre et l'ophtalmoscope permettent de mesurer la réfraction avec une exactitude plus que suffisante et de prescrire les verres correcteurs. Je n'ai jamais vu qu'il soit résulté d'accidents de l'emploi des verres : il est bien rare que des lunettes soient brisées par l'enfant le plus turbulent pendant qu'il les a sur le nez et sans exemple que des éclats de verre aient blessé les yeux. Quant à la coquille non percée, avec de l'énergie, on y habitue les enfants en deux ou trois jours, et lorsque la guérison est obtenue ils sont tellement accoutumés à la porter, qu'on a quelque peine à la leur faire quitter.

C'est dans des cas de ce genre, ou même dans des cas de strabisme périodique presque permanent, que j'ai obtenu de bons effets de l'emploi continu de l'atropine quand, pour une cause ou une autre, les lunettes n'étaient pas acceptées, ou bien encore pour habituer le malade à ne pas converger sous les verres convexes. Actuellement, je n'ai plus jamais recours à ce moyen.

Observation 18. — Léonie K..., demoiselle de magasin, âgée de vingt et un ans, était en traitement pour un strabisme convergent périodique, en 1865. Pour mesurer l'hypermétropie totale, j'avais instillé de l'atropine dans l'œil sain ; après une heure, le strabisme disparut complètement, et ne reparut qu'avec la restitution de l'accommodation. Il est évident qu'il eût été possible d'obtenir la guérison en associant à l'emploi de l'atropine celui des verres convexes, mais à cette époque, à Paris, on ne pouvait pas songer à faire porter pince-nez à une demoiselle de magasin.

IV

PLAN DE L'OUVRAGE. — Dans ce qui précède, j'ai décrit des strabismes schématiques. Il s'agit maintenant d'aborder la réalité des faits.

Dans un premier chapitre, j'exposerai brièvement certaines parties de la théorie de la vision binoculaire dont la connaissance est nécessaire à qui voudra se diriger à travers le dédale des cas particuliers de strabisme. Il ne suffit pas de lire attentivement ce chapitre de physiologie : il faut encore s'astreindre à répéter les expériences qui y sont décrites, car le sujet est difficile et il faut, à qui veut traiter le strabisme chez autrui, se rendre d'abord tout à fait familier, *de visu*, avec les phénomènes de diplopie, puis savoir manœuvrer ses yeux de manière à loucher à volonté en dedans ou en dehors de l'un et de l'autre œil, ne fût-ce que pour montrer aux patients que la chose peut se faire sans effort. C'est une préparation assez longue, mais il est inutile d'aller plus loin avant de s'être bien rendu compte, par auto-observation, des principaux phénomènes de la vision binoculaire physiologique.

Le chapitre suivant est consacré à la classification des différentes formes de strabisme.

Dans les chapitres III, IV et V, je passe en revue l'outillage et les moyens de traitement, de manière à pouvoir m'y référer par la suite.

Les trois chapitres suivants traitent avec détail les cas

fréquents et simples, si bien qu'au bas de la page 240 on pourrait mettre : FIN DE LA PARTIE ÉLÉMENTAIRE.

Les difficultés de toute sorte ont été accumulées intentionnellement dans les chapitres suivants, X et XI.

Enfin le chapitre XII et dernier contient un retour à la physiologie; me fondant sur les observations disséminées au cours de ce livre, je tâche dans le § 96, de dissiper les obscurités qui auraient pu subsister après la lecture de l'Introduction et des chapitres I et XI. Ce paragraphe est écrit pour les rares physiologistes qui s'intéressent à la théorie de la vision binoculaire.

Il eût été facile d'intercaler en leur place les résultats des études faites sur le strabisme par de nombreux confrères. J'ai renoncé à cet étalage d'érudition, qui eût alourdi un exposé déjà bien diffus. J'ai dû cependant citer assez fréquemment Donders et l'illustre Albert de Gräfe : cela était nécessaire, parce que certaines de leurs idées, qu'eux-mêmes abandonneraient certainement aujourd'hui, dominent encore dans beaucoup d'esprits, à tel point qu'il n'est pas permis de s'en écarter sans en donner la raison.

Je ne puis clore cette Introduction sans un mot de remerciement aux nombreux strabiques dont le concours m'a été nécessaire et dont plusieurs ont été mes collaborateurs dévoués et ont eu en vue les intérêts de la science autant que les leurs propres. Je leur dédie ce livre; je le dédie également à la mémoire de la personne d'élite, qui, dès ma première enfance, m'a inspiré l'amour de la vérité, fondement de toute recherche scientifique, et le désir d'être utile, qui m'a soutenu pendant l'exécution de ce long travail.

CHAPITRE PREMIER

Physiologie de la vision binoculaire.

§ 1. Nous voyons simple avec les deux yeux. — § 2. Les yeux nous permettent de distinguer entre elles les sensations reçues par chacun d'eux. — § 3. Diplopie physiologique. — § 4. De la fixation. — § 5. Tendance à la fusion des images. — § 6. De la neutralisation des sensations visuelles. — § 7. Les yeux sont dans un état de mouvement continuel. — § 8. Notion et mesure du relief. — § 9. Les adjuvants de la perception du relief. — § 10. Relation entre la convergence et l'accommodation. — § 11. La vision binoculaire imparfaite. — § 12. Autre projection. — § 13. *Tests* de la vision binoculaire. — § 14. Conclusion.

On sait que la perception exacte du relief, ou, ce qui revient au même, que l'appréciation de la distance, repose sur l'emploi de la vision binoculaire. Le but principal de ce chapitre est d'exposer le mécanisme par lequel se fait cette appréciation. J'insisterai sur les points où je m'écarte des opinions les plus répandues : ceux qui ne s'intéressent pas tout particulièrement à la théorie n'auront qu'à passer outre ; ceux qui voudront approfondir sont priés de suspendre leur jugement jusqu'à la fin, car ces points sont repris un à un dans le chapitre XII et dernier.

§ 1. **Nous voyons simple avec les deux yeux.** — Dans les conditions ordinaires de la vie, nous voyons simples les objets qui nous entourent, bien que la perception se fasse en combinant les sensations des deux yeux. Pendant longtemps, ce fait a donné matière à des explications plus ou moins fantaisistes, alors qu'il n'y avait pas lieu de s'en étonner, car l'acte de voir simple avec les deux yeux est analogue à celui de rapporter à un objet unique les sensations des deux mains avec lesquelles nous touchons un objet quelconque. Par une loi tout à fait générale, nos sens ne fournissent que des matériaux à la perception des objets extérieurs, et par un effet d'éducation, chaque sens servant de correctif aux autres, nous apprenons dès notre première enfance à interpréter nos sensations, de manière à nous former une représentation aussi exacte que possible des objets qui les produisent.

Il est du plus haut intérêt de saisir sur le fait, chez les tout jeunes enfants, les indices de cette étude à laquelle ils se livrent avec acharnement et pour laquelle ils sont si merveilleusement doués. Leur aptitude à rattacher des idées aux signes se manifeste dans tous leurs actes et particulièrement dans la facilité avec laquelle ils apprennent les langues. L'enfant est un expérimentateur infatigable. Aussi a-t-il bientôt appris à rapporter à un objet unique les sensations provoquées dans plusieurs doigts par un seul et même corps, les impressions produites dans les deux oreilles par un même bruit ou dans les deux yeux par un objet unique.

Cette éducation expérimentale des organes des sens se fait d'autant plus vite que, d'après les idées darwiniennes, qui n'avaient pas cours au moment où Helmholtz écrivait son *Optique physiologique*, l'expérience des générations précédentes abrège l'expérimentation par laquelle chaque enfant doit passer. Cela est tellement vrai que j'ai pu observer, chez un enfant venu après terme, des mouvements associés des yeux aussi nets que ceux généralement observés chez les enfants de deux mois.

Un fait plus caractéristique encore est celui d'un strabique (obs. 310, p. 30) chez qui la vision binoculaire se produisit à la suite de ténotomies des deux muscles droits internes, faites à l'âge de seize mois, prouvant ainsi que, chez l'enfant, il existe une tendance innée à diriger les deux yeux de manière à fusionner en une seule les deux images qu'ils reçoivent.

§ 2. Les yeux nous permettent de distinguer entre elles les sensations reçues par chacun d'eux. — Entre le toucher et les deux autres sens qui nous servent à localiser les objets dans l'espace, il existe une différence intéressante à signaler. Quand nous touchons un objet, nous savons toujours quelle est celle des parties de notre peau qui en a reçu l'impression. Pour l'ouïe et pour la vue, au contraire, notre ignorance est complète à cet égard : nous entendons et nous voyons sans posséder aucune notion sur la disposition terminale des nerfs spéciaux, acoustique et optique. Au premier abord, il semble même que nous ne sachions établir aucune distinction entre les impressions reçues par les organes droit et gauche.

Cette confusion n'est qu'apparente. Je vais montrer tout à l'heure que nous *sentons* d'une manière *inconsciente* quel est l'organe affecté. C'est cette distinction entre les sensations des organes droit et gauche qui constitue les avantages de l'audition binauriculaire et de la vision binoculaire.

Parlons d'abord de l'audition : Si l'ouïe permet, sans le secours des autres sens, de deviner plus ou moins exactement d'où vient un bruit, cela tient à la différence d'intensité entre les sensations perçues par les deux oreilles. Cette différence est heureusement augmentée par la position diamétralement opposée des deux conduits auditifs, par la distance relativement grande qui sépare les deux organes et par l'interposition de la tête, qui joue le rôle d'écran, si bien que les sons produits à notre droite, par exemple, devant faire le tour de la tête, arrivent affaiblis à l'oreille gauche. Observez une personne qui cherche à reconnaître d'où vient un bruit lointain; elle tourne sur elle-même pour faire varier les intensités relatives des sensations des deux oreilles. En s'interdisant tout mouvement, je ne crois pas qu'on puisse distinguer si les sons d'un piano viennent de l'étage supérieur ou inférieur à celui où l'on se trouve. En tout cas, pour l'audition, bien que la notion acquise soit celle d'une cause unique, il est certain que nous faisons un usage *inconscient* de la part de sensation de l'une et de l'autre oreille.

Revenons à la vision. Quand un objet éloigné se présente aux deux yeux sous deux aspects absolument identiques, il serait sans aucune utilité d'avoir la notion de deux sensations; c'est pourquoi nous voyons, sans chercher quelle part revient à chaque œil. Au contraire, dès que nous avons intérêt à établir cette distinction, nous y parvenons plus ou moins facilement. C'est ainsi que les personnes qui portent constamment des lunettes reconnaissent souvent sur lequel des verres se trouve une tache qui vient à leur obscurcir la vue : c'est là un retour à l'individualité native des sensations des deux yeux. C'est ainsi encore que se produisent les phénomènes si curieux de lustre binoculaire, bien connus des physiologistes, et dont la figure *i* du carton 46 donne un exemple. C'est ainsi enfin qu'une de mes petites strabiques très intelligente, à qui des exercices venaient de restituer la vision binoculaire (obs. 1, p. 2) savait parfaitement dire à laquelle des deux images appartenaient les taches que j'avais faites sur une photographie avant de la lui présenter dans le stéréoscope : elle possédait encore la notion de l'individualité des deux yeux, malgré la fusion des deux images : il y avait distinction *consciente* des sensations des deux yeux. Quand je lui demandais comment elle reconnaissait à quel œil appartenait la sensation, elle répondait : *Je le sens bien.* Je suis persuadé qu'à l'état physiologique cette distinction persiste et est utilisée, quoique devenue inconsciente. Et ceci n'a rien de surprenant, car les faits analogues, pour l'audition, sont extrêmement fréquents. On a vu tout à l'heure que nous jugeons de l'origine d'un bruit parce qu'il affecte différemment nos deux oreilles et cela sans avoir conscience de la différence de sensation en elle-même.

C'est à l'exercice permanent de la vision binoculaire que nous devons notre inaptitude à reconnaître quel est celui de nos deux yeux qui reçoit une impression lumineuse, alors que, primitivement, nous avons eu les moyens de le savoir. La disposition anatomique des nerfs optiques, du chiasma et des centres n'a pas pour effet de mélanger les sensations des deux yeux.

On verra plus loin que la séparation des sensations des deux organes, tout en étant devenue inconsciente, est utilisée pour la perception du relief.

Si d'ailleurs les sensations des deux yeux peuvent se fusionner en se superposant, c'est grâce à leur identité habituelle, identité dont l'exercice du toucher ne nous fournit pas d'exemple. Il nous est impossible de toucher le même point avec plusieurs doigts ; il suffit qu'un doigt soit en contact avec une partie d'un objet pour que les autres doigts soient ailleurs, tandis que les deux yeux sont généralement dirigés vers un seul et même point de l'objet qu'ils regardent.

§ 3. **Diplopie physiologique.** — Puisque c'est l'habitude qui nous amène à voir simple avec les deux yeux, nous devons nous attendre à voir double dès que nous nous mettons dans des conditions inaccoutumées. On l'a dit souvent, cette expérience est analogue à celle qui consiste, après avoir croisé deux doigts d'une même main, à faire rouler entre leurs deux extrémités une boulette posée sur la table : il est alors à peu près impossible de résister à l'illusion qui fait croire à la présence de deux boulettes. Pour les yeux, cette expérience peut se varier de bien des manières.

a. — Il suffit d'exercer avec le doigt, sur l'un des yeux, une pression suffisante pour le déplacer : les images doubles apparaissent aussitôt, car l'œil, déplacé sans qu'il en ait conscience, apprécie faussement la position des objets. Si, par exemple, le doigt a fait monter la direction du regard, l'œil déplacé croit voir les objets plus bas qu'ils ne sont réellement et l'image qu'il fournit nous paraît répondre à un objet situé au-dessous de celui qui est vu par l'autre œil.

b. — Les oculistes ont souvent l'occasion d'employer des prismes de verre à base triangulaire (fig. 1) et dont l'un des angles dièdres EF est assez aigu. Plaçons un prisme de ce genre devant notre œil droit, l'arête aiguë étant horizontale et en bas (ceux qui donnent improprement le nom de *base* à la face ABCD, diraient « la base étant en haut »), aussitôt notre œil droit

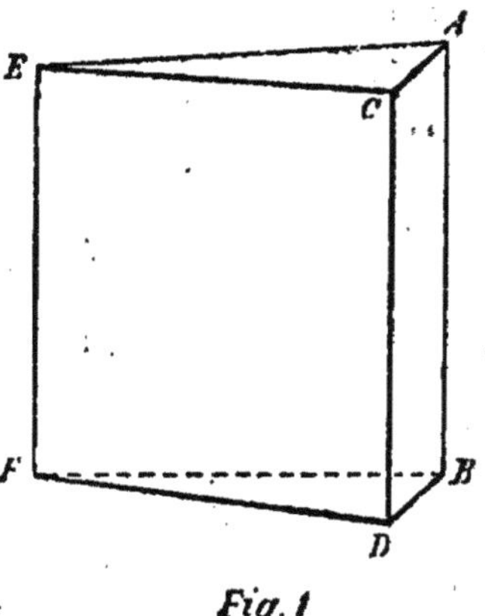

Fig. 1

croit voir tous les objets plus bas qu'ils ne sont en réalité. En effet (fig. 2), un objet S qui, sans le prisme, serait vu dans la direction OS, est vu à travers le prisme grâce au rayon brisé SBAO et nous apparaît en S', sur le prolongement du rayon OA. Pendant que l'œil gauche voit l'objet en S, l'œil droit armé du prisme voit le

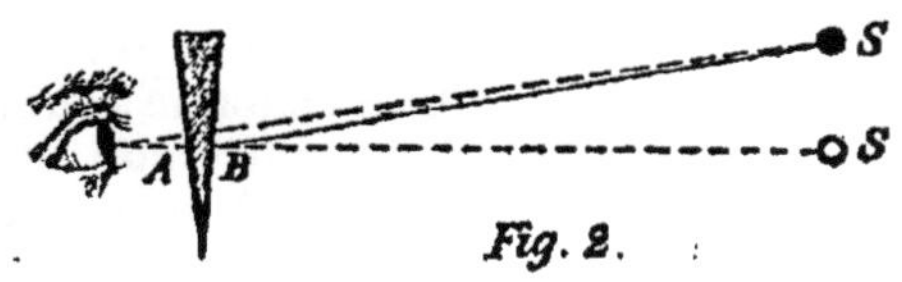

Fig. 2.

même objet en S', et, comme dans l'expérience précédente, nous parvenons à voir double un objet unique.

c. — Tous ces faits de diplopie sont connus depuis longtemps. Pour ne remonter qu'à huit siècles en arrière, j'intercale ici la description qu'en donne Alhazen :

« Un même objet visible peut paraître à la vue quelquefois unique et d'autres fois double. C'est ce que l'on peut vérifier à l'aide de l'expérience suivante (fig. 3): Soit ABCD une tablette légère de bois dont la longueur soit d'une coudée et la largeur de quatre doigts; qu'elle soit bien plane, égale et polie et taillée carrément; qu'on trace sur ce rectangle les deux médianes et les deux diagonales se coupant au même point Q; que les lignes soient peintes de couleur différente avec des teintures brillantes pour qu'elles se laissent mieux voir; qu'on y pratique en NHM une cavité pour y loger le nez, de manière que les deux yeux puissent venir presque toucher le bord de la tablette; qu'on façonne ensuite avec de la cire trois petites colonnettes de couleurs différentes;

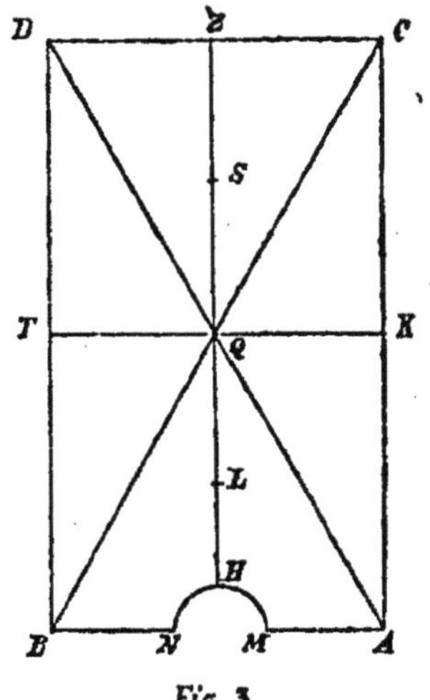

Fig. 3.

« On en glissera une en Q et on l'y fixera. On placera les deux autres en T et en K. Les trois objets seront ainsi

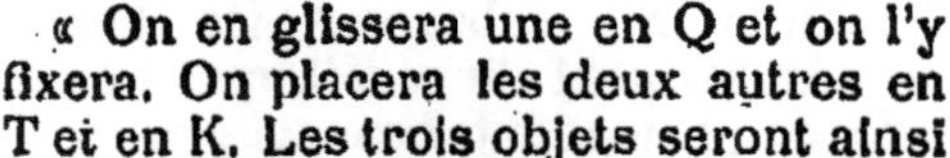

sur une même droite perpendiculaire à HZ. Qu'on place ensuite la tablette horizontalement appliquée en NHM sur le nez, de manière que les milieux des deux yeux soient très près des angles A et B; que l'observateur regarde alors la colonnette du milieu Q et qu'il tienne fortement la pupille dirigée dessus. Les axes des deux yeux concourront en Q et coïncideront avec les deux diagonales AD et BC ou leur seront parallèles. HZ sera l'axe commun. Que l'observateur, bien fixé dans cette position, cherche à voir ensuite tout ce qui est sur la tablette; il trouvera alors que les trois objets T, Q, K lui paraissent *uniques*. La ligne KQT sera aussi unique; mais la ligne HZ lui paraîtra formée de deux sécantes se coupant en Q; les deux diagonales BC, AD lui paraîtront aussi chacune double. Il en sera de même s'il fixe son regard sur un des deux autres objets K et T. Qu'il mette ensuite ces deux colonnettes, l'une en L et l'autre en S, et qu'il fixe la colonnette du milieu Q; alors les deux objets L et S lui paraîtront chacun double, l'un à droite, l'autre à gauche de la ligne médiane, qui elle-même sera double, et il y aura deux objets sur chacune des deux sécantes, formées par le dédoublement de la médiane HZ. »

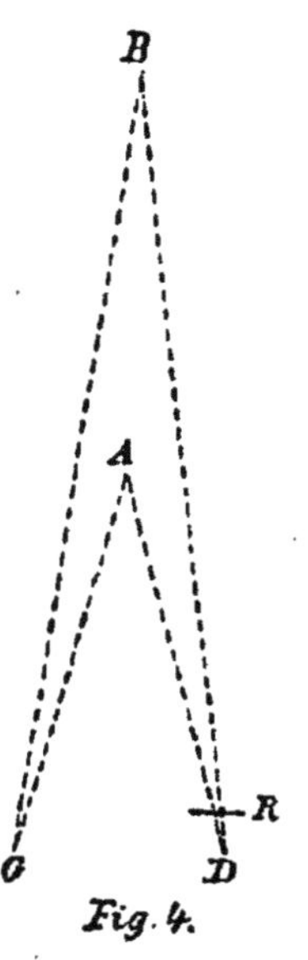

d. — La manière la plus usuelle de répéter les expériences de diplopie physiologique consiste à placer sur une table deux bougies A et B (fig. 4) et à armer l'œil droit D d'un verre rouge R. La coloration permet de reconnaître aisément à quel œil appartient chaque image. On dit que les images doubles sont *directes* ou homonymes quand celle de droite est vue par l'œil droit et qu'elles sont *croisées* dans le cas contraire. Exécutant une expérience analogue à celle d'Alhazen, quand on regarde la bougie A, on aperçoit deux images *directes* de la bougie B, et inversement, quand on fixe B, c'est A qui apparaît en images croisées. Avec un peu de patience, on parvient à fixer un point de l'espace intermédiaire et à voir simultanément A en images croisées et B en images directes.

On voit immédiatement que le strabisme convergent doit s'accompagner de diplopie homonyme, tandis que les images croisées sont l'attribut du strabisme divergent. On voit aussi que l'écartement des images peut servir de mesure au strabisme.

Il est particulièrement intéressant d'observer les images doubles d'objets lointains. — Au moment du réveil, qu'on ouvre d'abord un œil, puis l'autre en y mettant beaucoup de précaution, et l'on apercevra les images croisées d'objets situés à l'autre extrémité de la chambre. A moins d'une grande habitude, il est impossible de réussir à tout autre moment de la journée, et ce fait nous donne l'explication du strabisme divergent des personnes qui ont depuis longtemps perdu l'usage d'un œil. Il semble en effet que les muscles droits externes soient moins directement soumis à l'action de la volonté que les droits internes (voy. § 70). Il en résulte qu'à la longue des yeux prennent une position de plus en plus divergente quand les intérêts de la vision binoculaire ne font pas entrer en jeu les muscles droits internes.

D'ailleurs l'impression subjective confirme cette manière de voir, car on apprend bien plus facilement à loucher en dedans qu'en dehors, ou, ce qui revient au même, à faire apparaître les doubles images homonymes que les doubles images croisées.

§ 4. De la fixation. — Toutes les expériences du paragraphe précédent réussissent assez difficilement au premier abord, parce que nous avons l'habitude de regarder toujours l'objet sur lequel nous portons notre attention, si bien qu'il nous est difficile de chercher à voir les doubles images d'un objet, sans *fixer* aussitôt cet objet et faire disparaître par cela même la diplopie.

La *fixation* est une particularité très importante de la vision des animaux supérieurs, particularité sur laquelle on n'insiste généralement pas assez. — Pour acquérir une connaissance subjective tant soit peu certaine de la manière dont se fait cette fixation, il est nécessaire de faire pendant bien longtemps des expériences sur des images *accidentelles* ou *consécutives* (1) ; on arrive alors à se convaincre de la précision tout à fait surprenante avec laquelle nous fixons le point que nous regardons. Il ne faut pas croire que l'on se contente de diriger l'œil de manière à recevoir sur la tache jaune l'image de l'objet considéré. Quelque rapprochés que soient deux points, toute personne qui s'est exercée à observer les images accidentelles peut toujours savoir quel est celui de ces deux points qu'elle fixe à un moment donné, car les images accidentelles n'ont des contours nets que si la fixation n'a pas varié pendant les quelques secondes nécessaires pour impressionner assez la rétine, ce qui donne à l'expérimentateur un contrôle de l'exactitude avec laquelle il sait éviter les mouvements inconscients du regard, perpétuels dans la pratique ordinaire de la vision. On se persuade ainsi que la dimension du point de fixation ne dépasse pas sensiblement la grandeur du moindre point visible : c'est ainsi que se passent les choses pour tout le monde, mais sans que la plupart des personnes s'en rendent compte.

Si la *fixation* avait pour seul but d'amener l'image de l'objet sur la partie la plus sensible de la rétine, il serait parfaitement inutile qu'elle pût se faire avec une aussi étonnante précision, car la région de la rétine dont la sensibilité suffit à la perception des objets les plus délicats, présente des dimensions bien plus

---

(1) On nomme ainsi les images négatives qu'on obtient en portant sur une surface unie le regard qu'on a maintenu précédemment fixé sur un objet brillant.

grandes que cette partie excessivement petite dont nous faisons usage pour fixer et qui ne possède pas nécessairement le maximum de sensibilité. A l'appui de cette opinion, je citerai l'expérience des astronomes qui, lorsqu'il s'agit de distinguer de très petites étoiles, ont bien soin de faire de légers mouvements des yeux.

Le point de *fixation* est donc autre chose que le point de vision maxima, et son utilité ne me paraît pas évidente tant qu'il ne s'agit que de vision unioculaire ; tandis que, sans l'existence de ce point, je ne pourrais pas concevoir le fonctionnement de la vision binoculaire tel que nous le connaissons ; j'irais même jusqu'à croire que l'absence de développement subjectif de la notion du point précis de *fixation* est une des difficultés qui s'opposent à la restitution de la vision binoculaire chez les strabiques adultes dont la difformité est congénitale. Il est possible que cette absence d'une notion précise du point de fixation soit la cause du tremblement des images accusé par un certain nombre de strabiques qui, à un certain moment du traitement, voient les objets presque simples, mais avec une oscillation qui ne permet pas aux doubles images de se superposer, de s'emboîter, pour ainsi dire, avec la solidité et la permanence qui caractérisent la vision binoculaire physiologique.

Si j'insiste tant sur cette particularité du point de fixation, c'est que je n'en ai trouvé la mention nulle part : on dit généralement que les yeux se dirigent de manière à amener sur la partie la plus sensible de la rétine l'image du point fixé, comme si cette partie était un point. Il est fort heureux que la partie la plus sensible de la rétine ait des dimensions assez grandes pour que la vision la plus nette ait une certaine étendue et il me paraît utile aussi que la dimension du point de fixation soit au contraire celle du plus petit point visible. — Cette distinction entre le point de fixation et la région de plus grande sensibilité s'est imposée à mon esprit en observant certains strabiques qui, ayant perdu récemment l'habitude de se servir de l'œil dévié, savent redresser cet œil quand on couvre l'autre et déclarent alors formellement voir plus mal quand ils fixent que lorsqu'ils regardent en vision indirecte : il en est même qui assurent positivement voir plus mal l'endroit fixé que les endroits environnants. — De même, les personnes qui sont affectées subitement d'un scotome central savent fort bien que, pour distinguer le mieux possible, elles sont forcées de fixer à côté du point qu'elles veulent voir : elles ne savent que trop la différence qui peut exister entre la direction à donner au regard pour *fixer* ou pour voir le mieux possible.

En résumé, l'utilité du point de fixation me paraît être de marquer sur chacune de nos rétines *un point origine des coordonnées* auquel nous relions tous les autres points de l'espace.

§ 5. **Tendance à la fusion des images.** — Il est une autre particularité de notre vue qui rend difficiles les expériences de diplopie; c'est la tendance à fusionner en une seule les images reçues par les deux yeux. Comme tous les autres organes des sens, nos yeux subissent, depuis le jour de notre naissance, une éducation grâce à laquelle ils acquièrent une aptitude de plus en plus parfaite à nous renseigner sur la nature des objets. Et l'un des effets de cette éducation doit être nécessairement de faire disparaître la diplopie dont l'enfant nouveau-né est évidemment atteint. Le tout jeune enfant s'exerce à tourner simultanément les deux yeux vers le même objet et à combiner en une seule les images qui se forment sur les deux rétines. Cela est tellement vrai que personne ne peut dire avec certitude qu'un nouveau-né louche ou ne louche pas. Il passe par une période d'indécision du regard, pendant des jours ou des semaines; le plus souvent, même quand les muscles moteurs de l'œil n'ont pas eu, au début, des longueurs absolument correctes, « la fonction fait l'organe » et la vision binoculaire s'établit. Nous ne rencontrons guère de strabismes réellement congénitaux, et, quand on nous présente un sujet comme ayant toujours louché, nous pouvons constater en général qu'il a été atteint, dans les premiers mois de la vie, d'une ophtalmie qui a supprimé complètement la fonction visuelle à l'époque où les muscles moteurs de l'œil ont pris leur forme définitive.

Ce besoin de fusionner les images est encore accru, chez l'adulte, par l'éducation incessante qu'il a fait subir à sa vue, si bien qu'il surmonte instantanément des difficultés qu'on peut apporter à cette fusion, soit en présentant aux yeux, dans un stéréoscope, des images plus différentes que n'en donnent jamais les objets dans la vie ordinaire, soit en interposant devant l'un d'eux un prisme d'une faible épaisseur. L'attraction que les deux images exercent l'une sur l'autre est d'une telle vivacité qu'il faut beaucoup de soin et de temps pour la surmonter quand on on cherche à répéter les expériences du § 3.

Ici encore, les strabiques viennent élucider une question intéressante en nous démontrant que, lorsqu'un sujet a été privé de toute vision binoculaire pendant de longues années, l'attraction des images n'existe plus et peut même être remplacée par une *répulsion* dont il sera question § 84 et suivants.

Si les idées que je viens d'exposer sont exactes, l'*experimentum crucis* consiste à opérer un très jeune enfant affecté d'un fort strabisme et de voir si la vision binoculaire ne se rétablira pas spontanément. Ma conviction a été assez forte pour me décider à sectionner les deux droits internes chez un enfant de seize mois. Voici l'observation de cet enfant :

3.

Observation 310. — Le petit Henri J..., auquel je porte un intérêt tout particulier, m'est présenté à l'âge de seize mois, le 25 mai 1882. Strabisme convergent énorme datant probablement des premiers mois de la vie. Comme sa sœur aînée, dont je donnerai plus loin l'observation (p. 263), louche depuis l'âge de deux ans, et que la déviation, chez elle, n'a fait qu'augmenter, je décide les parents à laisser opérer le petit Henri : grosse responsabilité, car je n'ai jamais entendu parler d'une intervention chirurgicale aussi précoce. Pour mettre l'esprit du père en repos, au lieu d'opérer moi-même, je l'adresse à l'opérateur le plus connu de Paris, le Dr de Wecker, qui pratique, séance tenante, la ténotomie du droit interne de l'un des yeux, et, le lendemain, celle du droit interne de l'autre œil. Résultat apparent tel que je le désirais : convergence très légère et, au contraire, divergence quand on vient à soulever les paupières de l'enfant pendant son sommeil.

Age de deux ans. — Convergence légère O. D. En couvrant O. G., il n'est pas certain que O. D. se redresse.

Age de trois ans. — Prescrit de porter la coquille non percée en permanence *sur l'œil gauche.*

Age de quatre ans. — L'œil droit fixe bien. Quand on ôte la coquille, déviation douteuse.

Age de six ans. — Convergence de l'œil droit, tantôt faible ou nulle et tantôt énorme; hypermétropie de six dioptries à gauche, un peu moindre à droite.

Age de sept ans. — Prescrit d'alterner entre la coquille portée sur l'œil gauche et les verres correcteurs montés en lunettes.

Age de huit ans. — L'ophtalmomètre donne : 13 ± 2.3; 165 ± 1.25 et l'examen subjectif: $13 - 2 + 5$; $165 - 0.5 + 4$. Prescrit, pour travailler, lunettes avec verre $13 - 2 + 6$ à gauche et coquille non percée à droite.

Age de neuf ans. — En janvier 1890, nous décidons d'entreprendre le traitement. Nous constatons que le strabisme est franchement *périodique;* la déviation étant tantôt nulle, tantôt très forte. *La fusion du carton C dans le stéréoscope* est obtenue d'emblée dans une position un peu relevée du plan de regard. De même, avec un verre rouge devant un œil, on constate qu'il existe des points de l'espace vus simples spontanément.

Cette observation, à elle seule, suffit donc à démontrer que *l'attraction des images* ou *tendance à la fusion* existe non seulement chez l'adulte, par un effet d'habitude et d'exercice, mais aussi chez le petit enfant et même dans la seconde année de la vie, malgré un strabisme préétabli, car on ne peut pas supposer que les deux ténotomies subies par le petit Henri J... à l'âge de seize mois aient eu pour effet de mettre les yeux parfaitement droits; il faut bien admettre que l'attraction des images a fait le reste, de manière à établir, par moments, une fusion qui a servi de point de départ aux exercices de régulation des mouvements de convergence et d'accommodation.

Pour ne pas renvoyer à un autre endroit la fin de cette observation, que je devrai citer ultérieurement, je la donne ici, bien qu'elle soit sans intérêt pour ce qui concerne le § 5:

Suite de l'observation 310. — A partir de janvier 1890, je trouve des notes sur soixante-treize séances que j'ai consacrées à diriger le rétablissement complet de la vision binoculaire du jeune Henri J..., et les séances que je n'ai pas notées sont beaucoup plus nombreuses. Les premiers mois de 1890 ont été consacrés à des exercices stéréoscopiques et à des exercices du type qui sera décrit § 39, exécutés au moyen d'une bougie allumée, puis en regardant des boutons de porte brillants, le tout en s'aidant de lunettes sur lesquelles l'enfant appuyait au besoin pour obtenir un effet prismatique en hauteur. En mars, on ajoute l'emploi du stéréoscope à charnière; en juin, on obtient la lecture binoculaire contrôlée. Ce n'est qu'en février 1891 que l'attraction des images a été assez énergique pour permettre de quitter la louchette en dehors du temps consacré aux exercices. La première sortie sans la coquille, le 3 février 1891, a été pour aller au théâtre, récompense promise depuis longtemps et exercice excellent, l'enfant ayant à voir simples, lui étant immobile, des personnages qui se livrent à des mouvements modérés, et, malgré la réussite de cette séance, nous continuons jusqu'en octobre 1891 l'occlusion d'un œil pour écrire et, en général, pour voir de près, sauf pendant la lecture, que nous faisons toujours contrôlée. Entre temps, l'enfant a appris à manœuvrer à volonté ses yeux et à voir des images doubles directes ou croisées de tout objet extérieur. Il sait fusionner des cartons stéréoscopiques, soit en croisant les regards, soit en mettant les yeux en parallélisme, de manière à accommoder sans converger. Malgré toute cette virtuosité, il lui arrive encore quelquefois, très rarement, de converger. Alors, au moindre avertissement des parents, il redresse les yeux en dépassant le but et produisant des images légèrement croisées qu'il fusionne ensuite.

Age de dix ans et demi. — Entrée à l'école en octobre 1891 ; on avait dû, jusqu'ici, se borner à l'instruire par leçons particulières.

Age de douze ans et demi. — La guérison s'est parfaitement maintenue. L'astigmatisme cornéen de l'œil gauche, affranchi de la louchette, a diminué d'une dioptrie et n'est plus que de ± 1.25, comme à l'œil droit. La coquille non percée a été portée pendant plus de *sept ans* sans autre interruption que le temps consacré aux exercices.

§ 6. De la neutralisation des sensations visuelles. — Nous venons d'être conduits à attribuer pour une bonne part à l'éducation la faculté de fusion des images reçues par les deux yeux. C'est également à l'éducation qu'il faut faire remonter la production d'un phénomène bien plus curieux, auquel j'ai donné le nom de *neutralisation*. C'est un acte inhibitoire qui nous permet d'ignorer certaines impressions nuisibles à la vision et plus particulièrement défavorables à la vision binoculaire.

Comme plus haut (§ 2), je commencerai par décrire un phénomène auditif analogue. Il me souvient qu'au premier concert du Conservatoire auquel j'assistai dans mon enfance, le raclement des archets et la foule des autres bruits nullement musicaux qui se produisent dans un aussi grand orchestre frappèrent très vivement mon attention, tandis qu'il me faut actuellement un grand effort pour entendre autre chose que la splendide harmonie de l'exécution.

Par un mécanisme analogue, nous arrivons à ignorer une bonne partie des impressions reçues par nos yeux, à tel point qu'il faut tout le talent d'observation d'un Purkinje pour découvrir l'existence de phénomènes entoptiques dont l'image occupe une place considérable sur la rétine.

Ce phénomène de neutralisation, si bien décrit par Buffon dans l'*Histoire naturelle de l'homme* (voy. plus haut, p. 6), est bien connu des micrographes, qui négligent souvent de fermer celui de leurs yeux dont ils ne font pas usage et des chasseurs qui tirent sans fermer l'œil gauche.

Il est à remarquer que cette neutralisation, acte dominé par un principe utilitaire, peut être plus ou moins complète : le micrographe, par exemple, qui néglige les images reçues par son œil gauche pendant qu'il observe au moyen de l'œil droit, aperçoit parfaitement bien un objet brillant qui vient à se mouvoir en dehors de son instrument; tout comme une personne qui, assistant à un concert, oublie complètement la musique pour suivre la conversation avec un voisin, remarquera parfaitement un bruit violent ou même un silence inopiné de l'orchestre.

La faculté de neutralisation, indispensable pour le bon fonctionnement de la vision binoculaire, ainsi qu'on le verra plus loin (§ 9), est poussée à l'excès chez les personnes affectées de strabisme et constitue la principale difficulté du traitement de cette affection.

En effet, la plupart des strabiques ne voient pas double et c'est par une sorte d'inhibition, et non par inertie, qu'ils effacent une grande partie de l'image produite sur la rétine de l'œil dévié, car cet organe continue à être utilisé pour la vision indirecte et reprend sa sensibilité dans toute son étendue quand on vient à couvrir l'œil sain pour un temps plus ou moins long.

La neutralisation, continuée pendant des années, produit, dans certains cas de strabisme unilatéral, une détérioration permanente dont le principal symptôme est que l'œil ainsi modifié a perdu la faculté de fixation : il ne se dirige plus vers les objets, quand on vient à couvrir l'œil habituellement employé.

Ici encore (voy. plus loin, § 79, la description de cette amblyopie dite *ex anopsia*) l'étude des strabiques vient apporter des lumières à la théorie de la vision binoculaire, puisque d'une part nous voyons se produire chez eux, avec excès, cette neutralisation qui existe à l'état physiologique, et que, d'autre part, nous pouvons citer des malades, chez lesquels nos exercices ont rétabli la vision binoculaire correcte et qui sont assez embarrassés pendant quelque temps par l'absence de toute neutralisation. C'est donc encore par un effet d'éducation que nous apprenons à neutraliser dans la mesure du nécessaire.

L'ignorance de ces phénomènes de neutralisation explique une grande partie des erreurs commises par les auteurs partisans de la théorie des projections, d'après lesquels la vision binoculaire subsisterait chez certains strabiques, l'image formée dans l'œil dévié étant *projetée* au même endroit que celle aperçue par l'œil sain.

§ 7. Les yeux sont dans un état de mouvement continuel. — Quand notre regard semble immobile, les yeux exécutent en réalité une succession non interrompue de petits mouvements. Ce fait, bien connu des photographes, est absolument démontré pour les personnes un peu exercées aux expériences sur les images accidentelles; elles savent, en effet, que l'immobilité complète du regard, si difficile à obtenir pendant quelques secondes, se traduit aussitôt par des images accidentelles et par une fatigue fort appréciable de la rétine. Quand nous regardons, nous tâtons pour ainsi dire les objets en promenant continuellement le regard sur leurs anfractuosités. La convergence de nos yeux varie constamment en même temps que leur direction, et le degré de convergence est commandé par la distance à laquelle se trouve à chaque instant le point sur lequel nous portons notre attention.

Il ne faut pas croire que ces mouvements des yeux se fassent d'une façon continue; ce sont des saccades et des repos successifs, et la vision ne s'exerce que pendant les repos : pour preuve, je citerai l'aspect des images accidentelles du soleil qui se forment sur la rétine quand on essaye de parcourir, d'un regard continu, l'horizon d'un paysage éclairé par le soleil couchant.

On peut également se faire une idée de ces mouvements en regardant les yeux d'une personne qui lit. Suivant la longueur des lignes, elle lit en effectuant quatre, cinq ou six saccades, de manière à partager chaque ligne en cinq, six ou sept segments qui sont vus nettement, chacun à son tour (1).

Il est plus difficile d'analyser les mouvements des yeux d'une personne qui regarde des objets absolument quelconques. Pour nous en faire une idée, prenons les deux moitiés d'une photographie stéréoscopique, tirée sur papier mince, et essayons de les superposer en les éclairant par transparence. Il est clair que les premiers plans seront loin de coïncider quand les images des objets situés à l'horizon se couvriront exactement. On ne peut faire coïncider à la fois que les parties des images relatives à un même plan, et tout le reste de l'image résultante apparaît brouillé, nous donnant la représentation d'une diplopie, directe pour les objets plus éloignés, croisée pour les objets plus rapprochés que celui dont les images coïncident. Ajoutons mainte-

(1) Voy. Lamare, Physiologie de la lecture, *Soc. fr. d'ophtalmologie*, 1892.

nant, sur nos deux photographies, un carton percé d'une ouverture ronde dont la dimension corresponde à peu près au champ de la vision nette; pour voir distinctement toutes les parties du paysage, si notre carton reste fixe, il faudra déplacer simultanément les deux photographies de quantités d'autant plus inégales qu'on passera chaque fois à des objets plus inégalement distants de l'observateur.

C'est d'une manière analogue que se déplacent nos lignes visuelles pendant la contemplation des objets extérieurs. Je pense que ces mouvements jouent un rôle tout à fait prépondérant dans la mesure du relief.

Tout le monde est d'accord pour dire que la *notion* des distances repose sur la différence entre les images perçues par les deux yeux. Mais ce qui caractérise ma manière de concevoir les choses, c'est que, dans mon opinion, c'est exclusivement sur la conscience des mouvements exécutés par les yeux que repose la *mesure* de la troisième dimension.

§ 8. Notion et mesure du relief.

— Il faut établir une distinction fondamentale entre les procédés qui donnent la *notion* et ceux qui donnent la *mesure* du relief; en d'autres termes, il faut distinguer entre l'évaluation *qualitative* et *quantitative* de la troisième dimension. Telle est, du moins, mon opinion.

Les physiologistes qui n'attribuent pas une importance suffisante au rôle des mouvements des yeux pour nous renseigner sur la distance des objets se fondent sur une expérience, dont la forme a été variée de bien des façons et qui peut se résumer ainsi : Pendant que l'observateur regarde un point lumineux fixe, *s*, situé dans une caisse noircie (fig. 5),

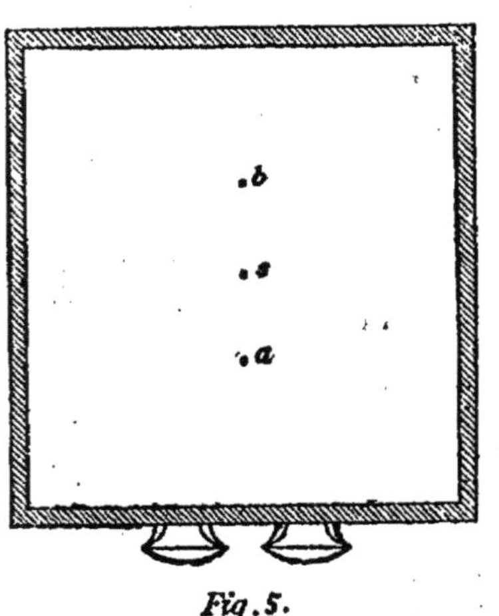

Fig. 5.

un aide fait éclater subitement une étincelle, tantôt en *a*, tantôt en *b*. Il est rare que l'observateur ne sache pas dire si l'étincelle lui est apparue plus près ou plus loin que le point *s*, et cependant il n'a pas eu le temps de mouvoir ses yeux.

L'expérience, suivant moi, prouve seulement que, dans ces conditions, il y a perception *qualitative* de la distance ou tout au plus appréciation vague de la troisième dimension, mais il n'y a pas eu *mesure* de cette dimension avec une précision comparable à celle que donnent les mouvements des yeux. Quand l'étincelle éclate en *a*, pendant qu'on regarde le point *s*, elle se présente nécessairement sous forme d'images croisées ; de même, lorsqu'elle éclate en *b*, elle donne des images directes. Or j'ai dit plus haut (§ 2) que les yeux sont construits de manière que nous puissions distinguer entre elles les impressions reçues par chacun d'eux. S'il en est ainsi, les images croisées doivent donner une sensation autre que les images directes. Prenant pour départ la perception *inconsciente* d'images soit croisées, soit directes, plus ou moins voisines, nous obtenons une notion de la position de l'étincelle qui leur a donné naissance.

Dans l'expérience en question, il y a *perception* et non pas *mesure* du relief ; car, si les choses sont disposées de manière à pouvoir faire varier la distance des étincelles *a* et *b*, on constate aisément que l'appréciation de la position de ces étincelles se fait fort inexactement. Il en est de même pour le *Fallversuch* de Hering, où des chutes de billes remplacent les étincelles.

Il n'est pas besoin de tant d'attirail pour élucider la question. Pendant que nous regardons un objet, une mouche vient à passer : chacun sait qu'il est facile de regarder aussitôt cet insecte. Pour cela faire, il a fallu juger d'abord si la mouche était plus près ou plus loin que l'objet que nous regardions, et ce jugement rapide, plus vif qu'un clin d'œil, n'a pu se faire sans reposer sur le seul renseignement dont nous disposons : l'impression d'images croisées ou directes de la mouche.

Quand on vient nous objecter que le relief est perçu dans certaines images accidentelles binoculaires, expérience qui exclut absolument l'utilisation des mouvements des yeux, je réponds que, sur ces images relativement très peu distinctes, il ne peut être question que de perception *qualitative*.

Dans mon opinion, la perception *quantitative* de la troisième dimension, ou mesure du relief, repose sur l'appréciation de l'innervation différente qui commande le mouvement relatif des deux yeux.

Considérons (fig. 6) l'objet le plus simple dont on puisse

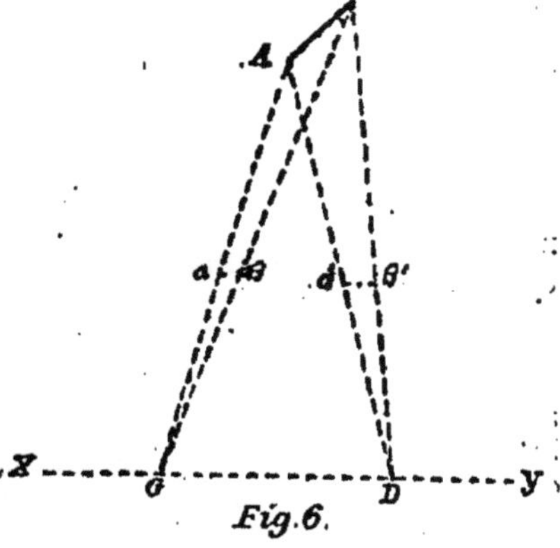

avoir à apprécier le relief. C'est une ligne droite AB située dans un plan passant par les deux yeux, G et D. Pour passer de A en B, la ligne de regard de l'œil gauche décrit l'angle AGB et celle de l'œil droit l'angle ADB. Dans les conditions de la figure, le second de ces angles est plus grand que le premier, et c'est là ce qui nous apprend que le point B est plus loin que le point A. La représentation stéréoscopique (fig. 7) de la ligne AB s'obtient en figurant deux lignes ab et $a'b'$ égales à $\alpha\beta$, $\alpha'\beta'$. La seule sensation dont nous disposions pour apprécier la position relative de A et de B est précisément la conscience d'avoir décrit un plus grand angle avec la ligne du regard de l'œil droit qu'avec celle

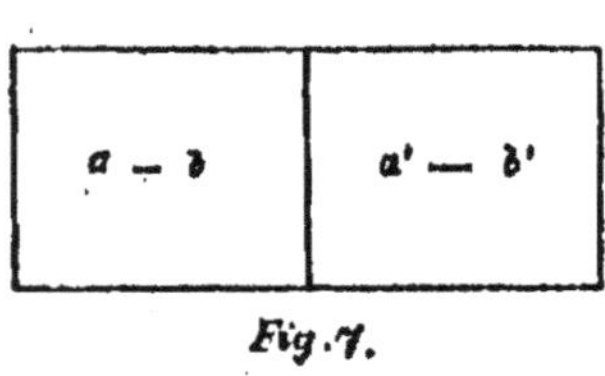

Fig. 7.

de l'œil gauche; et c'est là un élément suffisant pour apprécier l'angle formé par la ligne AB avec la ligne xy. Quant à la position absolue de la ligne AB dans l'espace, nous l'ignorons de la manière la plus complète.

En réalité, il ne nous arrive jamais d'avoir devant les yeux un objet unique et aussi simple qu'un fragment de ligne droite. Nous voyons en même temps une foule d'objets entre lesquels nous établissons des rapports de position, par le même procédé qui nous a servi à établir un rapport entre les positions de A et de B, et, comme nous avons déjà des notions sur la nature des objets, nous parvenons aisément à reconnaître la disposition réelle des choses (1).

D'après une opinion généralement admise (Donders), la différence de distance entre les points A et B serait perçue grâce à la notion que l'observateur aurait de l'*effort* de convergence qu'il lui faudrait pour voir respectivement ces deux points. J'ai réfuté cette opinion, il y a bien longtemps, dans une réponse à M. Nagel au cours de la discussion qui s'éleva à Heidelberg en 1864 à la suite d'une communication de Ruete. Je cite textuellement :

« JAVAL. — Denken Sie sich zwei Punkte auf ein Blatt Papier gezeichnet, welche einander etwas näher stehen, als die Entfernung der beiden Augen. Vereinigen wir nun diese beiden Punkte, so

(1) Pour s'assurer combien il est difficile, par une sensation unique, de se renseigner sur ce qu'on voit, il suffit de faire percer deux petits trous dans le volet d'une chambre absolument obscure. Une personne amenée dans cette chambre et couchée sur le sol se trompera de la manière la plus grossière dans l'évaluation de la distance de ces points entre eux et dans l'appréciation de la direction de la ligne qui les joint. Laissez pénétrer un peu de lumière dans la chambre, et subitement l'observateur, apercevant les murs et le parquet, reprend le sentiment de la verticale et recouvre la faculté d'apprécier les directions et les distances.

dass wir in bekannter Weise drei Punkte sehen, so scheint der mittlere allerdings in der Fläche des Papiers zu liegen. Greifen wir langsam nach diesem Punkt, so werden wir immer nach rechts oder nach links greifen, greifen wir aber rasch nach demselben, so greifen wir zwischen beide. Nehmen wir nun anstatt des Papiers eine durchsichtige Glasscheibe und wiederholen damit dasselbe Experiment, so verhält sich die Sache ganz anders. Der mittlere Punkt erscheint nunmehr hinter der Glasscheibe, genau in dem Kreuzungspunkte der Sehlinien, und zwar so genau, dass, wenn ich die Entfernung mit anderen Gegenständen vergleiche, ich mich um keinen Millimeter täuschen werde. Mit dem Blatt Papier gelingt dieses Experiment hauptsächlich deswegen nicht, weil ich mir nicht einbilden kann, dass ich hinter dem undurchsichtigen Papier noch etwas sehen könne. — Mache ich nun dasselbe Experiment mit der Glasscheibe gegen den blauen Himmel, so habe ich wiederum keinen Begriff davon, wohin ich den mittleren Punkt versetzen soll, sobald aber Wolken da sind, und wenn ich die Punkte nach und nach weiter aus einander rücke und auf die Wolken schaue, so sehe ich, dass der Verschmelzungspunkt immer weiter und weiter ins Unendliche geht, bis endlich beide Punkte gerade vor meinen Augen stehen; alsdann sehe ich den Verschmelzungspunkt gerade auf der Wolke. Nun, wenn ich noch weiter rücke, was kann da geschehen? Dann geschieht Etwas höchst merkwürdiges. Ich sehe den Punkt weiter wie die Wolke; und wie kann man sich denken, dass man einen Punkt weiter sieht, wie das Unendliche? Das kommt daher, weil ich absolut gar nicht sagen kann, wie weit ein Punkt von mir ist. Das Auge sagt mir gar nichts von einer absoluten Entfernung von mir bis zu einem Punkt. Sondern belehrt mich nur über die relative Entfernung zweier Punkte...

« PRAESIDENT (Donders). — Ich bin volkommen mit dieser Darstellung einverstanden und war eben im Begriff, die Discussion zu schliessen, nur möchte ich noch die eine Bemerkung machen, dass Sie, wie ich glaube, das Bewusstsein der Muskelwirkung zu vollkommen ausschliessen in Ihrer Darstellung.

« JAVAL. — Jedenfalls wird das Muskelgefühl uns helfen, aber ich glaube, dass das Muskelgefühl nur ohngefähr eben so viel helfen wird, wie die Accommodation. Eine genaue Messung durch das Muskelgefühl habe ich nie hervorbringen können, wenn ich alle äusseren Gegenstände entfernt halte, so dass ich keinen anderen Anhaltspunkt habe, als das Muskelgefühl (1). »

(1) « JAVAL. — Figurez-vous, sur une feuille de papier, deux points dessinés à une distance un peu moindre que l'écartement des yeux de l'observateur. Opérons la fusion de ces deux points de façon à en voir trois, suivant une expérience bien connue; le point du milieu paraîtra situé à la

La publication de la troisième partie de l'*Optique physiologique* de Helmholtz est postérieure à la discussion qu'on vient de lire.

Si, dans cet ouvrage, on ne trouve pas la confirmation expresse de mon opinion, il est à remarquer que l'auteur ne dit rien qui empêche d'admettre avec moi que la *mesure* du relief repose sur la conscience du *mouvement relatif* des deux yeux et non point sur la connaissance de leur position absolue, ni de l'effort de convergence.

Une comparaison avec ce qui se passe pour le toucher rendra ma pensée plus claire. Une personne qui tient entre les doigts la lame d'un couteau, juge assez mal de l'épaisseur de cette lame; mais qu'elle parte du tranchant, dont la finesse permet au pouce et à l'index de se toucher, et qu'en tâtant toujours, elle comprenne entre les doigts une partie de plus en plus épaisse de la lame, elle saura assez bien apprécier à chaque instant l'écartement subi

surface du papier. Cherchons à porter le doigt sur ce point par un mouvement *lent;* nous toucherons toujours à droite ou à gauche; si le mouvement est *rapide*, nous arriverons entre les deux points. Prenons maintenant, au lieu du papier, un carreau de verre, et répétons la même expérience; il en sera tout autrement. Le point du milieu paraît situé derrière la vitre, exactement à l'intersection des lignes visuelles, et avec une telle exactitude que si je compare la distance de ce point avec celle d'autres objets, je ne commettrai pas une erreur d'un millimètre. Si cette expérience ne réussit pas avec le papier, c'est principalement parce que je ne peux pas me figurer qu'il soit possible de voir quelque chose au delà de ce papier opaque.

« Si je répète la même expérience en dirigeant ma vue à travers le carreau vers un ciel sans nuages, je n'ai plus de notion exacte de la distance où je vois le point du milieu; s'il y a des nuages, et si j'écarte progressivement les deux points l'un de l'autre, tout en dirigeant ma vue vers les nuages, je verrai que le point de fusion s'éloigne de plus en plus vers l'infini, jusqu'à ce que les deux points soient précisément aussi distants que mes yeux. Que pourra-t-il bien arriver si je continue à les écarter? Un fait extrêmement remarquable : je verrai le point plus loin que les nuages; mais comment se figurer qu'un point puisse être vu au delà de l'infini? Cela provient de ce qu'il est absolument impossible aux yeux de me renseigner sur la distance d'un point isolé. *Les yeux ne me renseignent en aucune façon sur la distance d'un point à ma personne : ils ne donnent d'indications que sur la distance* RELATIVE *de deux points...*

« LE PRÉSIDENT (DONDERS). — Je suis complètement d'accord avec vous sur cet exposé, et j'étais sur le point de clore cette discussion; mais je voudrais encore faire remarquer qu'à mon avis, vous excluez trop complètement de votre conception la conscience de l'action des muscles.

« JAVAL. — Le sentiment de l'effort musculaire nous aide sans doute, mais, selon moi, il nous aide à peu près autant que l'accommodation. Je n'ai jamais pu arriver à une mesure exacte par le sentiment de l'effort musculaire lorsque j'avais eu soin d'exclure du champ visuel tout objet qui aurait pu donner un point de repère. »

par le pouce et l'index. Cette évaluation se fait grâce au *mouvement relatif* de ces deux doigts et non point par le sentiment de leur position; pour le prouver, fermez les yeux et tâchez de rapprocher l'index et le pouce de façon à laisser entre eux un espace vide de l'épaisseur de la lame de couteau de tout à l'heure et vous verrez combien vous vous tromperez grossièrement.

De même qu'en tâtant un objet on se représente sa forme bien plus exactement qu'en le saisissant entre les doigts, même à plusieurs reprises, il me semble que les yeux ne donnent une notion exacte du relief, une mesure précise de la troisième dimension, qu'à la condition de tâter à leur manière, avec une délicatesse rendue extrême par la sensibilité des rétines et la mobilité des organes.

Pour bien mettre en évidence ce mécanisme grâce auquel on *mesure* la troisième dimension de l'espace, j'ai imaginé l'expérience suivante :

Qu'on fusionne dans un stéréoscope les deux lignes *ab* et *a'b'* (fig. 8), on croit voir dans l'espace une ligne que nous nommerons AB dont l'extrémité A est plus voisine de

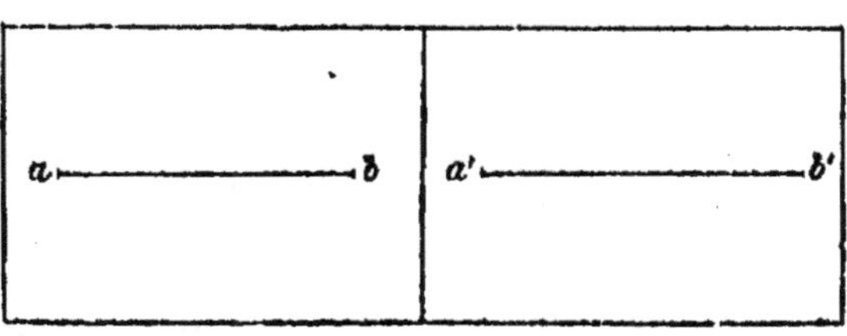

Fig. 8.

l'observateur que l'extrémité B. Cette expérience n'est, jusqu'ici, que la répétition de celle qui a fait l'objet des figures 6 et 7, et sa réussite tient à ce que *ab* mesurant 20 millimètres, *a'b'* en mesure 22 et que l'œil droit fait plus de chemin pour aller de *a'* en *b'* que n'en fait l'œil gauche pour aller de *a* en *b*. Mais, après avoir marqué sur les deux lignes (fig. 9) de petits traits distants d'un millimètre, qu'on parte de A en fusionnant

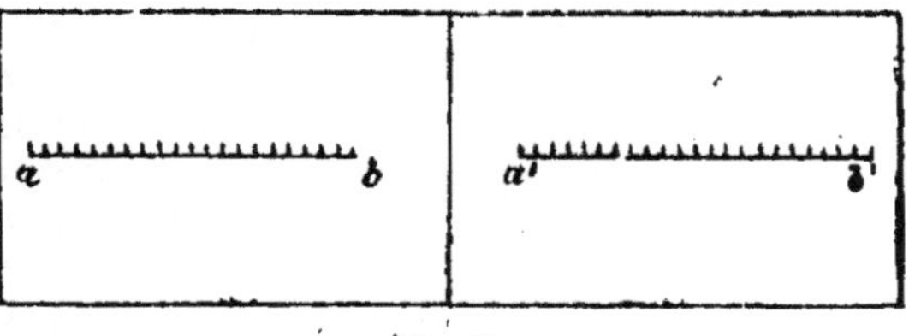

Fig 9.

a et *a'*, on n'arrivera à fusionner *b* et *b'* en un point unique qu'à condition d'avoir fait en route deux soubresauts avec l'un des deux yeux. Ces soubresauts passent inaperçus et l'on a perdu totalement la notion du relief.

Partageons au contraire nos deux lignes en vingt parties

égales qui mesureront 1 millimètre pour *ab* et $1^{mm}{,}1$ pour *a'b'*
(fig. 10). La notion du relief, au lieu d'être supprimée comme dans
la figure 9, sera plus nette encore que dans la figure 8, car les
traits de la figure 10 aident l'œil droit à faire constamment un

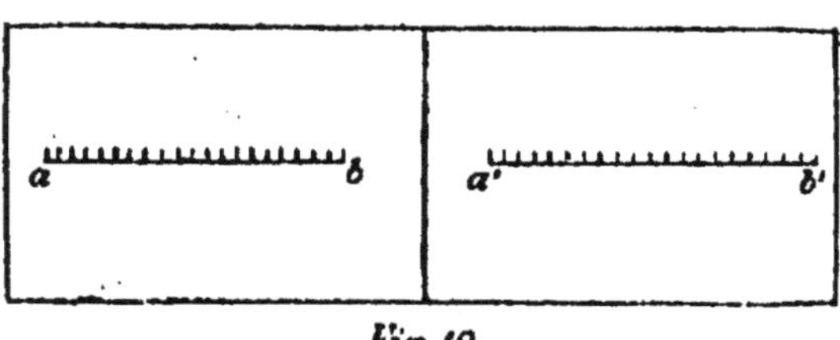

Fig. 10.

mouvement un peu
plus grand que le
gauche.

La même expé-
rience est présentée
d'une manière en-
core plus saisis-
sante par le carton
B, qui est la repré-
sentation stéréosco-

pique d'un tronc de cône dont la section présente des rayures
équidistantes sur les deux images. Tant qu'on promène le regard
sur le reste de la figure, surtout si la mise au point du stéréoscope laisse à désirer, la sensation de relief est assez correcte;
mais, dès qu'on examine les rayures, après avoir mis au point
pour pouvoir les distinguer nettement, l'ellipse qui les contient
se détache du cône d'une manière tout à fait paradoxale, pour
se mettre dans un plan parallèle à celui du papier, prouvant
ainsi que la mesure correcte de la troisième dimension est entièrement détruite dès que les yeux ne font pas les mouvements inégaux sur la sensation desquels repose cette mesure.

D'après mes observations sur les strabiques, il semble que
l'éducation de la perception du relief se fasse en deux temps successifs, la faculté de fusionner des images différentes, au moyen
de mouvements inégaux des deux yeux, précédant chez eux l'utilisation de cette faculté de fusionner pour en déduire l'appréciation exacte du relief.

§ 9. Les adjuvants de la perception du relief. — On a
vu que la connaissance de l'inégalité des mouvements des deux
yeux est la seule donnée qui permette de *mesurer* le relief. Il
n'en est pas moins acquis qu'un grand nombre de circonstances
nous renseignent à cet égard, circonstances qui, en certains cas,
jouent un rôle très important. Pour étudier ces adjuvants de
la perception du relief, j'ai disposé d'un certain nombre de
strabiques qui ont pu comparer la vision binoculaire, que je
leur ai procurée, avec la vue unioculaire à laquelle ils étaient
bornés précédemment. J'en ai appris davantage encore par la
perte d'un de mes yeux qui m'a obligé, depuis quelques années,
à recourir à ces adjuvants avec plus de méthode que ne font
habituellement les borgnes, car j'avais joui, pendant près de
cinquante ans, d'une vision binoculaire absolument parfaite.

Je n'insisterai pas sur les faits les plus connus; on sait que le borgne remplace souvent la parallaxe binoculaire par des mouvements de tête qui lui donnent une variation de parallaxe très utile. On sait également que, pour les objets lointains, la parallaxe binoculaire étant négligeable, la grandeur apparente d'objets dont la grandeur absolue est connue est un élément d'appréciation plus important encore que la perspective aérienne.

Pour le borgne ou le strabique, plus encore que pour ceux qui emploient leurs deux yeux, les ombres portées et les ombres propres des objets contribuent à la perception du relief. Ce sont elles qui jouent le principal rôle dans les reproductions des objets par le dessin et la photographie; mais leur action n'est pas assez énergique pour surmonter celle de la perception binoculaire de la distance. Je m'explique. Regardée avec les deux yeux, la photographie la plus parfaite d'un bas-relief ne donne pas l'illusion de la réalité, car la vision binoculaire est là pour protester en affirmant que toutes les molécules qui constituent l'image sont situées dans un même plan. L'illusion est bien plus près d'être complète si l'on ferme un œil en ayant soin de garder la tête immobile.

A l'appui de cette assertion, je citerai les trompe-l'œil du musée Wiertz à Bruxelles et les résultats obtenus par mon iconoscope, qui permet, pour regarder des dessins binoculairement, de supprimer la différence de parallaxe au moyen de deux rhomboèdres analogues à ceux du microscope binoculaire de Nachet (1).

Le borgne fait encore usage d'autres artifices. Par exemple, pour extraire un corps étranger de la cornée, j'ai appris à observer le moment où la pointe de mon aiguille vient en contact avec son image réfléchie par la cornée, tandis que je ne faisais aucune attention à cette image quand je jouissais de la vision binoculaire.

Je veux insister plus particulièrement ici sur un adjuvant précieux de la vision binoculaire, dont les auteurs modernes ne font pas mention et qui avait été signalé par Léonard de Vinci : c'est la neutralisation.

Que le lecteur veuille bien se regarder attentivement dans un miroir, d'abord avec les deux yeux, puis en fermant alternativement l'un ou l'autre œil. S'il a soin de tenir la tête bien immobile, il remarquera des différences très sensibles entre ce qu'on voit de ces trois manières. C'est ainsi qu'en fermant l'œil gauche on voit moins l'oreille gauche qu'en fermant l'œil droit et réciproquement. On observe des différences analogues dans l'aspect du nez, etc. Mais, dès qu'on ouvre les deux yeux, on voit la somme de tout ce qu'on voyait avec l'un et l'autre œil.

(1) *Comptes rendus de l'Académie des sciences de Paris*, 1866, t. LXIII, p. 027.

4.

Pour que cet aspect ne soit pas abominablement confus, il est nécessaire qu'il y ait neutralisation partielle des deux images unioculaires; c'est ainsi que le contour de la partie gauche de la tête, tel qu'il serait vu de l'œil droit, a entièrement disparu pour laisser subsister celui fourni par l'œil gauche.

Il est extrêmement instructif d'examiner des photographies stéréoscopiques de monuments ou de statues avant de les regarder dans le stéréoscope. Après quelques séances, on arrive facilement à désigner d'avance, sur chacune des deux images, les parties qui seront neutralisées dans l'image binoculaire et je suis amené à formuler cette règle : *qu'on neutralise généralement dans chaque image les parties qui occupent sur cette image une surface moindre que celle occupée par les parties correspondantes sur l'autre image.*

Combinant ce que je viens de dire avec les indications données sur les mouvements des yeux dans le paragraphe précédent, on voit qu'en somme, dans la vision binoculaire, tantôt l'un, tantôt l'autre des yeux donne l'aspect de l'objet tel qu'on le dessinerait — et que l'autre œil ne sert qu'à donner la mesure des distances par la comparaison inconsciente qu'on fait entre la grandeur des mouvements latéraux exécutés par les deux yeux.

Quand les yeux de l'observateur sont inégaux, les parties vues par l'œil le meilleur prédominent plus ou moins complètement et l'œil le moins bon neutralise, sauf pour les environs immédiats du point de fixation, si bien qu'il ne joue plus guère que le rôle d'un théodolite d'arpenteur.

§ 10. Relation entre la convergence et l'accommodation.

— Dans le paragraphe précédent je n'ai pas fait figurer l'accommodation parmi les adjuvants de la perception du relief. Si elle intervient, ce ne peut être que dans une bien faible mesure, puisque l'accommodation ne varie en aucune façon pendant la contemplation dans le stéréoscope des images qui donnent les perceptions de relief les plus parfaites.

La variation de la convergence de nos regards est accompagnée d'une variation dans l'état d'accommodation des yeux. A mesure que nos yeux convergent davantage pour voir de plus près, l'état de leur accommodation se modifie avec une parfaite régularité, car, pour bien distinguer un objet, il faut accommoder nos yeux le plus exactement possible pour la distance où cet objet se trouve. Il en résulte qu'à un degré donné de convergence correspond toujours un degré déterminé d'accommodation.

Sans entrer dans le détail des expériences qui ont été faites au moyen de verres sphériques ou de prismes, pour rechercher jusqu'à quel point il est possible de dissocier la convergence et l'accommodation, j'affirmerai qu'il suffit d'un peu d'exercice pour arriver à faire cette dissociation dans une très large mesure. C'est ainsi, par exemple, qu'on arrive très facilement, en mettant les lignes visuelles en parallélisme, à fusionner et à voir nettement sans stéréoscope des images destinées à cet instrument, ce qui exige un assez grand effort d'accommodation sans convergence des axes optiques. On peut encore fusionner ces mêmes images en croisant les axes optiques en un point situé à égale distance entre le carton et l'observateur, ce qui exige une accommodation bien inférieure à celle correspondant à la position convergente des yeux (1). De plus, dans l'une ou l'autre de ces positions, on arrive assez facilement à voir nettement les différents plans des images stéréoscopiques, ce qui exige des variations de convergence rapides et assez fortes, qui doivent être exécutées sans aucune variation de l'accommodation. Il me semble qu'en voilà plus qu'assez pour démontrer la fragilité de la liaison entre la convergence et l'accommodation.

Je soumets encore aux partisans de la théorie classique le fait des personnes affectées de myopie moyenne qui savent lire à volonté avec ou sans lunettes; dans le second cas, elles convergent sans accommoder.

L'observation des strabiques convergents confirme absolument tout ce qui vient d'être dit; car chez eux la relation entre la convergence et l'accommodation est rompue. Tel jeune strabique périodique, chez qui cette relation est régulière pour la vision des objets lointains, louche colossalement dès qu'il porte son attention sur un point très voisin : chez lui, la convergence augmente énormément plus vite que l'accommodation. La guérison des malades de ce genre, que j'obtiens précisément en leur enseignant, au moyen d'un stéréoscope à coulisse, à accommoder sans converger, est une preuve de plus de l'influence de l'éducation sur la relation entre la convergence et l'accommodation.

Tout ce que je viens de dire dans ce paragraphe heurte les idées courantes; il faut donc indiquer, d'une manière générale, comment je me figure la production des mouvements associés. Il est vite fait d'attribuer ces mouvements à des réflexes : cette explication n'en dit pas plus que l'invocation de la force catalytique pour expliquer certaines actions chimiques. Quand nous agissons, nous ignorons absolument l'anatomie et nous ne savons pas quels muscles nous mettons en mouvement. C'est le but à atteindre qui est notre régulateur, et par une loi tout à fait générale, nous tendons à réussir grâce au moindre effort. La mala-

---

(1) Dans ce cas on obtient un relief pseudoscopique ou *inverse* toutes les fois que la pseudoscopie n'est pas trop catégoriquement démentie par les notions préconçues. Ces observations pseudoscopiques sont très amusantes.

dresse consiste à contracter des muscles qui n'ont pas à entrer en jeu ou à contracter trop ceux auxquels nous devrions demander un faible effort, ce qui nous oblige à une contraction excessive des antagonistes. L'adresse, au contraire, consiste à ne faire que les mouvements strictement nécessaires et à les exécuter grâce aux seuls efforts musculaires dont il soit besoin. En matière de mouvements, les mots adresse et grâce sont à peu près synonymes. Ce qu'on appelle si justement l'*harmonie des mouvements* n'est pas autre chose que leur exacte appropriation au but. L'homme le plus maladroit fait tout le temps des associations de mouvements correctes quand il s'agit d'exécuter des actes simples et souvent répétés ; c'est ainsi que tous les hommes ont appris à établir l'association convenable entre la convergence et l'accommodation, car *jamais* ils n'ont à dissocier ces deux actes ; mais cette association n'est qu'un effet d'habitude, et, quand il y a lieu de la rompre, l'homme adroit y parvient sans peine et rapidement.

Nous pratiquons constamment des associations de mouvements ; par exemple, pour regarder brusquement un objet situé derrière lui, chacun tourne à la fois les yeux, la tête et le tronc, suivant des proportions dont la juste association constitue la grâce du mouvement. Cette association des mouvements des yeux et de la tête est telle que si, les yeux étant fermés, on tourne la tête à droite, les yeux ont fait en même temps un mouvement vers la droite. Je m'en suis bien aperçu après une attaque de glaucome : chaque mouvement de mes yeux vers la droite, au moment du réveil, était accompagné d'un phosphène ; or il m'est arrivé plusieurs fois, à cette époque, me réveillant au milieu de la nuit, de tourner ma tête sur l'oreiller et de remarquer l'apparition du phosphène alors seulement que j'avais tourné la tête à droite. Personne n'ira pourtant jusqu'à soutenir qu'il existe un centre anatomique des mouvements de rotation associés de télé et des yeux, car il est extrêmement facile de tourner les yeux en sens inverse de la rotation de la tête : c'est ce que chacun sait faire quand il tourne la tête sans cesser de regarder un même point.

Ces associations de mouvements, nullement fondées sur une disposition anatomique, n'en prennent pas moins un caractère très régulier et sont très analogues chez tout le monde. Je me souviens, par exemple, d'un homme qui, vers 1850, sur les places publiques de Paris, exécutait le tour de lancer des bagues à une très grande hauteur et de les recevoir, à leur chute, sur un cône de métal attaché à son front comme une corne. On voyait le cercle nombreux des assistants suivre du regard cette bague dans son rapide trajet vertical et je me souviens de l'homogénéité des mouvements du cercle d'assistants qui semblaient obéir à une seule impulsion, levant graduellement leurs regards et leurs têtes dans une même proportion : prétendra-t-on qu'il y avait un noyau central précisant pour chacun la part de mouvement à demander aux yeux et la part à exécuter par les muscles du cou?

Je pourrais multiplier les exemples, mais je crois en avoir dit assez pour expliquer que, dans mon opinion, la relation entre la convergence et l'accommodation est un résultat d'exercice individuel. Il n'existe même pas une relation absolue entre l'accommodation des deux yeux : à preuve, l'hypermétropie devenue latente pour l'œil le meilleur de certains strabiques.

Voici une observation qui démontre la possibilité d'établir artificiellement la relation en question :

Observation 302. — La petite Marguerite B..., âgée de deux ans, m'est amenée en juillet 1881 pour un strabisme convergent unilatéral nettement périodique, remarqué depuis quelques jours. La déviation, quand elle se produit, est énorme; elle n'apparaît jamais pendant la vision au loin. Je me borne à prescrire l'emploi d'une coquille non percée, à mettre sur le bon œil toutes les fois que le strabisme apparaît. Deux ans plus tard (âge de quatre ans), la déviation étant plus fréquente, la coquille est portée en permanence à la maison, jamais dans la rue. A l'âge de sept ans, l'état étant toujours le même, c'est-à-dire la déviation ne se produisant que pour voir de près, nous décidons d'entreprendre quelques exercices et, en particulier, de maintenir la fusion en rapprochant des cartons mis dans le stéréoscope de Holmes (fig. 22). Une instillation d'ésérine supprime toute velléité de convergence, même pendant la lecture; de plus, après atropinisation, je constate l'emmétropie parfaite des deux yeux. Nous sommes donc en présence d'un strabisme provenant *uniquement* d'une mauvaise relation entre la convergence et l'accommodation et disparaissant sous l'influence de moyens ayant pour effet de faire jouer l'accommodation sans l'impulsion de la convergence.

La guérison complète fut obtenue à l'âge de onze ans. Pendant les quatre années qui précédèrent, l'enfant fit usage permanent de lunettes coupées (fig. 16, p. 70), où l'on mit successivement des verres convexes de trois dioptries, de deux et enfin d'une dioptrie. Pendant un temps assez long, la coquille fut employée pour écrire et la lecture ne fut permise qu'avec contrôle et sans lunettes. Depuis 1891, toutes ces précautions ont été laissées de côté, la relation correcte entre la convergence et l'accommodation s'étant établie, et la guérison s'est parfaitement maintenue.

§ 11. La vision binoculaire imparfaite. — Dans ce qui précède, j'ai considéré le cas où les yeux, étant égaux, jouent un rôle égal dans la perception du relief. Il va sans dire qu'entre la vision binoculaire parfaite et l'absence complète de concours fourni par l'un des deux yeux, se rencontre toute une série d'états intermédiaires. C'est ainsi qu'un léger degré d'anisométropie ne s'opposera pas à la réussite des expériences qui seront décrites plus loin (§ 13), tout en nuisant à l'effet plastique du relief dont il a été parlé ci-dessus. Je pourrais citer des peintres qui, sans être privés de vision binoculaire, dessinent les objets sous l'aspect qu'ils présentent pour l'un de leurs yeux et qui sont absolument désorientés si l'on vient à égaliser leur vue par le moyen de verres appropriés. Je n'ai au contraire jamais vu de sculpteur qui fût mécontent d'une correction analogue (1). Dans le même ordre d'idées, je me souviens d'avoir voulu jouer au billard après avoir instillé de l'atropine dans mon œil droit; rien ne m'empêchait, comme d'habitude, d'atteindre la seconde bille quand il fallait la prendre fine à sa droite, tandis que je me trompais lourdement quand il fallait la toucher de l'autre côté. En effet, d'après ce qui a été expliqué plus haut (§ 9), quand, avec les deux yeux ouverts, le joueur veut amener le côté droit de sa bille à rejoindre le côté gauche de la seconde bille, c'est l'image perçue par l'œil droit qui prédomine et, quand cette image se trouve brouillée par l'atropine, on est induit en erreur. J'ai été mis en demeure de constater depuis par moi-même que la perte absolue de l'œil droit ne produit plus du tout, après quelque temps, l'erreur d'appréciation décrite tout à l'heure; je ne fais plus aucune différence, au billard, entre l'acte de viser vers la droite ou vers la gauche.

Chacun apprend à faire, pour ainsi dire, bon ménage avec l'imperfection de ses organes et, en particulier, bien des personnes bénéficient de la vision binoculaire pour mieux apprécier les distances, bien que leur œil le moins bon n'ajoute aucun autre renseignement à ceux que leur fournit l'œil le meilleur.

C'est ainsi qu'on voit habituellement la vision binoculaire se conserver chez les adultes quand l'un des yeux vient à subir des altérations assez graves, telles même qu'un scotome central, lésion de la *macula lutea* à peu près incompatible avec l'acquisition de la vision binoculaire chez un strabique.

Si la vision binoculaire, même imparfaite, est d'un assez grand prix pour la perception du relief, elle peut être une cause de gêne pour la lecture, car, ici, la perception de la troisième dimension est sans utilité, et l'image fournie par l'œil le moins bon peut nuire à celle que donne l'œil le meilleur. Nous voyons alors se produire l'*insuffisance de convergence*, qui se transforme presque toujours à la longue en strabisme divergent permanent.

(1) Du temps où ma vision binoculaire était parfaite, j'étais beaucoup plus sensible aux beautés de la sculpture, et la peinture me laissait plus indifférent. J'appréciais, en effet, beaucoup mieux qu'aujourd'hui les délicatesses de modelé, qu'un borgne ne saisit qu'en déplaçant son œil continuellement, tandis qu'au contraire la perfection même de la vision binoculaire nuisait chez moi à l'effet de perspective que doit produire la peinture ou le dessin.

§ 12. Fausse projection. — Tout ce qui précède s'accorde parfaitement avec la vieille théorie des *points identiques* ou *points synesthésiques* des rétines, sans préjuger de l'origine *nativistique* ou *empiristique* de ces points.

Les quelques personnes qui sont au courant de la discussion si passionnée et si intéressante qui dura pendant les années qui suivirent l'invention du stéréoscope, comprendront, sans plus d'explications, que ma conception de la théorie de la vision binoculaire a ceci de particulier qu'elle est conforme à la vieille théorie des points identiques, avec cette réserve que j'admets l'origine empiristique de ces points et que j'attribue un rôle très important à l'identité des points de fixation (1).

La théorie que j'ai adoptée me paraît seule compatible avec les cas de *strabismus incongruus* de J. Müller ou de *projection perverse* de von Gräfe. Ces cas offrent cette particularité que, lorsqu'on fait apparaître les doubles images par l'artifice du verre rouge ou du stéréoscope, ces images ne sont point situées conformément aux règles connues depuis Alhazen, lesquelles s'appliquent aux yeux sains, déviés volontairement. L'image fournie par l'œil dévié est vue tout près de celle qui appartient à l'œil sain, et si l'on a affaire, par exemple, à un strabisme convergent, une ténotomie correctrice fait apparaître des images doubles croisées très distantes. En un mot, les images sont localisées, *comme si* la théorie des projections était exacte.

Bien que, chez ces malades, l'œil dévié serve *en même temps que l'œil sain*, il n'y a pas vision binoculaire physiologique, en ce sens que l'œil dévié, dont l'acuité peut être égale à celle de l'autre, ne sert qu'à étendre le champ visuel binoculaire; mais *il n'y a pas de fusion :* la partie qui serait commune est neutralisée par l'un des yeux, et, par un *abus de langage*, je dirai *qu'il n'y a pas de vision binoculaire*, réservant l'expression de *vision binoculaire* pour les cas où il y a superposition et fusion des champs des deux yeux.

C'est également par impropriété d'expression qu'on parle ici de *fausse projection*, car il y a, en réalité, projection exacte, puisque l'œil dévié projette les objets là où ils sont réellement.

Avant mes observations, les cas de ce genre n'avaient été signalés qu'après ténotomie; en effet, avant l'opération, il n'y a

(1) On sait que la théorie des points identiques consiste à dire qu'un objet est vu *simple* quand son image se peint sur des points *correspondants* des deux rétines et que, dans le cas contraire, il est toujours vu double. Une autre théorie, dite *des projections*, acceptée par Nagel, Giraud-Teulon et quelques autres, consiste à dire qu'on voit l'objet à la place qu'il occupe dans l'espace, en *extériorant* l'image qu'il projette sur la rétine. — Voy., au chapitre XII, la discussion entre les deux théories.

pas de diplopie et il est même parfois difficile de faire apparaître les doubles images au moyen du verre rouge placé devant l'un des yeux. De plus, il semble qu'il y ait soudure entre les champs des deux yeux, avec neutralisation, pour chacun, de la partie qui correspond au champ employé par l'autre, si bien que les apparences se rapprochent beaucoup de celles de la vision binoculaire physiologique.

Comme l'étude des cas de fausse projection conduit à des conséquences dont l'intérêt me paraît capital, tant au point de vue de la physiologie qu'à celui de la psychologie, il me paraît impossible de pousser plus loin, à cette place, la discussion entre les théories rivales : je préfère la rejeter tout à la fin de ce livre (chap. XII) pour que le lecteur puisse faire usage des matériaux qui lui seront fournis par les observations réunies dans le chapitre XI. Il était cependant utile d'en dire un mot dès maintenant, pour indiquer que les yeux ainsi constitués répondent négativement aux *tests* qui feront l'objet du prochain paragraphe.

L'observation que j'intercale ici est parmi les plus simples que j'ai notées : je la choisis parce que j'ai eu le plaisir de faire opérer la personne par von Gräfe, alors de passage à Paris, et qu'elle a été publiée dès 1865 (*Annales d'oculistique*, t. LIV, p. 14) :

Observation 34. — Mlle X. X..., vingt-deux ans, m'est amenée le 2 mars 1865; elle est affectée de strabisme convergent alternant, survenu assez brusquement vers l'âge de deux ans et demi. Depuis l'âge de dix-neuf ans, elle s'est habituée à dévier plus habituellement O. D., parce qu'alors la déviation semblait moindre; en tout cas, le strabisme est assez considérable. Cependant un carton analogue à II n'indique qu'une faible déviation, et, avec un carton ainsi disposé : **|** , il semble qu'elle voie :   . Armant un œil d'un verre rouge, on obtient des images doubles très voisines, quand elle regarde une bougie éloignée. Au moyen de deux miroirs, je présente à son œil gauche la figure :   , et à son œil droit la figure :   . Je manœuvre les miroirs de manière à placer les deux pains respectivement sur les deux lignes visuelles, et Mlle X... annonce l'apparition d'images *croisées* très éloignées ; puis, subitement, fusion, mais, *en même temps*, perception d'une seconde image du pain à cacheter. Elle dit : « Quand je regarde :   , je vois :   venir se mettre sous le pain à cacheter noir, mais, *en même temps*, il reste un pain à cacheter noir très loin à droite. » En présence de cette fausse projection et de l'importance de la déviation, je propose d'ajourner les exercices jusqu'après opération, car dans un cas de fausse projection, tout à fait analogue, j'avais obtenu la guérison parfaite au moyen d'opérations suivies d'exercices. Nous attendîmes donc le prochain passage de von Gräfe, pour qui le cas présentait un intérêt d'autant plus grand, que lui-même avait dit que si l'on venait à constater la fausse projection chez un strabique non opéré, il fallait s'abstenir d'intervenir chirurgicalement. Il consentit néanmoins à entreprendre l'opération, qui fut faite le 21 octobre avec un plein succès. Si j'ai désigné la jeune fille sous le nom de X. X..., c'est que, au cours de l'anesthésie, en présence des parents, elle se mit à crier : « Arthur ! que je souffre ! ! c'est pour toi ! ! ! » Les parents paraissaient atterrés, von Gräfe riait dans sa grande barbe, mais je ne revis plus jamais ma cliente, ce qui n'empêche d'affirmer que la guérison se soit maintenue, avec vision binoculaire correcte. Mais d'autres cas analogues permettent de le présumer.

Si je me suis permis de raconter l'incident survenu pendant l'opération, c'est pour appeler fortement l'attention sur cette importante observation, sur laquelle j'aurai à m'appuyer par la suite.

§ 13. **Tests de la vision binoculaire.** — Beaucoup de personnes sont privées de la vision binoculaire sans le savoir et s'imaginent voir le relief correctement. Je vais décrire un certain nombre d'expériences qui permettent de vérifier, d'une manière positive, si une personne possède ou non la vision binoculaire physiologique.

Le carton C, emprunté à Green, de Saint-Louis (Missouri), représente les lettres F et L dont la vision simultanée doit produire un E. Le fond, emprunté à une figure de Helmholtz, au lieu d'un quadrillage régulier, produit un phénomène remarquable d'antagonisme entre les deux champs visuels, la neutralisation faisant disparaître alternativement une partie des lignes de l'un ou l'autre côté.

Le carton D, imité de Dove, porte deux pages d'impression à peu près identiques. L'espacement des lettres n'étant pas absolument le même des deux côtés, il en résulte que quelques-unes paraissent s'élever au-dessus du papier.

Le carton E représente deux cercles ; grâce à l'inégalité de la distance qui les sépare de part et d'autre, le cercle droit paraît bien plus voisin de l'observateur que le gauche, et, par un raisonnement inconscient inutile à développer ici, il semble beaucoup plus petit.

Le carton F (d'après Green) représente une illusion semblable à la précédente.

Le carton G (également emprunté à Green) représente deux flèches, analogues à des girouettes ; quand on les contemple assez longuement, on voit qu'elles se coupent à angles droits dans l'espace.

Les apparences sont tout autres pour un strabique auquel on vient de rendre la vision binoculaire dont il a été privé pendant plusieurs années. Il arrive bien à fusionner les images ; mais malgré cela il n'aperçoit aucun des phénomènes de relief qu'offrent ces cartons. Nous voyons donc que la perception du relief est exclusivement acquise par l'expérience, qui nous apprend à interpréter les sensations et à les utiliser. Le strabique n'arrive à la vision binoculaire physiologique que par étapes successives : 1° rétablissement de la vision simultanée avec diplopie, par suppression de la neutralisation ; 2° suppression de la diplopie par fusion des doubles images ; 3° évaluation du relief par l'expérience des mouvements des yeux et vision stéréoscopique parfaite par systématisation de la neutralisation.

Un autre *test* de la vision binoculaire que j'ai indiqué au Congrès médical de Genève (1880) consiste à mettre devant les yeux de l'observateur deux verres, l'un rouge et l'autre vert, pour regarder des lettres rouges et vertes. Si toutes les lettres sont vues simultanément, la vision est binoculaire et la différence de netteté entre les lettres de couleur différente permet de conclure à une inégalité entre les yeux. Ce *test* a été repris et perfectionné par M. Bravais (de Lyon) et par M. Donders, qui a fait exécuter les lettres en verres de couleur.

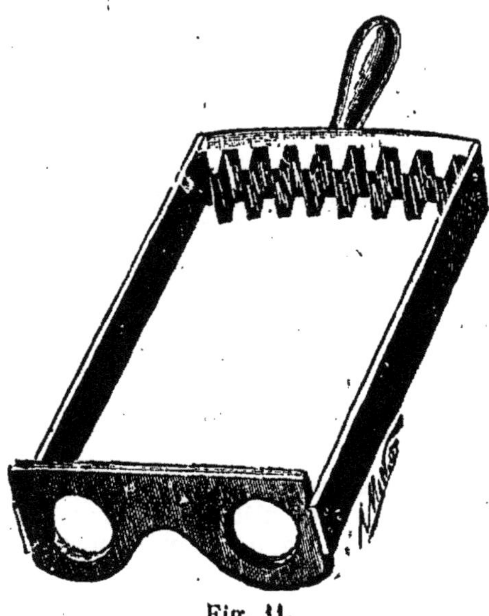

Fig. 11.

J'ai décrit encore un autre procédé qui consiste à interposer entre le sujet et une page imprimée, une tige, telle qu'un crayon, tenu perpendiculairement à la direction des lignes, et qui doit apparaître en doubles images croisées et transparentes. Si les yeux sont égaux, l'impression paraît uniformément nette d'un bout à l'autre de la page (voy. § 41, p. 100).

Voici trois *tests* nouveaux :

Le premier consiste en un arc de cercle taillé de manière à présenter des reliefs et des creux analogues aux bastions d'une enceinte fortifiée, comme on le voit sur la figure 11. Lorsque les yeux sont placés convenablement, ils aperçoivent tous deux les parties saillantes et les parties profondes des bastions, tandis que chacun ne voit que la moitié des surfaces obliques. Sur toutes les surfaces sont tracées des lettres, ordinaires pour les surfaces qui sont vues de face, et anamorphosées (élargies) pour les surfaces obliques ; quand la vision est binoculaire et parfaite, toutes les

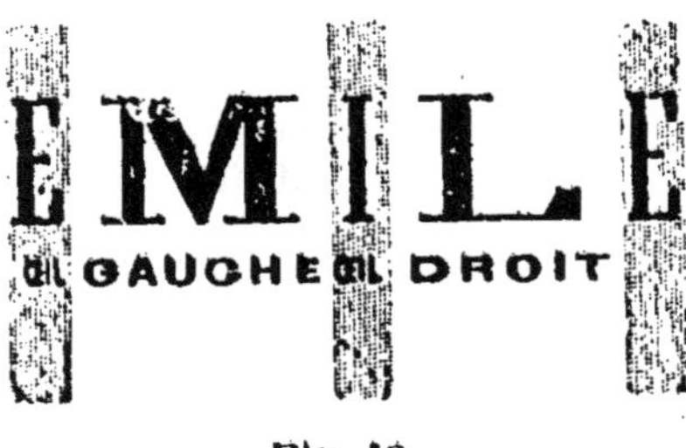

Fig. 12.

lettres sont vues également bien. La figure 12 représente en grandeur naturelle la feuille de papier qui est collée sur les bastions du *test*. Pour faciliter l'expérience, le papier est grisé sur les parties qui, après collage, seront les plus éclairées. Les chiffres figurés à la seconde ligne du carton L 2 permettent de faire une expérience analogue, mais dont la réussite est très difficile.

Le second *test* (planche jointe à ce volume) est obtenu en figurant sur une tablette horizontale des anamorphoses qui représentent des lettres telles qu'elles seraient vues respectivement par l'un et l'autre œil placés en G et en D. Si la vision est binoculaire, ces anamorphoses se fusionnent et on voit apparaître des lettres verticales bien nettes et de forme régulière, accompagnées chacune de deux autres lettres couchées, vues unioculairement. Ayant fait ce dessin pour prendre place dans le volume qui fut offert à Helmholtz par les oculistes à l'occasion de son soixante-dixième anniversaire, c'est le mot HELMHOLTZ que j'y ai figuré. On remarquera que les tranches des lettres destinées à l'œil gauche sont teintées de bleu et que celles des lettres destinées à l'œil droit sont colorées en rose. Le but de cette disposition est de permettre la vérification de la proposition imprimée en italiques à la fin du § 9, et en effet, quand on a obtenu la fusion stéréoscopique des deux mots HELMHOLTZ, les tranches des quatre premières lettres paraissent bleues, celles des quatre dernières sont vues roses et il se produit une lutte pour la couleur de la lettre H du milieu. Si les yeux de l'observateur sont inégaux, les couleurs bleue ou rose prédominent, suivant que l'œil le meilleur est le gauche ou le droit.

Enfin, un troisième *test* consiste à placer dans un stéréoscope, à la distance où l'on met habituellement les photographies, deux pivots verticaux sur lesquels on peut monter deux objets parfaitement identiques, par exemple deux petites boules sur lesquelles on a tracé des cercles. Quand ces objets sont placés identiquement, ils paraissent ne présenter aucun relief. On conçoit qu'en les faisant tourner dans l'un ou l'autre sens, on obtient soit le relief vrai, soit la pseudoscopie et que l'intensité de ces deux effets varie suivant qu'on fait tourner plus ou moins les objets. M. Parinaud a présenté en 1894, à la Société française d'ophtalmologie, quelques variétés de ce dernier *test*, qui me paraît être le plus utile de tous.

§ 14. Conclusion. — La théorie de la vision binoculaire, telle que je viens de l'exposer, est en contradiction absolue avec la théorie des projections. Mon expérience des figures 9 et 10 et du carton B me paraît suffisante à elle seule pour faire abandonner cette théorie et pour faire admettre l'existence de points identiques, en accordant peut-être à l'expérience individuelle un rôle dans la production de cette identité.

Par mes observations sur la neutralisation et sur la différence entre les perceptions *qualitative* et *quantitative* de la troisième dimension, je dois avoir réfuté les arguments des partisans de la théorie des projections.

En tout cas, ma manière de comprendre les choses m'a servi de guide sûr, pendant plus de trente ans, pour obtenir chez les strabiques le rétablissement de la vision binoculaire. Par une sorte de cercle vicieux, il a fallu mettre en tête de ce volume le chapitre de physiologie indispensable pour l'intelligence des cas pathologiques les plus fréquents, mais il n'était pas possible d'y utiliser l'observation de certaines formes de strabisme qui seront décrites au chapitre XI, et dont la connaissance est nécessaire pour éclairer la physiologie de la vision binoculaire. Je reviendrai donc, au chapitre XII, à l'étude de cette physiologie, qu'il sera possible alors de reprendre avec le secours des cas pathologiques.

CHAPITRE II

Description et mesure du strabisme.

§ 15. Classification d'après la nature de la déviation. — § 16. Classification d'après la conservation de la vision binoculaire. — § 17. Classification d'après l'état de l'œil habituellement dévié. — § 18. Évaluation du strabisme au moyen du verre dépoli. — § 19. Partie fixe et partie variable du strabisme. — § 20. Strabisme apparent. — Angle α. — § 21. Mesure du strabisme par les images doubles. — § 22. Prismes correcteurs du strabisme. — Angle métrique. — § 23. Mesure de la déviation relative. — § 24. Procédé de mesure théoriquement exact. — § 25. Mesure pratique du strabisme. — Effet des verres décentrés.

Le strabisme est une déviation du regard par suite de laquelle, pendant qu'un œil fixe un certain point, son congénère est dirigé vers un autre point de l'espace. L'étiologie ou pathogénie n'étant pas la même dans les différents cas, je n'en parlerai pas ici, renvoyant aux chapitres consacrés aux diverses espèces de strabisme.

Je n'ai pas l'intention d'étudier toutes les variétés que peut présenter le strabisme. C'est ainsi que je laisserai complètement de côté les déviations paralytiques, quelle qu'en soit l'origine, et les anomalies congénitales des muscles moteurs des yeux. Notre but étant la guérison du strabisme *avec rétablissement de la vision binoculaire*, nous n'avons à prendre en considération que le strabisme *concomitant*, c'est-à-dire celui où les mouvements latéraux associés des deux yeux sont conservés dans une assez large mesure.

Malgré cette restriction, nous aurons à considérer des formes assez variées pour qu'il soit nécessaire de fixer le langage en posant quelques définitions.

§ 15. Classification d'après la nature de la déviation. — Le strabisme peut être *convergent* où *divergent*, *unilatéral* ou *alternant*, *permanent* ou *périodique*.

C'est en combinant trois à trois ces différentes désignations qu'on parlera d'un strabisme *convergent unilatéral permanent*, d'un strabisme *divergent alternant périodique*, etc.

Mais ces indications ne suffisent pas pour caractériser un cas déterminé; il reste à indiquer une série de circonstances accessoires, telles que le degré de la déviation, les variations que peut subir cette déviation suivant que le sujet regarde plus ou moins loin, qu'il élève ou qu'il abaisse le regard, etc. Ce serait une entreprise à la fois inutile et presque inabordable que de tenter une classification dans laquelle tous les cas possibles trouveraient leur place.

§ 16. Classification d'après la conservation de la vision binoculaire. — Indépendamment de ce qui vient d'être dit, tous les strabismes peuvent être classés en deux grandes catégories, suivant qu'il existe ou qu'il n'existe pas chez le malade une position du regard pour laquelle la vision binoculaire est conservée, même passagèrement. *Cette distinction est d'un intérêt tout à fait capital pour le pronostic;* car, s'il reste par moments, et pour une position quelconque du regard, un vestige de vision binoculaire, notre tâche se borne à étendre cette vision, ce qui est relativement facile; tandis que, chez les malades qui louchent d'une façon permanente et quelle que soit la direction du regard, il faut créer de toutes pièces la vision binoculaire ou tout au moins la reconstituer, et cette entreprise, rarement impossible, dépasse souvent la patience du malade.

Il va de soi qu'il est d'autant plus facile de reconstituer la vision binoculaire que cette vision a existé plus longtemps et qu'elle a été perdue plus récemment. Il est donc très intéressant, pour le pronostic, d'être fixé à cet égard, et c'est malheureusement très difficile. Presque sans exception, les parents des jeunes strabiques se trompent *en moins*, et de beaucoup, quand ils nous disent depuis combien de temps la déviation est devenue permanente.

§ 17. Classification d'après [l'état de l'œil habituellement dévié. — Quand il s'agit de strabisme rigoureusement unilatéral, il importe d'apporter une attention toute particulière au *mode de fonctionnement de l'œil dévié,* car le pronostic sera tout différent, suivant que cet œil se redresse ou ne se redresse pas quand on vient à couvrir l'autre. Non pas toujours, comme le croyait Buffon, mais dans la plupart des cas, l'œil habituellement dévié a conservé la faculté de *fixer* correctement. Quand il en est ainsi, les moyens, soit optiques, soit opératoires, dont nous disposons, permettent toujours d'arriver, plus ou moins rapidement, au rétablissement de la vision binoculaire.

Mais il arrive parfois qu'un œil strabique convergent ait perdu la faculté de se diriger convenablement. Quand on couvre l'œil sain, l'autre, au lieu de se redresser, reste dans une position interne, si bien que, pour les cas de ce genre, Jean Müller avait proposé la dénomination de *strabismus incongruus*, supposant implicitement qu'un déplacement de la ligne visuelle était ici la cause, et non point l'effet du strabisme, comme si la déviation était une sorte de malfaçon de l'une des rétines sur laquelle le point de fixation serait déplacé d'un angle égal à celui de la déviation strabique. Je reviendrai en détail (§ 80) sur l'étude des cas de ce genre. Ce sont les plus défavorables, et, si j'en ai conduit un jusqu'à guérison (obs. 288, p. 15), j'avoue que ce résultat a été acheté au prix d'efforts tout à fait excessifs.

§ 18. **Évaluation du strabisme au moyen du verre dépoli.** — Il me souvient encore du temps où, pour mesurer le strabisme, on procédait comme suit : Le malade regardant un objet éloigné, on marquait avec de l'encre le point de la paupière inférieure au-dessus duquel se trouvait la pupille de l'œil dévié ; puis, couvrant l'œil sain, on commandait au patient de regarder le même objet que précédemment. On marquait alors le nouveau point de la paupière inférieure au-dessus duquel se trouvait la pupille. La distance des deux marques, mesurée en lignes, était considérée comme indiquant le degré du strabisme. C'est ainsi qu'on parlait d'un strabisme de trois ou quatre lignes comme étant très intense.

Cette manière de mesurer le strabisme n'était pas applicable quand l'œil dévié ne savait pas fixer, mais en réalité cela n'importait guère, car avec un peu d'habitude on évaluait alors le strabisme à la simple inspection du malade. En somme, ce procédé suffisait à tous les besoins, car c'est une erreur que de vouloir mesurer avec précision une quantité sujette à d'aussi grandes variations. L'état général du sujet, la fatigue, les occupations auxquelles il vient de se livrer, la moindre émotion, d'autres causes encore font varier constamment l'angle de déviation. Cet angle change aussi suivant que le sujet regarde à droite ou à gauche et surtout suivant qu'il porte le regard en haut ou en bas.

Pour l'appréciation sommaire de la déviation et pour l'étude des variations qu'elle présente quand on déplace le point de fixation, j'emploie depuis longtemps un petit morceau de verre dépoli, qu'on place successivement devant l'un et l'autre des yeux à examiner. Ce verre, absolument opaque pour le malade, est transparent pour l'observateur, si bien qu'en faisant varier dans l'espace les positions du doigt sur lequel on attire l'attention du malade, on observe à loisir les mouvements de l'œil sur lequel on a placé le verre dépoli ; on voit, par exemple, si son strabisme est fixe ou s'il varie avec l'accommodation. Il n'est pas rare de découvrir par ce procédé des variations énormes : tel malade, dont les yeux sont à peu près en parallélisme lorsqu'il regarde en haut, converge assez fortement dans le regard en bas et beaucoup plus fortement encore si on l'engage à discerner de très petits objets. De même, l'insuffisance des muscles droits internes apparaît instantanément grâce à cet artifice, et, bien souvent, on peut constater que son degré est tout différent suivant que l'on vient à mettre le verre dépoli devant l'un ou l'autre œil.

§ 19. **Partie fixe et partie variable du strabisme.** — Il est très intéressant d'établir une distinction entre la *partie fixe* et la *partie variable* d'un strabisme donné ; car, en général, la partie fixe est justiciable de la chirurgie, tandis que la partie variable doit être traitée par les moyens optiques.

Supposons, par exemple, un sujet affecté d'un strabisme convergent alternant considérable ; dans un cas de ce genre, rien ne faisant présumer que la déviation soit plus grande à un moment qu'à un autre, il faut opérer sans retard.

Supposons, au contraire, qu'il s'agisse d'un jeune hypermétrope dont le strabisme n'apparaît que lors de la fixation des objets voisins, une ténotomie aurait grande chance de ne pas le guérir ; mais elle aurait pour effet certain de créer une insuffisance des muscles droits internes et peut-être même une divergence tout à fait disgracieuse lors du regard vague. Dans ce cas, il n'y a qu'une partie variable et le traitement optique conduira sûrement au but.

Du temps où l'on recourait souvent au chloroforme pour pratiquer la ténotomie, il arrivait fréquemment de voir la convergence disparaître totalement sous l'influence du sommeil, prouvant ainsi l'absence de toute déviation fixe chez des sujets qu'on croyait atteints de strabisme permanent, si bien que j'ai vu un chirurgien, en présence d'yeux parfaitement redressés, renoncer à opérer et laisser revenir à lui le malade qui, l'action de l'anesthésique aussitôt passée, se remettait à loucher abominablement. Il suffit d'avoir assisté à ce spectacle pour se rendre compte de la très grande difficulté de l'évaluation à faire de la partie fixe d'un strabisme.

On a vu que l'atropine, instillée suffisamment longtemps et à forte dose dans l'œil le meilleur, fait souvent disparaître la partie variable de la déviation (obs. 18, p. 19) et qu'associée à l'emploi des verres convexes, elle peut conduire à la guérison des cas où il n'y a pas de déviation fixe. C'est donc en usant de l'atropine à doses répétées qu'on aurait quelque chance de faire le partage entre la partie fixe et la partie variable de la déviation. En pratique, nous agissons sans savoir au juste comment se fait ce partage ; mais la notion de cette distinction n'en est pas moins un fil directeur qui, par exemple, nous mène à ne rien demander à

l'opération quand il s'agit de déviations périodiques et à lui demander beaucoup, en présence d'un strabisme permanent ancien.

§ 20. Strabisme apparent. — Angle α.

— Dans les vieux
auteurs il est quelquefois question d'un strabisme *optique*,
expression incorrecte par laquelle ils entendaient probablement
désigner le strabisme apparent dû à une constitution anormale
des yeux. On dit que, dans les yeux sains, la ligne de regard
fait un angle α d'environ 5 degrés avec l'axe de figure de la
cornée; il en résulte que, si nous regardons les yeux d'une personne pendant qu'elle fixe un objet très éloigné, ces yeux nous
paraissent affecter une position légèrement divergente.

Cet angle α atteindrait souvent une valeur de 6 à 8 degrés
chez les hypermétropes, lesquels présentent alors l'apparence d'un
léger strabisme divergent. Chez certains myopes, au contraire,
il arrive que l'angle α est très faible, ou même que la ligne de
regard passe en dehors de l'axe de figure de la cornée, et il en
résulte l'apparence d'un strabisme convergent.

Dans l'un et l'autre cas, pour s'assurer qu'on n'a pas affaire à
un strabisme vrai, il suffit d'inviter le sujet à fixer un petit objet,
et de couvrir alternativement ses deux yeux avec la main ou,
mieux, avec un verre dépoli : si, pendant cette manœuvre, les
yeux restent immobiles, il n'y a pas strabisme.

J'ai décrit en 1871 (*Ann. d'ocul.*, t. LXV, p. 114) une manière
simple et expéditive de mesurer ce petit angle α, auquel on a
fait jouer un grand rôle dans l'étiologie du strabisme. Plus récemment, M. Sulzer a fait de nombreuses mensurations de cornées
d'après lesquelles nous avons pu nous faire des idées nettes sur
la décentration de la cornée : elle ne présente aucune importance
pour la question qui nous occupe (voy. *C. R. de la Soc. française d'ophtalmologie*, 1891).

Toutefois, dans l'*appréciation* d'un strabisme, il ne faut pas se
laisser induire en erreur par l'existence d'un angle α exceptionnel; il peut donc être utile de procéder à une mesure approximative de cet angle, ce qui, avec les ophtalmomètres modernes,
est l'affaire d'une minute : après avoir mis les mires en contact
pour la direction centrale du regard, on invite le patient à regarder graduellement de plus en plus du côté nasal : on l'arrête
quand les mires, qui avaient d'abord empiété, sont de nouveau
en contact et l'angle α est la moitié de l'angle dont le regard a été
dévié pour obtenir le second contact. Cette mesure se fait plus
rapidement encore au moyen des mires solidaires du dernier
modèle d'ophtalmomètre construit par M. Jobin, successeur de
Laurent (21, rue de l'Odéon) (1).

(1) Il est clair que, si la cornée était symétrique par rapport au plan vertical ainsi déterminé, on obtiendrait le même écartement des mires pour

§ 21. Mesure du strabisme par les images doubles. —

On donne le nom d'*angle de déviation* à l'angle formé entre les deux lignes visuelles quand l'un des yeux regarde au loin (l'intersection est en arrière des yeux dans le cas de strabisme divergent). Chez une même personne, cet angle varie avec les circonstances. Il existe, par exemple, des cas où la déviation est très différente suivant que c'est l'un ou l'autre œil qui fixe.

En mettant un verre rouge devant le meilleur des yeux du patient, on lui fait voir généralement avec assez de facilité les doubles images d'une bougie allumée, dont il évalue la distance relative. On obtient ainsi les éléments suffisants pour calculer la déviation angulaire; on peut, en opérant toujours à la même distance, tracer horizontalement sur un mur une échelle de tangentes qui dispense de tout calcul. Je préfère tracer ces divisions en rouge sur fond blanc, sauf la première, qui est noire : mettant un verre rouge devant l'un des yeux, une seule des deux échelles reste visible. — Pour plus de détails, voy. plus loin §§ 24 et 25.

§ 22. Prismes correcteurs du strabisme. — Angle métrique. —

On exprime souvent la mesure du strabisme en désignant l'angle du prisme de verre dont l'effet optique corrigerait celui causé par la déviation du regard. Par une circonstance fortuite, l'indice de réfraction du verre est tel que l'angle du prisme est à peu près double de la déviation optique qu'il produit. Ainsi, par exemple, un prisme de 19 degrés corrige à peu près un strabisme angulaire de 10 degrés.

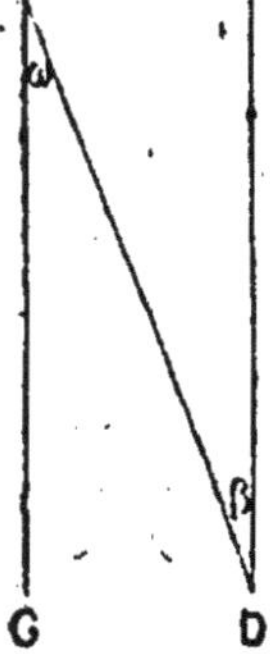

Il suffit donc, pour corriger un strabisme, de mettre devant l'un des yeux un prisme d'un angle double. Partageant cet effet prismatique en deux, il sera plus pratique de retenir la règle empirique suivante : « Pour corriger un strabisme d'un certain nombre de degrés, il faut mettre devant *chaque* œil un prisme du même nombre de degrés. »

Quand on veut se servir de prismes pour mesurer le strabisme, au lieu d'employer une série de verres de cette espèce, il est bien plus commode de recourir au prisme variable de Crétès.

Fig. 13

Il suffit d'ailleurs d'un instant de réflexion pour voir que, lorsqu'un des yeux, G (fig. 13), regarde à l'infini, l'angle de déviation β de l'autre, par rapport à la position parallèle, est

des positions de regard symétriques par rapport à celle obtenue pour l'axe de la cornée par le procédé qui vient d'être indiqué. C'est ce qui n'a presque jamais lieu. C'est donc une entreprise chimérique que de vouloir déterminer avec exactitude l'axe optique de la cornée ou l'angle α.

précisément égal à l'angle ω sous lequel se coupent les lignes visuelles.

Cet angle, pour un même écartement des yeux, est à peu près inversement proportionnel à la distance du point de concours des lignes visuelles. J'ai expliqué tout cela plus en détail dans les *Études ophtalmologiques* de Wecker (1re édition, 1867, t. II, p. 485) et depuis dans les *Annales d'oculistique* (1871, p. 124). Nagel a désigné, sous le nom d'angle métrique, l'angle de 3 degrés et demi, exprimant la convergence à 1 mètre. Il est clair d'ailleurs que la valeur de l'angle métrique diffère avec l'écartement des yeux du sujet en expérience.

§ 23. **Mesure de la déviation relative.** — Si je me suis permis de me citer moi-même, c'est afin d'être plus à l'aise pour dire que les différents systèmes de mesure dont je viens de parler sont d'un médiocre intérêt. Il est rarement utile de mesurer exactement le strabisme.

Il me semble que, dans la plupart des cas, une *mesure relative* présente bien plus d'intérêt qu'une mesure absolue. — Soit D l'œil dévié (fig. 14). Dans un plan horizontal passant par cet œil, traçons une série de cercles dont les rayons soient respectivement 1 mètre, 0m,50, 0m,33, 0m,25, 0m,20, etc., et que nous marquerons 1, 2, 3, 4, 5, etc. Si l'œil sain G regarde droit devant lui à l'horizon et que le regard de l'œil dévié coupe en 1 le premier cercle, on peut dire qu'il y a une déviation mesurée par l'angle OD1, c'est-à-dire d'*un* angle métrique ; de même si, pendant que G continue à regarder au loin, l'intersection a lieu au point 3, la déviation est mesurée par l'angle OD3 et elle est de *trois* angles métriques. Supposons maintenant que l'expérience soit faite par une personne qui ne louche pas, mais que l'œil G, au lieu de regarder tout le temps à l'horizon, vienne à fixer successivement les points 1, 2, 3, etc., de l'espace, en vertu de la relation qui lie la convergence et l'accommodation, il arrivera que l'œil D devra converger de plus en plus et que les lignes visuelles se couperont successivement en 1, 2, 3, etc., c'est-à-dire que, dans ce second cas, la position des yeux sera la même que dans le premier ; mais, tandis que, dans le premier cas, il y avait déviation strabique, dans le second,

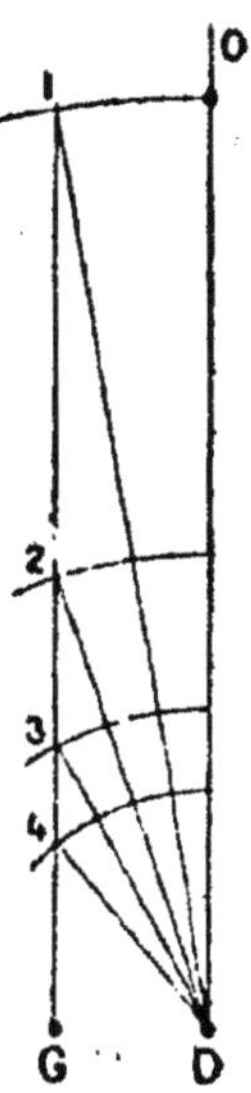

Fig. 14.

celui d'une personne saine, il y a *déviation correcte*, puisqu'il se produit précisément la déviation qui convient pour voir successivement simples les points 1, 2, 3, etc.

Supposons maintenant qu'un strabique de l'œil droit, regardant le point 4 avec l'œil gauche, dirige l'œil droit vers le point 1, il y a *déviation relative en dehors*, de trois angles métriques, bien qu'il y ait, à ce moment, convergence absolue d'un angle métrique.

Cette expression de déviation relative se comprend d'elle-même et l'on conçoit fort bien que, chez des strabiques, la déviation relative puisse varier considérablement. quand on fait varier la distance du point de fixation.

Un dispositif analogue pourrait être employé objectivement en faisant usage d'objets lumineux reflétés sur la cornée du patient, après avoir mesuré l'angle α comme il a été dit plus haut (§ 20).

§ 24. Procédé de mesure théoriquement exact. — D'après ce qui précède, si quelqu'un voulait perdre son temps à construire un appareil tout à fait exact pour la mesure du strabisme, on pourrait faire usage d'une série d'arcs de cercle, concentriques à l'œil dévié, divisés en degrés, en ayant soin de mettre devant l'œil non dévié un prisme produisant une déviation verticale et ajoutant un verre rouge pour différencier les images.

M. Schiötz a simplifié ce dispositif en se contentant de divisions sur des règles droites, divisions qui doivent être, par exemple, distantes entre elles de 17^{mm},5 si la règle est tenue à 1 mètre de l'œil observé (voy. Schiötz, Ein Beitrag zu der Lehre von den Verhältnissen der Augenmuskeln, in *Arch. f. Augenheilk.*, 1889, t. XX, p. 1).

Il m'arrive de faire usage de l'appareil de Schiötz, mais, en pratique, il n'importe guère de savoir, ni en degrés, ni en angles métriques, la valeur de la déviation strabique.

S'il s'agit d'opérer, depuis que nous possédons la cocaïne, il suffit amplement de commencer par une ténotomie dont on augmente à volonté l'effet par un avancement de l'antagoniste. En agissant sur les sutures d'après les indications de l'opéré auquel on fait observer une bougie éloignée, on augmente ou on diminue séance tenante l'effet de l'opération, si bien qu'il est sans intérêt de connaître d'avance et la valeur de la déviation, et l'effet probable de l'opération. Il en était autrement quand nous étions obligés de recourir au chloroforme : à moitié réveillé, le patient nous donnait des réponses inexactes et de Græfe avait donc de bonnes raisons pour tâcher d'évaluer la déviation et de *doser* l'opération. Actuellement, nous pouvons ajouter une suture, l'enlever pour la remplacer par une autre dont l'action est moindre, en un mot, faire tout ce qui est désirable quand le sujet, préalablement exercé à voir les doubles images et à en évaluer la distance, possède assez de sang-froid pour nous renseigner sur l'effet obtenu.

La mesure angulaire du strabisme est inutile également quand il s'agit d'un traitement optique. Dans ce cas, nous avons simplement intérêt à connaître soit les prismes à prescrire, soit la décentration à donner aux verres de lunettes, soit l'écartement des objets à faire fusionner dans le stéréoscope, et tout cela s'exprime bien plus simplement par les procédés indiqués dans le Mémoire déjà cité de Schiötz ou dans ceux de Prentice (voy. *Arch. of ophtalmology*, 1890, vol. XIX et XX ; — *Arch. f. Augenheilk.*, Bd XII ; — *Ann. d'ocul.*, juillet 1892, p. 5).

§ 25. **Mesure pratique du strabisme. — Effet des verres décentrés.** — Prentice fait remarquer qu'à *une distance d'un mètre, la déviation produite par un prisme d'un degré est d'environ un centimètre*. Pour l'emploi des prismes, il ne nous faut rien de plus. Ne cherchons pas à mettre plus de précision dans un sujet qui n'en comporte pas davantage.

Quand on veut prescrire des prismes associés à des verres sphériques, il est généralement possible d'obtenir l'effet prismatique désiré par une simple décentration du verre sphérique, soit qu'on taille l'ovale ailleurs qu'au centre du verre, soit qu'on prescrive une monture dont l'écartement diffère de celui des yeux. Notons donc que *pour une lentille d'une dioptrie, une décentration d'un centimètre produit un effet angulaire équivalent à celui d'un prisme d'un degré*, et voilà tout ce qu'il est besoin de savoir pour appliquer des verres décentrés, si l'on veut bien considérer que l'action prismatique des verres décentrés est simplement proportionnelle à leur force et au décentrage (exemple : un verre de six dioptries décentré de 2 centimètres produit un effet égal à celui d'un prisme de 12 degrés).

On peut se donner le luxe de faire observer à 6 mètres de distance, à travers l'appareil de Schiötz, l'échelle de Prentice dont les divisions sont de 6 centimètres chacune, mais avec un simple mètre, une bougie et un verre rouge, on a tout ce qu'il faut pour mesurer, sans calcul, la valeur du prisme correcteur de la déviation.

Exemples : Si la déviation comporte 12 centimètres pour un objet éloigné de 2 mètres, elle équivaut à un prisme de 6 degrés. — Si elle est de 12 centimètres pour un objet éloigné de 33 centimètres, elle équivaut à un prisme de 36 degrés.

Le plus pratique me paraît être de faire deux mesures, l'une à 4 mètres et l'autre à 25 centimètres, car alors on se souvient aisément qu'il faut diviser par 4 dans le premier cas, et multiplier par 4 dans le second, le nombre de centimètres dont les doubles images sont écartées : on obtient ainsi l'angle des prismes correcteurs requis pour établir l'équilibre respectivement à 4 mètres et à 25 centimètres.

Pour d'autres raisons, ces distances de 4 mètres et de 25 centimètres me paraissent devoir être adoptées pour l'emploi des échelles d'acuité visuelle (1) : c'est un motif de plus pour faire, à ces deux mêmes distances, les mesures de déviation.

Il importe que le lecteur se familiarise avec ce système; car, dans l'emploi des stéréoscopes, c'est également par centimètres mesurés *sur l'objet* que je procéderai, établissant ainsi la relation la plus simple qu'on puisse imaginer entre les mesures prises sur les doubles images et celles données par le stéréoscope.

(1) Voy. la fin de la note du § 51 pour la graduation des échelles typographiques, et voy., au § 54, quelques considérations relatives à la mesure du strabisme.

CHAPITRE III

Procédés de traitement et instruments.

§ 26. Opérations. — § 27. Emploi des verres convexes. — § 28. Emploi des verres concaves. — § 29. Emploi des verres inégaux et des verres cylindriques. — § 30. Choix des verres correcteurs. — § 31. Verres prismatiques. — § 32. Lunettes à double face. — § 33. Verres décentrés. — § 34. Emploi de l'atropine et de l'ésérine. — § 35. La louchette; son action sur l'acuité visuelle. — § 36. Utilité de l'emploi *permanent* de la coquille non percée. — § 37. Occlusion volontaire de l'œil le meilleur. — § 38. Lunettes-monocle. — § 39. Exercices de vision binoculaire sans instruments et sans contrôle contre la neutralisation. — § 40. Exercice dans le miroir. — § 41. Lecture contrôlée. — § 42. Exercices contre les différences de hauteur. — § 43. Suppression des rotations. — § 44. Exercices de diplopie sans stéréoscope.

Je me propose de dresser, dans ce chapitre, l'inventaire des ressources dont on dispose pour la guérison du strabisme. Cet ordre, assurément illogique, est excusable par cette raison que d'ordinaire, dans chaque cas particulier, il faut recourir simultanément, ou successivement, à plusieurs des procédés dont je vais parler : c'est même dans le groupement des moyens qui vont être décrits que l'oculiste a l'occasion de faire preuve de tact et d'expérience, car, le plus souvent, tant de chemins conduisent au but, qu'il devient difficile de choisir chaque fois celui qui convient le mieux, en tenant compte de l'infinie variété des circonstances.

J'intercalerai, dans ce chapitre, l'histoire de quelques cas relativement simples, où la combinaison des divers procédés n'a pas été nécessaire.

§ 26. **Opérations.** — Les procédés opératoires sont décrits partout avec assez de détails pour qu'il soit inutile de nous y arrêter. On m'excusera de laisser de côté cette partie du sujet, sur laquelle les confrères ont chacun son idée arrêtée, ce qui ne présente pas d'inconvénient. En pareille matière, l'éclectisme est permis.

D'ailleurs, un « dosage » précis n'est pas bien nécessaire, car il faut généralement recourir à des exercices à l'effet de rétablir la vision binoculaire pour toutes les directions du regard et qu'importe, alors, que la correction opératoire ait été un peu plus ou un peu moins voisine de la perfection relativement à la position du regard pour laquelle on a mesuré la déviation ?

Il y a une trentaine d'années, la crainte de la douleur, l'appréhension des infections purulentes, l'état horrible de divergence des personnes opérées de strabisme convergent vers 1840, étaient autant de raisons pour faire redouter une intervention opératoire et, d'accord avec les patients, je ne faisais intervenir la chirurgie qu'en cas de nécessité absolue. Les temps étant changés, je suis d'avis, actuellement, de ne recourir aux exercices que dans la stricte mesure du nécessaire et, pour gagner du temps, d'opérer des strabismes dont il serait possible de venir à bout par des moyens optiques.

a. Dans quels cas faut-il opérer ? — *b.* A quel moment convient-il de le faire ? — *c.* Quel degré de correction faut-il demander à l'opération ?

a. — La réponse à la première de ces questions diffère notablement suivant l'état social du patient. Le rétablissement de la vision binoculaire par les exercices exige, en moyenne, un temps à peu près égal à celui qui s'est écoulé depuis le début de la déviation ; on peut espérer guérir vers l'âge de douze ans un enfant de huit ans qui louche depuis l'âge de quatre ans. La plupart des strabiques ne sont pas en situation d'entreprendre une cure aussi longue et aussi assujettissante ; il faut donc renoncer à rechercher la guérison radicale dans bien des cas où elle serait possible. A plus forte raison faut-il recourir à l'opération, sans autre adjuvant, dans les cas rares où la faiblesse de l'œil dévié est irrémédiable et incompatible avec tout espoir de rétablissement de la vision binoculaire.

D'autre part, ainsi qu'il a été dit plus haut, la *partie fixe* de la déviation est justiciable de l'opération alors même qu'on veut demander aux exercices tout ce qu'ils peuvent rendre. —

b. — Quand, pour l'une ou l'autre des raisons qui viennent d'être indiquées, on ne poursuit pas le rétablissemeut de la vision binoculaire, c'est le degré de la déviation qui sera l'élément principal de décision quant au moment à choisir pour opérer. Il ne faut pas oublier que, par la suite des années, la convergence tend à diminuer et la divergence à augmenter. On n'a donc aucune raison de différer, soit dans les cas de divergence, soit dans ceux de convergence forte.

Au contraire, quand l'opération doit venir au secours du traitement optique, il faut beaucoup de tact pour choisir le moment le plus propice, assez tardif pour que le sujet, préparé par des exercices préalables et arrivé à un âge où il se rend compte de ses impressions, puisse en tirer tout le fruit désiré, et cependant assez tôt pour ne pas trop reculer le moment de la guérison définitive et pour tirer profit, au cours des exercices à instituer, du souvenir que les centres nerveux peuvent avoir gardé des actes à accomplir pour voir binoculairement. —

c. — Quant au degré d'effet à obtenir opératoirement, les règles à suivre sont absolument différentes si l'on se borne à opérer ou si l'on poursuit la guérison parfaite.

Quand on opère sans espoir de rétablir la vision binoculaire, il faut s'attacher à ne pas corriger toute la déviation dans le cas de la convergence et à la surcorriger s'il s'agit d'un strabisme divergent. En effet, il ne s'agit pas seulement d'obtenir un résultat immédiat; il faut songer à l'avenir. Or nous avons déjà vu qu'en général un œil qui ne participe pas à la vision se met à diverger de plus en plus, d'année en année. Il importe donc de laisser les yeux de notre opéré dans un état de convergence modéré si nous voulons éviter de lui voir contracter, par la suite, une divergence tout à fait déplaisante.

Toutes les fois, au contraire, que, ne nous contentant pas d'une correction apparente, nous prétendons parvenir au rétablissement de la vision binoculaire, une légère surcorrection opératoire facilite notre tâche en favorisant l'apparition de la diplopie, laquelle se produit d'autant plus aisément que les yeux sont plus loin de la position primitive, dans laquelle ils avaient appris à neutraliser l'une des doubles images.

C'est surtout dans le cas du strabisme convergent qu'il faut s'appliquer à obtenir *au moins* une correction totale, car les exercices de divergence sont d'une exécution bien plus difficile que ceux de convergence; mais il ne faut procéder ainsi que si l'on est sûr de la patience ultérieure de l'opéré, car la surcorrection a de grandes chances de conduire au strabisme divergent définitif, si le sujet ne pousse pas jusqu'au bout les exercices de fusion des images. Dans le doute, il m'arrive d'opérer un œil d'abord, pour obtenir une correction qui permette d'entreprendre les exercices, et d'opérer le second œil plus tard, quand l'attraction des images s'est assez développée pour qu'on soit sûr d'une réussite parfaite au prix d'efforts modérés.

Il va sans dire que, dans ces cas, on s'applique à s'approcher beaucoup de la correction parfaite pour laisser moins à faire aux exercices. Par exemple, si l'on est en présence d'un strabisme convergent avec déviation beaucoup plus forte dans la position abaissée du regard, il est désirable d'obtenir une correction telle que le sujet voie les objets éloignés en images croisées quand il penche la tête en avant, et en images directes quand il la rejette en arrière. —

6.

Il est impossible de poser ici des règles générales sur l'opportunité et le mode de l'intervention opératoire; je reviendrai sur ce sujet à l'occasion des cas particuliers qui se présenteront dans cette étude. Mais il y a lieu de faire observer que, depuis l'antisepsie, le public est bien moins terrifié par l'idée d'une opération. Dans le cas qui nous occupe, les craintes d'autrefois n'étaient pas motivées, car il semble que l'extérieur de l'œil soit antiseptique, si bien que, sur plusieurs milliers d'opérations de strabisme, de Gräfe affirmait n'avoir perdu qu'un seul œil; en matière d'opérations simples sur les muscles moteurs de l'œil, l'antisepsie est inutile, la propreté ou asepsie des instruments suffit pour assurer contre tout accident inflammatoire.

La cocaïne, en nous dispensant de l'anesthésie générale, et, par suite, en nous permettant de juger immédiatement du résultat obtenu, rend le rôle de l'opérateur beaucoup plus facile. Après l'incision, avant d'introduire le crochet, j'injecte largement, jusqu'au fond de la plaie, au moyen d'un compte-gouttes en verre, une solution de cocaïne à 2 pour 100, qui calme l'hémorragie et diminue la douleur du dernier temps de l'opération, ce qui est très important pour permettre au sujet de répondre avec calme aux questions destinées à nous faire connaître l'effet produit. Mais il faut avoir soin de ne pas laisser une poche conjonctivale pleine de la solution de cocaïne, sous peine d'exposer le patient à un léger empoisonnement.

Quoi qu'on en dise, les cas où la guérison parfaite peut être obtenue opérativement sont exceptionnels : ce sont ceux où il existe encore une attraction des images doubles, soit parce que la déviation est récente, soit parce qu'il existe encore de la vision binoculaire correcte pour certaines positions du regard : par exemple, Sophie J... (obs. 1, p. 1) serait guérie immédiatement par une simple ténotomie, qu'elle refuse; ce sont enfin certains strabiques alternants dont les yeux sont rigoureusement égaux.

Parmi les cas très nombreux où j'ai constaté l'échec de l'opération faite sans adjonction d'autres soins, j'en citerai ici deux, où des exercices complémentaires conduisirent au but, étant bien entendu qu'il eût été préférable, dans l'un et l'autre cas, de procéder aux exercices immédiatement après l'opération.

Observation 414. — Mme G..., trente et un ans, a été opérée à l'âge de vingt-quatre ans, pour corriger une insuffisance du droit interne de l'œil gauche. Actuellement elle ne se sert que de O. D. pour voir de près, et elle se met souvent en strabisme divergent pour voir au loin, et cependant on lui a fait prendre des verres assez exacts : $0° — 4 + 4$; $0° — 0.5 + 0.5$. Je commence par leur substituer les verres $170° — 4 + 4$; $45° — 0.5 + 0.5$, changement notable, car il est bien plus important de placer les verres cylindriques exactement que de leur donner la valeur qui convient. Le 12 octobre 1893, nous entreprenons le traitement stéréoscopique. Au début, les

images vues par l'œil droit n'ont aucune stabilité; leur position varie surtout
en hauteur. Après cinq jours d'exercices, la lecture contrôlée réussit passa-
blement et après neuf jours, le 21 octobre, Mme G..., qui m'avait prévenu
de la brièveté du temps dont elle disposait, part pour le Midi parfaitement
guérie; il ne se produit même pas de déviation de l'œil gauche sous le verre
dépoli quand on présente un petit objet à l'œil droit.

L'opération a donc été parfaitement inutile, puisque les exercices et les
verres ont triomphé aisément d'un strabisme divergent, alors qu'à l'époque où
l'opération fut faite, il n'y avait encore que de l'insuffisance.

Observation 385. — Georges D... m'est amené à l'âge de quinze ans, en
avril 1889, pour un strabisme divergent périodique de l'œil droit, résultat
d'une opération qu'il a subie à l'âge de dix ans, pour corriger un strabisme
convergent de cet œil. La divergence s'est produite malgré l'emploi de verres
convexes prescrits par un confrère. Georges D... ne résidant pas à Paris, je me
borne à prescrire des lunettes 60 — 1.75 + 3.5; 165 — 3 + 2.5, correctrices de l'amétropie, sans grand espoir d'amélioration. A un voyage suivant,
l'état étant resté le même, je fais emporter deux paires, portant l'une un
verre dépoli à gauche et le verre correcteur à droite, à employer pour circuler, et l'autre, avec verre correcteur à gauche, verre noir à droite, pour
le travail. Afin de ne pas interrompre les études du jeune homme, nous
remettons l'entreprise sérieuse jusqu'aux vacances de Pâques 1890. A partir du
3 avril 1890, exercices de stéréoscope ordinaire, de stéréoscope à miroir, de
vision simple d'une bougie allumée, etc., le tout exécuté avec beaucoup
d'intelligence et d'énergie pendant huit à dix heures par jour. Après douze
jours, la lecture contrôlée réussit à une distance suffisamment rapprochée et
sur des textes assez fins pour qu'il soit permis d'autoriser le retour au lycée,
avec cette seule recommandation de s'observer en lisant et en écrivant.
Départ de Paris le 18 avril.

Au mois d'octobre, nous constatons la guérison parfaite, qui s'est si bien
maintenue que le jeune homme est entré à l'École polytechnique sans que le
médecin-major ait fait la moindre observation. — Je l'ai revu en 1895 et je
dois avouer qu'après quatre ans, il s'est produit une aggravation en ce sens
que l'œil droit n'est pas utilisé autant qu'il faudrait en lisant, ce qui tient à ce que
la dure préparation à l'École polytechnique a fait négliger à D... les précautions
prescrites. Cependant la vision binoculaire des objets éloignés s'est maintenue, à tel point que le jeune homme, pour éviter de demander trop
d'efforts au muscle droit interne de l'œil droit, affaibli par l'opération, a pris
l'habitude de tourner toujours la tête légèrement vers la gauche. Ce mauvais
équilibre musculaire est un souvenir déplaisant légué par une ténotomie dont
il eût probablement mieux valu se dispenser, car j'ai tout lieu de croire qu'à
l'époque où elle fut faite, le strabisme convergent était périodique.

Voici maintenant quatre observations de guérison obtenues
opératoirement. Ce sont des cas rares, et pour chacun j'indiquerai les raisons du succès obtenu.

Observation 421. — Mme S..., femme d'un instituteur de province, âgée
de vingt-huit ans, se présente en mars 1894, avec un strabisme alternant
divergent. Bien qu'elle ne dispose que de quatre jours, je l'opère immédiatement, la seule chance défavorable étant une simple amélioration. La réfrac-

tion est 0 ; 165 — 2.5 — 2.5. Je fais faire des lunettes + 3 ; 165 — 2,5 + 0.5 et après quatre jours d'exercices elle quitte ayant acquis la lecture binoculaire. La guérison est donc due à l'opération, mais l'emploi de verres différents aux deux yeux est le seul moyen d'empêcher la récidive et si Mᵐᵉ S... s'était présentée quelques années plus tôt, ce n'est pas ici, mais au § 29 que son observation eût été placée, car alors l'emploi des verres eût suffi pour empêcher le strabisme de se produire.

Observation 334. — Mᵐᵉ C... vient me consulter le 11 novembre 1885 pour un strabisme convergent devenu permanent il y a environ trois ans. Elle est affectée aux deux yeux d'une myopie d'environ dix dioptries. Le point le plus éloigné de la vision simple est à environ 35 centimètres. La patiente refusant énergiquement de se laisser opérer, nous essayons longtemps sans succès les exercices de divergence. Les prismes de 9 degrés devant chaque œil amènent facilement à 1 mètre le point le plus éloigné de la vision binoculaire.

Le 7 janvier 1886, Mᵐᵉ C... consent à l'opération. Aussitôt après une ténotomie de l'un des droits externes, la diplopie, que les exercices avaient rendue plus manifeste, disparaît complètement.

J'ai revu Mᵐᵉ C... à plusieurs reprises, notamment en 1894. La guérison s'est parfaitement maintenue. Il faut ajouter que, depuis l'opération, cette dame fait toujours usage de verres concaves de cinq dioptries environ : l'opération a donc suffi pour obtenir la guérison, mais les verres sont nécessaires pour éviter une récidive.

On verra plus loin (§ 63) que le strabisme convergent des myopes est la terre promise des opérateurs : ce strabisme est rare, mais sa guérison opératoire est de règle quand on s'y prend assez tôt.

Observation 424. — Mˡˡᵉ Victorine M..., âgée de sept ans, m'est amenée le 6 octobre 1894 pour un strabisme convergent alternant datant d'il y a trois mois, ayant été périodique au début. Réfraction, 0 — 1.75 + 1.75 ; 0 — 2 + 2. L'apparition aussi tardive d'un strabisme convergent sans myopie et le peu de temps écoulé depuis le début du mal sont deux circonstances tellement favorables que je n'hésite pas à opérer séance tenante. Après une huitaine de jours, la guérison ne s'étant pas démentie, je laisse partir pour son pays l'enfant, que les parents n'ont pas le moyen de laisser longtemps à Paris. Par surcroît de précaution, je recommande d'avoir soin, pendant un an, de couvrir l'œil gauche pendant le travail. J'ai tout lieu de croire que la guérison se maintiendra.

Observation 217. — Marc G... m'est amené à l'âge de cinq ans, en décembre 1871, avec un strabisme convergent unilatéral de l'œil gauche, survenu subitement en janvier de la même année et resté périodique jusqu'en octobre. Très forte convergence, diminuant un peu dans le regard vague. Je propose l'opération, qui est refusée. Hypermétropie 2.5 ; 2.5.

J'ai revu Marc G... seize ans plus tard. Il a été opéré par un confrère à l'âge de douze ans, avec un succès parfait.

Je l'ai revu de nouveau tout récemment. La guérison s'est maintenue, mais, le confrère n'ayant pas institué de traitement optique, au lieu de + 2,5 ; + 1 qu'elle était en 1887, la réfraction est devenue + 3 ; + 0.5, c'est-à-dire que l'hypermétropie manifeste a diminué à droite pendant qu'elle augmentait à gauche. Aussi la lecture n'est-elle binoculaire que pour de gros caractères.

Ce cas est très exceptionnel : je l'ai relaté pour démontrer que, dans des circonstances favorables, ces strabismes convergents avec hypermétropie peuvent être guéris opératoirement. Mais le strabisme avait débuté tard, l'hypermétropie, au début, était à peu près égale aux deux yeux, l'astigmatisme, négligeable, était rigoureusement le même à gauche qu'à droite, toutes conditions favorables au succès du traitement chirurgical.

On verra plus loin, au § 93, p. 283 et 284, deux autres cas (obs. 15 et 63), où la guérison a été obtenue par des opérations. Quant aux insuccès, ils sont innombrables ; mais tous les auteurs ne l'avouent pas aussi franchement que Schweigger, dans le dernier article qu'il a publié dans *Gräfe's Archiv*.

§ 27. **Emploi des verres convexes.** — Depuis que Donders a fait connaître au monde médical la coïncidence fréquente de l'hypermétropie et du strabisme convergent, coïncidence qui avait été signalée par Boehm (*Das Schielen*, Berlin, 1845), on prescrit constamment aux jeunes strabiques le port permanent des verres correcteurs de leur hypermétropie. Il est extrêmement rare que cette prescription conduise l'enfant à la guérison, même si elle est faite dès le début du mal. Il en est tout autrement si l'on associe l'emploi des verres convexes pour voir au loin et celui de la louchette pour voir de près.

En effet, la prescription des verres convexes est illusoire si l'enfant continue à loucher derrière ses lunettes en lisant, et c'est ce qui arrive le plus souvent. Qu'on fasse donc l'essai d'une cure de lunettes, sans autre adjuvant, chez les strabiques conver-

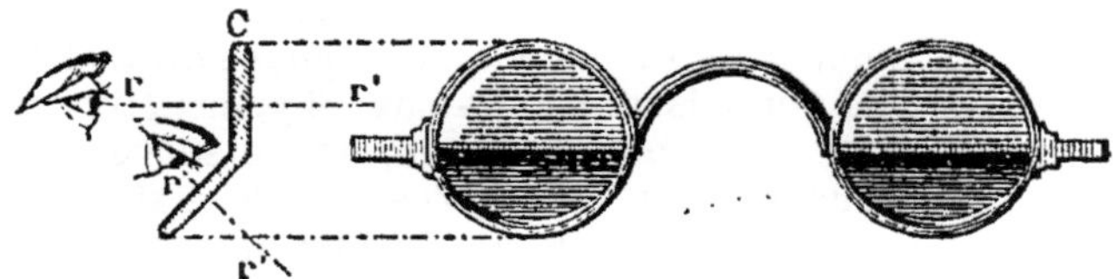

Fig. 15.

gents périodiques pendant la période du début ; quand on réussit, c'est pour le mieux. Mais qu'on ne s'y attarde pas : il faut abandonner la cure par les verres convexes si l'on n'obtient pas très rapidement la lecture binoculaire contrôlée, soit spontanément, soit à l'aide d'exercices stéréoscopiques.

Il m'est arrivé de conduire à bien une cure par les verres sphériques sans y associer l'emploi de la louchette, qui était absolument refusée par les parents de l'enfant ; mais alors je faisais usage de verres à la Franklin (fig. 15), dont la paire inférieure était de deux ou trois dioptries plus forte que la supérieure. Il m'est arrivé aussi, avec une strabique convergente emmétrope (obs. 302, p. 45), d'employer une monture aplatie par le haut (fig. 16) contenant des verres convexes dont je diminuais graduellement la force.

Si la cure par les verres convexes sans autre adjuvant réussit si rarement, c'est que nos petits hypermétropes ont pris l'habitude de converger à outrance pendant la lecture; il faudrait donc leur donner, pour lire, des verres supprimant à peu près tout effort d'accommodation, c'est-à-dire égaux à la somme, en dioptries,

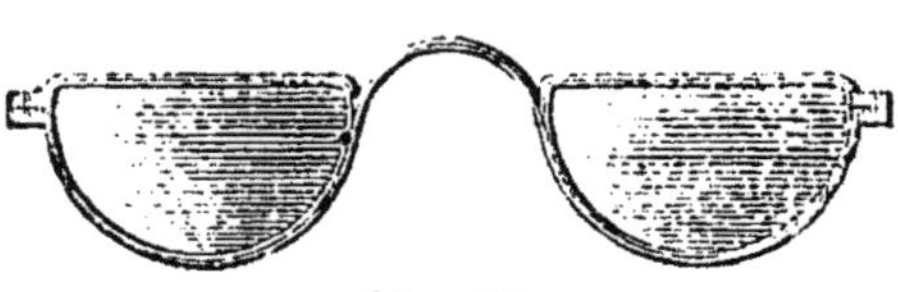

Fig. 16.

de leur hypermétropie et de l'accommodation nécessaire pour regarder de près. Or, si l'on veut faire porter ces verres en permanence, ne pouvant plus voir nettement au loin, ils se révoltent; quelle que soit la grandeur des verres, ils s'arrangent pour regarder par-dessus ou par côté.

D'ailleurs les parents ont une appréhension, non justifiée, à faire porter des lunettes à de jeunes enfants : ils craignent qu'en jouant les lunettes ne viennent à se casser et à blesser les yeux. Nous savons tous que les accidents de ce genre sont à peu près sans exemple; mais cette appréhension a cela de bon qu'il est relativement facile de décider les parents à accepter la louchette, qui conduit bien plus sûrement au but.

Quand on a affaire à un sujet jeune, surtout à une fille, et que l'hypermétropie ne dépasse pas deux ou trois dioptries, il y a intérêt, ne fût-ce que par coquetterie, à considérer l'emploi des verres convexes comme ne formant qu'une phase du traitement. En effet, combien ne connaissons-nous pas d'hypermétropes qui, pendant la plus grande partie de leur vie, ne se servent pas de verres convexes pour voir au loin? C'est à cet état que nous pouvons et que, le plus souvent, nous devons amener nos strabiques, et je pourrais en citer un grand nombre qui circulent ainsi sans lunettes, sans autre ennui que de savoir qu'ils deviendront presbytes plus ou moins prématurément.

Assurément, quand on est en présence d'une hypermétropie forte, surtout s'il s'agit d'un jeune garçon, il serait hors de propos de tourmenter l'enfant par un supplément d'exercices destinés à lui enseigner à accommoder très fortement sans converger, alors qu'il est sûr que, dans peu d'années, il faudra qu'il s'assujettisse quand même au port permanent des lunettes. Mais ces cas sont tout à fait exceptionnels et, presque toujours, il est possible et désirable d'amener les strabiques à ne plus loucher, même sans lunettes, sauf à se servir de verres quand ils en éprouvent le besoin.

L'abus des verres convexes chez les jeunes enfants me paraît présenter d'ailleurs l'inconvénient de supprimer la chance de voir survenir, avec les années, une diminution d'hypermétropie résultant d'efforts faits pour voir nettement les objets. J'ai observé plusieurs cas de cette diminution après guérison du strabisme, et je doute fort que pareille amélioration se produise chez des sujets dont l'hypermétropie totale est constamment corrigée. Bien plus, mon ami le Dr Chibret, de Clermont-Ferrand, dit avoir observé des cas où, après quelque temps, la *surcorrection* est devenue la *correction*. Est-ce un spasme accommodatif qui a disparu ? Étant donnée l'habileté de notre confrère pour prendre des mesures skiascopiques, je croirais plutôt à une augmentation d'hypermétropie sous l'influence des verres surcorrecteurs, ce qui n'est sûrement pas une modification désirable.

Malgré ma répugnance à poursuivre la guérison du strabisme par l'emploi exclusif des verres convexes, je dois avouer qu'on parvient quelquefois au but par ce moyen, qui est assurément le plus commode de tous parce qu'il ne demande aucun temps, ni au patient, ni au médecin ; mais *jamais* les verres convexes ne mènent à la guérison les cas de strabisme convergent réellement permanent. Voici trois cas favorables :

Observation 216. — Adèle B... m'est amenée en 1871, à l'âge de trois ans, pour un strabisme convergent intense de l'œil droit, disparaissant dans le regard vague. La déviation a été remarquée pour la première fois à l'âge de dix-neuf mois. Je prescris la coquille non percée, à porter en permanence sur l'œil gauche. La mère, une Parisienne élégante, qui met son bonheur à parer sa fillette comme une châsse, s'enfuit épouvantée à l'idée de défigurer ainsi son enfant. Je me suis arrangé pour revoir Adèle B... quinze ans plus tard. Elle a été traitée par un confrère qui a prescrit des verres convexes et le résultat est satisfaisant. La vision s'est maintenue presque aussi bonne à droite qu'à gauche et la déviation n'apparaît que rarement.

Observation 260. — Laurence d'A... présente, en 1877, un strabisme convergent périodique de l'œil gauche. L'hypermétropie manifeste est de 1.75 aux deux yeux, la déviation se produit rarement, elle n'a débuté que très tardivement, vers l'âge de huit ans, et la fillette est âgée de douze ans. L'accumulation des circonstances favorables m'engage à prescrire le port continu de verres convexes correcteurs de l'hypermétropie. Après six mois, la déviation ne se produisant plus jamais, on a supprimé les lunettes. Je suppose que la guérison s'est maintenue.

Observation 254. — Raymond F..., âgé de sept ans. Strabisme convergent périodique O. D. existant depuis l'âge de six ans. M'est présenté en 1876. Porte depuis un an bientôt des verres d'une dioptrie, qui corrigent l'hypermétropie totale. La déviation est devenue très rare. N'ayant jamais revu le sujet, je le suppose guéri.

Les cas analogues aux deux précédents ne sont pas extrêmement rares, mais je considère comme beaucoup plus fréquents ceux où les verres convexes ont été portés pendant des années sans aucune utilité, et cela sans parler des strabismes permanents pour lesquels l'insuccès est assuré d'avance. Voici un exemple d'insuccès :

Observation 276. — Robert D... a commencé à loucher vers l'âge de trois ans, et un confrère lui a fait prendre immédiatement des verres convexes de cinq dioptries, sous lesquels la déviation disparaît absolument. En 1879, on m'amène l'enfant, âgé de cinq ans et demi, et malgré le résultat obtenu par les verres, considérant que, dès qu'il les quitte, Robert se met à converger très fortement de l'œil gauche, je conseille de substituer aux lunettes, pour le travail seulement, la coquille non percée mise sur l'œil droit. J'ai revu l'enfant une vingtaine de fois ; je vais me borner à transcrire l'état observé de six en six mois, en faisant remarquer que les résultats auraient été pires encore si l'action des lunettes n'avait pas été renforcée par celle de l'occlusion de l'œil droit qui, pendant plus de trois ans, fut pratiquée assez régulièrement pendant la lecture. L'échec du traitement est attribuable à la confiance qu'avait la mère dans l'emploi des lunettes prescrites par le confrère, décédé, sous la surveillance duquel le traitement avait été commencé : je ne pus obtenir, ni qu'on entreprît les exercices stéréoscopiques, ni qu'on fît porter la louchette en permanence.

Age de six ans. — Ne louche jamais sous les verres ; déviation immédiate quand on les retire.

Age de six ans et demi. — Déviation remarquée pendant les repas, malgré les lunettes.

Age de sept ans. — Sait à volonté ne pas loucher, quand il quitte les verres pour un instant.

Age de huit ans. — Disposant de l'ophtalmomètre, je trouve 0 ± 3.5 ; 0 ± 3. Je prescris donc des verres correcteurs de l'astigmatisme en même temps que de l'hypermétropie.

Age de huit ans et demi. — L'occlusion de l'œil droit ayant été négligée, la déviation se produit plus souvent, malgré les verres.

Age de neuf ans. — On cesse de venir, pour ne pas nuire aux études de l'enfant.

Age de quatorze ans. — J'obtiens de revoir le jeune Robert D... *Le strabisme est devenu permanent.* Je mesure la réfraction et trouve $5 - 2.5$; $170 - 3 + 3$.

8 octobre 1895. Age de vingt-deux ans. — La réfraction est devenue $15 - 3 - 2$; $165 - 3 + 3$. L'œil gauche, devenu myope, est préféré pour lire. — Réussit à voir binoculairement à une distance de 10 à 15 centimètres. — Habituellement, léger strabisme convergent alternant.

Il me serait impossible de citer beaucoup de cas analogues au précédent, précisément parce que le traitement par les verres convexes, sans secours des autres moyens dont nous disposons, me paraît à la fois lent et aléatoire : je ne l'ai poursuivi, chez le jeune D..., que sur le désir exprès qu'en manifestait sa mère. J'espère que la leçon, donnée au détriment du sujet en expérience, profitera au lecteur pour ne pas procéder comme il a été fait dans l'observation 276.

§ 28. **Les verres concaves** peuvent rendre des services dont il sera longuement question aux chapitres VI et VII, consacrés au strabisme convergent des myopes et à l'insuffisance de la convergence. Ils trouvent aussi leur place dans la correction de l'anisométropie, dont nous allons nous occuper.

Je cherche vainement, dans mes notes, un cas de guérison de strabisme divergent par l'emploi pur et simple de verres concaves égaux ; on conçoit cependant qu'une prescription de verres concaves puisse enrayer un strabisme divergent, à son début, en permettant au sujet de se tenir plus loin du livre en lisant. Mais comme le strabisme divergent ne se produit guère quand les deux yeux sont rigoureusement égaux, il arrive que sa guérison, même opératoire, exige presque toujours le secours de verres inégaux.

Il en va différemment pour les myopes qui tombent dans le strabisme convergent. On verra au § 63 (obs. 330) que leur guérison s'appuie avant tout sur l'emploi de verres concaves égaux.

§ 29. **Emploi des verres inégaux et des verres cylindriques.** — Sauf dans quelques cas de convergence où la déviation est alternante, on peut dire qu'en règle générale les strabiques sont atteints d'anisométropie plus ou moins accentuée. On trouve presque toujours profit à leur faire porter des verres correcteurs de cette inégalité, d'abord pendant les exercices et plus tard, dans la vie ordinaire, pour éviter les rechutes.

Chez certains adultes, pour qui le port de la louchette serait intolérable, on peut trouver profit à corriger très exactement la réfraction de l'œil habituellement dévié et à mettre devant l'œil le meilleur, soit un verre plan, soit un verre convexe qui en affaiblisse la vision, soit encore un verre bleu fortement teinté (Böhm).

On conçoit que la mesure de la réfraction présente plus de difficulté pour un œil strabique, peu accoutumé à observer, mais qu'en revanche l'emploi du verre correcteur, améliorant les images rétiniennes, soit un excellent moyen d'accélérer l'amélioration de l'acuité visuelle d'un œil habituellement dévié.

Les cas où une prescription de verres inégaux suffit pour guérir le strabisme seraient plus nombreux si l'on venait consulter dès le début de la déviation. En fait, ils sont assez rares. En voici trois :

Observation 373. — Marguerite V..., âgée de douze ans, m'est amenée en

1888 pour un strabisme divergent périodique alternant, remarqué il y a quelques mois, et qu'elle sait supprimer à volonté. La réfraction étant — 1 ; — 5, il est clair que c'est l'œil droit qui diverge habituellement ; le gauche dévie pendant la lecture. Je prescris, pour l'employer à volonté, une face à main — 0.5 ; — 5 (correction incomplète à gauche afin de stimuler le redressement de l'œil droit), et pour le travail, des lunettes + 1 ; — 3. Comme, avec ces verres, la lecture binoculaire de l'impression la plus fine s'établit instantanément, je considère le strabisme comme guéri : d'ailleurs le père, qui est un de mes anciens camarades, m'eût sûrement ramené sa fille au moindre signe de récidive.

Observation 408. — Robert J..., âgé de trente ans, se présente en novembre 1892 avec un strabisme assez variable : nous trouvons cependant une direction du regard pour laquelle la vision à distance est binoculaire. La réfraction est — 3.5 ; + 0.5. Je lui fais porter ces verres et, pour voir de près, 0 ; + 4. Après trois semaines, il revient avec les yeux parfaitement placés et se plaint seulement de voir les objets « comme dans un stéréoscope », ce qui veut dire sans doute qu'il a retrouvé la perception du relief.

Il a eu l'idée de presser, de temps en temps, de bas en haut sur l'un de ses yeux de manière à produire de la diplopie ; ce moyen de contrôler l'existence de la vision binoculaire correcte est à retenir.

Observation 415. — Mon confrère, Félix G..., âgé de vingt-huit ans en 1865, mesurait alors 0 — 0.25 ; 0 — 1. En 1881, la presbytie apparaissait aux deux yeux, plutôt plus forte *à droite*. En 1893, il vint se plaindre d'inégalité gênante entre les yeux et, à ma très grande surprise, je trouvai : 0 — 0.25 ; 10 — 1.5 — 3. Je prescrivis : + 3 ; 10° — 1, verres avec lesquels la vision binoculaire ne s'établit d'abord que pour les gros caractères, à cause d'une différence de hauteur des images. Après huit jours, cette différence avait disparu, à condition de tenir le livre droit devant lui. Quelque temps après, la vision binoculaire fonctionnait spontanément, sans aucune difficulté. Deux ans plus tard (1895), forte augmentation de myopie à droite (faux lenticône, symptôme de cataracte commençante).

Si les verres inégaux suffisent rarement à guérir un strabisme, même assez récent, il faut au contraire mettre à leur actif le concours extrêmement utile qu'ils apportent aux autres moyens dont nous disposons : leur emploi est de règle générale, si bien qu'on le trouvera mentionné dans toutes les observations de strabisme unilatéral et dans toutes celles où les yeux étaient employés alternativement, l'un pour près et l'autre pour loin. En présence de la multiplicité des cas de ce genre, je me bornerai à en citer ici un seul :

Observation 354. — M. Raoul R..., homme de lettres, trente-cinq ans, est affecté de strabisme divergent à peu près permanent. Le 5 juillet 1887, ténotomie du droit externe de l'œil gauche.

Prescription de verres : 92 — 8 + 4 ; 40 — 2.5 + 2.

Le 7 juillet, il commence à pouvoir lire en faisant usage simultané des deux yeux.

Le 9 juillet, il voit simples tous les objets, sauf quand il regarde au loin et à gauche ; il reste, pour cette direction, des images doubles croisées.

J'ai revu quatre ans plus tard (octobre 1892) M. R..., dont les yeux sont restés droits, et cependant la correction optique est imparfaite, à cause d'un astigmatisme très irrégulier dont j'ai sous les yeux la représentation par les images kératoscopiques.

§ 30. Choix des verres correcteurs.

§ 30. **Choix des verres correcteurs.** — Au lieu d'intercaler ici un manuel d'ophtalmométrie et d'optométrie, je préfère renvoyer à mes *Mémoires d'ophtalmométrie* (Paris, Masson, 1890). On y trouvera *passim* des indications sur l'ophtalmométrie et, pages 51 et 116, des indications sur l'optométrie et sur la prescription des verres. J'ajouterai seulement trois remarques :

1º Dans la formule empirique de la page 131 de ces *Mémoires* le terme constant a été pris trop faible : c'est plutôt 0.75 que 0.50 et nous savons actuellement que, dans beaucoup de cas, ce terme constant est causé par l'As. inverse de la surface postérieure de la cornée et non pas par un As. statique du cristallin.

2º Dans cette même formule, ainsi que l'a fait remarquer M. Ostwalt, le coefficient p est augmenté par cette circonstance que les verres correcteurs de l'optomètre ou de la monture d'essai sont à une certaine distance du sommet de la cornée, tandis que l'ophtalmomètre donne, et doit donner, le numéro du cylindre à mettre en contact avec ce sommet.

3º Il faut insister sur les conseils donnés page 124 des *Mémoires*. Quand on prescrit des verres, la grande difficulté n'est pas de mesurer exactement la réfraction, mais bien de formuler une prescription qui ne soit pas nuisible ; tant que nous ne saurons pas *avec certitude* reconnaître les myopies stationnaires, le plus prudent est de considérer tous les jeunes myopes comme menacés d'aggravation et de les faire travailler sans accommodation. J'ai dit, il y a longtemps, dans une communication à l'Académie de médecine, que les sujets menacés de myopie progressive se reconnaissent le plus souvent à une forte diminution de leur amplitude d'accommodation : c'est à vérifier. J'ai remarqué, par contre, que les myopes à très petit rayon cornéen et sans staphylome postérieur nous présentent une sécurité relative. Quoi qu'il en soit, je trouve plus prudent de ne pas permettre d'efforts d'accommodation aux jeunes myopes.

§ 31. Verres prismatiques.

§ 31. **Verres prismatiques.** — S'il a été fait abus de l'emploi des verres convexes contre le strabisme des hypermétropes, que dire de celui des verres prismatiques ? L'idée, si naturelle, de s'en servir pour la correction du strabisme, paraît avoir été émise pour la première fois par Krecke (*Neederlandsch Lancet*, 1847, p. 227-233) et lancée par Donders. L'emploi de ces verres doit être réservé à un très petit nombre de cas favorables. Il n'est guère pratique, en effet, de faire porter en lunettes des prismes d'un angle de 10 ou 12 degrés. On ne peut donc demander à des lunettes de ce genre la correction d'une déviation supérieure à 12 degrés au grand maximum. De plus, les verres prismatiques ne sont utiles que chez les malades doués de la faculté de fusionner aisément les images binoculaires.

Je me suis bien trouvé de leur emploi dans un cas de strabisme convergent où les parents refusèrent de me laisser opérer. Je fis préparer trois paires de prismes mesurant respectivement 3, 6 et 9 degrés chacun, ce qui donnait au choix un angle total de 3, 6, 9, 12, 15 ou 18 degrés. On commença par la paire de 18 degrés et successivement, par 3 degrés à chaque fois, on diminua la force des lunettes pour arriver graduellement à leur suppression totale. Comme il s'agissait d'un strabisme convergent, j'avais fait faire une monture où le bas des verres était limité par une ligne droite permettant au malade de regarder par-dessous ses lunettes pour voir les objets voisins.

Mais l'emploi de tout cet attirail n'est excusable qu'en présence de personnes qui se refusent obstinément à une opération.

Voilà pour les prismes forts.

Quant aux prismes faibles, de 2 à 4 degrés, ce sont des quantités presque négligeables, et quelques exercices stéréoscopiques permettent presque toujours de s'en passer. Je n'en ai guère trouvé l'application qu'à la cure de différences de hauteur :

Observation 432. — Françoise B..., âgée de dix ans, m'est amenée le 9 décembre 1894 pour un léger strabisme, remarqué par les parents depuis un an. Depuis quelques mois, elle se plaint de voir tout double avec différence de hauteur. L'examen des doubles images révèle une parésie du trochléaire de l'œil gauche. L'affaire est assez obscure, car d'une part la diplopie est récente et d'autre part on a remarqué que, de tout temps, l'enfant a penché la tête vers la droite, ce qui lui a valu d'innombrables punitions. On m'apporte même une photographie, prise à l'âge de six mois, où le bébé porte la tête penchée sur l'épaule droite. A l'ophtalmomètre, $15 \pm 2.5 ; 0 \pm 1.5$. Méridien horizontal, 41,4 ; 41. Réfraction, $15 - 1 + 2 ; 165 - 0.5 + 1$. Acuité visuelle inférieure à 1/5 des deux côtés. Sans grand espoir de succès, nous entreprenons des exercices qui consistent d'une part à fusionner dans le stéréoscope des cartons I et K en baissant graduellement l'instrument et d'autre part à prendre, en regardant les objets extérieurs, l'attitude de tête penchée à droite et en avant pour éviter la diplopie, en ayant soin de ne prendre cette position que dans la mesure nécessaire pour voir simple.

Après une quinzaine de jours, une assez grande amélioration étant survenue, nous faisons prendre des lunettes de la forme indiquée figure 16 (p. 70) contenant des prismes de 3 degrés, l'arête en haut pour l'œil gauche et en bas pour l'œil droit. Instantanément la fillette redresse parfaitement la tête, et déclare voir ainsi plus facilement simple qu'en la penchant.

Le 21 janvier 1895, l'enfant voit simple, même les objets placés à ses pieds, à condition, soit de garder ses lunettes, soit de pencher un peu la tête à droite.

Le 3 octobre. — Penche encore souvent la tête à droite, surtout quand elle est fatiguée. Ne voit double que quand elle la penche fortement sur le côté, soit à droite, soit à gauche. Ne se sert plus de ses lunettes prismatiques.

Il m'est arrivé aussi de recourir à des prismes faibles pour corriger un résultat opératoire imparfait. L'occasion d'agir ainsi se présente très rarement ; je citerai comme exemples l'observation 351 (voy. chap. XI, p. 319) et le cas que voici :

Observation 301. — Mme W..., âgée de quarante et un ans, a été affectée dès la première enfance d'un strabisme divergent énorme de l'œil gauche, ce qui n'a pas lieu de surprendre, puisque la réfraction de cet œil est $75 - 1.5 + 4$, tandis que le droit est sensiblement emmétrope. Chose curieuse, Mme W... avait découvert qu'en mettant un verre concave 2.5 devant son œil droit, elle parvenait à redresser son œil gauche en provoquant ainsi, par l'accommodation de l'œil droit, une contraction du droit interne de l'œil gauche. Cependant, depuis quelque temps, cet artifice ne réussit plus. Ténotomie du droit externe gauche, le 30 juin 1881.

A la fin de juillet, grâce à des exercices énergiques et à l'emploi de verres convenables, les yeux sont en bonne position et nous partons en vacances.

Au commencement d'octobre, les exercices à faire, sans surveillance régulière de ma part, ayant été mal compris, nous retrouvons une divergence permanente, ce qui nous décide à faire une ténotomie du droit externe de l'œil droit. Le résultat étant une légère convergence avec diplopie homonyme des objets éloignés, je fais porter : à gauche, verre sphérocylindrique correcteur et à droite prisme plan à arête interne. En novembre, nous remplaçons le prisme de 6 degrés par un de 3 degrés, qui, sans doute, a été quitté après peu de semaines.

Deux années plus tard, je constatais la conservation parfaite de la vision binoculaire. Mme W... est morte peu après.

Les prismes ont été utiles parce que l'on ne pouvait guère obtenir d'effet prismatique par décentration et qu'il était difficile d'imposer à Mme W... de ne regarder que vers sa gauche, position des yeux qui lui permettait de voir simple au loin sans prismes. Il était même agréable de faire contrepoids, par le prisme mis à droite, au verre nécessairement un peu lourd qui corrigeait la réfraction de l'œil gauche, et, l'œil droit étant emmétrope, il suffisait d'un prisme plan, facile à obtenir de l'opticien.

§ 32. Lunettes à double face. — Il peut parfois être utile de recourir à une cure de prismes. Comme il est fort incommode de faire tailler des séries de verres à action prismatique décroissante et produisant en même temps une correction sphérocylindrique, j'ai fait alors usage de lunettes à double face (fig. 17) qui se trouvent dans le commerce. Dans la face antérieure j'ai fait monter les verres correcteurs de l'amétropie et

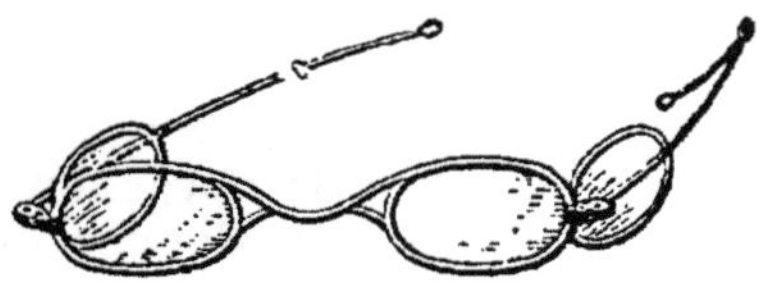

Fig. 17.

pour les abattants j'ai fait préparer la série de prismes dont il a été question dans le paragraphe précédent et qu'on change à mesure des progrès du malade.

Cette disposition présente l'avantage que, s'il s'agit par exemple d'un strabisme convergent, rien n'empêche le patient de supprimer l'un ou l'autre des prismes ou tous les deux pour regarder les objets voisins et d'éviter ainsi la contraction des droits internes, alors que c'est l'action des droits externes qu'il faut encourager.

Comme exemple d'emploi de lunettes à double face, je citerai le cas d'un jeune garçon opéré de strabisme convergent avec résultat insuffisant, sans cocaïne, et à l'époque préantiseptique, où les opérations étaient redoutées non sans raison :

Observations 177 et 198. — Samuel R..., âgé de douze ans, strabisme convergent alternant, astigmatisme d'une dioptrie à chaque œil, hypermétropie totale 5 à gauche, 2.5 à droite. Ténotomie O. G. le 6 avril 1869. Résultat suffisant pour permettre d'entreprendre des exercices dans le stéréoscope.

Nous employons la coquille non percée, le stéréoscope ordinaire, celui à charnière, les verres convexes. Nous arrivons en juillet à reculer par moments jusqu'à 40 centimètres le point le plus éloigné de la vision simple. En janvier 1870, nous mettons les verres sphériques dans la face fixe et des prismes de 12 degrés dans les abattants des lunettes à double face. Au moment de la déclaration de guerre (juillet 1870), ces prismes avaient été remplacés par ceux de 9 degrés. En octobre 1871, nous employons 6 degrés d'un côté et 9 de l'autre, en prescrivant de rabattre sur le côté un prisme pour voir à une distance modérée et les deux pour voir de près.

En juillet 1880, près de dix ans après, on m'assure que, peu à peu, les prismes ont été remplacés par de plus faibles et, finalement, supprimés. En admettant que la guérison ait été obtenue, il est clair qu'il eût mieux valu la demander à une opération complémentaire.

Au cours du traitement de Samuel R..., le 14 octobre 1869, on m'amena sa sœur Marie (*obs. 198*), âgée de dix ans, et affectée de strabisme convergent périodique de l'œil droit depuis quelques mois. Hypermétropie 2.5. Je me bornai à prescrire les verres + 2.5 à porter en permanence, sauf pour l'étude, pour laquelle je conseillai l'occlusion de l'œil gauche. Le traitement a été conduit par correspondance. J'ai revu Marie R... deux fois. En août 1870, la déviation réapparaissait quand on essayait de lui faire lire des caractères très petits. En octobre 1871, la déviation ne se produisait plus qu'en ôtant les lunettes. — Si j'ai intercalé ici cette observation, c'est pour montrer une fois de plus, par contraste avec le cas de son frère, combien il est utile d'entreprendre le traitement du strabisme dès son début.

§ 33. **Verres décentrés.** — Quand le strabisme est accompagné de défauts de réfraction sphérique assez considérables, on peut en profiter pour donner, par le décentrage, un effet prismatique aux lunettes prescrites. Le calcul si simple, par lequel on obtient le déplacement à faire subir au verre pour obtenir l'effet prismatique désiré, a été indiqué plus haut (§ 25, p. 61).

Les verres du commerce sont assez grands pour qu'on puisse généralement y découper des ovales avec la décentration nécessaire, surtout si l'on désire un effet prismatique vertical. Pour obtenir un effet prismatique horizontal, on peut, de plus, recourir à des montures dont l'écartement est plus grand ou plus faible que celui des pupilles du malade.

D'ailleurs, ici encore, c'est une fâcheuse illusion que de vouloir procéder avec une exactitude rigoureuse. Je pourrais citer tel malade (obs. 343, p. 289) affecté d'une différence de hauteur tout à fait gênante dès qu'il regardait en bas et qui n'en observait aucune en regardant en haut. Comme il portait des verres convexes assez forts, il suffit de lui conseiller d'appuyer sur un des côtés de ses lunettes pendant la lecture, juste assez pour voir simple, les deux verres agissant dans le sens désiré, puisque ce mouvement lui faisait diriger le regard à travers la partie supérieure de l'un des verres et la partie inférieure de l'autre. Après quelques semaines, la différence de hauteur avait disparu, l'enfant ayant trouvé plus commode, peu à peu, de presser de moins en moins sur ses lunettes. Il vaut souvent mieux opérer ainsi que de prescrire des verres décentrés qui produisent un effet *nuisible* lors de la vision des objets éloignés, quand il n'existe, pour cette vision, aucune différence de hauteur. Il m'est arrivé bien plus souvent de recourir à cet artifice de déplacement de la face des lunettes qu'à la prescription des verres décentrés.

Observation 361. — M. G..., actuaire, trente-sept ans, fortement myope, a pris l'habitude de porter pour loin des verres 11 et pour le travail des verres 6, c'est-à-dire trop faibles, avec lesquels il se tient démesurément près en lisant. Il vient consulter en 1889 à cause d'images doubles directes des objets lointains, images qui le gênent depuis quelques mois. Strabisme convergent. La réfraction exacte est 140 — 0.75 — 11.5; 20 — 1 — 13. Je fais porter en permanence des lunettes 140 — 0.75 — 7.5; 20 — 0.75 — 9. La force de ces verres est telle qu'il est possible de les décentrer de quantité suffisante pour obtenir la vision simple des objets éloignés. Pas d'inconvénient à les garder pour voir de près, parce que les mouvements de convergence sont très limités. J'ajoute une face à main portant les verres — 4; — 4 à mettre par-dessus les lunettes pour distinguer nettement au loin. Trois mois après, je rencontre M. G... très satisfait; il se considère comme guéri.

Trois ans plus tard, nous supprimons les verres décentrés, nous bornant à prescrire une monture dont les ovales sont un peu moins écartés que les yeux. La guérison s'est parfaitement maintenue, bien que M. G... continue à travailler beaucoup. En décembre 1894, je l'engage à supprimer la petite décentration produite par sa monture de lunettes. Je le revois en 1895 : il a gardé une décentration de 5 millimètres, ce qui ne présente aucun inconvénient.

§ 34. Emploi de l'atropine et de l'ésérine. — Dans le strabisme convergent hypermétropique périodique, il arrive que l'œil le meilleur étant troublé par l'atropinisation renonce à fixer

et à accommoder ; alors l'autre œil se redresse et le strabisme disparaît comme par enchantement. J'ai cité plus haut (p. 19) le cas d'une jeune fille (obs. 18) qui, étant employée dans un magasin, ne pouvait porter la louchette dont il sera question dans les paragraphes suivants. Mais ce traitement par l'atropine échoue souvent malgré la surveillance la plus attentive. Il peut arriver en effet que le strabisme change simplement de côté si la prédominance d'action des droits internes est considérable. Il peut arriver encore que le strabisme réapparaisse avec une intensité plus grande qu'au début quand, l'action du médicament venant à faiblir, l'œil dans lequel on l'avait instillé, frappé de parésie au lieu de paralysie, est amené à faire de grands efforts d'accommodation pour voir distinctement. En tout cas, quand on est en présence d'un strabisme dont une partie est *fixe*, si minime soit-elle, le traitement par l'atropine échoue forcément.

Quoi qu'il en soit, surtout en combinant son emploi avec celui des lunettes et de la louchette, l'atropine peut rendre de réels services dans certains cas exceptionnels. On risque d'autant moins d'en faire l'essai qu'il est toujours utile de connaître la réfraction totale des yeux strabiques.

Pour l'atropinisation méthodique, j'emploie les rondelles gélatineuses que M. Desvignes (42, rue du Faubourg-Saint-Denis) a préparées d'après mes indications et qui contiennent la dose relativement grande de 1 milligramme d'atropine. Il faut parfois employer jusqu'à quatre de ces rondelles pour obtenir une paralysie complète de l'accommodation. Mais il n'est pas prudent d'en mettre plus de trois, par crainte d'intoxication. On sait, en effet, que la dose toxique de sulfate d'atropine est légèrement supérieure à 1 milligramme. Cependant l'expérience m'a appris que les enfants supportent parfaitement la dose quotidienne de 1 milligramme dans l'œil, ce qui correspond à deux gouttes de la solution à 1 pour 100 absorbées en totalité.

Les rondelles présentent, sur les solutions, le grand avantage qu'on sait au juste combien on introduit d'atropine, tandis qu'avec les solutions l'effet obtenu dépend en grande partie du temps qui s'écoule entre le moment où le liquide est introduit entre les paupières et celui où il est expulsé, soit en roulant sur la joue, soit en s'écoulant par les points lacrymaux. Il suffit d'avoir instillé une seule fois dans un œil deux ou trois gouttes d'un collyre fortement coloré pour savoir que la partie absorbée est très minime : la presque totalité s'échappe. On peut donc dire que la dose de 1 milligramme est réellement considérable.

Il faut employer des rondelles colorées, engager le sujet à regarder en l'air pendant qu'on écarte la paupière inférieure et appliquer la rondelle sur la partie inférieure du globe. Elle s'y colle et y reste jusqu'à parfaite dissolution, ce qui demande plusieurs minutes. Avec les rondelles non colorées, on s'expose à ce que la gélatine atropinisée soit expulsée et ramassée par les cils sans qu'on s'en aperçoive. Grâce à ces diverses précautions, rien n'empêche de confier aux parents les soins quotidiens d'une cure d'atropine, tandis qu'avec les dissolutions il faut que le médecin pratique lui-même les instillations.

On se souvient peut-être de l'observation 302 (p. 45) où j'avais obtenu un redressement temporaire par l'ésérine; le fait est bon à retenir, par exemple si l'on est obligé d'autoriser un enfant à quitter la louchette pour assister à un mariage. La pilocarpine m'a plusieurs fois rendu service. Voy., par exemple, à la fin de l'observation 150 (p. 87). Je l'emploie également en rondelles gélatineuses. — Au contraire de l'atropine, l'action de l'ésérine et de la pilocarpine (laquelle est bien préférable) s'explique par l'augmentation involontaire d'accommodation qu'elles provoquent, grâce à laquelle le sujet n'est plus incité à converger pour voir nettement.

§ 35. **La louchette ou coquille non percée.** — La coquille opaque est, de beaucoup, notre principal auxiliaire dans le traitement du strabisme. La louchette devant être portée pendant très longtemps, il importe que ce petit instrument ne soit pas trop incommode; il importe, particulièrement en été, que tout en étant opaque il soit perméable à l'air. C'est ce qui m'a fait rejeter les coquilles en cuir bouilli entourées de cuir souple, qui se trouvent dans le commerce. J'ai fait construire deux modèles en treillis métallique doublé de papier et qui se trouvent, l'un chez Nachet, 10, rue de la Paix, et l'autre chez Rech, 31, rue Boissy-d'Anglas. Je conseille toujours aux parents de se procurer au moins un exemplaire de chaque modèle et d'en avoir plusieurs en réserve pour qu'aucun accident survenu à la coquille puisse être une cause d'interruption de traitement.

La louchette répond à la double indication de fortifier l'œil strabique en excluant l'autre de la vision et de *supprimer la neutralisation*, dont il a déjà été si souvent question, et qui est le principal obstacle à la cure des strabiques.

A partir du jour où les parents entreprennent le traitement d'un jeune strabique convergent, la louchette doit être portée en permanence absolue, sauf pendant le sommeil. Suivant les cas, la louchette sera installée en permanence sur l'œil le meilleur ou bien on alternera entre les deux yeux.

Au premier abord, les jeunes enfants résistent énergiquement; mais, pour peu que la mère y mette de la fermeté, après deux jours, trois au maximum, l'habitude est prise et tous les matins, aussitôt réveillé, l'enfant met lui-même sa coquille, qu'on a laissée à portée de sa main. Vers la fin du traitement, il se résoudra même difficilement à la quitter.

Quand les yeux sont très inégaux, on pratique d'abord pendant des mois l'occlusion de l'œil le meilleur. Il faut avoir grand soin, dans ce cas, d'inspecter de temps en temps la coquille, car le moindre petit trou est utilisé par l'enfant pour se servir de l'œil couvert. Il faut également s'assurer qu'il ne regarde pas par-dessous, le long de la joue; il n'est pas d'artifice que les enfants n'emploient pour mieux voir.

En effet, outre la gêne matérielle causée par la mauvaise acuité de l'œil employé, il paraît se produire quelquefois une difficulté singulière, une sorte d'obstacle à l'attention. C'est ainsi que mon ami Schiötz m'a signalé le cas d'un jeune homme de vingt et un ans qui, malgré une acuité visuelle très suffisante de l'œil dévié, ne pouvait pas apprendre par cœur ce qu'il lisait lorsqu'il pratiquait l'occlusion de l'œil sain. Le Dr Antonelli me dit avoir rencontré un cas analogue.

Il va sans dire que, lorsque les yeux sont primitivement égaux ou dès que l'emploi de la louchette a eu pour effet de les égaliser, il convient de partager entre les deux yeux le port de cet instrument désagréable. Jusqu'à l'âge de cinq ou six ans, c'est à la surveillance de l'emploi convenable de la louchette que se borne généralement le traitement de mes petits strabiques.

Même quand la différence entre les yeux est peu considérable, il arrive presque toujours que les enfants préfèrent ne pas alterner l'usage de la louchette. Il faut alors prendre des précautions pour que les yeux soient alternativement à découvert pendant un temps convenable. Pour assurer l'exécution de consignes de ce genre, j'ai l'habitude, par exemple, de faire porter la louchette toujours sur le même œil avant midi et sur l'autre pendant le reste de la journée. Ce moyen évite toute discussion entre l'enfant et les parents chargés de le surveiller. Il suffit de regarder l'enfant pour savoir si la consigne est observée, tandis qu'on tombe dans des erreurs inextricables si l'on se borne à demander que les yeux soient couverts alternativement pendant des temps à peu près égaux. On rencontrera plus loin plusieurs cas où la guérison a été fortement retardée parce que la louchette était portée, à mon insu, sur l'œil le moins bon. On ne saurait être trop méfiant à cet égard.

Souvent, quand l'œil dévié est très affaibli, je conseille, chez les très jeunes enfants, de mettre la louchette sur le bon œil presque tout le temps, en ne faisant d'exceptions que pour l'heure des repas, pour lesquels je permets de la mettre sur l'œil strabique. Dès que l'amélioration de cet œil est suffisante, il faut, au contraire, pour activer les progrès, exiger l'occlusion de l'œil sain précisément pendant toutes les occupations qui demandent de l'attention.

Dans le cas exceptionnel où l'un des yeux, étant myope, est employé pour voir les objets voisins, tandis que l'autre sert pour regarder au loin, il faut mettre la louchette *sur l'œil myope* pendant le travail et sur l'autre pendant la promenade. S'il en est besoin, on recourt aux lunettes dont il sera question au § 38.

Il va sans dire que dans les strabismes franchement alternants ou dans ceux où la déviation est récente, l'occlusion de l'œil sain ne peut avoir pour effet une amélioration notable de la vision. Au contraire, quand la déviation est ancienne, mais que la faculté de fixation n'est pas absolument perdue, on obtient assez rapidement des effets très considérables.

Il serait intéressant, théoriquement et pratiquement, d'étudier la nature des imperfections dont sont atteints les yeux strabiques et de classer, plus nettement que j'en ai pu le faire, ces imperfections en deux catégories. La première comprendrait les défauts optiques ou rétiniens qui ont pu favoriser la production du strabisme, et la seconde les défauts résultant de la longue inutilisation de l'organe. Tandis que l'exercice est sans influence sur l'amblyopie antérieure au strabisme, l'emploi de l'œil habituellement dévié, mais primitivement sain, produit une amélioration dont il serait utile d'analyser les causes.

J'ai souvent remarqué que, chez les jeunes strabiques convergents, la perception des couleurs est bien moins vive par l'œil dévié que par l'œil sain, et je crois qu'en général cette différence disparaît avec le rétablissement de la vision binoculaire.

J'ai remarqué aussi que, lorsqu'on couvre le bon œil, la pupille de l'autre se dilate considérablement : est-ce par une exagération du mouvement synergique bien connu ? ou bien l'œil strabique, en se redressant, est-il obligé de recourir à une forte dilatation de la pupille pour compenser la sensibilité moindre de la *macula*? Je croirais plutôt qu'il en est ainsi, car le phénomène diminue beaucoup, à mesure que l'œil strabique s'améliore. La dilatation plus grande de la pupille de l'œil dévié existe souvent, à un degré moindre, quand les deux yeux d'un strabique sont découverts simultanément ; dans certains cas de convergence périodique, elle me paraît être un signe auquel on peut reconnaître que la guérison n'est pas encore parfaite.

Chez un assez grand nombre de sujets affectés de strabisme convergent permanent unilatéral, l'œil dévié ne se redresse pas franchement quand on couvre l'œil sain. Pour les cas de ce genre, je renvoie au § 80 : ce n'est pas à eux que se rapporte ce qui suit.

Chez quelques-uns, il existe un tremblement, souvent invisible, dont l'existence se manifeste par comparaison, quand l'œil sain est ouvert : l'image perçue par l'œil dévié est en mouvement perpétuel et rapide, perceptible principalement dans le stéréoscope sur la partie de l'image qui n'est vue que par cet œil.

Au début de mes études sur le strabisme, j'avais coutume de mesurer presque quotidiennement l'acuité de l'œil dévié pour me rendre compte de l'amélioration produite par l'occlusion permanente de l'œil sain et j'ai sous les yeux tous ces chiffres. Malheureusement, à cette époque, nous ne possédions pas les moyens objectifs de mesure de la réfraction, et les yeux détériorés par le strabisme ne se prêtent guère aux mensurations subjectives. C'est donc une étude à reprendre. Il faudra faire exercer des yeux affectés de strabisme permanent en les munissant de verres correcteurs mesurés objectivement et examiner les progrès de leur acuité visuelle dans ces conditions. Il est possible, en effet, qu'en procédant comme je l'ai fait autrefois, les améliorations brusques d'acuité visuelle que j'ai souvent observées se soient produites au moment où les yeux hypermétropes venaient d'apprendre à accommoder exactement. Il se peut aussi que des yeux astigmates, habituellement inemployés, aient appris assez subitement à se débrouiller dans les images de diffusion causées par l'irrégularité de leur structure. On peut supposer également qu'après un certain temps d'exercice, un iris qui, depuis des années, ne faisait que des mouvements associés à ceux de l'iris de l'autre œil, se soit mis à se contracter convenablement pour son propre compte. Il est non moins admissible que parfois un œil, dont tous les mouvements ont été purement passifs pendant des années, se soit mis assez brusquement à manœuvrer pour son compte et à se mouvoir comme il convient pour éviter les images accidentelles qui se produisent quand les mouvements sont trop rares, et aussi pour amener avec exactitude sur la *macula* les images des objets qu'il cherche à voir.

Voici un cas où l'amélioration visuelle paraît être attribuable à peu près exclusivement à la mise en jeu de l'accommodation :

Observation 46. — Christine D..., âgée de vingt-deux ans, le 4 août 1865, vient d'être opérée des deux yeux par un confrère. Strabisme convergent unilatéral O. G. survenu vers l'âge de neuf ans à la suite de la rougeole. Hypermétropie manifeste 3 ; 1,5. L'hypermétropie totale de O. D. est 4,5. Celle de O. G., qui n'a pas été mesurée, n'est sûrement pas moindre. La correction opératoire est bonne. Mesurée sans verres correcteurs, l'acuité de l'œil dévié est 1/4 pour voir au loin et 1/20 à 33 centimètres. Le 19 août, un moment, l'acuité monte à 1/3 à grande distance et elle annonce une fatigue subite avec diminution d'acuité. Pendant les deux mois suivants, consacrés à des exercices variés de vision binoculaire, nous n'avons plus retrouvé ce chiffre, malgré l'emploi de la louchette pendant tout le temps qui n'est pas consacré aux exercices. Presque subitement, le 18 octobre, l'œil gauche s'est amélioré au point d'atteindre environ 1/2 et la guérison complète du strabisme était obtenue à peu près en même temps. Six mois plus tard, Christine D... quittait ses lunettes sans inconvénient, et l'année suivante (mai 1867), je constatais la permanence de la guérison. Noter qu'à cette époque je prenais l'acuité visuelle *sans* le secours des verres correcteurs.

Pour tous les mouvements si variés dont l'exacte exécution importe au bon fonctionnement d'un œil, je me figure que l'apprentissage est analogue à celui des exercices corporels : qu'on veuille apprendre à nager, à patiner, à rouler à bicyclette, etc., on passe toujours par une période d'apprentissage maladroit plus ou moins longue ; le principal progrès se produit brusquement et inopinément. Un beau jour, le sujet nage, patine ou pédale sans secours étranger ; le plus dur de la tâche est accompli et ce qui reste à faire n'est qu'un jeu et un plaisir.

Un autre rapprochement s'impose : le sujet qui n'a pas nagé ni patiné pendant nombre d'années constate avec surprise qu'il s'y *remet* presque instantanément, tout comme celui qui a oublié une langue met infiniment moins de temps à la reprendre qu'à s'en approprier une nouvelle. De même, un œil qui a servi régulièrement se mettra bien plus vite à fonctionner que s'il avait toujours été inutilisé pour la vision directe.

On conçoit donc qu'une foule de causes font que nous rencontrons une extrême diversité entre le temps qu'il faut à un œil non employé pour atteindre, par l'exercice, le degré de vision dont il est susceptible : suivant les cas, on aura obtenu toute l'amélioration possible après des jours, des semaines, des mois ou même des années.

Je viens d'examiner le monceau de documents dont je parlais tout à l'heure et de tous les chiffres ainsi rapprochés, et des notes prises au jour le jour, me semblent se dégager les quatre conclusions suivantes :

La première est que, dans un certain nombre de cas, l'acuité visuelle de l'œil dévié ne fait aucun progrès ; ce sont ceux où, en réalité, le strabisme était alternant sans qu'on s'en soit aperçu.

La seconde, c'est qu'il se produit généralement, dans les tout premiers jours, souvent même après quelques heures, une amélioration brusque et importante ; l'acuité, qui est fréquemment inférieure à un dixième, devient rapidement suffisante pour permettre au sujet de se conduire seul, l'œil sain étant bandé ; l'amélioration porte peut-être moins sur l'acuité centrale que sur la faculté d'orientation du sujet.

La troisième est que l'amélioration qui se produit pendant les semaines suivantes n'est pas toujours graduelle ; on rencontre des progrès brusques après une longue période d'état stationnaire ; il ne faut donc pas trop vite jeter le manche après la cognée et ne pas craindre de prolonger l'épreuve pendant des mois.

La quatrième est que, lorsqu'il n'y a pas de lésions visibles à l'ophtalmoscope, on finit le plus souvent par relever l'acuité de l'œil dévié au même niveau que celle de l'œil sain, à condition de corriger exactement la réfraction.

Dans la masse des observations publiées dans les années qui suivirent la mise en pratique de la ténotomie par Dieffenbach, on en trouve un assez grand nombre où est relatée une brusque amélioration d'un œil immédiatement après l'opération. Il se peut fort bien que le redressement, en permettant à un œil de fonctionner en regardant en face comme il faisait avant, en regardant de côté, ait donné l'illusion d'une amélioration. Il se peut aussi que cette amélioration ait été simplement due à quelques efforts qui n'avaient pas été tentés antérieurement à l'opération, et que l'exercice eût donné les mêmes résultats sans être précédé d'une ténotomie.

Pour donner une idée du traitement par la louchette, voici d'abord deux observations analogues à celle du jeune Paul B..., déjà citée (p. 18) et où l'emploi de ce moyen a suffi pour obtenir rapidement la guérison :

Observation 221. — La petite J... m'est amenée le 28 janvier 1872 pour un strabisme convergent apparu subitement il y a quatre jours. Nous appliquons immédiatement la coquille en permanence sur l'œil sain et, après quinze jours, le strabisme a disparu complètement.

Observation 412. — Hubert C..., âgé de quatre ans, est affecté d'un strabisme convergent à peu près permanent, très variable, de l'œil gauche, remarqué pour la première fois vers l'âge de trois mois. En janvier 1889, je fais appliquer la louchette en permanence. En juin, la déviation étant devenue rare, la coquille n'est plus prescrite que pour les leçons.

J'ai revu l'enfant une troisième fois, en août 1893. On a fidèlement continué l'emploi de la louchette pour lire et pour écrire. La guérison me paraissant parfaite, je conseille, par précaution, de conserver la coquille exclusivement pour écrire. L'enfant étant à peu près emmétrope des deux yeux, il ne peut être question de recourir à l'emploi de lunettes.

En juin 1895, les parents m'assurent que la guérison s'est maintenue.

Malheureusement, quand on s'y prend tard, il faut prolonger l'emploi de la louchette pendant un temps qui excède souvent la patience des parents. — En voici un exemple entre beaucoup :

Observation 319. — Irène de H..., âgée de quatre ans, vue en février 1884. Strabisme convergent alternant, à peu près permanent, remarqué depuis six mois. Prescrit la coquille à mettre en permanence, tantôt sur un œil, tantôt sur l'autre.

Après six mois, amélioration considérable. Quand on ôte la louchette, les yeux restent droits pendant plusieurs minutes. Comme les parents emmènent l'enfant au loin, permis d'ôter la coquille pendant cinq minutes par jour, en surveillant les yeux et, en cas de réussite, prolonger cette expérience quotidienne.

En décembre 1884, la coquille ayant été quittée trop souvent, l'état est moins bon : on renonce à tout traitement. Au moment où j'écris, j'apprends que le strabisme est permanent. Depuis dix ans, les parents ont probablement eu recours à d'autres soins, mais le résultat est nul.

Voici, par contre, des exemples de clients fidèles et patients :

Observations 150 et 413. — La petite Céline L..., âgée de quatre ans et demi, présente en 1867 un strabisme convergent périodique de l'œil gauche, apparu subitement il y a cinq ou six mois. Le confrère de province avait prescrit un vermifuge et un seul ver avait été expulsé. La déviation, assez fréquente, est souvent considérable. Les parents affirment que, les jours où elle louche, la fillette est agitée la nuit et qu'elle a mauvaise mine. Prescrit la coquille en permanence, à porter beaucoup plus sur O. D. que sur O. G.

1868. — Quitter la coquille pour voir au loin, tant qu'il n'y a pas strabisme.

1869. — La déviation se produit de temps en temps, même pour regarder au loin. Pour la provoquer, il suffit de mettre le verre dépoli devant l'un ou l'autre œil. La pupille gauche est deux fois plus grande que la droite. L'hypermétropie manifeste étant + 3; + 2.5, prescrit, pour voir au loin, des verres égaux, + 2, à remplacer par + 3 si la déviation reparaissait. Garder la coquille en permanence pour voir de près.

1871. — Ne dévie que rarement : j'ai l'occasion de m'en assurer à plusieurs reprises.

1873. — Quand on quitte les verres, c'est l'œil droit qui dévie, et cependant la pupille gauche continue à être plus grande que la droite.

1877. — Ne louche plus jamais. Se plaint seulement de voir quelquefois indistinctement au loin. L'hypermétropie manifeste étant descendue à 1.75, prescrit une face à main + 1.75 pour voir au loin, en cas de besoin.

1880. — Ne se sert jamais de ces verres. Ne louche que très rarement et ne le fait que volontairement.

1883. — Quand elle est fatiguée, ne sait voir distinctement qu'à condition de loucher. Disposant de l'ophtalmomètre, je trouve 0 ± 1.25; 0 ± 1.25 et je prescris des verres correcteurs de l'astigmatisme et de l'hypermétropie, à porter facultativement. L'enfant, devenue jeune femme, a gardé l'aversion que ses parents lui ont inspirée contre l'emploi permanent des verres, aversion qui m'a fait choisir cette observation pour la donner ici comme exemple de guérison par la louchette, alors que l'hypermétropie indiquait absolument l'emploi de lunettes.

1889. — Depuis un mois, pour voir distinctement au loin, elle préfère loucher un instant de *l'œil droit*, plutôt que de recourir aux verres. Elle attribue cette faiblesse d'accommodation à son état de grossesse.

1892. — Ayant l'aversion des verres, elle continue à loucher quand elle veut, pour un moment, distinguer parfaitement au loin. Sa réfraction est $10 - 1 + 3.5$; $175 - 0.5 + 4$. Il suffit d'une goutte de pilocarpine à 1/2 pour 100 pour rendre nette la vision des objets lointains.

1893. — Elle m'amène sa fillette, affectée également de strabisme convergent et qui est encore en traitement :

Observation 413. — Élisabeth R..., âgée de sept ans. Strabisme convergent permanent de l'œil droit, remarqué à l'âge de cinq ans. Mesure 0 ± 1, 0 ± 2.5 en janvier 1893. Prescrit la coquille non percée, en attendant qu'on puisse faire un séjour à Paris. Pour cette fillette, comme autrefois pour sa mère, la principale difficulté du traitement réside dans leur séjour en province; aussi devons-nous recourir principalement à la louchette.

En avril et mai 1894, la déviation n'étant plus perceptible, l'enfant reste à Paris pendant six semaines qui sont employées en exercices stéréoscopiques, lesquels nous conduisent à réussir par moments la lecture contrôlée. La réfraction cornéenne est devenue 0 ± 3.25; 0 ± 4. Mesure subjective $0 - 2 + 2$; $0 - 4 + 2.5$. Laissé repartir avec des exercices à faire chez elle. Remarquons, en passant, la forte augmentation d'As. cornéen à gauche, analogue à celles dont il sera question à la fin de ce paragraphe.

Observations 153 et 399. — Alice G..., âgée de quatre ans et demi. Strabisme convergent, variable, alternant, plus habituellement à droite, existant depuis l'âge de trois ans et demi, m'est présentée le 13 février 1868. Hypermétropie. Prescrit de porter en permanence la coquille non percée sur l'œil gauche.

1er octobre 1868. — On a quitté la louchette en août, contrairement à ce qui avait été convenu. La déviation, devenue franchement périodique, est passée à l'œil gauche; porter la louchette alternativement sur les deux yeux.

3 juillet 1869. — La louchette n'ayant été portée qu'irrégulièrement, le strabisme est devenu permanent, mais est resté variable. Insisté pour que la coquille soit portée régulièrement.

13 janvier 1870. — Depuis quelque temps, dès qu'on soulève la coquille, l'enfant voit double. Prescrit des lunettes de trois dioptries, qui corrigent l'hypermétropie manifeste, avec lesquelles les doubles images se fusionnent.

Du 13 janvier au 15 avril 1870. — Peu à peu nous obtenons la vision simple avec lunettes, et je conseille d'employer les verres, en surveillant tout le temps la position des yeux, et cela par séances de plus en plus longues. Au début, après quelques minutes de vision simple, brusquement, Alice G... se mettait à loucher; aussitôt la diplopie apparaissait, et l'enfant fermait instinctivement les yeux. A tort, il ne fut pas fait d'exercices stéréoscopiques.

Le 15 avril, je partais pour Berlin pour étudier à la clinique de von Gräfe, puis survint la guerre de 1870-71. Lorsque je revis la petite Alice G... en janvier 1872, toute surveillance ayant manqué pendant près de deux ans, le strabisme était devenu permanent et il fallut recourir à une opération, dont le résultat fut excellent; après quelques jours d'exercices, la guérison fut définitive. Je pense qu'en conservant à ce strabisme un caractère nettement alternant et en permettant de conserver par moments, jusqu'en 1870, la vision binoculaire, la louchette n'a pas été étrangère à l'obtention de ce résultat.

29 octobre 1890. — La fillette est devenue une mère de famille. Elle m'amène son fils Henri L... (*obs. 399*), âgé de six ans, affecté lui-même depuis longtemps de strabisme convergent périodique intense. Nous entreprenons le traitement de cet enfant, qui est en voie de guérison.

Mais l'occlusion permanente de l'œil sain ne peut-elle pas le détériorer? Je ne le pensais pas, lorsque en 1889 M. Bull, examinant une de mes malades, s'aperçut que l'astigmatisme cornéen de son œil le meilleur avait notablement augmenté. Depuis cette observation, j'ai noté de nombreux faits analogues, si bien qu'il me semble prudent de revoir de temps en temps à l'ophtalmomètre tout œil condamné à l'occlusion permanente. J'ai eu occasion de revoir les trois fillettes citées par M. Bull dans mes *Mémoires d'ophtalmométrie* (p. 432). Voici les mesures obtenues :

Observation 270. — Suzanne M..., dix ans en 1886. Strabisme convergent O. G.

Mesure douteuse (temps sombre) :
1887 0±0.75;   0±0.75   H. totale : +2.5; +2.5

Après occlusion de O. D. prolongée pendant deux ans :
1889 0±1.25;   0±2.75   0 — 0.5 + 0.5; 0 — 2 + 1
1890 0±1.5 ; 175±3   après atropine : 0 — 1   + 0.5; 0 — 2 + 1.5

Après occlusion fréquente de G. :
1890 5±1 ;   0±2.25   0 — 0.5 + 0.5; 0 — 1.5 + 0.5
1891 5±1.5 ;   0±2   0 — 0.5 + 0.5; 0 — 1 + 0.5

Après cessation de toute occlusion :
1894 5±1   ; 175±0.75
1895 5±1.25;   0±1.25   Emmétropie;   emmétropie.

Observation 309. — Marguerite J..., cinq ans en 1883. Strabisme convergent O. G.

1883 0±1.25; 165±1.5
1886   après atropine : 0 — 1 + 5 ; 0 — 1,5 + 4.5
1889 0±1.25; 165±2.75
1889 0±1.25; 165±3.25   ; 165 — 2 + 3.5
1890 5±1 ; 160±3.25
1892 10±0.75; 160±3.5   +2 ; 155 — 3.5 + 4
1895   ±0 ; 158±3.5. A porté par erreur la coquille sur O. D.

Les cas 270 et 309 sont tous deux de strabisme convergent de l'œil gauche. Dans l'un et l'autre, l'As. de l'œil sain a augmenté sous la coquille portée en permanence. Dans le cas 270, après cessation de cette occlusion, l'As. a considérablement diminué. Il ne faut donc pas s'alarmer de l'augmentation provisoire d'As., consécutive à l'occlusion.

Dans ces deux cas, la petite diminution d'As. de l'œil strabique pourrait être attribuée à des erreurs de mesure. Il n'en est pas de même pour Thérèse C..., strabique de l'œil droit, chez laquelle la diminution d'As. de cet œil ne fait pas de doute :

Observation 367. — Thérèse C..., huit ans et demi en 1888.
1888 0±1.25; 175±3.25 après atropine : 0 — 1.25 + 4 ;   0 — 2.5 + 4
1889 8±2.25; 175±2.75   8 — 2 + 2.5; 175 — 2 + 4
1890 5±2.5 ; 175±2.75   prescrit 5 — 1 + 4 ; 175 — 2 + 4
1892 5±2.25; 175±2.25

D'ailleurs, tout ceci est en accord avec les récents travaux de M. Steiger, qui constate par des statistiques une diminution de l'As. direct avec les progrès de l'âge : il semblerait donc que l'As. direct, dont la plupart des yeux sont affectés, diminue par l'emploi de l'œil et augmente par le repos prolongé.

8.

§ 36. Utilité de l'emploi permanent de là coquille non percée. — Le point capital, sur lequel je ne saurais assez insister, c'est la nécessité de l'emploi *absolument permanent* de la louchette. Au début de mes recherches, voyant mes malades tous les jours, il m'arrivait de constater le lundi un état moins favorable que le samedi précédent, et, après enquête, j'apprenais que, le dimanche, la coquetterie maternelle reprenant le dessus, les deux yeux avaient été laissés à découvert pendant quelques heures, soit pour aller à la messe, soit pour faire une visite.

Pour éviter des infractions aussi nuisibles, il faut prévenir la mère d'avoir à nous avertir toutes les fois que, soit pour un mariage, soit pour des visites de jour de l'An, elle désirera montrer l'enfant avec les deux yeux découverts. Bien souvent une goutte d'atropine ou de pilocarpine dans le bon œil permettra d'autoriser cette irrégularité.

Pour bien convaincre les parents de l'importance qu'il faut attacher au port continu de la louchette, je mets quelque affectation, quand on m'amène les enfants, à ne laisser les deux yeux à découvert que pendant le temps strictement indispensable à l'examen de leur position.

Cette nécessité de ne jamais laisser les deux yeux à découvert simultanément serait inexplicable si le but de l'occlusion était uniquement d'améliorer l'œil le moins bon. Elle se comprend au contraire à merveille si l'on se persuade bien qu'en exigeant l'occlusion permanente j'ai en vue la *suppression de la neutralisation.* Quand, en effet, cette suppression est obtenue, toute récidive de strabisme se traduit, pour le malade, par une diplopie qui le prévient d'avoir à redresser ses yeux.

Malheureusement, la neutralisation a une grande tendance à reparaître, et, si les malades quittent la louchette prématurément, ils se remettent à loucher sans s'en apercevoir et on perd en quelques semaines le fruit de plusieurs années de patience.

Ce n'est donc qu'après avoir fait des exercices de vision binoculaire *contrôlée* pendant bien des mois qu'on peut permettre de quitter la louchette, d'abord pour voir au loin et, bien plus tard, pour les travaux qui demandent de l'attention. — Sauf de très rares exceptions, l'emploi de la louchette est également obligatoire après les opérations.

Parmi beaucoup d'observations analogues, j'en reproduis une où le traitement a été considérablement prolongé par l'aversion des parents contre le port permanent de la louchette et des lunettes :

Observation 295. — Émile K..., âgé de cinq ans, entre en traitement en novembre 1880 pour un strabisme convergent unilatéral de l'œil droit, remarqué depuis environ un an. La grande variabilité de la déviation permet de présumer que le strabisme n'est devenu permanent que depuis peu de temps. Ne sachant pas encore mesurer objectivement l'astigmatisme, je reconnais seulement une hypermétropie totale + 1.5 ; + 2.5. Prescrit de porter la louchette en permanence sur l'œil gauche. Un mois plus tard, le strabisme est devenu franchement alternant. En avril 1881, la déviation disparaît pour la vision au loin par l'emploi des lunettes + 2.5 ; + 2.5 qui, surcorrigeant l'hypermétropie de l'œil gauche, favorisent le redressement du droit. En présence de l'aversion du père contre la louchette et les lunettes, profitant de l'amélioration obtenue, j'autorise en mai l'emploi de lunettes 1.25 ; 1.25 pour sortir, les verres + 2.5 ; + 2.5 étant conservés à la maison et la louchette employée seulement pour les heures de lecture. Ces concessions étaient déjà excessives. Pendant les vacances, le père, les trouvant insuffisantes, confisqua les lunettes. Aussi, au mois d'octobre, la déviation qui, en juillet, était rare et *accompagnée de diplopie* est-elle devenue fréquente.

Pendant les années 1882 à 1885, nous continuons le traitement. L'As. cornéen étant 0 ± 2.75 ; 0 ± 3, nous alternons l'emploi de lunettes exactement correctrices 0 — 2.5 + 3.5 ; 0 — 2.5 + 3.5, celui de lunettes 0 — 2 + 2 ; 0 — 2 + 2 et celui de la louchette.

En 1886, à l'âge de onze ans, Émile K... est parfaitement guéri : c'est à peine si, sous le verre dépoli, il se produit une légère convergence, suivie d'un redressement involontaire et immédiat dès qu'on enlève ce verre. On quitte définitivement les lunettes, ce qui aurait pu être fait beaucoup plus tôt sans la hâte du père qui protestait tout le temps contre l'emploi de la louchette.

J'ai revu le sujet en 1894. La guérison s'est parfaitement maintenue sans l'emploi de verres. Il n'y a aucune asthénopie. Comme dans les cas cités à la fin du § 35 (p. 89), l'As. cornéen a diminué : il n'est plus que 0 ± 1.75 ; 175 ± 2.5.

§ 37. Lunettes-monocle. — Il arrive quelquefois que l'œil dévié soit affecté de défauts de réfraction considérables ; alors, quand l'amélioration produite par l'occlusion de l'autre est suffisante et que le petit malade est capable de se tenir immobile pendant quelques instants, ce qui arrive vers l'âge de cinq ans, je ne manque pas d'examiner cet œil à l'ophtalmomètre, puis à la skiascopie au travers du verre cylindrique indiqué par l'ophtalmomètre. Quand le verre correcteur est ainsi déterminé, je fais réunir par un petit ruban deux coquilles, dont l'une non percée, pour former un objet analogue aux lunettes des chauffeurs de locomotives et je fais sertir dans celle des coquilles qui est destinée à l'œil strabique, le verre, déterminé comme il vient d'être dit. L'ensemble des deux coquilles est maintenu en place par un long ruban élastique, qui fait le tour de la tête de l'enfant. Quand l'usage des yeux doit être alternatif, il faut parfois faire construire une lunette analogue destinée à faciliter l'usage de l'autre œil ; mais, le plus souvent, il suffit de la louchette simple pour les heures où on laisse travailler l'œil le meilleur.

§ 38. Occlusion volontaire de l'œil le meilleur. — Les

procédés décrits jusqu'ici s'adressent à la passivité du malade. Nous l'opérons, l'armons de lunettes plus ou moins compliquées, lui mettons de l'atropine ou lui imposons une louchette; il n'a qu'à se laisser faire. Dans ce qui suit, je demande au patient un rôle actif en lui imposant des tâches qu'il accomplira plus ou moins rapidement suivant qu'il y mettra plus ou moins d'intelligence, d'adresse et de patience.

Dans tous les exercices corporels, le succès s'obtient par des procédés tout à fait différents suivant les aptitudes et surtout suivant l'âge des sujets. Mettez un enfant sur des patins ou sur une bicyclette et laissez le faire, il réussira plus vite qu'un adulte muni des explications théoriques les plus circonstanciées.

La première chose qu'un strabique doive apprendre est de savoir fermer à volonté son œil sain, tout en ouvrant l'autre. En général, chacun sait fermer le moins bon de ses yeux; cela est tellement vrai qu'il suffit de prier une personne de fermer un œil pour savoir quel est le meilleur des deux; sauf les tireurs, qui ont appris à fermer l'œil gauche, chacun ferme instinctivement l'œil le moins bon. Les personnes qui ne savent pas fermer le meilleur, peuvent toutes y parvenir; en effet, autrefois, pour apprendre aux conscrits à fermer l'œil gauche, les officiers de l'armée autrichienne se bornaient à promettre vingt-cinq coups de schlague à ceux qui ne réussiraient pas; après quelques jours, tous avaient réussi. Le procédé que j'emploie consiste à recommander d'ouvrir le mauvais œil très largement en tenant l'autre fermé par le moyen de deux doigts qui appliquent les cils de la paupière supérieure sur la joue. Peu à peu, enlevant les doigts, on sait ne pas rouvrir le bon œil et bientôt on sait le fermer à volonté.

L'occlusion volontaire de l'œil le meilleur peut, dans certains cas, dispenser de la louchette; par exemple, quand un sujet auquel on a permis de quitter la louchette pour voir au loin et qui n'a pas encore acquis la fusion binoculaire pour les objets voisins, se trouve avoir besoin, au théâtre, de lire un programme, il lui est plus agréable de fermer pour un instant son bon œil que d'arborer sa louchette.

Cette occlusion volontaire est encore plus utile dans la pratique des exercices stéréoscopiques, où les images destinées à l'œil le moins bon ont une tendance à disparaître.

Enfin la faculté de fermer volontairement l'œil sain est une préparation à la transformation du strabisme unilatéral en strabisme alternant et à l'apparition des images doubles physiologiques, qui s'aperçoivent souvent avec facilité, même dans des cas de déviation invétérée, dès qu'on a enseigné au sujet à faire entrer en fixation l'œil habituellement dévié. J'en citerai ici un seul exemple :

Observation 44. — Le 26 juillet 1865, j'examine le jeune P..., âgé de vingt et un ans, affecté de strabisme convergent unilatéral depuis l'âge de quatre ou cinq ans. L'œil strabique présente une hypermétropie manifeste de 2,5 et totale de 3 ; acuité 1/20 pour les objets éloignés et 1/30 pour les objets voisins. Nous arrivons à faire entrer en fixation l'œil strabique, et aussitôt les doubles images sont perçues.

Soit dit de nouveau, il est assez fréquent de trouver ainsi, chez les hypermétropes strabiques, une très faible différence entre l'hypermétropie totale et l'hypermétropie manifeste de l'œil dévié, tandis que l'hypermétropie de l'œil sain est, pour une forte partie, à l'état latent.

§ 39. Exercices de vision binoculaire sans instruments et sans contrôle contre la neutralisation.

— Au début de mes recherches, j'avais la tendance de demander à peu près uniquement au stéréoscope le rétablissement de la vision binoculaire. Actuellement encore, surtout quand on a affaire à des enfants, je pense que l'emploi du stéréoscope doit occuper dans le traitement une place prépondérante. Il arrive cependant toujours un moment où il faut passer de la vision dans le stéréoscope à celle des objets extérieurs. C'est à ce moment que prennent place les exercices dont je vais parler, au cours desquels il faut tout le temps se méfier d'un retour de neutralisation. C'est assez dire que, pour les enfants, il ne faut entreprendre ces exercices qu'après une longue préparation, tant par le stéréoscope que par les moyens décrits un peu plus loin (§§ 40 et 41).

Au contraire, pour les adultes qui ont longtemps joui de la vision binoculaire et qui sont affectés d'une diplopie gênante, il n'y a pas lieu de recourir au stéréoscope. C'est le cas, par exemple, des strabismes convergents myopiques après opération, déjà cités § 26. C'est encore le cas pour les sujets qui ont été atteints d'une paralysie de l'un des muscles droits externes et auxquels on a eu soin de prescrire l'occlusion de l'un des yeux jusqu'au moment où la paralysie a suffisamment diminué pour qu'on puisse constater avec certitude un certain degré de motilité du muscle atteint. Quand ces paralysies sont incomplètes et récentes, l'occlusion du bon œil est inutile et la guérison s'obtient avec une extrême rapidité. J'en ai vu de nombreux exemples, même chez des vieillards. Il suffira d'en citer ici un cas :

Observation 393. — Georges T..., âgé de vingt-six ans, lieutenant, vient me trouver le 15 juillet 1890. Il est affecté depuis huit jours d'une paralysie presque complète du droit externe de l'œil gauche, qu'il attribue à une chute sur la tête, qu'il a faite il y a quinze jours. Nous trouvons sans peine, dans la partie droite du champ visuel binoculaire, une région exempte de diplopie. Je me borne à recommander au jeune officier de tenir constamment sa tête tournée vers sa gauche pour n'employer ses yeux que dans la partie du champ où il n'existe pas de diplopie. Au lieu de le constituer malade, je l'engage à ne pas demander de congé et à prendre part sans crainte aux grandes manœuvres, qui auront lieu dans quelques jours.

J'ai revu Georges T... dont la guérison est parfaite : la mobilité de l'œil gauche avait augmenté rapidement pendant les quelques jours qui avaient précédé son départ et il est persuadé que la vie active des manœuvres n'a pas été sans exercer une influence favorable sur la rapidité de la guérison.

Ainsi qu'il a déjà été dit, toutes les fois qu'il existe un point de l'espace où le malade affecté de diplopie obtient la fusion des images, on peut entreprendre d'étendre la vision simple à toutes les distances et à toutes les directions du regard. Il suffit de placer le sujet de manière à voir simple un objet brillant, tel qu'un bouton de porte ou une pièce de cinq francs posée sur une table, et de lui faire exécuter des mouvements de la tête aussi étendus que possible, tout en ne dépassant pas les limites de la vision simple binoculaire.

Quand il s'agit d'un adulte intelligent, surtout si l'on a fait une opération et plus sûrement encore si cette opération a été dirigée contre un strabisme divergent, ces exercices donnent des résultats tellement rapides qu'après quelques heures ils deviennent une sorte de jeu d'adresse auquel le malade se livre avec d'autant plus d'acharnement qu'il est soutenu par le plaisir de petites difficultés vaincues et par la satisfaction d'une amélioration rapide.

Il est bon de procéder méthodiquement et de se borner d'abord à des mouvements de tête pratiqués successivement de haut en bas et de droite à gauche, analogues à ces gestes employés pour dire *oui* et *non*.

Le premier de ces mouvements est destiné à enseigner aux muscles à conserver le même degré de convergence des lignes visuelles pour des positions plus ou moins abaissées du plan de regard. Il arrive en effet, presque sans exception, que les strabiques convergents ont l'habitude de converger beaucoup plus quand le regard s'abaisse, et alors, lorsque après une opération ils arrivent à voir simple un objet situé à quelque distance, la tête étant inclinée en avant, ils voient des images directes dès qu'ils viennent à la relever.

Le second mouvement, celui de rotation de la tête autour d'un axe vertical, a pour but de remédier au mauvais équilibre entre les muscles droits internes et externes : le patient a commencé par trouver une position où il voit simple un objet situé à sa droite, par exemple, et il s'exerce peu à peu à conserver la vision simple de cet objet en tournant la tête de plus en plus à droite. Cet exercice est tout particulièrement indiqué dans la période de convalescence de la paralysie d'un muscle droit externe. Il est rare qu'on puisse s'en dispenser chez les strabiques qui ont été opérés.

Sans exception, toutes les personnes auxquelles on fait exécuter ces exercices ont la tendance à vouloir avancer trop vite, à faire les mouvements de tête trop rapides et trop étendus, ce qui, à chaque fois, fait réapparaître la diplopie. Il est clair que les mouvements de tête en question n'ont d'effet utile que si l'on s'approche chaque fois de la position où se produit la diplopie ; l'adresse du sujet consiste à atteindre le plus souvent possible le voisinage de cette limite, voisinage qu'il appprend à connaître par une sensation de traction des muscles moteurs de l'œil. De temps en temps, *mais pas trop souvent*, il importe de dépasser un peu ces limites : l'apparition d'images doubles très voisines, qui surgissent aussitôt, donne au malade la preuve que la vision simple était bien binoculaire et n'était pas un effet de neutralisation.

Un second temps de ces exercices consiste à s'approcher ou à s'éloigner de l'objet regardé, tout en le voyant simple, de manière à étendre en profondeur le champ de la vision binoculaire, que les exercices précédents ont étendu préalablement en hauteur et en largeur. Ces mouvements d'approche et de recul enseignent à converger dans la juste mesure nécessaire pour voir simple ; ils sont aussi une école où s'établit la relation convenable entre la convergence et l'accommodation, ce qui est la grosse affaire chez les hypermétropes.

Tous les exercices précédents ont été faits en regardant des objets immobiles. Celui qui les a réussis est encore bien souvent incapable de voir simples des objets mobiles, surtout s'il se déplace lui-même : nous ne pouvons pas encore lui permettre de se promener en regardant les passants et surtout les voitures. Il convient alors de diviser la difficulté et de faire regarder, pour commencer, des objets qui se déplacent, le patient étant immobile. On lui conseillera, par exemple, de s'installer sur un banc d'une promenade et de regarder d'abord les passants et, plus tard, les voitures. Dans chaque cas particulier, on procède toujours du facile au difficile, tel sujet pouvant beaucoup plus facilement, au début, voir simples les objets qui se déplacent dans un sens que dans le sens opposé.

Pour les enfants, à ce moment du traitement, la promesse d'une soirée passée au théâtre est un excellent stimulant : en ne permettant cet exercice qu'après réussite des précédents, on obtient souvent quelques jours d'un travail particulièrement énergique. Quant au théâtre lui-même, il faut, quand on autorise cette récompense utile, avoir soin d'indiquer la place à prendre : à l'orchestre par exemple, si la vision simple est plus facile dans une position relevée du regard ; à droite, si le regard à gauche permet plus aisément la vision simple, etc.

Enfin, le dernier temps consiste à voir simples des objets mobiles en se déplaçant soi-même. Par exemple, en marchant, on suivra un passant et, quand on aura bien réussi à le voir simple, on ralentira le pas pour continuer à le voir binoculairement, tout en laissant graduellement augmenter la distance.

Un exercice, que j'emploie assez souvent, consiste à me tenir debout, les bras levés, à quelques pas du sujet dont j'observe attentivement les yeux pendant qu'il s'exerce, au commandement, à regarder alternativement mes deux mains ouvertes, dont les paumes sont tournées de son côté. Quand il a réussi à voir une main simple, j'agite les doigts de cette main, et le sujet déclare voir comme un gant dont les doigts sortent et rentrent alternativement ; c'est, dit-il, la fausse image qui forme ce gant, et l'exercice consiste à maintenir alternativement mes deux mains gantées aussi exactement que possible, malgré les mouvements de doigts dont j'augmente la grandeur et la vitesse à mesure que l'exercice réussit mieux.

Tout au moins pour le début de ces exercices, le meilleur objet est une flamme de bougie ; tantôt en s'aidant d'un verre rouge tenu devant l'œil le meilleur, tantôt en tenant compte de la différence d'aspect qui existe presque toujours entre les images des deux yeux chez les strabiques, les sujets apprennent bientôt à reconnaître à coup sûr si la diplopie qui se produit est directe ou croisée, et cette notion leur indique le sens des mouvements de tête à effectuer pour parvenir à faire réemboîter les doubles images. Je reviendrai plus loin (§ 42) sur ce sujet.

C'est principalement chez les sujets dont les yeux ont cessé d'agir symétriquement par suite d'opérations, que les exercices dont je viens de parler sont nécessaires. Il va sans dire qu'ils doivent être entrepris immédiatement après l'opération, qui facilite l'apparition de la diplopie, et qu'on doit, autant que possible, faire porter la louchette pendant tout le temps qui n'est pas consacré, soit à ces exercices, soit à ceux faits dans le stéréoscope pour instituer ou augmenter l'attraction des doubles images. Les résultats sont d'autant plus rapides qu'on a plus insisté préalablement sur les exercices d'attraction des doubles images. Quand on a opéré inconsidérément ou qu'on a laissé longtemps le sujet à lui-même après l'opération, ces exercices sans stéréoscope n'avancent qu'avec une lenteur désespérante. En voici un exemple :

Observation 379. — Laure B... m'est amenée le 5 décembre 1888, à l'âge de onze ans et demi. Mesure ophtalmométrique : 175 ± 1 ; 10 ± 1.25 ; réfraction, après atropine : $175 - 1 + 4$; $10 - 1.5 + 5$. Le strabisme convergent de l'œil droit, existant depuis l'âge de quatre ans, a été traité, dès l'origine, sans succès par les verres convexes. A l'âge de sept ans et demi, une opération a produit un redressement partiel, en ce sens que, pour voir au loin, il y a généralement vision binoculaire correcte ; mais la lecture n'est jamais binoculaire, et la convergence apparaît souvent lors du regard au loin, surtout pour les objets situés à droite. Jamais de diplopie.

Nous faisons porter la coquille en permanence, tantôt sur un œil et tantôt sur l'autre, pendant deux mois. Ensuite, pendant deux mois, exercices stéréoscopiques qui nous amènent à obtenir la lecture contrôlée, laquelle réussit d'abord en tenant le livre près et à gauche et, graduellement, de plus en plus loin et à droite.

Malgré cet heureux résultat, la déviation reparaît assez souvent en regardant au loin. Nous nous résignons à continuer encore pendant cinq mois l'emploi permanent de la louchette, ce qui nous conduit jusqu'en octobre 1889, sans autre exercice que la lecture contrôlée.

A ce moment, au moyen du verre rouge, nous faisons apparaître les doubles images d'une bougie; sous la surveillance d'une mère particulièrement attentive et intelligente, il suffit d'un mois à Laure B... pour apprendre à mouvoir ses yeux, de manière à voir tous les objets éloignés, à volonté, en images doubles, soit directes, soit croisées. Ces dernières peuvent être obtenues même lors du regard dirigé fortement à droite, ce qui prouve une fois de plus que nos exercices s'adressent exclusivement à l'innervation.

A partir de ce moment, nous permettons de découvrir les deux yeux en même temps, d'abord pour aller au théâtre, puis pendant la promenade, mais toujours en s'observant et en faisant sortir souvent les doubles images pour s'assurer que la vision simple est binoculaire.

En janvier 1890, la coquille n'est plus conservée que pour écrire.

Dix-huit mois plus tard, la déviation reparaît par moments : persister dans la lecture contrôlée.

En décembre 1892, légère rechute : le crayon de contrôle avait été tenu trop à droite, si bien que la lecture ne se faisait que de l'œil gauche. Les *tests* ne donnent pas d'impression de relief. Nous reprenons les exercices.

Enfin, en février 1893, guérison probablement définitive, grâce au contrôleur à grille (fig. 19, p. 102) et au *test* à gradins (fig. 11, p. 50).

D'une manière analogue à ce qui a été décrit page 89, au cours du traitement, l'astigmatisme cornéen, qui avait atteint 175 ± 1.5; $3, \pm 1.5$ est redescendu à 175 ± 0.75; 3 ± 1; l'As. subjectif a disparu. Nous remplaçons les verres sphérocylindriques par des convexes 4, seulement pour voir de près.

Voilà donc un traitement qui, malgré tous les soins de la mère et de la fille, malgré une trentaine de séances prolongées, faites sous ma direction, a duré plus de quatre ans et nous a conduits jusqu'à l'âge de quatorze ans, alors qu'au début de la déviation quelques semaines de louchette, suivies de l'emploi des verres convexes, eussent sans doute conduit au but sans opération. Plus tard, si la louchette avait été prise pendant quelques semaines avant l'opération, de manière à obtenir une diplopie bien franche après la ténotomie, le but eût encore été atteint assez rapidement, tandis qu'il nous a fallu beaucoup de temps et de patience pour réveiller la diplopie et combattre les rechutes amenées par des retours de neutralisation, d'autant plus fréquents qu'à la suite de l'opération l'innervation s'était mal équilibrée, ce qui est le cas habituel quand on opère sans surveiller l'établissement méthodique de la diplopie et de la fusion. Je dois dire que, même dans les conditions déplorables où j'ai dû entreprendre le traitement, la guérison eût été obtenue plus vite, si j'avais eu le courage d'imposer pendant deux ans l'occlusion permanente de l'un des yeux et les exercices stéréoscopiques, avant d'entreprendre les exercices de vision à distance, qui ne comportent pas de contrôle permanent contre la neutralisation.

Autrefois, par crainte de la neutralisation, je n'avais pas osé m'engager dans le genre d'exercices décrits dans ce paragraphe, et j'avais combiné des instruments auxquels j'ai renoncé depuis, pour rétablir, avec contrôle, la pondération des mouvements des yeux.

Voici un cas où j'ai procédé ainsi :

Observation 4. — En juin 1864, j'eus l'occasion de donner des soins à la petite Marie L..., âgée de huit ans, sur laquelle Desmarres avait pratiqué à deux reprises, en 1861 et en 1863, deux ténotomies des droits internes. A cette époque, je ne savais pas mesurer la réfraction; mais, l'acuité des deux yeux étant bonne, je suppose qu'il y avait une légère hypermétropie. Pendant six semaines, je consacrai tous les jours une ou deux longues séances à faire exercer l'enfant. Comme il y avait un reste de convergence, on fit d'abord exécuter, dans le stéréoscope, des exercices de divergence, qui réussirent assez rapidement, ainsi que la fusion de caractères typographiques assez fins. Après une huitaine de jours, je m'aperçus que la fillette divergeait quand elle regardait à sa gauche et convergeait au contraire lors du regard à droite. La diplopie croisée apparut spontanément dans la première de ces positions et, trois semaines plus tard, sous l'influence de la louchette, la diplopie homonyme se produisait lorsque les yeux étaient dirigés vers la droite, mais souvent aussi la vision était simple par suppression de l'une des images.

J'ajustai une longue planchette sur un gond vertical planté au bord d'une table, ce qui permettait de faire tourner la planchette comme une porte. Au bout de cette planche, formant avec elle la figure d'un T, j'avais fixé un carton analogue à ceux de la série K. Comme j'avais amené préalablement Marie L... à fusionner ce carton dans un stéréoscope dont les verres avaient été enlevés, il fut possible de l'amener à fusionner mon carton au bout de la planchette qui formait comme une cloison de stéréoscope. Une fois ce résultat obtenu, nous faisions tourner l'immense stéréoscope sans verres, tantôt à droite, tantôt à gauche, de manière à enseigner aux deux yeux à ne plus ni converger en regardant à droite, ni diverger en regardant à gauche. Ce ne fut pas une petite affaire, mais nous avions assez bien réussi à maintenir la fusion tout en faisant tourner la planche d'environ 45 degrés, soit à droite, soit à gauche, lorsque les parents, après six semaines de traitement, quittèrent Paris et emmenèrent l'enfant, dont je n'ai plus eu de nouvelles.

Il est fort possible que, dans certains cas, il y ait avantage à instituer ainsi des exercices pour rétablir la pondération des mouvements oculaires, avec un contrôle contre la neutralisation; mais je crois qu'en règle générale on peut se dispenser de ce grand travail et de ces instruments encombrants, en commençant par pratiquer l'occlusion d'un œil, les exercices stéréoscopiques et la lecture contrôlée pendant un temps assez long. Alors la diploplie se produit franchement lors de la vision des objets éloignés, ce qui permet de faire exécuter les exercices de fusion décrits dans ce paragraphe sans trop de crainte de tomber dans la neutralisation.

§ 40. Exercices dans le miroir. — Toutes les fois que la neutralisation est à craindre, les exercices dont je viens de parler risquent de conduire à une récidive du strabisme et il faut les faire précéder d'exercices rigoureusement contrôlés, parmi lesquels ceux faits au moyen du stéréoscope occupent le premier rang.

Pour voir si un sujet regarde binoculairement, je me place en face de lui et j'interpose mon index, tenu verticalement, entre sa figure et la mienne. Regardant mon patient, si mon doigt est placé comme il convient, il apparaît, pour lui comme pour moi, en doubles images croisées, qui semblent transparentes et placées sur les deux yeux de la personne observée, dont la figure doit être vue en entier, sans solution de continuité. L'expérience est encore plus frappante si l'observateur met devant ses yeux deux verres diversement colorés, par exemple l'un bleu et l'autre rouge : alors la partie vue à travers l'une des images du doigt paraît bleue, celle vue à travers l'autre paraît rouge. Le reste apparaît de la couleur du verre placé devant l'œil le meilleur.

Sur une glace à main de petite dimension, collons une bande de papier noir, large d'environ 2 centimètres. Quand une personne qui ne louche pas se regarde dans cette glace tenue droit devant elle, dans une position telle que la bande opaque soit verticale, rien n'empêche l'observateur de voir sa figure en entier dans la glace. Mais une construction géométrique très simple, fondée sur le théorème du point d'intersection des diagonales d'un rectangle, démontre que, comme dans l'expérience précédente, chacun des yeux ne peut apercevoir dans la glace l'image de l'autre. D'ailleurs, en fermant alternativement l'un et l'autre œil, il est facile de s'assurer qu'il en est ainsi. C'est l'expérience décrite tout à l'heure, faite sans la collaboration et la surveillance de l'oculiste.

Si l'on met un pareil miroir entre les mains d'un strabique qui a mené à bonne fin les exercices stéréoscopiques, il voit dans la glace sa figure tout entière, *sans solution de continuité*, et la bande opaque apparaît en doubles images transparentes et croisées, à travers lesquelles il aperçoit ses deux yeux. Quand le sujet a réussi dans la position la plus facile, on l'engage à continuer en faisant varier la distance et la hauteur de la glace et, plus tard, en la déplaçant latéralement.

Il est à remarquer que, dans cette expérience, les doubles images de la bande de papier ne sont perçues qu'au moyen d'un effort d'attention particulier. Au premier abord, quand on veut percevoir ces doubles images, on dirige involontairement les yeux vers la bande, et la convergence qui en résulte fait fusionner en une, les deux images en question. De plus, dans la position correcte du regard, pour peu qu'il y ait une différence notable entre l'acuité visuelle des deux yeux, il arrive souvent que l'une des doubles images de la bande soit neutralisée, la bande n'étant vue que par l'œil le meilleur. Dans ce cas, il est généralement permis de ne pas exiger que le patient voie les deux images de la bande : on peut se contenter d'exiger qu'il déclare voir sa figure en entier, sans solution de continuité, une bande transparente venant se poser sur l'image de son œil le meilleur.

Cet exercice étant très fastidieux, il faut, le plus vivement possible, arriver à le remplacer par le suivant, qui présente l'immense avantage de pouvoir être continué pour ainsi dire indéfiniment sans ennui.

Voici un cas où l'emploi de la bande sur la glace a notablement hâté la guérison :

Observation 306. — Gemma L..., pianiste de quatorze ans, très intelligente et très énergique, est affectée depuis l'âge de deux ou trois ans d'un strabisme convergent périodique intense de l'œil droit, difformité d'autant plus fâcheuse que la jeune Gemma gagne le pain de sa famille en donnant des concerts. Ophtalmomètre : $O \pm 0.25$; $O \pm 0.50$. Réfraction après atropinisation : $O - 0.5 + 1$; $O - 0.5 + 1$. Des verres convexes surcorrecteurs font généralement disparaître la déviation, sauf pendant la lecture, qui n'est jamais binoculaire. Mais sa profession exige qu'elle quitte, en public, les lunettes qui déparent sa gracieuse physionomie.

Fin décembre 1881, nous entreprenons le traitement, qui consiste à porter des verres convexes à la maison et à réussir l'exercice de la bande sur la glace. Nous y parvenons en mars 1882, bien qu'elle ait pu disposer de très peu de temps, et cela amène aussitôt la réussite de la lecture contrôlée de gros caractères, avec le secours de verres convexes.

En juillet 1882, la guérison est complète. Gemma ne louche plus jamais et elle lit binoculairement les plus fins caractères sans s'aider de lunettes.

La guérison s'était maintenue en 1885 et, je pense, jusqu'à la mort de cette jeune artiste, que j'ai apprise par un journal.

§ 41. Lecture contrôlée. — Cet exercice consiste à lire binoculairement dans des conditions tout à fait analogues à celles de l'expérience précédente. On interpose, perpendiculairement à la ligne des yeux, un objet opaque, tel qu'une règle à régler le papier, entre un livre imprimé en gros caractères et le strabique, lequel doit réussir sans aucun mouvement de tête à lire d'une manière continue, sans qu'aucune lettre soit cachée par l'obstacle. Peu à peu on passe à des impressions de plus en plus fines. — Même quand la guérison paraît définitivement obtenue, il importe de recommander au strabique honoraire de continuer pendant bien des mois à toujours interposer un crayon ou un porte-plume entre ses yeux et son livre.

Je dois avouer que cet exercice commence le plus souvent par échouer avec les enfants à cause d'un malentendu qui les porte soit à deviner les lettres cachées, soit à déplacer le livre ou l'obstacle. On ne saurait donc surveiller de trop près la lecture binoculaire pendant les premiers temps, et c'est pour faciliter cette surveillance que M. Geo.-J. Bull a fait construire par la maison Goubeaux, sous le nom de *contrôleur de la vision binoculaire*, un petit instrument (fig. 18) sur lequel on fixe d'abord le carton A de la série qui accompagne ce volume et, plus tard, un livre de lecture courante. Ce dispositif fixe bien les positions respectives de la tête, de la tige interposée et de la page imprimée.

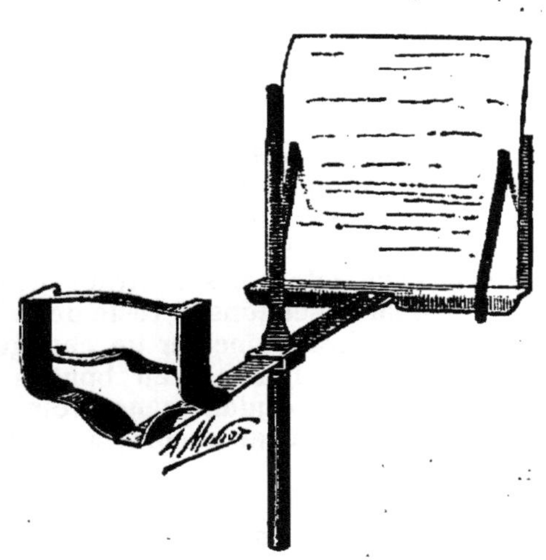

Fig. 18.

Quand la lecture est bien binoculaire : 1° la première section de la ligne d'impression est vue binoculairement; 2° l'œil gauche seul voit les lettres situées derrière l'image de gauche de la tige vue par O. D.; 3° la partie médiane de la ligne est vue binoculairement; 4° l'œil droit seul lit les lettres situées derrière l'image de droite de la tige; et 5° la fin de la ligne est lue binoculairement. Si les yeux sont inégaux, les lettres qui ne sont vues que par l'œil le moins bon sont moins distinctes que le reste, et le strabique remarque, sur toute la page imprimée, une colonne verticale où, dans chaque ligne, les lettres vues à travers l'une des deux images de la barre de contrôle sont moins visibles que le reste.

Pour bien analyser cette expérience, qu'on mette devant les deux yeux des verres de couleur différente, par exemple, un bleu et un rouge, le papier paraîtra nettement bleu et rouge derrière les deux images de la barre, et sur le reste de la page la coloration bleue ou rouge dominera suivant que l'un ou l'autre œil joue un rôle prépondérant dans la vision.

Je tiens à le répéter, il est assez rare de ne pas rencontrer de mécomptes dans la pratique de cet exercice. Il arrive très fréquemment qu'au lieu de lire binoculairement, les enfants devinent les lettres cachées par la barre. Il arrive même qu'après avoir pratiqué correctement cette lecture pendant des semaines ou des mois, ils préfèrent faire de petits mouvements de tête à chaque ligne, pour lire d'un seul œil, plutôt que de faire le léger effort nécessaire pour conserver la position correcte de l'œil strabique : ils nous trompent sciemment.

Souvenons-nous d'autre part que, d'après les expériences de Lamare, les yeux, bien loin de se déplacer d'une manière continue pendant la lecture, exécutent un certain nombre de saccades et partagent ainsi la ligne d'impression en un certain nombre de sections qui sont lues successivement, les yeux restant en repos pour chacune d'elles. On conçoit dès lors qu'un strabique pourra, par exemple, commencer par lire de l'œil droit deux sections de la ligne imprimée, depuis le début de la ligne jusqu'à l'image gauche de la barre de contrôle et, à ce moment, par une même saccade, alterner son strabisme et lire de l'œil gauche en trois ou quatre sections le reste de la ligne, si bien qu'une fois par ligne, il fera coïncider un changement d'œil avec une saccade, et lira les lignes d'un bout à l'autre, sans omettre une seule lettre et cependant sans avoir un instant regardé binoculairement. Dans ce cas encore, mais de bonne foi, le résultat est manqué.

Profitant d'une idée de M. Landolt, j'ai fait coller sur des feuilles de verre des pages imprimées où j'ai ménagé des vides à travers lesquels il est facile au médecin d'observer les yeux de son strabique pendant la lecture en se tenant lui-même derrière cette feuille de verre, tenue verticalement. On doit pouvoir, dans ces conditions, voir, si l'une des saccades est accompagnée d'un changement d'œil et, dans ce cas, on insiste pour bien expliquer au patient qu'il doit porter son attention sur la parfaite soudure, avec les deux parties voisines, de la partie du texte vue par l'œil le moins bon et qui correspond à la plus visible des deux images de la barre de contrôle. La figure 23 (p. 125) représente un contrôleur de ce genre.

J'ai fait construire récemment un *contrôleur multiple* (fig. 19). C'est un gril métallique formé de cinq barreaux, qu'on pose sur la page à lire. Les vides sont cinq fois plus larges que les pleins. Il en résulte que, pour chaque œil, un cinquième de l'impression est caché et trois cinquièmes sont vus binoculairement.

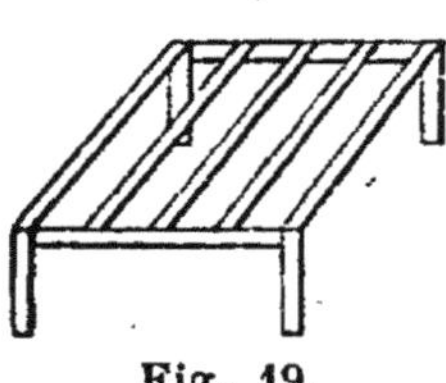

Fig. 19.

Surtout si l'on s'aide de deux verres, bleu et rouge, mis devant les yeux, on voit assez nettement, pendant la lecture, deux grils transparents qui s'approchent ou s'éloignent l'un de l'autre quand on fait varier la distance du livre. Les pieds du gril sont d'une hauteur telle que les dix barreaux paraissent équidistants à un observateur dont les yeux ont un écartement de 60 millimètres et qui se tient à 25 centimètres du papier. Les sections étant beaucoup plus nombreuses qu'avec une simple barre de contrôle, le sujet qui se sert de ce gril n'est guère tenté de recourir, pour lire, à des alternances réitérées de strabisme.

Si, malgré l'emploi préalable des cartons de la série L, on ne parvient pas aisément à obtenir la lecture contrôlée, on peut appeler au secours le *test crénelé* (fig. 11, p. 50). C'est, de plus, un moyen de varier les exercices, ce qui est extrêmement utile, surtout avec les enfants.

Pour les hypermétropes, à moins que ce défaut de réfraction ne soit considérable, il est important d'obtenir que la lecture contrôlée se fasse sans verres. En effet, puisque c'est principalement en lisant que se produit le strabisme, on acquiert un degré plus grand de sécurité si la lecture se fait sans le secours de verres convexes : qui peut le plus peut le moins et, pendant la lecture, nous avons un contrôle qui nous manque tout le reste du temps. Quand elle se fait bien, on peut être assuré que le sujet a appris à établir la relation correcte entre la convergence et l'accommodation.

Quand un strabique, digne de foi, est bien familiarisé avec le mécanisme de la lecture contrôlée, je remplace les instruments ci-dessus par un simple crayon, tenu à la main. Il faut que la main prenne un point d'appui sur le livre et que le strabique s'assure bien de ne pas tricher en déplaçant le crayon.

Quand la déviation est périodique, surtout si elle est récente, la lecture contrôlée suffit souvent pour obtenir la guérison.

En voici deux exemples :

Observation 364. — Le jeune Henri d'E... m'est présenté à l'âge de cinq ans et demi en 1884 comme louchant en dehors par moments. Il existe, en effet, une insuffisance de convergence très prononcée. L'ophtalmomètre donne 0 ± 1.25; 0 ± 1.75, et la différence de réfraction cornéenne entre les méridiens horizontaux des deux yeux atteint le chiffre insolite de 0.7. Vu la jeunesse de ce candidat au strabisme divergent, je l'ajourne.

Trois ans plus tard (1887), la lecture se fait le plus souvent binoculairement. La différence entre l'As. cornéen des deux yeux n'est plus que de 0.25. Ajourné de nouveau.

En 1888, l'insuffisance est telle que l'enfant ne converge pas quand on lui présente un petit objet à quelques centimètres des yeux. Le 27 mars, nous entreprenons la lecture contrôlée, et, après trois semaines, la lecture binoculaire des caractères les plus fins se fait sans difficulté, et le père considère la guérison comme complète, bien que je constate de la divergence sous le verre dépoli.

J'ai fait revenir Henri d'E... avant de rédiger ce qui précède et, en 1895, je constate un reste d'insuffisance dont il n'a pas conscience et qu'il est inutile de combattre, puisque la divergence, même relative, a disparu. La réfraction cornéenne est devenue 10 ± 1; 175 ± 1. La différence de réfraction entre les méridiens horizontaux des deux yeux n'est plus que de 0.2. *Sans que nous puissions en découvrir la cause,* l'acuité visuelle de l'œil droit n'est que de 2/3, tandis que celle du gauche est normale.

Il est probable que les cas analogues sont assez fréquents, mais qu'on nous les présente rarement : celui-ci m'a été conduit parce que le père (obs. 200), dont il sera question plus loin (§ 73), a souffert lui-même longtemps d'une forte insuffisance.
Voici, au contraire, un cas exceptionnel :

Observation 390. — Léonie B..., vingt-deux ans, tourne souvent son œil droit légèrement en dedans et en haut. Cependant, quand elle regarde en haut, la vision est souvent binoculaire. Emmétropie. La lecture n'est pas binoculaire.
Le 30 janvier 1890, nous abordons les exercices au moyen du stéréoscope à charnière et surtout nous faisons lire avec contrôle des caractères assez gros dans une position d'abord très relevée et en amenant peu à peu la feuille imprimée à la position habituelle. Elle exécute ces exercices six heures par jour, pendant une semaine, avec la plus grande énergie, et le 6 février le strabisme a disparu. Ne l'ayant pas revue, je ne puis pas affirmer que la guérison ait persisté.

§ 42. Exercices contre les différences de hauteur. — Dans les paragraphes précédents, j'ai admis implicitement qu'il s'agissait de remédier, chez les strabiques, à des écarts de convergence. Mais, si le malade diverge, ou encore s'il existe une différence de hauteur entre ses lignes visuelles, il n'existe aucun point de l'espace pour lequel la vision simple puisse se produire, et, ce point de départ faisant défaut, il n'y a pas à songer à s'engager dans la voie que nous venons de parcourir. Il faut préalablement, à l'aide d'opérations sur les attaches des muscles ou par des exercices stéréoscopiques, avoir obtenu un redressement des yeux qui permette de voir simple tout au moins un point de l'espace.
Cependant, bien que la correction de la différence de hauteur soit presque toujours du domaine des exercices stéréoscopiques, il existe un certain nombre de cas où cette correction peut s'obtenir sans stéréoscope et même avec moins de peine qu'en faisant usage de cet instrument. En effet, si, presque sans exception, le strabisme est accompagné d'une différence de hauteur entre les yeux, *cette différence varie considérablement avec la position du regard.* C'est ainsi que dans le strabisme convergent *alternant,* j'ai remarqué qu'en général l'œil dévié en dedans l'est aussi légèrement en haut, si bien que, dans le strabisme convergent alternant, la déviation *sursum* change d'œil et appartient, à chaque instant, à l'œil qui ne fixe pas. Cette différence de hauteur n'attire guère l'attention quand on observe un strabique,

car l'impression produite par la convergence domine : la différence de hauteur est au contraire remarquée après la ténotomie,
par l'observateur le moins attentif, à tel point que, si l'on n'était
pas prévenu, on croirait qu'elle a été produite par l'opération.
Si la différence de hauteur est causée par l'innervation, on ne
devra pas être surpris de voir apparaître des images doubles
telles que celle de l'œil gauche apparaisse plus bas quand c'est
l'œil droit qui fixe, et, au contraire, plus haut quand le sujet fixe
avec l'œil gauche. On conçoit donc que, dans un cas de ce
genre, il soit possible de trouver une position des regards où
la fusion se produise et qu'on puisse ensuite partir de cette
position pour étendre la vision simple à d'autres directions au
moyen des exercices décrits plus haut (§ 39).

Quand la direction du regard pour laquelle il ne se produit pas
de différence de hauteur est située incommodément, on peut souvent recourir à un autre artifice qui consiste à obtenir un effet
prismatique au moyen des lunettes correctrices de l'amétropie :
le sujet apprend bientôt à appuyer sur les lunettes de manière à
regarder à travers la partie supérieure de l'un des verres et la
partie inférieure de l'autre, ce qui produit un effet prismatique
d'autant plus fort que les lunettes sont d'un numéro plus élevé.
Il m'est arrivé assez souvent de faire ainsi tordre d'une manière
permanente les lunettes de jeunes strabiques, sauf à les redresser peu à peu, à mesure que la vision simple était devenue plus
facile. Ici encore, il ne faut pas vouloir aller trop vite et ne pas
craindre de laisser passer des semaines et des mois avant de
redresser complètement les lunettes. J'ai déjà mentionné (p. 79)
des observations de ce genre. Elles ne peuvent pas être insérées
ici, car ce sont des cas complexes dont la description nécessite
la connaissance des procédés stéréoscopiques qui feront l'objet
du chapitre IV.

Parfois la différence de hauteur, nulle quand le sujet regarde
en haut, augmente à mesure que le regard s'abaisse. Dans ce
cas, je recommande au patient de faire subir à la face de ses lunettes le mouvement compensateur pendant les exercices de lecture binoculaire et de s'en dispenser pour regarder au loin. On
peut également recourir à un artifice analogue à celui qui a réussi
pour Françoise B... (obs. 432, § 76).

Il m'est arrivé, dans un cas où la différence de hauteur était
considérable, d'employer sans stéréoscope un des cartons de la
série I, de le faire tourner dans son plan jusqu'à obtenir la fusion
des deux disques noirs et de recommander au sujet, qui tenait
le carton à la main assez près de ses yeux, de l'en éloigner graduellement, de manière à diminuer la différence de hauteur
angulaire, tout en maintenant la fusion, puis, en le rapprochant,
de le redresser peu à peu jusqu'à le ramener à la position hori-

zontale. Ceci sera décrit plus au détail dans l'observation 391 (p. 295).

Lorsque la différence de hauteur est modérée et à peu près la même quand les yeux regardent plus ou moins bas, on peut se servir de prismes à arête horizontale ou, si l'amétropie est suffisante, de verres décentrés dans le sens vertical. On en verra un exemple dans l'observation 343 (p. 289), qu'il eût été bien difficile de conduire à bien sans l'emploi de ce moyen.

Mais tout ce qui précède suppose qu'il existe une attraction des images, une tendance à leur fusion.—Il est possible de venir à bout d'une différence de hauteur même quand on est en présence de la *répulsion des images* qui sera décrite au chapitre X.

Quelques explications préalables sont nécessaires ici.

On sait que nous n'exécutons de mouvements qu'en vue d'un but déterminé, si bien que, pour commander un mouvement, c'est le but qu'on indique habituellement. Un enfant vous comprend et obéit à l'instant si vous lui dites : « Applaudissez. » Tâchez, au lieu de formuler un ordre aussi simple, de lui dire d'ouvrir les mains, de contracter à plusieurs reprises les muscles adducteurs de l'avant-bras, etc., ce sera une affaire inextricable de l'amener, par l'analyse des mouvements à faire, jusqu'à l'exécution de l'acte si simple de frapper des mains. De même, essayez de lever le coude sans remuer la main, vous y arriverez difficilement, tandis que, si vous tenez dans la main un verre plein, vous arriverez sans peine à lever le coude sans faire déborder le liquide : c'est précisément le mouvement dont l'exécution vous paraissait pénible tout à l'heure. Cela fait, vous saurez, même sans tenir un verre, exécuter le mouvement du coude en maintenant la main immobile. Il en est de même pour les mouvements des yeux : un opérateur inexpérimenté commande au paysan, qu'il veut opérer de cataracte, de tourner les yeux vers le bas : il sera bien plus sûrement obéi, s'il lui dit : « Regardez vos pieds. »

On conçoit que, le strabisme étant généralement *concomitant*, c'est-à-dire l'œil dévié ne se déplaçant que par analogie avec les mouvements de l'œil sain, ce soit une entreprise chimérique de commander à un strabique des mouvements de redressement de l'œil dévié, tandis qu'il est plus ou moins facile d'agir sur les mouvements de cet œil en leur assignant un but déterminé, qui est généralement d'obtenir la fusion des doubles images, but facile à atteindre si, le sujet ne louchant pas depuis longtemps, on ne lui demande ainsi rien d'absolument nouveau.

Il en va tout autrement s'il existe une répulsion entre les doubles images accompagnant une différence de hauteur : comment faire pour obéir à cet ordre : « Levez l'œil droit en abaissant le gauche »? Ce n'est pourtant pas absolument impossible.

On a vu plus haut (§ 38, p. 91) qu'on peut enseigner à chacun de fermer à volonté l'un ou l'autre œil. Or chacun de nos yeux est habitué à regarder en haut en même temps qu'on relève fortement la paupière supérieure. On peut donc faire remarquer à un strabique une légère variation entre la différence de hauteur des doubles images qui se produit quand il ouvre un œil beaucoup plus fortement que l'autre, et, lorsqu'il a vu cette variation se produire, il a fait le premier pas, et le plus difficile, dans la voie de la correction volontaire de la différence de hauteur : il n'y a qu'à continuer, en se servant, comme contrôle, de la position respective des doubles images, et comme secours, de l'action des muscles de la paupière supérieure, et des releveurs du sourcil, du côté de l'œil qu'il s'agit de faire monter. D'abord, l'œil monte un peu, par mouvement associé, et, graduellement, il arrive à monter de plus en plus, à volonté, même sans recourir aux mouvements simultanés de la paupière et du front : j'ai vu deux ou trois de mes strabiques atteindre, dans ces mouvements, une virtuosité, inférieure assurément à celle de l'escargot ou de la salamandre, mais assez remarquable pour surprendre les confrères qui ont vu obtenir ainsi une différence de hauteur d'environ 10 degrés.

Il va sans dire que ces exercices difficiles ne doivent être entrepris que dans les cas tout à faits exceptionnels où les autres moyens de combattre la différence de hauteur échouent, et encore ne faut-il y recourir qu'avec des sujets doués d'une patience et d'une énergie rares ; je crois n'y avoir eu recours que deux fois (obs. 309 et 391).

§ 43. **Suppression des rotations.** — Il arrive souvent, après l'opération, que les yeux ne soient pas rigoureusement orientés par rapport à la verticale, comme s'ils avaient subi une torsion en sens inverse autour de leur axe antéro-postérieur. Il en résulte qu'une ligne verticale, au lieu d'être vue simple ou en doubles images parallèles, apparaît en doubles images inclinées l'une par rapport à l'autre, comme les deux branches d'un V ou d'un X.

Le plus souvent, ce défaut est négligeable et se corrige spontanément au cours des exercices destinés à faire disparaître la déviation latérale. Je puis cependant citer deux observations (obs. 374 et 396) où cette torsion m'inspira des craintes sérieuses quant à la possibilité de rétablir la vision binoculaire. Dans le cas 374, où la rotation ne dépassait pas 10 degrés, et qui sera décrit au § 79 (p. 230), nous avions employé, dans le stéréoscope, des exercices spéciaux combinés par le père, qui est un homme de science. Ces mêmes exercices ne donnèrent aucun résultat dans le cas dont je parlerai tout à l'heure (obs. 396).

Le stéréoscope à cinq mouvements, qui sera décrit plus loin (p. 114), se prête à l'exécution des exercices de torsion. Mais, quand on est en présence d'une diplopie bien persistante, on réussit bien mieux par le moyen qui a été employé pour la première fois dans le cas que voici :

Observation 396. — S..., âgé de onze ans, emmétrope, est affecté de strabisme convergent de l'œil droit depuis l'âge de trois ou quatre ans. Il semble que, par instants, les objets éloignés soient vus simples. Comme on doit s'absenter pour un mois, je me borne à faire prescrire l'obturation permanente de l'œil gauche.

Au retour, en janvier 1891, la diplopie s'est établie spontanément. Nous constatons que la convergence est beaucoup plus forte pour le regard en bas et que les images des lignes droites, soit verticales, soit horizontales, se croisent en formant un X. Comme la rotation, cause de cette inclinaison des images, est d'autant plus forte que les yeux sont plus près du parallélisme, je propose une opération pour pouvoir employer le stéréoscope, et dans l'espoir d'obtenir moins de rotation, car alors le regard parallèle sera obtenu avec l'innervation qui répond actuellement à la convergence : l'avantage de cette diminution de rotation serait acheté par l'inconvénient d'un peu d'insuffisance de convergence pour le regard au loin. L'intervention chirurgicale étant refusée, nous entreprenons d'abord les exercices du § 44, qui nous conduisent à voir à volonté les objets très voisins en images croisées, puis à fusionner des objets que nous prenons de forme ronde, la rotation étant incompatible avec la superposition de lignes droites. En avril, S... part pour la Russie, sachant voir simple un plat accroché au mur et distant de plusieurs mètres.

En décembre 1891, nous reprenons le traitement. Dans le regard horizontal, la rotation mesure environ 15 degrés. Les progrès étant très lents, on se décide à me laisser faire successivement, en décembre et en janvier, la ténotomie des deux droits internes. Pendant tout le mois de janvier, nous exécutons, sans grands progrès, des exercices contre la rotation, au moyen du stéréoscope à cinq mouvements, dont l'emploi eût été impossible avant les ténotomies. La fusion des lignes verticales ou horizontales est toujours impossible. Le jeune S... sait voir simple un crayon qu'il tient obliquement dans le plan vertical médian de sa figure. Il n'arrive pas à redresser notablement ce crayon sans faire réapparaître les doubles images en X.

À la fin de février, *le jeune S... a l'heureuse idée*, sans modifier l'inclinaison du crayon d'avant en arrière, *de le faire tourner peu à peu latéralement* et il réussit, en quelques jours, à voir simple cette ligne droite, le long de laquelle il promène le regard, et cela malgré le déplacement par lequel il l'amène graduellement à être horizontale, parallèle à la ligne de ses yeux. La bataille est gagnée. Les lignes horizontales voisines étant vues simples, nous pouvons entreprendre la lecture binoculaire, qui se fait bientôt avec facilité. En même temps on s'exerce à voir simples des lignes horizontales de plus en plus lointaines, et, le 7 mai 1892, S... repart pour la Russie, autorisé à quitter la louchette, avec ce seul résidu de son infirmité que, dans le regard en haut, il reste un croisement des lignes horizontales éloignées.

De passage à Paris en juillet 1893, S... voyait parfois doubles les objets lointains et devait faire un petit mouvement d'abaissement et de rotation de a tête pour faire cesser cette diplopie. La lecture binoculaire était conservée et les *tests* annonçaient une appréciation parfaite du relief. N'ayant pas de nouvelles plus récentes, je ne puis pas affirmer que la guérison se soit maintenue. (Voy. la description d'un cas analogue, obs. 372, p. 324.)

§ 44. **Exercices de diplopie sans stéréoscope.** — Quand on a affaire à des sujets intelligents et énergiques, il y a souvent intérêt à leur faire un cours de vision binoculaire et à leur faire répéter, avec deux bougies et un verre rouge, les expériences du § 3. Ils connaissent bientôt la différence entre les images croisées et les images directes et savent à volonté obtenir les unes et les autres. Ils savent, au commandement, loucher en dedans ou en dehors, d'un œil ou de l'autre; ils savent fusionner sans stéréoscope, soit en position parallèle des yeux, soit en convergeant, les cartons destinés à être vus au stéréoscope.

Dans certains cas difficiles, cette gymnastique est un intermédiaire presque indispensable avant d'obtenir la fusion des objets extérieurs. Avant de s'engager dans cette entreprise, si le sujet ne sait pas fermer à volonté l'un ou l'autre œil, il faut lui enseigner à le faire, ainsi que cela a été expliqué plus haut (§ 38, p. 92).

Au début de ces exercices, le verre rouge est utile pour affaiblir l'impression reçue par l'œil le meilleur, ce qui fait apparaître celle perçue par l'autre œil, et aussi pour mieux faire reconnaître les images l'une de l'autre. Bientôt le patient n'a plus besoin de ce secours, l'image vue par l'œil le moins bon étant reconnaissable soit à une différence de teinte, soit à son éclat moins vif, soit à sa dimension plus grande causée par l'amétropie, soit à un tremblement provenant d'un léger nystagmus ou oscillation de l'œil. Généralement le sujet traite de *fausse* l'image reçue par l'œil habituellement dévié.

On sait depuis longtemps qu'un prisme tenu devant l'un des yeux, l'arête étant horizontale, facilite l'apparition des doubles images en amenant l'objet à se peindre sur une partie de l'œil dévié, autre que celle où la neutralisation est habituelle. Rien n'empêche de combiner l'action du prisme et du verre rouge, et je trouve commode, à cet effet, d'employer un *prisme mi-partie rouge* : le prisme est collé au baume sur un verre rouge qui n'en couvre qu'une moitié et qui déborde d'au moins autant : on obtient ainsi, au choix, l'effet prismatique, l'effet rouge ou les deux effets réunis : j'ai toujours sous la main ce petit instrument dont je me sers depuis 1868.

Il importe souvent d'enseigner au strabique à regarder alternativement l'une et l'autre image sans cesser de les voir simultanément. A cet effet, après avoir mis le verre rouge devant le bon œil, on couvre cet œil, ce qui fait redresser l'autre, puis on enlève avec précaution la main qu'on a mise sur le verre rouge, en engageant le patient à ne faire aucun mouvement et à continuer de regarder la bougie blanche; il aperçoit alors la bougie rouge en vision indirecte. Le temps suivant consiste à porter graduellement le regard de plus en plus près de la bougie rouge sans cesser de voir la blanche. Dès que celle-ci disparaît, on recommence.

Un procédé analogue, fondé sur l'emploi du disque rotatif, a été employé avec succès par M. A... (obs. 406) et décrit par lui (voy. p. 353). Je le crois appelé à un réel succès. ·

On peut encore s'aider d'une cloison placée verticalement entre les deux yeux du patient : une feuille de carton, par exemple. On s'assure de la position correcte du carton en se plaçant dans une chambre peu éclairée et en vérifiant que l'ombre portée du carton, produite par la bougie, n'atteint ni l'un ni l'autre des deux yeux du sujet. Il arrive rapidement à regarder successivement les deux images situées, pour lui, l'une à gauche, l'autre à droite de la cloison, et, quand il y est parvenu, il continue à voir double malgré la suppression de la cloison. — Il suffit souvent de procéder comme suit :

Prenons l'exemple d'un sujet affecté de strabisme convergent périodique chez qui l'on veut réveiller la perception des doubles images physiologiques. A cet effet, je place une bougie allumée à 2 ou 3 mètres du sujet et un verre rouge sur son œil sain; tenant mon index verticalement à 20 ou 30 centimètres du patient, je m'arrange pour que l'ombre de ce doigt se projette sur son nez, m'assurant ainsi que ce doigt est dans le plan médian du sujet : dès qu'il regarde mon doigt, il aperçoit, en vision périphérique, des images directes de la bougie. Déplaçant le doigt de manière à amener son ombre alternativement sous l'œil droit et sous l'œil gauche du patient, je lui enseigne à voir les doubles images en strabisme alternatif. Il apprend ensuite à conserver ces images doubles sans le secours du doigt, auquel, par transition, je substitue d'abord un morceau de vitre.

D'une manière analogue, tenant la bougie près du sujet qui regarde au loin, je lui enseigne à voir à volonté les images croisées.

Quand on a réussi à faire voir ainsi double une flamme de bougie, on obtient le maintien de la diplopie sans le secours du verre rouge. Puis on fait porter l'attention sur la bougie elle-même qui est bientôt vue double tout aussi bien que la flamme. Ensuite on éteint la bougie et la diplopie persiste. Arrivé à ce point on passe à d'autres objets brillants, tels que des boutons de porte, des pièces de monnaie... On finit par obtenir que tous les objets extérieurs soient vus doubles, d'abord par un effort de volonté et, plus tard, involontairement.

Il est clair que tous ces exercices de diplopie réussissent bien plus facilement quand l'occlusion permanente de l'œil le meilleur a été longtemps pratiquée préalablement. On sait aussi que les opérations, en modifiant la position respective des yeux, ont souvent pour effet de provoquer l'apparition de la diplopie, qu'il ne s'agit plus alors que de réglementer en faisant reconnaître au sujet les images doubles, directes et croisées, ce qui est très facile, et en lui enseignant à obtenir à volonté les unes ou les autres.

Enfin, le stéréoscope est un puissant moyen de réveiller la diplopie, et son emploi doit précéder la mise en pratique des exercices qui viennent d'être décrits, pour peu que ces exercices présentent des difficultés.

Dans les cas où il n'existe pas de répulsion des images, l'emploi du stéréoscope à cinq mouvements (p. 114) et de celui à miroirs (p. 141) sont extrêmement utiles pour développer la conscience des mouvements et, par suite, pour enseigner aux strabiques à faire varier à volonté le degré de convergence des yeux.

Dans les exercices de diplopie, l'acquisition des images directes doit précéder toujours celle des images croisées, car il est relativement facile d'enseigner à nos strabiques de faire des efforts de convergence plus ou moins grands, tandis qu'il est malaisé de leur faire saisir le procédé à employer pour diverger : il faut qu'ils sachent d'abord converger plus ou moins fort, à volonté, avant qu'on arrive à leur apprendre à faire le contraire, c'est-à-dire à *relâcher* pour diverger.

Quand on faisait compliment à Wheatstone de son invention du télégraphe électrique, il protestait en disant avec juste raison que cette invention était venue à son heure et qu'à son défaut un autre physicien l'eût faite forcément sans retard. Il revendiquait, au contraire, l'invention du stéréoscope comme un titre de gloire. Cette invention, si originale, éclaire, en effet, d'un jour tout nouveau bien des points difficiles de la physiologie de la vision binoculaire. J'espère démontrer par la suite que le stéréoscope, outre les satisfactions théoriques et les plaisirs artistiques dont nous lui sommes redevables, nous a rendu le signalé service de rendre possible la guérison d'un certain nombre de strabiques considérés comme incurables et qu'il apporte de très grandes facilités au traitement de ceux qui pouvaient être guéris soit par d'autres moyens optiques, soit par des procédés opératoires.

CHAPITRE IV

Du stéréoscope.

Au début de mes études sur le strabisme, je me proposais uniquement d'appliquer le stéréoscope au traitement de cette affection et pendant mes premiers essais je me servis à peu près
exclusivement de cet instrument. L'antisepsie et la cocaïne n'existant pas à cette époque, je tendais à réduire l'intervention chirurgicale au minimum indispensable. D'autre part, je donnais aux
exercices faits en dehors du stéréoscope une place aussi ré-
duite que possible. Je suis devenu plus éclectique. Je n'hésite
pas à opérer sans nécessité absolue, simplement pour abréger
la durée des exercices et je trouve souvent grand avantage à
employer les procédés décrits dans le précédent chapitre. Quoi
qu'il en soit, le stéréoscope reste un instrument des plus utiles
dans la plupart des cas, indispensable dans quelques-uns.

§ 45. **Stéréoscope de Wheatstone.** — Dans sa forme primitive, le stéréoscope de Wheatstone se composait de deux miroirs
inclinés à 45 degrés sur la direction des lignes visuelles de l'observateur et dans lesquels venaient se réfléchir respectivement
les deux images différentes dont la fusion était destinée à produire
la représentation en relief de l'objet. Il est à remarquer qu'à cause
du renversement produit par les glaces, il fallait avoir soin de
placer à gauche l'image dont la perspective avait été dessinée en
prenant l'œil droit comme point de départ et réciproquement. Si
l'on ne prenait pas cette précaution, on obtenait une représentation pseudoscopique.

§ 46. **Stéréoscope de Brewster.** — Bientôt le désir de réduire
la dimension de l'instrument tout en augmentant le grossissement

des images donna naissance au stéréoscope de Brewster, celui dont l'usage s'est généralement répandu et qui consiste en une boîte, séparée, par une cloison, en deux compartiments dans chacun desquels on regarde à travers un verre convexe. Généralement, ces verres ont une distance focale de six pouces (soit environ 14 centimètres, répondant à sept dioptries).

Supposons (fig. 20) que l'écartement des images placées dans le stéréoscope et l'écartement des lentilles convexes soient précisément égaux à l'écartement des yeux de l'observateur. Supposons que ce dernier soit emmétrope et que les dessins soient placés précisément au foyer principal des oculaires. En regardant dans l'instrument, les images se fusionneront, les lignes visuelles de l'observateur étant parallèles et son accommodation entièrement relâchée.

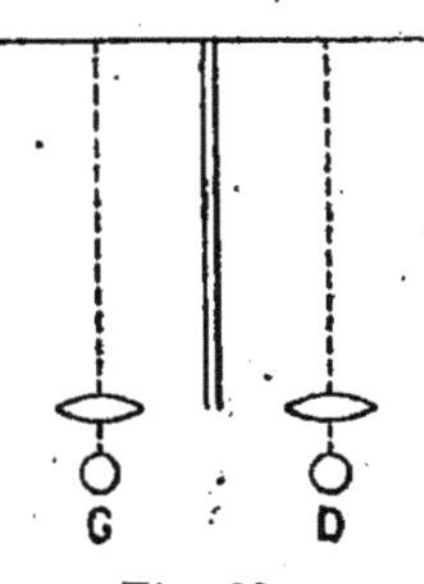

Fig. 20.

Il est aisé de voir, par une construction géométrique très simple, que l'une des conditions énumérées ci-dessus est superflue : quel que soit l'écartement des yeux de l'observateur, si les images sont au foyer des lentilles et que l'écartement des lentilles soit le même que celui des images, on obtiendra la fusion en regardant dans l'instrument avec des lignes visuelles parallèles et l'on verra nettement, à condition de relâcher l'accommodation.

Pourquoi donc les stéréoscopes du commerce sont-ils tous munis de lentilles soit décentrées, soit prismatiques?

En premier lieu, pour pouvoir augmenter un peu la dimension des images, on a pris l'habitude de les écarter d'une quantité supérieure à la distance des yeux; au lieu de cette distance qui est, en moyenne, de 64 millimètres, on éloigne généralement les images stéréoscopiques de deux pouces et demi, soit près de 7 centimètres; on les éloigne parfois davantage encore; il s'ensuit que, pour ne pas demander à l'observateur une divergence impossible, il faut que la distance des centres des lentilles soit supérieure à 7 centimètres, afin que ces verres agissent à la façon de légers prismes à arêtes internes.

En second lieu, il importe que les stéréoscopes ne soient pas destinés exclusivement aux emmétropes. Laissant aux hypermétropes le soin d'accommoder ou de mettre leurs verres convexes, on a eu égard aux myopes et, dans leur intérêt, on a placé les épreuves en deçà du foyer principal des lentilles de manière à exiger, des emmétropes, un effort d'accommodation d'une ou deux dioptries. Mais alors ces derniers, devant accommoder, sont conduits à converger et ils verraient double ou trouble si l'on ne venait pas à leur secours par une nouvelle décentration des lentilles dans le même sens que celle indiquée précédemment. Aussi l'usage s'est-il établi de découper les verres de stéréoscope dans de grandes lentilles d'un diamètre d'environ 8 centimètres qu'on scie en deux par le milieu et dont on transpose les moitiés de manière à amener les bords minces en contact, les parties épaisses venant se placer du côté externe.

Pendant bien longtemps, les stéréoscopes du commerce m'ont suffi pour la cure du strabisme. Depuis quelque temps je donne la préférence à un modèle construit par un Américain, Holmes, et qui porte, on ne sait trop pourquoi, le nom de *mexicain* (voy. plus loin, § 48).

§ 47. **Stéréoscope à cinq mouvements.** — Pour un assez grand nombre de cas de strabisme, il est commode d'employer un stéréoscope que j'ai construit avec la collaboration du Dr Bull (fig. 21) et qui présente les caractères particuliers suivants :

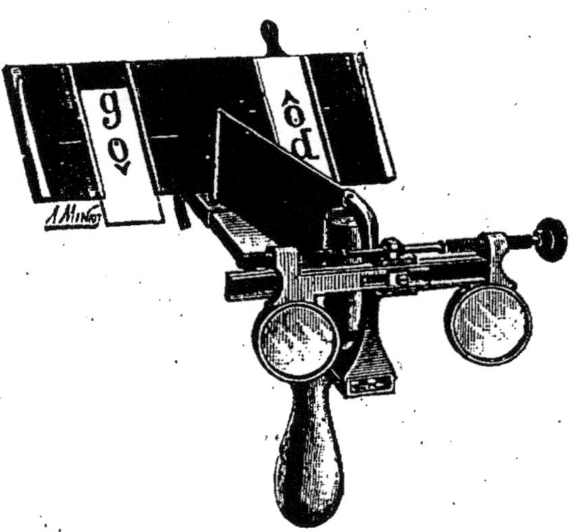

Fig. 21.

a. — J'ai dit que les stéréoscopes du commerce sont munis de verres de six pouces : il est heureux qu'il existe à cet égard une certaine uniformité pour que les photographies stéréoscopiques de toute provenance s'adaptent aux stéréoscopes de tous pays; mais, pour notre usage, des verres plus forts sont préférables, parce que le champ angulaire s'en trouve augmenté, ce qui permet d'entreprendre des exercices alors que la déviation est forte. Pour faciliter les calculs, j'ai adopté des objectifs de quatre pouces, correspondant à dix dioptries. Dans ces conditions, il arrive encore, principalement chez les strabiques convergents, que l'étendue des champs soit insuffisante pour obtenir la superposition des images; mais cet inconvénient ne se présente guère que dans des cas justiciables d'une opération préalable à tout traitement optique.

b. — La tige sur laquelle glisse le porte-objet est divisée en dioptries. Pour s'assurer de l'exactitude de l'instrument, après avoir mis dans la lyre une feuille de papier blanc, on tourne la face qui porte les verres de manière à faire peindre sur le papier les images d'objets éloignés, l'appareil agissant comme une chambre noire de photographe : mettant le papier au point, on vérifie que la lyre est à la division 10 de la tige.

On conçoit aisément que, pour un hypermétrope de deux dioptries, la mise au point pour le *punctum remotum* correspond à la division 8; pour un myope de six dioptries, la vision sera nette jusqu'à la division 16, etc.

Ce système de glissement est très commode pour faire certains exercices. Par exemple un strabique périodique hypermétrope, en rapprochant peu à peu le porte-objet, peut s'apprendre à accommoder sans converger, car la convergence se trahit aussitôt par l'apparition de doubles images, et ce seul exercice, qui consiste à mettre en jeu l'accommodation sans y associer la convergence, peut conduire des cas de ce genre à la guérison.

c. — Une double vis, à filets contraires, permet de faire varier lentement la distance des lentilles et, par conséquent, la convergence des yeux de l'observateur. Qu'une personne possédant la vision binoculaire fasse tourner cette vis pendant qu'elle regarde dans l'instrument : elle sentira bientôt distinctement une traction dans les yeux : c'est absolument comme si une vis de rappel agissait sur ces organes pour les faire converger ou diverger.

L'échelle, sur laquelle on lit les déplacements obtenus au moyen de la vis, est divisée en millimètres. D'après ce qui a été exposé plus haut (§ 25), les oculaires étant de dix dioptries, chaque millimètre de variation de distance des lentilles, produit à peu près le même effet que l'addition d'un prisme de 1 degré devant l'un des yeux (1).

d. — Le porte-objet est disposé de manière à pouvoir recevoir soit un carton du format ordinaire des vues stéréoscopiques, soit deux cartons plus petits dont les images sont destinées à être fusionnées. Il est facile de faire varier la distance des images, d'en changer la hauteur respective, et de donner à l'une des images une inclinaison dans son plan. Ces derniers mouvements, dont l'utilité s'explique d'elle-même, seront mentionnés plus tard, à l'occasion. Je n'insisterai ici que sur le premier, qui est d'une application très fréquente.

Le mouvement horizontal produit un effet analogue à celui

---

(1) Des raisons théoriques et pratiques m'ont fait renoncer à l'idée séduisante de mettre le zéro dans une position correspondant au parallélisme des lignes visuelles, ainsi qu'à inscrire les angles de déviation, et j'ai préféré tracer l'échelle de manière à donner simplement la distance des centres des deux lentilles.

obtenu tout à l'heure (c) par le déplacement des objectifs, avec cette double différence qu'il est rapide et que son effet angulaire est plus ou moins grand suivant que la planchette porte-objet est plus ou moins éloignée.

Supposons d'abord la planchette arrêtée au n° 10 de la tige, c'est-à-dire mise au point pour un observateur emmétrope et relâchant son accommodation. *Dans ces conditions*, d'après ce qu'on a vu plus haut (§ 25), *chaque millimètre de variation de distance des deux objets correspond à l'effet optique que produirait un prisme d'un degré* placé devant l'un des yeux de l'observateur.

Exemple : Les pupilles de l'observateur sont écartées de 60 millimètres et on a placé les verres et les cartons à ce même écartement de 60 millimètres. Devant l'un des yeux de l'observateur on met un prisme de 10 degrés à arête externe. La fusion stéréoscopique est abolie; pour la rétablir, avec parfait équilibre, on peut, au choix, écarter les lentilles ou rapprocher les objets d'une même quantité, qui est de 10 millimètres.

Le calcul de l'effet produit est un peu plus compliqué quand la planchette est plus près ou plus loin que la distance focale principale des verres. Je n'en donnerai pas le détail, car en vérité la précision en pareille matière est sans intérêt, en présence des grandes variations de la convergence chez la plupart des personnes qui regardent dans un stéréoscope, variations qui sont souvent énormes chez les strabiques.

Ce qui importe, c'est de posséder un instrument qui permette la fusion stéréoscopique malgré une divergence ou une convergence assez forte, et c'est ce qui est obtenu ici, grâce à la courte distance focale choisie pour les verres et grâce à la possibilité de faire agir dans le même sens le déplacement des objets à fusionner et celui des verres auxquels on donne ainsi une action prismatique assez énergique.

e. — Le stéréoscope, représenté par la figure 21, possède un sixième mouvement : le porte-objet peut s'abaisser en arrière par rotation autour d'une charnière horizontale. Ce mouvement est d'une application assez rare : il sert pour les sujets chez qui la convergence est beaucoup plus forte pour la position abaissée du regard.

En somme, ce stéréoscope commence par se conformer aux déviations de regard les plus variées, dont il nous permet de triompher en retirant graduellement les concessions qu'il a consenties d'abord.

§ 48. **Stéréoscope de Holmes.** — Les avantages que présente le stéréoscope dont on vient de lire la description sont chèrement payés par les inconvénients de mettre entre les mains des patients un instrument lourd, fragile et relativement coûteux.

Aussi, quand on le peut, et c'est le cas le plus fré- quent, il est préférable d'employer un stéréo- scope beaucoup plus simple, qui se trouve dans le commerce, par exemple celui de Holmes (fig. 22) dont le prix est modéré, et qui m'a paru être le plus rustique parmi ceux dont on peut faire varier la longueur.

Cet instrument, pourvu d'un manche, peut égale- ment quand il s'agit de longues séances, être monté sur un pied solide et dont le pas de vis est

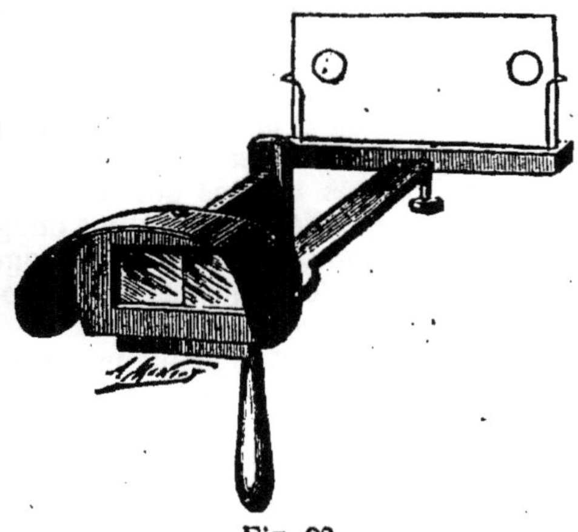

Fig. 22.

calibré pour pouvoir recevoir également le stéréoscope à cinq mouvements, décrit au précédent paragraphe, ou l'optomètre de Bull dont il sera question plus loin (fig. 42, p. 210).

§ 49. Mesure du strabisme dans le stéréoscope. — Avant d'employer le carton H pour la mesure du strabisme, il convient d'en observer les effets sur soi-même en le plaçant dans le stéréoscope à cinq mouvements, de mesurer les déplacements de la ligne verticale sur l'échelle horizontale, quand on fait varier successivement la distance des verres au moyen de la vis et la distance du carton le long de la tige. Qu'un observateur emmétrope mette la planchette à la division 10 de la tige, c'est-à-dire au *remotum* de sa vue, la vis étant tournée de manière à rendre la distance des verres égale à l'écartement de ses yeux: on s'attendrait à ce que la ligne verticale vînt couper alors l'échelle précisément à la division qui correspond à l'écartement des yeux de l'observateur, par exemple à égale distance entre les traits 6 et 7 si l'écartement des yeux est de 65 millimètres. — En réalité, les choses ne se passent qu'*à peu près* ainsi, car la relation entre la convergence et l'accommodation n'est pas tellement solide qu'elle ne soit pas légèrement rompue par l'idée qu'on regarde dans une boîte, ce qui motive un surcroît de convergence. Cette perturbation se produit encore plus forte- ment chez les strabiques.

Le carton H n'en est pas moins fort utile pour donner une idée approximative de la position des yeux d'un strabique qui regarde dans le stéréoscope. Comme sa graduation est faite en centimètres et que l'écartement en centimètres est également adopté pour les cartons de la série I, dont il sera question dans le paragraphe suivant, ce carton donne l'indication assez exacte du numéro de la série I dont il faudra faire choix pour commencer les exercices.

On peut également employer le carton H pour trouver la position à donner aux verres du stéréoscope, pour rendre facile la fusion des figures tracées sur les cartons des séries K et L, car pour ces séries l'écartement des images est de 6 centimètres : le patient doit donc, avant de s'y engager, amener, au moyen de la vis, la ligne verticale du carton H à couper l'échelle horizontale aux environs du point marqué 6.

Quand l'œil droit est le meilleur, on peut retourner le carton H avant de le mettre dans le stéréoscope ; l'inconvénient est que les chiffres sont vus renversés, mais l'avantage est que la mesure de la déviation se rapproche de ce qu'elle sera au cours des exercices stéréoscopiques, pendant lesquels la convergence est habituellement sous l'influence de l'accommodation de l'œil le meilleur.

Il ne faut pas s'étonner de trouver de très grandes variations, d'un moment à l'autre, entre les lectures que fournit le patient en regardant le carton H. Outre les variations spontanées de la convergence, on rencontre de grandes différences suivant que le plan du regard s'élève ou s'abaisse, ou encore suivant que c'est l'un ou l'autre des yeux qui accommode exactement. On se familiarisera bien vite avec ces phénomènes, dont l'analyse occuperait ici bien des pages, si l'on voulait tenir compte de l'effet des variations de distance de la planchette dans les différents cas qui peuvent se présenter. Notons, pour exemple, les cas de strabisme convergent périodique où la déviation, considérable quand c'est le bon œil qui fixe, devient à peu près nulle quand l'attention se porte principalement sur l'image perçue par l'œil dévié.

Le même carton H donne la mesure de la différence de hauteur qui peut exister entre les deux yeux. — Si, par exemple, la ligne verticale paraît coupée par l'horizontale à une certaine distance de son milieu, on est prévenu d'avoir à faire usage de la disposition qui permet, comme on le verra plus loin (§ 50, p. 122), de placer les deux moitiés des cartons dans le stéréoscope avec une différence de hauteur convenable pour en obtenir la fusion.

Le carton H sert aussi à mesurer les prismes correcteurs des différences de hauteur des images. Si l'observation se fait dans le stéréoscope à cinq mouvements, la planchette étant à la distance de 10 centimètres, à la division 10, il faut environ 1 degré de prisme par millimètre de différence de hauteur observée.

S'il y a une rotation de l'un des yeux, on en est également prévenu par l'inclinaison de la ligne verticale, qui cesse de paraître
perpendiculaire à l'horizontale, et on est conduit à faire usage
des deux mouvements non encore employés, dont l'exécution est
facile au moyen du stéréoscope de la figure 21 (p. 114).

§ 50. **Série I. Cartons de divers écartements.** — Supposons qu'on emploie un stéréoscope ordinaire. Au milieu de la
partie du verre dépoli qui est vue par l'œil gauche, collons un
pain à cacheter noir. S'il n'y avait pas de strabisme, un second
pain à cacheter, promené sur le champ destiné à l'œil droit,
devrait être amené à peu près au milieu de ce champ pour qu'il y
ait fusion des deux pains à cacheter en une seule image. Si l'œil
droit louche en dedans, il faudra, pour obtenir la fusion, placer
le second pain à cacheter d'autant plus à gauche que la déviation
sera plus forte. Quand les images seront réunies en une seule, en
ramenant graduellement le pain mobile vers le centre du champ
de l'œil droit, s'il existe chez le sujet une tendance à la fusion,
on verra l'œil dévié se redresser peu à peu. Quand le redressement sera obtenu, le strabisme aura cessé.

Cette opération, si rapidement décrite, pourra exiger, suivant
les cas, des jours, des semaines et des mois de patience; elle
sera généralement impossible sans secours chirurgical.

Dans des exercices de ce genre, ce sont surtout les commencements qui sont difficiles. Il faut procéder très graduellement et
faire conserver longtemps chaque position atteinte, en engageant
le malade à bien s'assurer chaque fois de la parfaite fusion des
deux images.

Ici, comme dans tout le traitement du strabisme, la *neutralisation*, c'est l'ennemi. Aussi ai-je remplacé les pains à cacheter
et , dont je me suis d'abord servi, par des figures plus
compliquées, avec lesquelles on obtient un contrôle certain de la
superposition des images vues par les deux yeux. De plus, au
lieu d'employer des images mobiles, il est bien plus commode
de recourir à la série I. Sur chacun des treize cartons de cette
série, la distance des images est inscrite, en centimètres, à côté
de la lettre I. Qu'on parte d'une position convergente ou divergente, il faut toujours arriver à la fusion facile du carton 6 de
la série, avant de passer aux séries suivantes. Sur ce dernier
carton sont figurés deux cercles concentriques, qui n'existent
pas sur les autres, et qu'il faut arriver à voir simultanément.

Pour abréger la conversation avec les malades, je désigne par
les mots *disque* ou *cible* le grand cercle noir, *corridor* l'une ou
l'autre des larges lignes blanches, *rond blanc* le cercle intérieur
et *point* le petit cercle noir central. Quand la fusion est parfaite,
il faut que les deux flèches soient en face des milieux des deux

corridors et que le point soit juste à cheval sur la petite ligne noire. Or, alors même que le strabisme n'est pas accompagné d'une rotation d'un des deux yeux autour de son axe antéro-postérieur, la fusion commence toujours par être très imparfaite. Il faut exiger tout d'abord la vision simultanée des deux flèches, puis celle des deux corridors et enfin celle du point central et de la petite ligne.

Chez quelques sujets, la neutralisation va jusqu'à l'effacement complet de l'image fournie par l'œil le moins bon : pour y échapper, on conseille au patient de fermer l'œil le meilleur et de ne l'entr'ouvrir que très graduellement, pour que la vision de cet œil n'éteigne pas celle de l'autre. Mais, quand on veut faire procéder ainsi, il arrive généralement que le patient ne sait pas fermer l'œil le meilleur tout en ouvrant largement l'autre : cette difficulté peut toujours être surmontée par le procédé décrit § 38, p. 92.

Il faut souvent une très grande patience pour obtenir la super-position exacte du tout, et à cet effet il faut procéder comme suit : en promenant le regard autour du disque, on amène les flèches à se poser en face des corridors blancs ; en regardant le tour du rond blanc, on amène le point à se placer à cheval sur la ligne. Dans ce jeu de patience, on s'aide des mouvements d'allongement et de raccourcissement du stéréoscope; on recherche d'abord la distance où la fusion s'obtient le plus facilement, et l'on fait ensuite varier le tirage pour consolider le résultat en le maintenant malgré des variations de convergence et d'accom-modation.

Si la difficulté est par trop grande avec le stéréoscope à simple variation de mise au point, celui de Holmes, par exemple (fig. 22), on recourt au modèle à cinq mouvements (fig. 21) ou au stéréoscope à charnière (fig. 36). Le strabique apprend rapidement à reconnaître dans quel sens il doit manœuvrer la coulisse, la vis ou la charnière de l'instrument; il faut seulement insister pour qu'il n'agisse pas trop fortement sur ces organes: les enfants et même les adultes veulent toujours avancer trop vite.

On trouvera souvent avantage à sacrifier un des cartons I. On le coupe en deux morceaux qu'on glisse, soit dans le stéréoscope à cinq mouvements, soit dans celui à charnière. Quand on a obtenu la fusion dans l'un ou l'autre de ces stéréoscopes à écartement variable, on peut continuer à employer ces instruments pour faire des exercices correcteurs de la déviation. On ne saurait trop résister à la tendance qu'ont les patients à être impatients et à vouloir progresser trop vite. Il faut qu'ils agissent par l'instrument juste assez pour que les flèches ne soient plus tout à fait en face des corridors et qu'ils fassent agir ensuite leurs yeux, en regardant les bords du disque et du rond blanc pour rétablir l'aspect correct de la figure fusionnée, avant de mettre de nouveau en mouvement le mécanisme de l'instrument (1).

Il est à remarquer que, pour les cartons I de numéro impair, le gros point central se présente devant l'œil droit, tandis que, pour les cartons pairs, il est vu de l'œil gauche. Cette alternance de disposition entre les cartons qui se suivent est utile quand les yeux sont à peu près égaux. En cas d'inégalité considérable de ces organes, il convient de retourner un carton sur deux, de manière à présenter toujours à l'œil le moins bon le gros point noir, bien plus facilement visible que la ligne sur laquelle il doit se mettre à cheval.

Quand un carton de la série I se fusionne sans peine dans le stéréoscope de Holmes à une certaine distance, on s'exerce à maintenir la fusion en l'éloignant graduellement de plus en plus ou en le rapprochant, suivant les cas, et cet exercice permet généralement de réussir le carton suivant dans la position la plus facile : c'est ce que j'appelle un exercice de consolidation. On arrive ainsi de proche en proche jusqu'au carton I 6.

Les trous de ce carton servent pour la mise en train d'une série d'exercices à exécuter en se servant des séries K et L sans faire usage du stéréoscope, ce qui permet d'emporter facilement hors de chez soi le matériel nécessaire aux exercices et ce qui est aussi très utile pour enseigner aux strabiques convergents à accommoder en laissant leurs yeux en parallélisme. A cet effet, tenant le carton I 6 tout près des yeux, on fait regarder au loin à travers les trous, lesquels se fusionnent et, avec quelque patience, on arrive à les maintenir fusionnés tout en écartant graduellement le carton des yeux et en voyant les flèches et les corridors, vaguement d'abord, nettement plus tard. Plus tard encore, cette fusion s'obtient d'emblée, sans regarder préalablement à travers les trous, et finalement, on arrive à la fusion des cartons K et L. Le malade, une fois guéri, ne se plaint pas d'avoir acquis cette petite virtuosité qui consiste à savoir contempler des photographies stéréoscopiques sans le secours de l'instrument.

Outre la mise en train des exercices de fusion stéréoscopique sans stéréoscope, les trous du carton I 6 fournissent pour ainsi dire des judas qui permettent au médecin d'observer les yeux du patient et de découvrir la simulation dont il est parlé dans les deux paragraphes suivants et dans le texte même des cartons.

---

(1) Il ne faut pas être par trop méticuleux quant à la position des flèches en face des milieux des corridors, car, sous ce rapport, même chez les personnes dont la vision binoculaire est parfaite, il existe un petit écart; de même les corridors peuvent présenter, l'un par rapport à l'autre, une faible obliquité. Ce qu'il faut exiger, c'est que le point noir central soit bien à cheval sur la ligne verticale.

11

L 7 et L 6. Ces trous permettent aussi de contrôler la position des yeux dans un exercice qui consiste à faire fusionner, à un strabique convergent, les deux disques de ce carton placé à une distance de ses yeux double de celle où ses regards convergent, et éloignant peu à peu le carton tout en maintenant la fusion, c'est-à-dire en convergeant de moins en moins.

Assez souvent la superposition des deux images ne se fait pas avec un calme parfait : les parties vues par l'œil le moins bon sont animées alors d'un tremblement régulier, comme si cet œil faisait deux ou trois oscillations par seconde : ces mouvements, qui sont extrêmement petits, ne sont pas un obstacle à la continuation des exercices et ils disparaissent à la longue, après des mois, sans qu'on ait à s'en préoccuper. Entre temps ils sont parfois d'un secours pour permettre au patient de reconnaître sans hésitation, dans l'image stéréoscopique, les parties vues uniquement par l'œil le moins bon. Il arrive assez souvent aussi que les signes vus par cet œil le moins bon soient plus pâles. Quand ils disparaissent, il faut réveiller l'attention de cet œil en posant dans le stéréoscope la pointe d'une plume à l'endroit où se produit cette lacune Mais il ne suffit pas que la partie effacée réapparaisse, il faut s'assurer que les parties vues par l'œil le meilleur continuent à être vues *en même temps*.

Même en laissant de côté les cas d'une difficulté exceptionnelle qui feront l'objet des chapitres X et XI, il faut avouer que la mise en pratique des exercices stéréoscopiques est le plus souvent une rude épreuve de patience. L'expérience peut seule enseigner au médecin les petits détails d'exécution qui facilitent la tâche du patient.

Très souvent, ces exercices sont grandement facilités par certaines grimaces qui consistent à ouvrir les yeux démesurément et à relever les sourcils.

D'autres fois on met à profit cette circonstance qu'habituellement la convergence est moindre en regardant en haut. Alors le patient commence par obtenir la fusion en relevant fortement le stéréoscope et s'exerce à maintenir la vision simple en ramenant graduellement l'instrument à la position horizontale. Il m'est arrivé souvent, grâce à ce procédé, de pouvoir entreprendre des exercices stéréoscopiques avec des sujets dont la convergence, lors du regard horizontal, était trop forte pour pouvoir être mesurée par le carton H.

Souvent, quand la convergence varie avec la direction des regards, on trouve avantage à commencer par tourner le stéréoscope vers l'un des côtés, sauf à le redresser peu à peu en maintenant la fusion.

Quand il y a différence de hauteur, on peut souvent s'en rendre maître en obtenant la fusion par une inclinaison latérale de la tête ou de l'instrument, combinée de telle sorte que l'un des yeux regarde par le haut de l'un des verres et l'autre par le bas de l'autre verre, ce qui équivaut à la superposition de deux prismes à arête horizontale et dont l'action s'ajoute, puisqu'ils agissent en sens contraire sur la position apparente des images.

Cet artifice réussit particulièrement bien avec le stéréoscope à cinq mouvements (§ 47), à cause du court foyer de ses verres, qui augmente leur action prismatique. Si ce moyen est insuffisant, on peut sacrifier un carton de la série I et y couper deux bandes verticales, larges de 3 centimètres, qu'on glisse dans les deux porte-objets de la planchette de ce stéréoscope et qu'on peut ainsi fixer à des hauteurs différentes, avec la certitude de pouvoir, peu à peu, les ramener à la même hauteur.

C'est avec intention que le carton I 6 diffère un peu des autres, car la fusion de ce carton est le but commun proposé aux strabiques, soit convergents, soit divergents. Les uns et les autres feront d'ailleurs bien de chercher à dépasser ce but, les premiers en divergence et les seconds en convergence.

Je ne quitterai pas la série I sans faire remarquer que les cartons d'un écartement inférieur à 6 centimètres se suivent à un demi-centimètre d'intervalle, tandis que la progression marche par centimètres pour les cartons où la distance des images dépasse 6 centimètres. Cela a été ainsi disposé parce que les premiers de ces cartons servent à des exercices de divergence, dont la réussite est infiniment plus difficile que celle des exercices de convergence, pour lesquels on se sert de cartons à grand écartement. J'ai déjà dit, en effet, que la convergence paraît être un mouvement volontaire, un *effort*, tandis que la divergence est un *relâchement*, presque le contraire d'un mouvement volontaire : cela demande à être expliqué aux strabiques convergents qui, pendant les premiers temps, réussissent *d'autant moins* qu'ils font plus d'efforts pour fusionner (voy. § 70).

Les cartons de la série I, que j'employais à peu près exclusivement au début, ne jouent plus qu'un rôle fort accessoire dans ma pratique actuelle, car, surtout pour les strabiques divergents, ils sont remplacés avec avantage par le stéréoscope à charnière (§ 54), et dans la plupart des cas l'intervention chirurgicale diminue beaucoup leur utilité : il me faut donc remonter à une époque éloignée pour trouver des observations de guérison reposant principalement sur l'usage de ces cartons. Avant de reproduire un cas de ce genre, je ferai remarquer qu'à cette époque la disposition des images était un peu différente. Les disques à fusionner étaient deux grands pains à cacheter noirs. Au-dessus de l'un et au-dessous de l'autre étaient collés deux pains à cacheter rouges, plus petits :   ⁸|₈   ; l'image résultante se composait donc d'un pain noir accompagné de deux pains rouges situés sur la même verticale : Ƨ . Je ferai remarquer aussi que, dans les cas analogues à celui que je vais relater, la réussite s'obtient avec moins de travail quand la cure stéréoscopique a été préparée par l'occlusion préalable de l'œil sain, prolongée pendant des semaines ou des mois, et quand on facilite les exercices de lecture par l'emploi de verres correcteurs de l'anisométropie.

Observation 27. — Le 3 décembre 1864, j'entreprends le traitement du jeune Gonzague de B..., âgé de onze ans et demi. Strabisme convergent unilatéral de l'œil droit remarqué depuis l'âge de huit ans. Déviation très variable, presque nulle par moments. Hypermétropie totale, environ 1 à gauche et 2 à droite. Nous remarquons, ce qui est très fréquent, une différence entre la perception des couleurs rouge et verte qui, l'une et l'autre, paraissent plus claires pour le bon œil. Sans verres, l'acuité est environ 1/4 à gauche et 1/2 à droite. Au cours du traitement, l'acuité de l'œil gauche devint égale à celle de l'œil droit.

Dès la première séance, commençant par I 2.5, nous arrivons à faire fusionner jusqu'à I 4. Le pain coloré vu par l'œil gauche est en mouvement perpétuel. Après trois semaines, et avec le secours du stéréoscope à charnière, nous obtenons la fusion de I 7. Nous reprenons ces mêmes cartons dans un stéréoscope dont les verres ont été enlevés : au premier abord, I 2.5 réussit, et après quelques semaines de persévérance, la fusion de I 7 est obtenue dans ces conditions. A ce moment (15 février 1865), le sujet, sachant accommoder assez fort sans converger, la lecture binoculaire réussit, avec cette réserve que les lettres vues seulement par l'œil gauche, paraissent osciller et sont vues plus petites (à cause de l'hypermétropie plus forte).

En avril, la diplopie apparaît enfin et avec l'aide de prismes à 4 degrés à arête interne, nous obtenons la vision binoculaire des objets éloignés. Quinze jours plus tard, nous supprimons ces prismes en recommandant de les reprendre si la diplopie réapparaissait.

Après une interruption causée par la rougeole, le jeune B... revient en juin, en bon état. Il accuse seulement un peu de diplopie quand il ouvre brusquement les yeux ou tourne vivement la tête. Les doubles images rentrent aussitôt, spontanément. La lecture contrôlée va bien : les lettres vues par l'œil gauche seul sont encore un peu plus pâles que les autres. Prescrit pour le travail seulement, par crainte de rechute, des verres convexes correcteurs de l'anisométropie.

En novembre 1866, bien qu'il ait cassé ses lunettes, il n'y avait pas trace de récidive.

§ 51. Échelle typographique employée. — Pour les séries de cartons K et L dont il sera question aux §§ 52 et 53, j'ai voulu employer des caractères typographiques dont les grandeurs variassent avec une certaine régularité. Pour des raisons que j'ai exposées ailleurs avec détail, j'ai cru bien faire en adoptant, pour la grandeur de ces caractères, une progression géométrique et en prenant pour raison de cette progression $\sqrt{i}$ et pour premier terme 0.125. Ces caractères sont réunis sur le carton A, qui sert de titre à la série des cartons et qui est employé pour les exercices de lecture binoculaire contrôlée dont il est si souvent question dans cet ouvrage. A cause de la difficulté d'exécution, la feuille A ne contient pas les caractères correspondant au premier terme. L'exécution des plus fins, marqués 1 à droite et 0.75 à gauche, et où la hauteur des lettres courtes est inférieure à un cinquième de millimètre, laisse beaucoup à désirer.

Les chiffres, inscrits à droite du carton A, marquent la grandeur des caractères typographiques dont il sera fait usage dans les séries K et L (§§ 52 et 53) sans qu'il soit besoin d'en savoir la signification mathématique.

J'ai exposé en grand détail, dans les *Annales d'oculistique* (1878, t. LXXX, p. 146), les inconvénients des échelles qui servent habituellement à mesurer l'acuité visuelle, et je leur substitue, pour la vision de près, le carton A, que j'ai fait monter sous verre et auquel j'ai joint une chaînette pour la mesure des distances (fig. 23) et pour la vision de loin une réglette construite d'après les mêmes principes.

Ce n'est pas ici le lieu de répéter pourquoi les échelles qui servent à mesurer l'acuité visuelle, doivent être construites d'après une progression géométrique, ni de discuter si l'acuité est proportionnelle à la grandeur ou à la surface des lettres visibles. Je ferai cependant remarquer que le petit tableau représenté par la figure 35 donne l'acuité visuelle en concordance avec Snellen, si on l'emploie à 1 mètre ; on n'a qu'à noter en dénominateur le chiffre inscrit au-dessus des lettres lues — et que ce même tableau, tenu à 25 centimètres, donne également l'acuité, en se servant des chiffres inscrits à gauche.

Enfin, je ferai remarquer qu'en notant l'acuité visuelle, on a fait la même faute qu'en se servant des foyers des verres de lunettes; aussi,

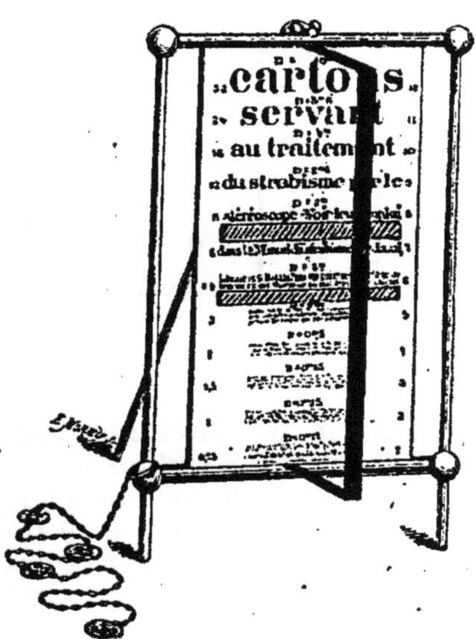

Fig. 23.

bien que j'aie préconisé l'adoption de la notation directe pour les verres (système des dioptries), je recommande la notation de l'abaissement de la vue, que j'appellerai K (de *koptopie*) pour être substituée à celle de l'acuité. Mais je ne pose pas K = 1 : V, car la vision parfaite, pour laquelle K = 0 ne correspond pas à V = 1, mais à peu près à V = 2. De plus, ce qui est intéressant, c'est de noter, d'une manière simple, le *rapport* de l'abaissement. Quand un œil se détériore, et qu'au lieu de lire à 1 mètre le 1 de Snellen, il ne lit plus que le 2, le rapport est le même que lorsque la vision s'abaisse de 4 à 8; or, dans le premier cas, il a perdu un numéro de Snellen; dans le second, il en a perdu quatre. Si, au contraire, nous notons le chiffre K (inscrit à droite du carton A ou colonne III du tableau ci-après), nous dirons, dans le premier cas, que K a passé de 2 à 4, et dans le second, qu'il a passé de 4 à 6.

Quoi qu'il en soit, l'échelle d'acuité représentée par la figure 23 est si commode que je saurais difficilement m'en passer.

I Progression géométrique.	II Même progression. $(8 \times H)$	III Logarithmes, K	IV Superficie. $(8 H)^2$	V Hauteur théoriq. H des lettres courtes.	VI 1/V suivant Snellen pour $D = 1^m$	VII 1/V suivant Snellen pour 0.25	VIII Points typographiques.
64	64	12	4096	8	8	32	48
32 $\sqrt{2}$	44.8	11	2048	5.6	6	24	36
32	32	10	1024	4	4	16	24
16 $\sqrt{2}$	22.4	9	512	2.8	3	12	18
16	16	8	256	2	2	8	12
8 $\sqrt{2}$	11.2	7	128	1.4	1.5	6	9
8	8	6	64	1	1	4	6
4 $\sqrt{2}$	5.6	5	32	0.7	0.75	3	4.5
4	4	4	16	0.5	0.5	2	3
2 $\sqrt{2}$	2.8	3	8	0.35	0.37	1.5	2.25
2	2	2	4	0.25	0.25	1	1.5
$\sqrt{}$	1.4	1	2	0.175	0.18	0.75	1.12
1	1	0	1	0.125	0.125	0.5	0.75

§ 52. Série K. Cartons pour obtenir la fusion de lettres. — Ces treize cartons ont été dessinés avec un écartement de 6 centimètres, ce qui les rend faciles à aborder pour les strabiques, qui ont fusionné le n° 6 de la série I. Au surplus, rien n'empêche de les découper et d'en placer les deux moitiés dans le stéréoscope à cinq mouvements du § 48 ou dans le stéréoscope à charnière (§ 54).

On conçoit que la fusion des objets dans le stéréoscope demande d'autant plus d'adresse et de précision que ces objets sont plus petits. Le but de la série K est d'amener peu à peu le patient à produire à volonté les mouvements nécessaires pour obtenir la superposition exacte des images offertes aux deux yeux.

Ce travail, qui se produit aisément quand il s'agit de *rétablir* a vision binoculaire chez un sujet qui louche depuis peu de temps, demande, au contraire, des efforts et une patience d'autant plus considérables, que la déviation est plus ancienne. Il peut toujours être conduit à bonne fin dans les cas les plus défavorables, c'est-à-dire ceux où la déviation est de naissance et accompagnée de nystagmus.

Jamais on ne mettra trop de soin à assurer que les deux yeux participent à la vision de la lettre à fusionner. Quand le patient est de bonne foi, il suffit de lui recommander de porter tout son effort sur la vision *simultanée* des signes accessoires qui figurent en blanc sur les pleins de la lettre ou qui ont été marqués dans son voisinage.

Assez souvent, des enfants qui n'ont pas l'habitude de mentir, désespérant de réussir à voir ce qu'on leur demande, mettent toute leur intelligence à répondre conformément à nos désirs et cette simulation est parfois difficile à découvrir et à réprimer. On est d'autant plus gêné que les parents ne veulent généralement pas croire à la fraude commise et qu'il est parfois impossible de les en convaincre.

Le meilleur moyen de découvrir la simulation en question est d'observer les yeux de l'enfant en lui commandant de regarder alternativement la lettre supérieure et la lettre inférieure d'un des cartons de la série K. S'il y a simulation, elle est accompagnée généralement d'une assez forte convergence qui, dans la manœuvre dont je viens de parler, apparaît d'autant plus facilement qu'elle est alors accompagnée d'une alternance dans le strabisme.

J'ai toujours réussi, dans les cas de ce genre, à remettre l'enfant dans la bonne voie en lui parlant très sévèrement, brutalement même, et lui refusant de continuer à lui donner mes soins. Je prie, à son insu, les parents de me ramener le délinquant six mois plus tard. Après cette interruption, qui paraît extrêmement longue à l'enfant, je lui fais bon accueil et lui exprime pleine confiance qu'à son âge il ne fera pas ce que s'est permis le jeune enfant qu'il était six mois avant. On trouvera plus loin trois observations de ce genre (367, p. 261 ; 343, p. 289 et 309, p. 263).

Quand la réussite des cartons K est entravée par de la différence de hauteur ou par une rotation des yeux qui empêche les lettres de prendre une position parallèle, il ne faut pas hésiter à recourir au stéréoscope à cinq mouvements.

Si, ce qui est plus fréquent, la difficulté provient de la disparition des signes locaux destinés à l'œil le moins bon, il faut enseigner au patient à porter son attention sur les impressions reçues par cet œil et cela peut se faire, soit en insistant sur la parfaite réussite des premiers cartons de la série K, soit en obscurcissant par une ombre portée la moitié du carton située en face du bon œil, soit en posant une pointe de plume ou de canif sur l'endroit où le signe local devait apparaître, soit enfin

en attirant l'attention sur les parties plus visibles et destinées à
l'œil le moins bon, comme je vais l'expliquer en faisant usage du
carton C.

Ce carton fusionné donne l'aspect d'une lettre E, dont le jambage vertical porte les lettres x, y et z. L'observation de ce carton
permet de constater qu'il existe des degrés dans la perfection de
la fusion binoculaire. Telle personne arrivera bien à voir la lettre
E complète et sera hors d'état de distinguer en leur entier les
trois lettres plus petites; d'autres fusionnent les disques noirs
avant d'obtenir la soudure parfaite de l'F et de l'L en une lettre
unique; plusieurs, quand ils savent voir parfaitement la lettre E,
sont encore loin d'obtenir le rapprochement des éléments qui
forment l'x, l'y et le z. Ce carton présente donc une collection de
difficultés graduées et il est important de faire remarquer que le
moyen d'arriver à la perfection consiste à consolider les résultats acquis : par exemple, c'est en promenant le regard sur le
tour du cercle noir qu'on obtient la superposition exacte des
jambages verticaux de l'F et de L et c'est en suivant du regard
les contours de ce jambage vertical qu'on atteint le but final, qui
est la vision parfaite des petites lettres. L'idée de faire fusionner les lettres F et L est empruntée à Green. Les rayures,
qui forment le fond, sont la reproduction d'une expérience classique relative à l'antagonisme des champs visuels : les personnes
dont les yeux sont normaux n'arrivent jamais à voir simultanément les deux systèmes de lignes dans leur entier.

On peut également, grâce au tirage du stéréoscope, faire pratiquer les exercices à une distance pour laquelle l'œil réfrac-
taire accommode plus facilement que l'autre.

Il va sans dire qu'on doit souvent recourir à l'emploi de
lunettes correctrices de l'amétropie : le plus habituellement,
l'œil le moins bon est affecté d'un degré d'astigmatisme tel qu'il
y a grand intérêt à prescrire un verre cylindrique pour faciliter
les exercices.

Les huit cartons K 12 à K 5 portent respectivement les lettres
g et d du côté destiné à l'œil gauche et à l'œil droit. L'utilité de
ces lettres est d'aider à faire réapparaître, dans l'image fusionnée, tout signe local qui pourrait disparaître. Par exemple, si
dans le carton K 9 la barre intérieure de l'O, destinée à l'œil
gauche, disparaît, on attire l'attention sur l'accent et le point
inférieurs, et si ces signes eux-mêmes ne sont pas vus, on fait
regarder la lettre g, ce qui les fait réapparaître.

Carton K 8. — Dans quelques exemplaires, par erreur, la partie de droite est trop haut; dans ce cas, supprimer ce carton.

Pour le carton K 7, plus facilement que les yeux sains, les
yeux strabiques arrivent à voir un grand V, dont la vision facilite
celle du reste. Si les points d'exclamation, en se confondant avec

les i, rendaient la réussite trop difficile, on peut les supprimer d'un coup de grattoir.

Pour le carton K 6, la difficulté est d'obtenir que les deux *t* soient vus comme par transparence à travers les jambages de l'A.

Carton K 5, on remarquera sur la dernière lettre du mot *petit* destiné à l'œil gauche et sur la première lettre de ce mot destiné à l'œil droit des barres noires qui, lorsque la vision binoculaire est parfaite, deviennent transparentes et laissent voir toutes les lettres du mot. Ces barres sont la représentation stéréoscopique d'une tige opaque qui serait tenue en avant d'un mot *petit;* pour s'en assurer, les personnes un peu maîtresses des mouvements de leurs yeux pourront, à volonté, voir soit le mot *petit* simple, la barre étant vue double et en images croisées transparentes, soit la barre simple, le mot *petit* apparaissant en images doubles directes. C'est la première de ces deux manières de diriger les yeux qui doit être exercée chez les strabiques.

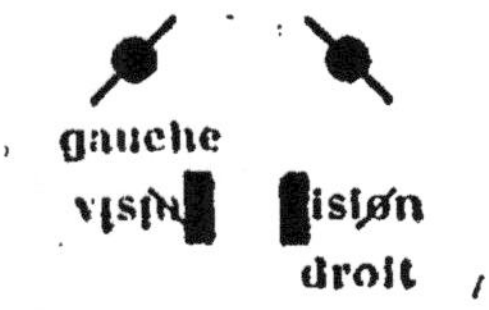

Pour faciliter la surveillance des exercices, je donne ici (fig. 24, 25, 26 et 27) la reproduction agrandie des cartons K 4, K 3, K 2 et K 1. — Ces figures présentent des barres noires analogues à celles du carton K 5, et qui doivent apparaître en doubles images transparentes.

L'emploi de ces cartons est une préparation à la *lecture contrôlée* (§ 41). A cause de la petitesse des lettres, il a été utile de figurer, sur chacun de ces cartons, un autre objet, plus gros et, par conséquent, plus facile à fusionner que les caractères typographiques. La vision binoculaire de cet objet prépare et facilite celle du mot destiné à être vu binoculairement. Si le carton K 5 réussissait trop difficilement, on n'aurait qu'à y ajouter à la plume un repère analogue.

Surtout si l'un des yeux est amblyope, on ne s'obstinera pas à obtenir la réussite des cartons les plus fins de cette série : en particulier, le dernier (fig. 26), où le mot *difficile* est répété trois fois, ne peut guère être vu avec le grossissement que donne un

Fig. 24 (carton K 4).

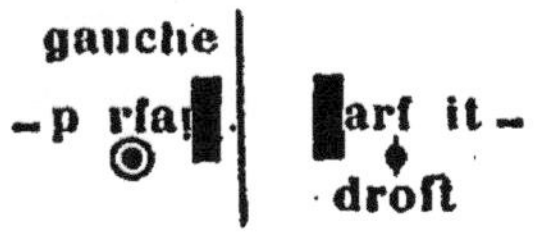

Fig. 25 (carton K 3).

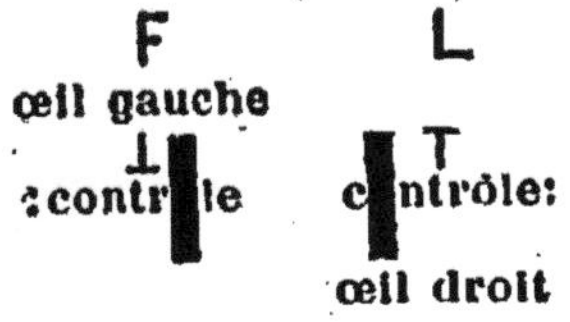

Fig. 26 (carton K 2).

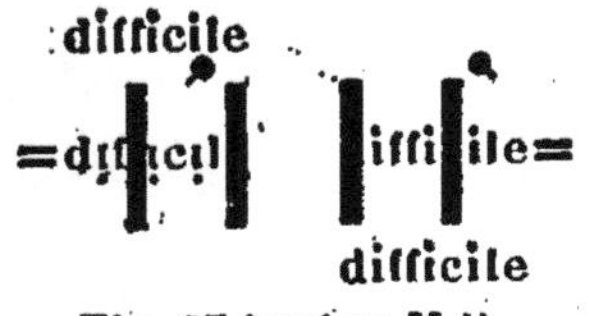

Fig. 27 (carton K 1).

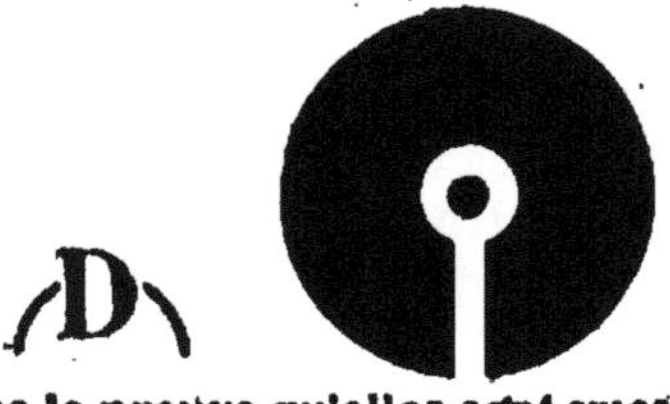

pörtent avec elles la preuve qu'elles sønt vues par l'œil gauche tandjs que celles placées sous le carré ne sønt vues que par l'œil droit. De plus, il faut que le carré parajsse transparent et bleu sur la même verticale que le carré suivant, vu par l'œil droit seul.—

Quand ce dernier résult t ne peut pas être o   ur le carton L 5 ou que, pour le présent carton, les deux gra   res noires sont loin de se mettre en p rallélisme, c'est qu'il   ne rotatio des yeux autøur de l ur axe, e il devient nécessaire d   r au stéréoscope à cinq mouvements, ou l on place les deux mo   haque cartön.

L'emploi du s éréoscope à cinq mouvements   IV paragraphe 47) est égalem nt très tile quand les yeux p   des différences de hauteur, mais il fau en arriver à réussir   binoculaire du présent carton et du suivant dans un stéréos   naire, avant de passer à la lec ure binoc laire contrôlée (par   41 du Manuel), qui est le dernier temp du traitement du stra

Les figures qu'on voit au dessus et au dessous du texte imprimé sont très utiles pour ramener les yeux à la position correcte quand l'exercice ne réussit pas.

Fig. 28 (carton L 4).

stéréoscope ordinaire, et, même dans le stéréoscope à cinq mouvements, la plupart des patients n'arriveront pas à le voir avec

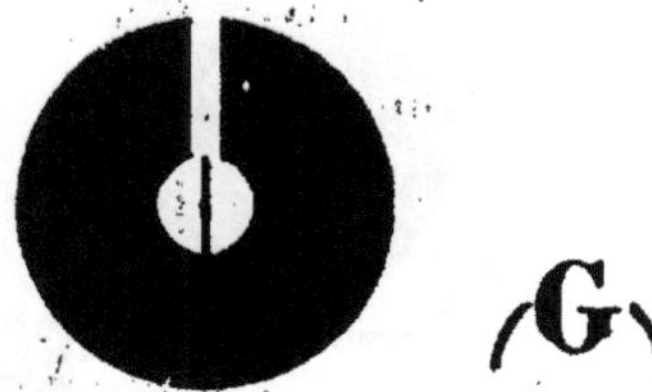

portent avec elles la preuve qu'elles sont vues par l'œil gauche, tandis que celles placées sous le carré ne sont vues que par l'œil droit De plus, il faut que le carré paraisse transparent et bien sur la même verticale que le carré suivant, vu par l'œil droit seul.

Quand ce dern... ...ltat ne peut pas être obtenu pou. le carton L 5 ou que, pour l... ... carton, les deux grandes barres noires sont loin de se mett... ...arallélisme, c'est qu'il existe u rotation des yeux autour de l... ...t il devient nécessaire de recouri au stéréoscope à cinq mouveme... ...l'on place 'es deux moitiés de chaque carton.

L'emploi du st... ...e à cinq mouvements (Chapitr IV paragraphe 47) est égaleme... ...utile quand les yeux p ésentent des différences de hauteur, ma... ...t en arriver à réussir la fusion binoculaire du présent carton... ...ivant dans un stéréos ope ordinaire, avant de passer à la lect... ...oculaire contrôlée (pa agraphe 1 du Manuel), qui est le derni... ...s du traitement du st abisme.

Les figures qu'on voit au-dessus et au-dessous du texte imprimé sont très utiles pour ramener les yeux à la position correcte quand l'exercice ne réussit pas.

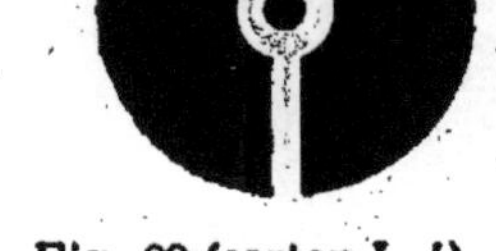

Fig. 29 (carton L 4).

les points sur et sous les *i*, avec les deux signes = et avec les quatre barres transparentes.

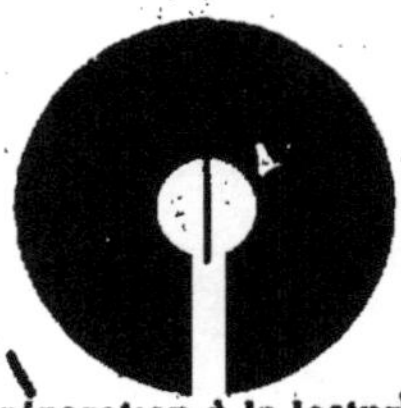

Le présent carton complète la préparation à la lectur[...]lée. La réussite en est plus difficile, non seulement parce que le texte est plus fin, [...] ssi parce que les barres sont plus voisines l'une de l'autre, ce qui donne la tentation [...]sionner en une seule. Il faut que la barre vue par l'œil gauche vienne se placer au-de[...]e la lettre G et que celle vue par l'œil droit apparaisse exactement au-dessous de la [...]

Ici, comme dans le carton précédent, la page vue dan[...]réoscope se trouve partagée en cinq sections : — La première, vue binoculairement; [...]conde, vue par l'œil gauche seul, dans la teinte grise formée par la bande noire situ[...]s le champ de l'œil droit; — la troisième section est binoculaire; — la quatrième est [...] l'œil [...] seulement; — enfin la cinquième est de nouveau binoculaire : le con[...]mblerait donc assuré, par le seul emploi des bandes noires placées dans les deux ch[...] stéréoscope.

Malheureusement il n'en est pas ainsi, car loin de se [...] un mouvement continu des yeux, la lecture se fait par une série de saccades, si b[...]ne ligne d'impression telle que la présente est partagée par le lecteur en dix ou dou[...]ons, qu'il lit successivement. Il peut donc arriver, et il arrive malheureusement ass[...]ent qu'un strabique, mis en présence de ce carton, commence par lire en se servar[...]ment de son œil gauche les trois premières des cinq sections dont il a été question to[...]ure et que, faisant coïncider une alternance de strabisme avec l'une des dix ou douz[...]es qu'exige la lecture de la ligne entière, il ne se serve plus que de son œil droit [...]re la fin de la ligne : de là l'utilité des nombreux signes locaux du présent carton [...]récédents.

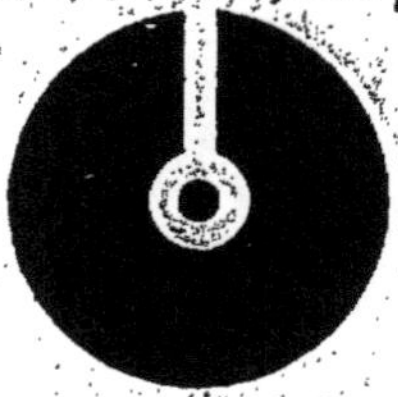

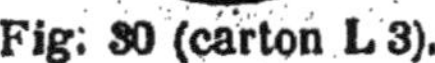

Fig. 30 (carton L 3).

Les deux *a* du mot *parfait* (carton K 3, fig. 25) sont particulièrement difficiles à voir simultanément : si l'on n'y arrive pas, on

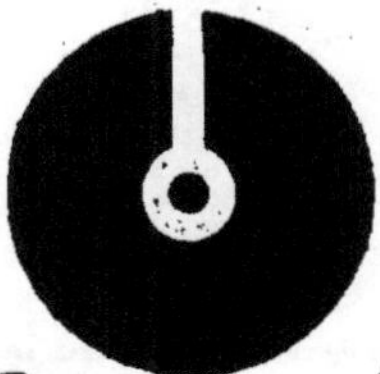

Le present carton complet[...] paration a la lecture controlée. La reussite eh est plus difficile, non seulement parc[...] e texte est plus fin, mais aussi parce que les barres sont plus voisines l'une de l'autre [...] donne la tentation de les fusionner en une seule. Il faut que la barre vue par l'œil g[...] enne se placer au-dessous de la lettre G et que celle vue par l'œil droit apparaisse ex[...] t au-dessous de la lettre D.

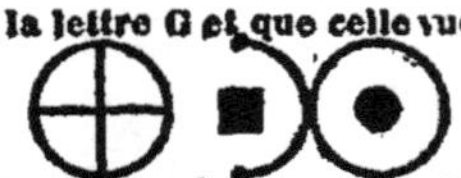

Ici comme dans le carton [...] eat, la page vue dans le stereoscope se trouve partagee en cinq sections : — La pre[...] e binoculairement; — la seconde, vue par l'œil seul, dans la teinte grise fo[...] r la bande noire situee dans le champ de l'œil droit; — la (troisieme) section est bino[...] — la (quatrieme) est vue par l'œil droit seulement; — enfin la (cinquieme) est de r[...] binoculaire : le controle semblerait donc assure, par l'a seul emploi des bandes noir[...] es dans les deux champs du stereoscope.   O ꝉ E

Malheureusement il n'en e[...] nsi, car loin de se faire par un mouvement continu des yeux, la lecture se fait par [...] ie de saccades, si bien qu'une ligne d'impression telle que la présente est partagee [...] cteur en dix ou douze sections, qu'il lit successivement. Il peut donc arriver, et il d[...] alheureusement assez souvent qu'un strabique, mis en presence de ce carton, com[...] ar lire en se servant seulement de son œil gauche, les trois (premieres) des cinq sect[...] t il a ete question tout a l'heure et que, faisant coincider une alternance de strabisme [...] ne des dix ou douze saccades qu'exige la lecture de la ligne (entiere,) il ne se serve [...] ue de son œil droit pour lire la fin de la ligne : de la (l'utilite) des nombreux signes [...] du présent carton et des precedents. PRAVO.

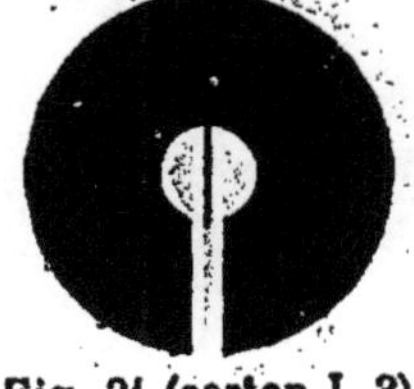

Fig. 31 (carton L 3).

peut ajourner jusqu'après réussite des cartons de la série L,

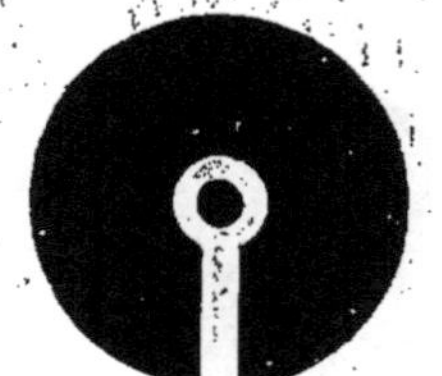

D'après ce qui précède, il est donc utile de multiplier les épreuves qui permettent, en dehors du stéréoscope, de contrôler l'existence

et la solidité de la vision binoculaire (Chap. V, § 62.)

Le présent carton se distingue [...] précédent en ce que le même contrôle [...] sion binoculaire s'y reproduit bien plus [...]

En effet les barres noires sont [...] présentation des trois barreaux d'un g[...] à quelque distance au-dessus de la pa[...] ression.

Dans ces conditions, la page e[...] ée en treize sections destinées à être [...] monoculairement — par l'œil gauche —] [...] rement

— par l'œil droit, etc. si bien [...] sérieusement espérer, avec l'emploi [...] carton, échapper aux alternances de str[...] qui ont

été décrites au carton précéden[...] peuvent simuler la vision binoculaire.

Le carton suivant et derni[...] une disposition analogue, plus [...] répétée encore, et qui peut servir de [...] ation à

l'emploi du contrôleur à grill, [...] que les précédents ont permis d'abord[...] ntrôleur simple.

Les cartons de la série L so[...] rument le plus sûr pour obtenir la v[...] noculaire ; mais, surtout pour les enf[...] emploi

est terriblement fastidieux. Il [...] e utile d'en alterner l'usage avec [...] tres exercices, moins précis dans le[...], mais

pouvant également rapprocher [...], et ces exercices, décrits au chap[...] présentent l'avantage d'encourager le [...] par la

constatation des progrès obte[...] la vision des objets réels ; on o[...] d'autant plus de travail et, par suit[...] vancera

d'autant plus rapidement qu'en [...] davantage les taches imposées pour ch[...] nce.

Il est cependant une sorte d[...] qu'il faut éviter ; c'est celle que p[...] l'emploi de certains cartons destin[...] ure du

strabisme et qui ne présenten[...] s contrôles multiples qui, seuls, don[...] utilité dans le traitement par le stéré[...] qu'on se

procure, par exemple, les cart[...] ullar, ou de Dahlfeld, mais qu'on [...] y ajouter en masse les petits sig[...] ux sans

lesquels leur usage risquerait d[...] école de neutralisation.

Jamais on n'insistera trop a[...] essité de pratiquer d'une manière int[...] s exercices stéréoscopiques et nôtres [...] duisent

à la guérison du strabisme, ni [...] igation de porter la louchette pendant [...] temps qui n'est pas consacré aux exe[...] n effet,

le résultat obtenu se perd plu[...] ins pendant les périodes de repos et [...] iant ces périodes, on laisse les deux [...] ouverts

simultanément, la neutralisatio[...] d le dessus et les progrès deviennent [...] it insignifiants.

Fig. 32 (carton L 2).

où la même difficulté se rencontre dans des conditions plus abor-
dables.

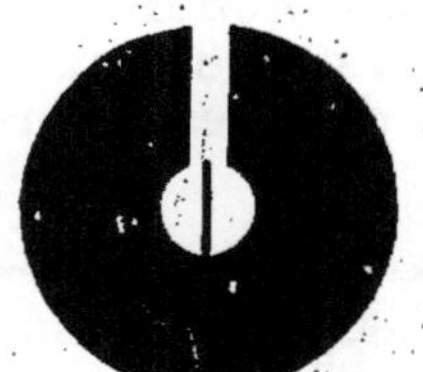

D'après ce qui précède, il est donc utile de multiplier les épreuves qui permettent, en dehors du stéréoscope, de contrôler l'existence et la solidité de la vision binoculaire (Chap. V, § 62.)

Le pr[...]ton se distingue du précédent en ce [...]ême contrôle de la vision binoculaire [...] produit bien plus fréquemment.

En effet [...]es noires sont ici la représentation de [...]arreaux d'un gril tenu à quelque dist[...] dessus de la page d'impression.

Dans ce[...]ions, la page est partagée en (treize [...] stinées à être vues : binoculairement [...] œil gauche — binoculairement — par l'[...], etc. si bien qu'on peut sérieusemen[...], avec l'emploi de ce carton, échappe[...]rrances de strabisme, qui ont été décr[...]a.ton précédent, et qui peuvent simul[...]on binoculaire.

Le ca[...]vant et dernier, présente une dispo[...]alogue, plus souvent répétée encore, [...] peut servir de préparation à l'emploi [...]rôleur à gril, de même que les précéd[...] permis d'aborder le contrôleur simple.

Les e[...]e la série L sont l'instrument le plus [...]e obtenir la vision binoculaire ; mais [...] pour les enfants, leur emploi est terr[...] fastidieux. Il est donc utile d'en [...] l'usage avec celui d'autres exercices, [...] précis dans leur action, mais pouvant [...]ent rapprocher du but, et ces exer[...]crits au chap. III, présentent l'ava[...]chourager le patient par la constata[...] progrès obtenus dans la vision de[...] réels ; on obtiendra d'autant plus [...]it et, par suite, on avancera d'autant [...]idement qu'on variera davantage les t[...] posées pour chaque séance.

Il est [...]nt une sorte de variété qu'il faut é[...] est enfin que procurerait l'emploi de [...] cartons destinés à la cure du strabism[...]t ne présentent pas les contrôles mu[...] qui, rexis, donnent sécurité dans le t[...]t par le stéréoscope. Qu'on se procure [...]emple, les cartons d'Aguilar, ou de [...] mais qu'on ait soin d'y ajouter en[...] les petits signes locaux sans lesquels [...]ge risquerait d'être une école de neut[...]

Jamais [...]nsistera trop sur la nécessité de prati[...]e manière intensive les exercices sté[...]ques et autres qui conduisent à la gu[...] strabisme, ni sur l'obligation de port[...]chelle pendant tout le temps qui n'es[...]sacré aux exercices. En effet, le résul[...]u se perd plus ou moins pendant le[...]es de repos et si, pendant ces périod[...]laissé les deux yeux découverts, simultan[...]a neutralisation reprend le dessus et [...]rés deviennent tout à fait insignifiants.

Fig. 33 (carton L 2).

Pour varier les exercices, dès qu'on aura vu réussir quatre ou cinq cartons de la série K, on entreprendra la série L.

§ 53. Série L. Lecture binoculaire dans le stéréoscope.

— Ici nous rencontrons une difficulté de plus que dans la série K.
La longueur des lignes d'impression rend leur superposition

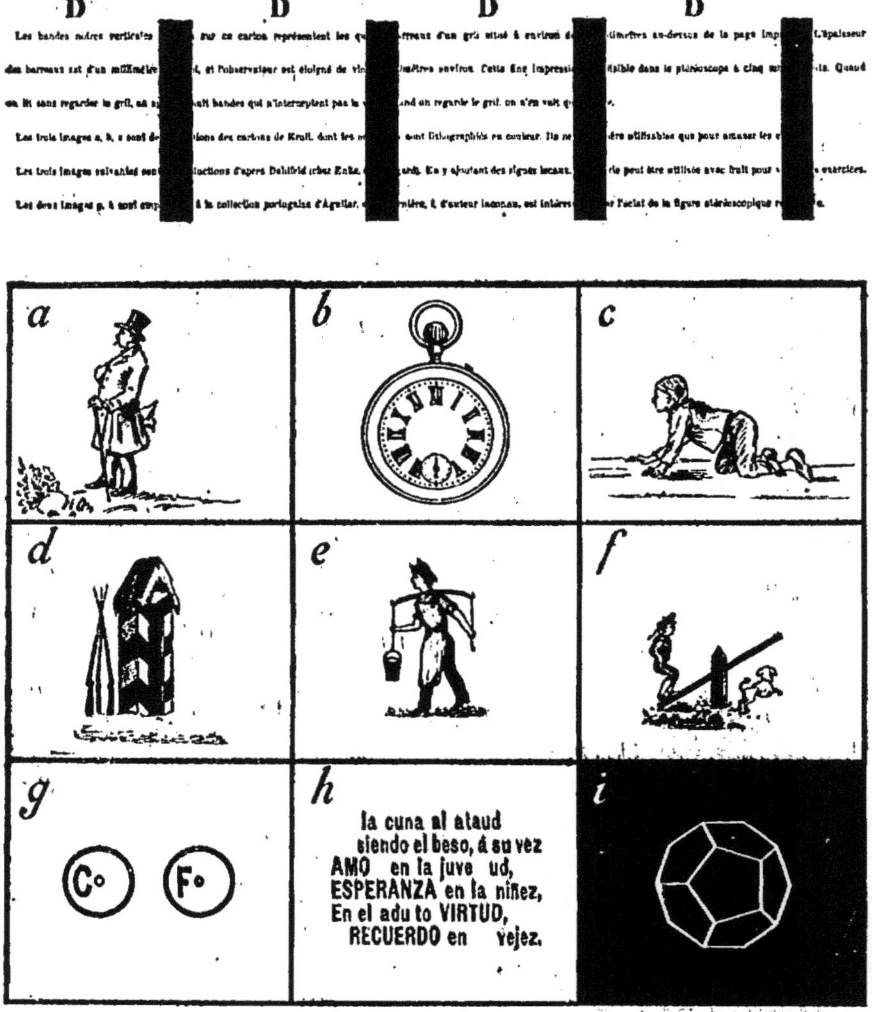

Fig. 34 (carton L 1).

exacte plus difficile, soit par suite d'une rotation des yeux, soit
parce que le patient n'est plus en présence d'une lettre isolée,
qui apparaît double quand les yeux ne sont pas dans la position
correcte.

Après quelque temps, surtout si on le lui conseille, le strabique prend pour points de repère les commencements et les fins des lignes, ou il commence par fusionner quelque capitale qui, étant

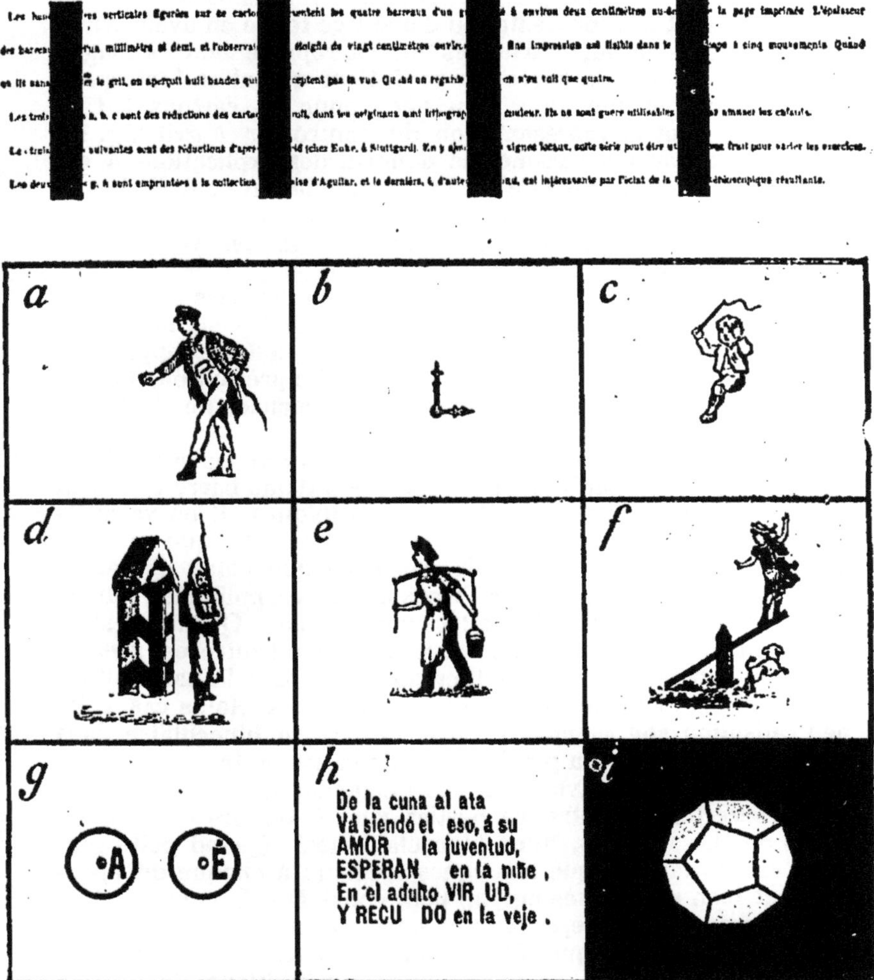

Fig. 35 (carton L 1).

plus grosse, apparaît plus facilement double. Préparé par la réussite des cartons K, il arrive à fusionner ceux des cartons L dont la typographie est plus grosse que celle des cartons K dont il s'est rendu maître, si bien que les progrès se font

12.

simultanément dans les deux séries, la seconde présentant toujours un retard sur la première.

Les longues lignes verticales tracées sur les cartons L 8, L 6 et L 5 sont une préparation à la *lecture binoculaire contrôlée* (§ 41). De même, les larges bandes noires verticales des cartons L 4 et L 3 sont la représentation d'une tige tenue en avant d'une page d'impression ou, en d'autres termes, représentent les images croisées que donne la barre du contrôleur quand on l'interpose entre les yeux et une page imprimée; pour les cartons L 1 et L 2, elles sont la représentation du contrôleur à gril (fig. 19, p. 102). Les cartons eux-mêmes donnent des explications à cet égard : malgré la finesse de leur typographie, on peut en lire le contenu grâce aux verres convexes du stéréoscope, surtout si l'on se sert du stéréoscope à cinq mouvements dont les verres sont de dix dioptries.

Il faut avoir grand soin, en pratiquant les derniers cartons de la série L, de faire remarquer *tout le temps* les signes locaux consistant en points sur et sous les *i*, en lettres supprimées pour un œil, etc..., car, si l'on négligeait cette précaution, il pourrait arriver que la lecture se fît par des alternances de strabisme et non par fusion.

Pour ces derniers cartons, les personnes qui jouissent d'une vision binoculaire parfaite ont la sensation d'une barre située en avant de la page imprimée. Pour les strabiques, il en va différemment. N'ayant pas la notion de distance, telle que nous la donne la vision binoculaire, ils voient chaque paire de barres sous forme de deux ombres transparentes appliquées sur le papier et dans lesquelles les lettres sont perçues. Quand les strabiques ne voient qu'une seule barre, c'est que l'autre est *neutralisée*. On conçoit aisément qu'il en soit ainsi pour la barre située du côté de l'œil le moins bon. Bien que, dans certains cas, cette neutralisation soit compatible avec la lecture binoculaire dans le stéréoscope, on fera prudemment de la combattre.

Il faut également avoir soin de demander que la *soudure* se fasse correctement entre les parties vues à travers cette ombre et les parties voisines, vues binoculairement. Quand cette soudure est parfaite et que les signes spéciaux à chaque œil apparaissent bien simultanément, on peut considérer la cure du strabisme comme terminée, et tous les soins à prendre ultérieurement n'ont plus pour but que d'éviter une récidive, et de consolider, pour la vie ordinaire et pour différentes positions du regard, l'habitude de voir binoculairement.

J'ai déjà insisté, dans le texte même du carton L 6 et au cours du § 52, sur la fréquence de la supercherie employée souvent par des enfants qui appliquent toute leur mémoire et leur intelligence à dire ce qu'ils *devraient* voir au lieu de s'efforcer de le voir réel-

lement. Il faut donc mettre un soin extrême à s'assurer de la véracité de l'enfant.

La surveillance des exercices faits avec les premiers cartons
de cette série est facile, puisqu'on peut les voir aisément soi-
même pendant que le strabique les observe dans le stéréoscope.
La surveillance des quatre premiers est encore facilitée par cette
circonstance que jamais aucune des *lettres* de ces cartons ne
porte de signe particulier pour un œil sans en présenter aussi
un pour l'autre œil. L'enfant lira à haute voix le carton L 10, par
exemple, en disant : nir, *point sur et sous l'i*, le, *trait traversant
en croix le délié de l'e*, ré, *accent sur l'é et point dans sa partie
inférieure*, etc.

Depuis L 8 jusqu'à L 6, la règle suivie a été que jamais un *mot*
ne porte de signe spécial pour un œil sans en porter aussi un pour
l'autre œil. Ces signes ont été choisis de manière à être faciles
à désigner par la parole; par exemple, à la quatrième ligne du
carton L 9 on doit voir le mot *sans* avec deux *s*.

Pour faciliter la surveillance des exercices, j'intercale (fig. 28,
29, 30, 31, 32, 33, 34 et 35) des agrandissements des cartons L 4
à L 1.

A partir de L 8, es cartons portent en haut et en bas, comme
moyen de rappel, des cibles analogues à celles de la série K, qui
aident à mettre les yeux en place par un moyen déjà employé.
Il ne faut pas s'émouvoir si ces disques ne sont pas fusionnés
simultanément : les strabiques si nombreux dont la convergence
est beaucoup plus grande pour les positions abaissées du regard
ne parviennent que très graduellement à obtenir ce résultat.

Sur les cartons L 8, L 6 et suivants jusqu'à L 3, outre les objets
de rappel et les signes spéciaux, remarquer les grosses lettres G
et D; il faut exiger que ces lettres soient vues *exactement* au-
dessus des barres noires, les lettres G au-dessus des barres
vues par l'œil gauche et les D au-dessus des barres vues par
l'œil droit. Il est important que les parties vues sous les bandes
noires se soudent parfaitement avec les parties voisines et que,
le long de ces bandes, les signes locaux soient bien vus. Chez les
sujets affectés de strabisme périodique, il arrivera que la réussite
de ces cartons sera facilitée par des exercices préalables de
vision binoculaire contrôlée, mais c'est l'exception. Au contraire
ce sont ces cartons qui préparent le mieux la réussite de la lecture contrôlée.

Je dois avouer ici que les cartons, lithographiés en même temps
que s'imprimait le volume, ne me donnent pas satisfaction parfaite. Malheureusement, pour les examiner avant de les faire
tirer, je rencontrais cette difficulté d'être privé de vision binoculaire, ce qui m'obligeait de m'en rapporter à autrui pour les
regarder au stéréoscope. De plus, pour les cinq numéros les plus

fins, il a fallu opérer par voie de réduction, et j'ai reculé devant la construction, réalisée depuis, d'un stéréoscope permettant d'observer des images de grande dimension, sur lesquelles il aurait fallu faire les corrections avant de procéder à la réduction photographique.

Le principal défaut de ces cartons réside en la trop grande largeur des parties noires, ce qui a pour inconvénient d'exiger un parcours horizontal des yeux trop étendu sans parties communes à fusionner. Ce défaut existe au *maximum* dans le carton L 5. — Prenons pour exemple la première ligne de ce carton. Après avoir lu binoculairement : *En dehors de c*, et constaté, par le point dans le *c*, que l'œil gauche a participé à la vision, on arrive assez facilement à voir la lettre *e* qui suit, ce qui prouve la participation de l'œil droit. Mais, continuant à lire, la fin du mot *cette* et le commencement du mot *supercherie* ne sont vus que par O. D., et pendant ce temps O. G. a pu dévier, ce qui nécessite un effort pour ressouder le milieu du mot *supercherie*. J'engage donc à ne pas insister pour la vision des mots qui coïncident avec les parties noires. On ne s'attachera qu'à voir une ou deux lettres qui se superposent au bord de la partie noire : par exemple *ercherie* en négligeant *sup*.

D'autres défauts moins graves, tels que le mot *admettre* de la dernière ligne du carton L 6, qui est très difficile parce que les deux *t* qui restent tendent à se fusionner, alors qu'il eût été facile d'éviter de laisser ainsi deux lettres identiques à côté d'une lacune, seront simplement évités en passant outre dès que la très grande majorité des lettres d'un carton est fusionnée, sauf à revenir à la charge après avoir travaillé le carton suivant.

Ces défauts des cartons étaient surtout utiles à signaler pour qui voudrait en faire une édition nouvelle, par exemple en traduction.

On trouvera quelques indications complémentaires sur ce même sujet au cours de l'observation 391 (p. 311 à 316).

A partir de L 7, on rencontre, sur les cartons, divers objets à fusionner ou à juxtaposer : ces objets sont plutôt utiles pour apporter quelque variété dans les exercices que pour hâter les progrès : leur fusion est assez facile à obtenir. — Il faut cependant faire une réserve pour les images figurées sur le carton L 2 (fig. 32 et 33), dont la première et la dernière sont des *tests* de la vision binoculaire parfaite, telle qu'on ne peut l'espérer que longtemps après la guérison du strabisme. Je pense que peu de personnes réussiront du premier coup à reconnaître, dans la première de ces images, une série de neuf chiffres ainsi disposés : le 3 et le 7 sur le plan du papier, le 1, le 5 et le 9 plus en avant, le 2, le 4, le 6 et le 8 à une distance mal déterminée. Cette figure est analogue à mon *test crénelé*, décrit au § 13. De même, près du bas de la page, la ligne horizontale représente une chaînette à sept mailles suspendue au-dessus du papier entre deux tiges noires : la maille la plus basse porte un trait sur chaque image : quand la maille en question est vue correctement, on compte bien sept mailles et non pas six, ainsi que cela se produit au premier abord.

Les amateurs de difficultés pourront encore s'amuser à voir dans l'espace la plus à droite des barres de ce carton L 2 et à examiner les pieds qui portent son extrémité inférieure et son milieu, objets en relief qu'il ne faut pas songer à faire remarquer aux strabiques.

La page de gauche du carton L 3 (fig. 30) ne présente pas un seul point sur les *i*, tandis que, sur la page de droite (fig. 31), tous les accents manquent; on doit voir au complet les points des *i* et les accents, sauf pour les mots vus à travers les grosses barres noires.

Sur L 2 (fig. 32 et 33), les accents et les points des *i* manquent alternativement pour l'un et l'autre œil.

Le carton L 1 (fig. 34 et 35) peut être employé comme récompense, pour varier les exercices, bien avant que l'enfant soit en état de lire binoculairement, s'il y arrive jamais, les six lignes de texte qui en sont l'en-tête et l'explication.

§ 54. Stéréoscope à charnière.

§ 54. **Stéréoscope à charnière.** — Malgré la précaution que nous avons prise d'augmenter le champ du stéréoscope par l'emploi de lentilles à foyers relativement courts, il arrive souvent que la déviation est trop forte pour qu'on puisse faire usage du stéréoscope à lentilles. C'est alors qu'on trouve avantage à employer mon stéréoscope à charnière.

Cet instrument, sous sa forme la plus récente, a été calculé pour amener les images à environ 16 centimètres des yeux, nécessitant ainsi une accommodation d'environ

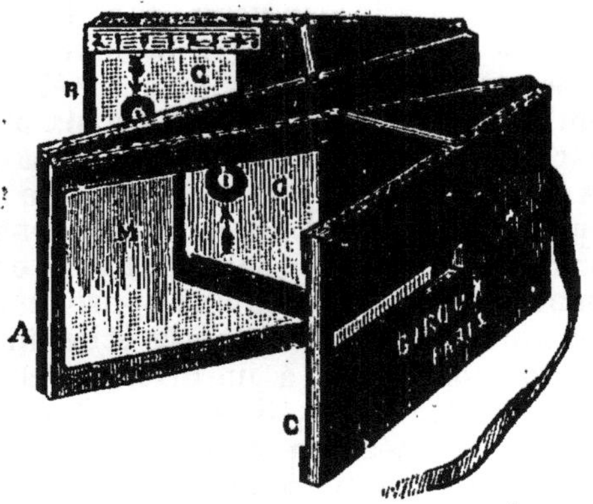

Fig. 36.

six dioptries. Cette dimension a été choisie pour rendre les déviations du regard obtenues dans cet instrument facilement comparables à celles dans un stéréoscope ordinaire, muni de verres de six pouces.

Le stéréoscope à charnière se compose essentiellement de deux miroirs M, réunis par une charnière A et de deux planchettes B et C formant chacune un angle de 45 degrés avec le miroir correspondant et longues de 17 centimètres. Une bande flexible porte des divisions qui servent à se rendre compte de la convergence ou de la divergence des yeux de l'observateur (fig. 36).

Dans la position primitive (fig. 37) les miroirs AI et CI forment un angle droit. Alors les planchettes AB et CD sont parallèles.

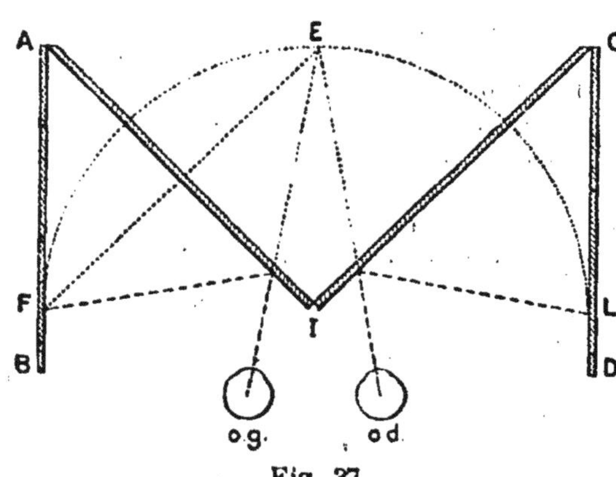

Fig. 37.

Les objets à fusionner, F et L, étant situés à des distances de A et de C égales à EI, dans ces conditions, les images réfléchies d'F et L se superposent en E. C'est à cette même position que correspond le zéro de la bande flexible fixée en A (fig. 37) et qui glisse en C. On voit que ce zéro n'est pas relatif à la position parallèle des yeux, mais au cas où *o. g.* et *o. d.* convergent vers E, ce qui est la position correcte des yeux, car, la longueur adoptée pour CL étant de 12 centimètres (1), il en résulte que la distance des yeux au point E est d'environ 16 centimètres, soit environ le sixième d'un mètre, ce qui correspond à six angles métriques de convergence et à six dioptries d'accommodation. D'autre part, j'ai fait les divisions de la bande telles que chacune correspond à un déplacement d'un centimètre de l'image sur le cercle tracé de I comme centre et passant par E. Il en résulte que ces divisions donnent à la fois, avec une approximation suffisante, les angles métriques, d'environ 3 degrés et demi, et les centimètres. Chaque division correspond à un prisme d'environ 7 degrés.

Au premier abord, il semblerait qu'il y a un grand désaccord entre les données du stéréoscope à charnière et celles du stéréoscope ordinaire, puisque ici, dans la position d'origine, pour les yeux non strabiques, la lecture sur la bande donne zéro, tandis qu'on lit 6 ou 7 dans le stéréoscope ordinaire, à la même distance, quand on regarde le carton H : cela s'explique par l'absence de

(1) CL = 12 et IC = 17. Dans le triangle rectangle CLI on a avec une exactitude suffisante $17^2 = 2 \times 12^2$ ou $289 = 2 \times 144$.

verres. Mettez en effet des verres de six à sept dioptries devant vos yeux avant de regarder dans le stéréoscope à charnière, et vous l'ouvrirez aisément jusqu'à la division 6 ou 7 de la bande. Inversement, dans le stéréoscope ordinaire, le carton H ne donne la lecture 6 ou 7 que grâce au relâchement d'accommodation et de convergence provoqué par les verres convexes : quand on regarde le carton H sans instrument, le zéro de la bande correspond exactement à la ligne verticale : il n'y a pas de déplacement stéréoscopique. Les divisions de la bande correspondent donc à celles du carton H mis dans un stéréoscope dont on aurait supprimé les verres.

Le stéréoscope à charnière permet d'enseigner très rapidement à converger volontairement aux personnes qui ont de l'insuffisance des droits internes et qui ont pris l'habitude de lire d'un seul œil tout en continuant à voir binoculairement au loin.

Cet instrument est peut-être plus utile encore pour enseigner aux strabiques convergents à se déshabituer de la convergence excessive qui, chez eux, accompagne l'accommodation.

On peut y mettre à volonté les cartons des séries I, K et L après les avoir coupés en deux, avec ce seul inconvénient que les lettres apparaissent retournées par l'effet des miroirs. Le mieux est d'employer des cartons des séries I et K.

Dans le modèle de stéréoscope à charnière que je fais construire actuellement, les planchettes sont traversées par deux larges rainures à claire-voie dont le but est de permettre de regarder les yeux du patient à travers les trous du carton I 6, dont on a mis les deux moitiés dans les coulisses. Observant ainsi un œil, s'il exécute des mouvements latéraux quand on fait regarder alternativement la flèche du haut et la flèche du bas, on peut être sûr qu'on est en présence d'un sujet qui ne fusionne pas et qui probablement se livre à la simulation dont il a été question dans les §§ 52 et 53.

Si quelqu'un remarquait l'erreur apparente de la position du zéro des deux échelles qui longent les coulisses, je lui ferai observer que ce zéro a été intentionnellement déplacé de 5 millimètres, pour qu'en tenant compte de l'épaisseur des planchettes qui portent les glaces, les images d'objets placés aux zéros se superposent dans l'espace au point E (fig. 37).

Ces échelles sont divisées en centimètres, les chiffres blancs (1) marquant la convergence et les chiffres rouges la divergence

(1) Quand j'ai fait construire par Nachet la première boîte de verres à série régulière, j'ai fait *dorer* les anneaux des verres négatifs et *argenter* ceux des verres positifs : cette différence de couleur des bagues est devenue usuelle. La plupart des fabricants continuent à employer les bagues en métal blanc pour les convexes (*mnémonique:* monture *argentée* pour les

des yeux alors que les glaces sont à angles droits. Leur emploi permet d'augmenter l'étendue de l'action de l'instrument.

J'engage le lecteur à regarder lui-même dans le stéréoscope à charnière pour bien connaître les sensations qui accompagnent la convergence et la divergence, et, après avoir noté les limites de ces mouvements pour lui-même, à recommencer l'expérience en regardant à travers des verres de sept dioptries.

Il est intéressant de comparer ces mesures avec celles qu'on obtient, également sur soi-même, dans le stéréoscope à cinq mouvements.

verres des presbytes à cheveux *blancs*). De même, pour les ophtalmoscopes, on marque en *blanc* les chiffres des verres convexes, en rouge ceux des concaves. Cette explication était nécessaire pour que les opticiens qui construiront des stéréoscopes à charnière aient soin de conserver les chiffres blancs pour la convergence et les rouges pour la divergence.

CHAPITRE V

Marche générale du traitement.

Dans les chapitres précédents, j'ai énuméré et décrit les procédés et les instruments qui sont à notre disposition pour arriver à la guérison du strabisme. Il est malheureusement impossible de formuler des règles générales relatives à l'ordre suivant lequel ces différents moyens doivent être mis en œuvre. Dans chaque cas particulier, la rapidité du succès dépend en très grande partie du tact dont on fait preuve dans le choix des moyens, choix qui doit être fait en tenant compte de la nature de la déviation, de l'âge, du caractère, de l'intelligence et de la position sociale du malade, de l'aversion plus ou moins grande des parents contre l'opération, de leur résidence dans la même ville ou de leur éloignement, etc., etc.

Toutes ces différentes conditions peuvent se combiner de mille manières; et les circonstances accidentelles qui peuvent se produire au cours du traitement sont tellement variées qu'il est impossible d'attribuer un caractère de généralité aux règles qui vont être exposées. Il faut se reporter aux observations, disséminées dans ce volume, pour se faire une idée des moyens à employer suivant les circonstances.

Ce qui rend notre tâche encore plus difficile, c'est qu'il ne suffit pas, dans chaque cas, de se faire un plan et de décider qu'on emploiera successivement ou simultanément tel ou tel moyen. Il faut se tracer un programme avec la ferme résolution de le modifier suivant les circonstances et de se laisser guider par les événements. Tantôt on épargnera au strabique bien des efforts en laissant agir la louchette ou en discernant le moment le plus favorable pour opérer, tantôt au contraire on ira rapidement au but en prescrivant à un sujet intelligent et énergique des exercices nombreux et variés à exécuter avec une extrême persévérance.

On peut théoriquement partager le traitement en trois périodes : la première (§ 56), consacrée à faire réapparaître la diplopie ; la seconde (§§ 57 et 58), à corriger la déviation et à obtenir la fusion des images, soit au moyen d'exercices, soit au moyen de l'opération ; la troisième (§ 59), pendant laquelle on consolide le résultat obtenu en rétablissant la relation correcte entre la convergence et l'accommodation.

Tandis que, dans certains cas, la première période devra être entièrement supprimée, on en trouvera d'autres où la troisième disparaîtra d'elle-même et sans aucun effort, d'autres encore, et très nombreux, où les exercices de deux de ces périodes doivent être conduits simultanément, etc.

§ 55. **Mesure de la réfraction.** — Il va sans dire qu'outre l'examen du cas, quant à la nature de la déviation, il faut se rendre un compte aussi exact que possible, dès le début, de la réfraction de ces deux yeux auxquels on aura tant à faire. J'ai donné plus haut (§ 30, p. 75) quelques indications sur la manière de procéder à cet égard.

Chez les jeunes strabiques, l'application des méthodes objectives est particulièrement indiquée. Je me passerais bien difficilement de l'ophtalmomètre pour la recherche de la position de l'astigmatisme et pour la mesure approximative de sa valeur (1).

La skiascopie, surtout chez les très jeunes enfants, nous donne de précieux renseignements ; mais précisément chez les jeunes sujets dont l'accommodation est si variable, on ne peut pas s'en rapporter entièrement aux renseignements qu'elle fournit. Il importe donc, pour peu que le sujet soit assez instruit, de terminer par un examen subjectif.

Ne faisant usage que très rarement d'atropine pour mesurer la réfraction des personnes qui ne louchent pas, je suis partisan de l'atropinisation à outrance chez les strabiques hypermétropes, tout au moins pour l'œil le meilleur. On peut d'ailleurs la leur imposer sans inconvénient, puisque, pendant les premiers temps du traitement, ils sont astreints à porter une louchette ; après l'atropinisation d'un œil, on en pratique l'occlusion pendant une quinzaine de jours, et, quand l'accommodation de cet œil est rétablie, on peut atropiniser l'autre qui, à son tour, portera la louchette en permanence pendant une ou deux semaines. Chez les très jeunes sujets, l'atropinisation est nécessaire pour assurer

(1) Depuis l'époque où j'écrivais les *Mémoires d'ophtalmométrie*, les travaux de Tscherning nous ont prouvé que j'attribuais un rôle beaucoup trop important à l'accommodation astigmatique. De plus, j'ai observé assez souvent des différences notables entre la position des méridiens principaux trouvée subjectivement et celle donnée par l'ophtalmomètre.

l'exactitude de l'examen skiascopique : quant à son utilité pour obtenir avec sécurité la mesure subjective de l'hypermétropie, elle n'est contestée par personne.

Il semble que, chez certains strabiques hypermétropes, l'habitude se soit établie de produire la plus grande différence de réfraction possible, pour faciliter la neutralisation et que, l'œil dévié n'accommodant pas, l'œil sain ait pris, au contraire, l'habitude de ne jamais relâcher le muscle ciliaire ; c'est donc sur l'atropinisation de l'œil sain qu'il faut insister.

Pour obtenir sûrement la paralysie de l'accommodation, je fais usage des rondelles gélatineuses contenant la dose énorme d'un milligramme de sulfate d'atropine dont j'ai parlé plus haut (§ 34) ; je fais mettre une rondelle matin et soir pendant une semaine, et j'en applique moi-même trois le septième jour, une heure avant de procéder à l'examen subjectif. Je fais précéder cette dernière application par l'instillation de quelques gouttes d'une solution de cocaïne (1). Aussitôt après la mesure de la réfraction, je fais prendre un peu de café noir pour éviter plus sûrement les phénomènes d'intoxication.

La mesure de la réfraction doit être répétée plusieurs fois quand le traitement du strabisme traîne en longueur, non seulement parce que l'œil dévié se prête mieux à l'examen subjectif quand il s'est amélioré grâce à l'emploi du verre plus ou moins exact prescrit en commençant, mais aussi parce que les variations de la réfraction sont beaucoup plus fréquentes qu'on ne le croit généralement : on découvrira des diminutions inattendues d'hypermétropie et d'astigmatisme cornéen analogues à celles qui ont été mentionnées page 89.

§ 56. Production de la diplopie.

§ 56. **Production de la diplopie.** — Pour faire apparaître la diplopie chez un strabique, il suffit souvent de supprimer pendant un certain temps les causes qui lui font trouver intérêt à éteindre les images reçues par l'œil dévié. Si l'on couvre l'œil sain d'un bandeau maintenu en permanence, on pourra espérer voir apparaître la diplopie lors de la suppression du bandeau. Les §§ 35 et 36 ont été consacrés à la description du mode d'emploi de la louchette et on y a vu pourquoi elle devait être portée le plus habituellement sur l'œil le meilleur et surtout les raisons qui rendent *indispensable* son emploi permanent.

Quand les malades ne sont pas trop jeunes, on peut accélérer

(1) Le Dr Casey A. Wood, de Chicago (section of Ophtalmology, Pan-American medical Congress, Washington, 1893) recommande des rondelles d'homatropine additionnée de cocaïne, qui se trouvent chez John Wyeth and Brother, Philadelphie, dont l'action énergique persisterait moins longtemps que celle de l'atropine.

la production de la diplopie, soit au moyen d'exercices stéréoscopiques, soit par les procédés qui ont été décrits § 44 ; mais, quand la déviation est forte, il faut bien se garder de perdre du temps à tous ces exercices : on se hâte de faire une opération qui amène le plus souvent, séance tenante, l'apparition facile des doubles images, car le sujet n'a contracté l'habitude de neutraliser énergiquement que pour des images situées à une certaine distance du point de fixation de l'œil dévié.

Il va sans dire que ce temps du traitement n'a pas à nous occuper dans les cas de strabisme tout à fait récent, où la diplopie existe spontanée, par exemple dans les parésies d'un des muscles moteurs de l'œil.

C'est une tentation presque irrésistible de se dispenser de produire la diplopie chez les jeunes enfants dont le strabisme est récent et périodique. On a vu en effet plus haut des exemples de guérison par la louchette seule, ou par la louchette préparant l'emploi permanent de verres correcteurs, et j'ai souvent atteint le résultat désiré en combinant ces deux moyens avec les exercices de fusion dans le stéréoscope, sans avoir passé par la phase si pénible des exercices décrits au § 44, exercices qui demandent plus d'intelligence et de patience qu'on n'en rencontre habituellement chez de jeunes enfants. Il est clair que les sujets sains n'ayant pas, conscience de la diplopie physiologique, on peut espérer ramener à l'état sain des strabismes récents sans passer par la vision des doubles images, mais on a très souvent à se repentir d'avoir voulu brusquer ainsi les choses : en voici un exemple parmi beaucoup d'autres :

Observation 311 (juin 1882). — La petite Andrée M..., âgée de quatre ans, est affectée d'un strabisme convergent de l'œil droit, remarqué il y a six semaines. La déviation étant permanente, il est présumable qu'elle existait déjà, mais périodique et bornée à la vision des objets voisins, bien avant d'avoir été remarquée. Porter la coquille en permanence sur l'œil gauche.

Février 1884. — La déviation est nulle ou peu s'en faut.

Mai 1884. — Ne plus conserver la louchette que pour voir de près. L'enfant, qui a six ans, a pu apprendre à lire et à écrire, grâce à la louchette, et, malgré un fort degré d'astigmatisme et d'hypermétropie aux deux yeux, je ne prescris pas de verres, considérant la guérison comme acquise.

Juillet 1884. — A la suite d'une kératite phlycténulaire, récidive de strabisme ; nous mesurons la réfraction avec l'aide de l'atropine et trouvons 15 — 3 + 6 ; 175 — 3 + 5.5. Prescrit l'usage alternatif de la louchette et des lunettes.

Octobre 1885. — La diplopie ayant apparu spontanément et l'enfant ayant plus de sept ans, *sans perfectionner la diplopie*, nous entreprenons le traitement par les exercices stéréoscopiques. Pendant trois mois, l'enfant vient une quinzaine de fois pour être dirigée dans ces exercices.

Mars 1886. — La vision simple des objets éloignés avait lieu en négligeant l'une des images sans que nous l'eussions remarqué. Aussi, nous décidons-nous à opérer, après avoir remis la coquille en permanence pendant trois mois.

Juin 1886. — Ténotomie suivie de quelques précautions. Guérison.

Après un an, sans prendre aucune précaution, la guérison s'était maintenue.

On voit clairement que la *marche générale du traitement* a été mal combinée : la période d'occlusion a été abrégée imprudemment une première fois en 1884, ce qui a facilité une récidive, et une seconde fois, à la fin de 1885, où l'on s'est engagé inutilement dans une longue série d'exercices. Si l'on avait simplement maintenu l'emploi de la louchette jusqu'en 1886, on eût probablement obtenu la guérison sans opérer, en faisant exécuter les exercices de diplopie qui eussent assuré contre la seconde récidive. Rien ne pressait, mais je n'ai pas su résister à courir la chance, nullement négligeable, d'en finir relativement vite, au lieu d'attendre le moment où la fillette serait capable d'exécuter des exercices de diplopie.

§ 57. **Fusion des images doubles.** — La fusion des images doubles pour toutes les directions du regard, c'est la guérison du strabisme. La fusion de ces images pour une seule de ces directions, c'est le point de départ de cette guérison. Or cette fusion qui, chez l'homme sain, se produit avec une telle énergie qu'il est assez malaisé de la remplacer par de la diplopie, cette fusion, dis-je, s'obtient chez les strabiques avec une facilité extrêmement variable : nous rencontrons tous les degrés intermédiaires entre une attraction des doubles images, aussi énergique qu'à l'état normal, et une répulsion non moins énergique, dont la description et le traitement feront l'objet des §§ 84, 85 et 86. Quels que soient le degré et le sens de la déviation strabique, il est toujours possible de concevoir un stéréoscope disposé de manière à compenser totalement cette déviation en amenant deux images identiques sur des parties correspondantes des deux rétines : on pourrait donc entreprendre des exercices de fusion des images dès le début du traitement d'un strabisme, quel qu'il soit. Cette même possibilité de superposition se rencontre, même sans le secours du stéréoscope, quand on est en présence d'un strabisme convergent : il suffit de placer un objet réel au point de concours des deux lignes visuelles. Seulement, dans ce dernier cas, il faut avoir énergiquement réveillé la diplopie par des exercices préalables, sous peine de s'exposer à être constamment trompé de la meilleure foi du monde par le patient, qui se figurera voir binoculairement toutes les fois qu'il voit simple : je m'y suis laissé prendre maintes fois.

Ce n'est donc pas du tout à la même époque du traitement qu'il faut placer les exercices de fusion *sans* stéréoscope et ceux *avec* stéréoscope. Les premiers doivent être exécutés le plus tard possible, tandis que les seconds ne seront jamais entrepris trop prématurément. Il y a même tout avantage, pour varier les peines de nos pauvres patients, à conduire parallèlement les exercices de fusion dans le stéréoscope et ceux de diplopie sans fusion, en dehors du stéréoscope. Je procède d'autant plus volontiers ainsi, que les exercices de fusion stéréoscopique facilitent l'apparition de la diplopie.

Quand le strabisme auquel on a affaire est modéré, c'est-à-dire qu'il est possible d'obtenir la fusion dans le stéréoscope, c'est par là que je commence le traitement, pensant que l'attraction des images doubles, ainsi perfectionnée, sera d'un grand secours pour obtenir la guérison parfaite aussitôt après l'opération. Mais, pour peu que la déviation soit assez forte pour rendre inévitable une intervention opératoire, je préfère ne pas la retarder, car l'opération fait surgir la diplopie et permet d'exécuter les exercices stéréoscopiques au moyen d'un stéréoscope ordinaire, bien plus rustique que le stéréoscope à cinq mouvements.

Pour montrer comment les choses peuvent se passer quand on retarde l'intervention chirurgicale au delà du raisonnable, je donne ici l'observation d'une jeune fille dont la mère, d'une pusillanimité extraordinaire, exigea qu'on fît la tentative de guérir sa fille sans opération :

Observation 397. — Françoise S..., quinze ans. Strabisme convergent alternant, datant de l'âge de cinq ans. C'est presque toujours l'œil droit qui est dévié. En effet, la réfraction est $165 - 1 + 3$; $5 - 4 + 6$. Lors du regard à gauche, l'œil droit dévie fortement en haut. Ayant vu trente-huit fois Mlle S... — et je l'aurais fait venir plus fréquemment si elle avait habité Paris — je ne transcris qu'une partie de mes notes. Le traitement fut commencé en octobre 1890 par l'occlusion permanente de l'œil gauche et les exercices de diplopie sans stéréoscope.

Janvier 1891. — Réussit la fusion du carton I 3.5, en penchant la tête en avant. Dans cette même position de tête, le point le plus éloigné de vision simple binoculaire est à 11 centimètres.

Mars 1891. — Après avoir travaillé tous les jours pendant quatre heures, principalement avec le stéréoscope à charnière, elle parvient à voir une bougie simple jusqu'à 21 centimètres.

Décembre 1891. — Les progrès par les exercices ayant été presque nuls, j'obtiens enfin la permission d'opérer l'œil droit, ce qui reporte à 2 mètres la distance la plus grande de la vision simple.

Février 1892. — J'obtiens la permission d'opérer l'œil gauche. Pendant les deux mois qui viennent de s'écouler, des exercices énergiques ont été faits au moyen des cartons K et L; aussi la fusion des objets quelconques s'obtient-elle aussitôt avec la plus grande facilité. Au verre rouge, une bougie éloignée apparaît en images doubles directes pour le regard en bas, croisées pour le regard en haut. La lecture contrôlée réussit immédiatement.

Avril 1892. — Équilibre parfait de tous les mouvements. Les *tests* les plus difficiles réussissent, et cependant on s'est borné, par précaution superflue, à quelques exercices du § 39.

Décembre 1892. — Guérison maintenue. Réfraction devenue $170 - 2.5 + 4$; $7 - 3.5 + 4$, c'est-à-dire que la louchette a produit une augmentation d'astigmatisme à gauche et une diminution d'hypermétropie manifeste à droite. N'emploie presque jamais ses lunettes.

Si j'avais été maître d'agir à ma guise, j'aurais dispensé Mlle S... de tous les exercices antérieurs à la première opération qui ont duré un an, mais j'aurais insisté un peu plus sur les exercices faits entre les deux opérations. L'observation n'en est que plus intéressante pour démontrer que les exercices de diplopie et de fusion, faits avant l'intervention chirurgicale, assurent le succès de celle-ci dans une large mesure.

Il est à peine nécessaire de le dire, les exercices de fusion n'ont aucune raison d'être quand on est en présence d'une attraction physiologique des images, ce qui a lieu soit dans les cas de paralysie récente (voy. obs. 393, p. 93), soit dans les cas où, malgré un défaut musculaire ancien, il existe une position des regards pour laquelle le sujet a conservé l'habitude de fusionner, soit pour voir de très près (strabisme convergent des myopes), soit pour certaines directions latérales.

Dans ces derniers cas, il ne faut pas hésiter à opérer d'emblée, quand la direction du regard pour laquelle le sujet voit simple est située trop incommodément : j'en citerai un seul exemple :

Observation 401. — Mme B..., juillet 1891, âgée de quarante-deux ans, souffrait depuis l'âge de vingt-quatre ans d'une insuffisance d'action du droit externe de l'œil gauche, avec diplopie. La situation s'étant aggravée, ne voit simple qu'en regardant assez fortement à droite, si bien qu'elle a renoncé à lire binoculairement. Par une opération, je déplace suffisamment le champ de fusion pour permettre à cette dame de voir simple à toute distance, à la seule condition d'éviter de regarder à gauche. Rétablissement de la lecture binoculaire et guérison immédiate de maux de tête tenaces. — En 1895, l'amélioration s'est parfaitement maintenue.

Enfin, sans qu'il soit toujours possible de les reconnaître d'avance, il existe un petit nombre de cas où un strabisme convergent considérable, permanent, alternant, peut être guéri d'emblée par voie chirurgicale. Je citerai comme exemples les observations 15 et 63 qu'on trouvera plus loin (p. 283) et qui seraient incompréhensibles ici, à cause de certaines particularités qui seront étudiées au chapitre XI. Dans le cas 63, sans aucun exercice préalable, la fusion s'établit spontanément. Il convenait de mentionner ici ces faits, tout à fait rares, précisément pour insister sur leur caractère exceptionnel : la règle générale, c'est que les exercices de fusion, si fastidieux, sont généralement nécessaires, et qu'on n'a pas souvent à regretter de les avoir fait précéder d'exercices de diplopie.

Tout à fait au début de mes recherches sur le strabisme, avec l'impatience de la jeunesse, je comptais anxieusement les jours que durait un traitement, ce qui me poussait à procéder moins systématiquement qu'aujourd'hui. J'abordais donc les exercices de fusion sans stéréoscope, dès que cela était matériellement possible. On avançait souvent assez vite, mais on s'exposait à quelques mécomptes. Voici une observation de cette époque pour servir d'antithèse à l'observation 397 de la page 150 :

Observation 8. — Déjà publiée dans les termes suivants (*Ann. d'ocul.*, 31 janvier 1867). — Augustine L..., treize ans et demi, m'est adressée par le Dr de Wecker, le 8 juin 1864, après avoir subi deux ténotomies : la première sur le droit interne de l'œil gauche le 18 mai, et la deuxième sur le droit interne de l'œil droit, le 1er juin.

Premier jour. — L'effet apparent est parfait; cependant un examen attentif montre que l'absence de diplopie n'est pas due au rétablissement de la vision binoculaire, mais bien à la neutralisation de l'une des images perçues. — Prescrit quelques exercices stéréoscopiques.

Troisième jour. — Assis en face de la malade, je tiens verticalement deux doigts dans notre plan médian commun et à égale distance de sa figure et de la mienne. Cet écran a pour effet de cacher chacun de mes yeux pour l'œil homonyme de la malade. Après quelques instants, elle réussit à voir mes deux yeux simultanément, preuve évidente que ses deux yeux contribuent à la vision. De plus, il existe une certaine distance où la malade voit non seulement mes deux yeux, mais aussi le reste de ma figure en entier. C'est là un point important : en effet, si la malade voit mes deux yeux, cela ne prouve pas encore qu'il y ait chez elle vision binoculaire parfaite; il faut encore que les parties de ma figure vues avec l'un et l'autre œil se raccordent sans solution de continuité; je lui prescris d'appliquer sur un miroir une bande verticale de papier, large d'environ 2 centimètres, et de s'exercer à se voir elle-même dans la glace, malgré cette bande, et cela de près et de loin, en tournant la tête à droite ou à gauche.

Huitième jour. — Cet exercice réussissant bien, je supprime le stéréoscope qui, pour cette malade, n'a d'autre utilité que d'abréger de quelques jours la durée du traitement, et je fais lire binoculairement de la manière indiquée. Le strabisme, qui est devenu nettement périodique, n'étant pas accompagné de diplopie, je fais porter en permanence une coquille non percée sur le meilleur œil.

Seizième jour. — Maintenant encore, quand elle veut lire sans interposer un crayon, il se produit une très forte convergence.

Vingt et unième jour. — Supprimé la coquille non percée, sauf pour les travaux tels que la couture, qui exigent une vision attentive sans qu'il soit possible d'interposer un objet pour constater la vision binoculaire. Continuer la lecture avec le crayon.

Quarante-quatrième jour. — La malade, qui a presque entièrement négligé son traitement, ne s'en trouve pas plus mal.

Après trois mois et demi. — L... est apprentie chez une couturière, et la guérison s'est maintenue sans le secours des lunettes.

Après dix-sept mois. — La guérison s'est maintenue, et cependant il existe aux deux yeux un astigmatisme de deux dioptries et une légère hypermétropie.

On voit, d'après cette observation, qu'il est possible, dans certains cas très favorables, d'arriver au but en suivant une marche

que je considère comme tout à fait imprudente et qui a consisté
à opérer d'abord et à ne mettre la louchette que quelques jours
plus tard.

Voici pourquoi, parmi d'autres tout à fait analogues, j'ai choisi
cette observation pour l'intercaler à cette place. Une quinzaine
de jours après le début du traitement, je m'étais aperçu qu'Augustine L... continuait à loucher fortement en voyant simple
quand elle penchait la tête à gauche, tandis qu'avec la tête tenue
droite, l'œil gauche se redressait aussitôt. La position de tête,
familière à toutes les personnes qui, ne se servant que d'un œil,
s'arrangent de manière à placer cet œil dans le plan médian de
leur corps, était si invétérée chez cette jeune fille que, pour l'en
déshabituer, je finis par attacher à sa boucle d'oreille droite une
ficelle que je fis passer sous le bras droit. Je n'indique pas ici ce
procédé, un peu brutal, pour le recommander, mais pour bien
marquer ce principe général qu'il est plus facile de rompre brusquement avec une habitude que de la modifier peu à peu, principe qui est implicitement invoqué bien souvent au cours de ce
volume et qui explique notamment le grand avantage qu'on
trouve à faire toujours porter l'attention des malades sur l'image
perçue par l'œil habituellement dévié.

L'observation 8, dont l'heureux dénouement a tenu à si peu de
chose, n'infirme pas cette règle qu'il est plus prudent d'insister
sur les exercices de fusion bien contrôlés avant de rendre au
patient la liberté de regarder autour de lui avec les deux
yeux.

§ 58. Extension de la vision binoculaire. — Tout ce qui

précède concourt à démontrer qu'il est plus prudent d'entreprendre aussi tardivement que possible les exercices d'extension
de la vision binoculaire, dont la description a fait l'objet du § 39.
C'est peut-être, dans l'ordre et la marche du traitement, la seule
règle qui ne souffre guère d'exception. En effet, d'une part, le
péril de la neutralisation doit nous faire redouter la mise en
train prématurée de ces exercices, et, d'autre part, leur réussite
est d'autant plus facile que l'attraction des images est plus
intense ; c'est dire que les exercices de fusion sont la meilleure
préparation à ceux d'extension. Qu'on ne se hâte donc jamais,
sans nécessité, de passer aux exercices d'extension.

Il est cependant permis, avec les sujets intelligents, de commencer, dans une faible mesure, les exercices d'extension de la
vision binoculaire avant d'avoir conduit à leur dernier degré de
perfection les exercices de fusion dans le stéréoscope et ceux de
lecture binoculaire contrôlée : cela introduit une petite variété
dans la cure. C'est surtout un moyen d'encouragement, car le
sujet est ainsi mis à même de constater ce qui lui manque pour

être guéri, et de se rendre compte, jour par jour, de l'amélioration que les exercices de fusion apportent spontanément à la faculté de voir simple dans les directions les plus variées.

Il est à remarquer, en effet, que, pour lire d'un bout à l'autre les lignes imprimées des cartons de la série L, les yeux font une excursion horizontale de plus de 20 degrés, et que tous les cartons des séries K et L exigent des mouvements verticaux plus considérables encore : les exercices de fusion dans le stéréoscope sont donc, en même temps, des exercices d'extension. Il arrive que des sujets bons observateurs annoncent qu'ils ne peuvent voir simples, dans toute leur étendue, les lignes d'impression des cartons L et s'y prennent avec précaution, de proche en proche. Il arrive plus souvent encore qu'ils annoncent voir alternativement simple le haut ou le bas de ces cartons; parfois même il existe dans le degré de convergence une différence tellement grande, suivant qu'ils regardent plus ou moins haut, qu'on est amené à faire usage de la charnière, qui permet de donner une inclinaison à la planchette du stéréoscope à cinq mouvements, inclinaison qu'on diminue graduellement, à mesure que cette variation de convergence s'atténue.

Des difficultés tout à fait analogues se présentent assez souvent lors des premiers essais de lecture contrôlée. Les variations de convergence qui accompagnent les mouvements horizontaux du regard ne permettent de lire binoculairement qu'avec lenteur. Il arrive également que les variations de convergence liées aux déplacements du regard dans le sens vertical obligent à tenir d'abord la feuille imprimée dans la position la plus propice, quitte à l'amener graduellement dans une position commode et naturelle. Il faut parfois des semaines ou même des mois pour que le sujet parvienne à lire rapidement dans un livre posé à plat sur une table (obs. 374, p. 230). Les exercices stéréoscopiques et la lecture contrôlée constituent donc une excellente préparation à l'extension de la vision binoculaire.

J'ai déjà cité quelques cas où la guérison a été compromise ou retardée pour avoir voulu s'engager trop tôt dans les exercices d'extension de la vision binoculaire, par exemple l'observation 379 (p. 96). Je pourrais en énumérer beaucoup d'autres. On en rencontrera quelques-unes par la suite, notamment aux §§ 62 et 79.

Dans certains cas assez rares, l'extension de la vision binoculaire doit être précédée des exercices décrits au § 44. Ces exercices, particulièrement fastidieux, sont nécessaires quand l'œil dévié, tout en sachant fixer correctement, est atteint d'une amblyopie telle que la récidive de strabisme n'est pas accompagnée spontanément de diplopie malgré les exercices préalables les plus persévérants. Dans ce cas, il faut enseigner au sujet à faire sortir fréquemment les doubles images d'une petite quantité, de manière à s'assurer que la vision simple était bien binoculaire. Le plus sûr est d'enseigner aux strabiques convergents à produire ainsi à volonté des images croisées et d'habituer les divergents, ce qui est plus facile, à faire apparaître des images directes. Pendant des semaines, cent fois par jour, le sujet à qui l'on a récemment permis de circuler sans louchette, fait ainsi sortir pour un instant les doubles images, ce qui lui donne toute sécurité.

Ces exercices de diplopie sont également un passage nécessaire dans les cas plus rares encore de strabisme datant des premiers mois de la vie, cas où l'attraction des doubles images est à créer de toutes pièces et non pas à faire réapparaître, car dans ces cas l'attraction met tant d'années à devenir énergique qu'il faut bien permettre au strabique de circuler sans louchette avant que cette attraction ait atteint sa valeur physiologique.

Sans que cela soit indispensable, il est utile d'instituer également les exercices de diplopie du § 44 avant tous autres quand on a affaire à des sujets particulièrement intelligents et qu'on a des raisons pour avancer la cure rapidement au lieu de laisser agir le temps, qui est un si précieux auxiliaire dans bien des cas.

§ 59. **Régularisation de l'accommodation.** — Pour qu'un strabique soit guéri, il ne suffit pas qu'il sache voir simples binoculairement tous les objets qui l'environnent : il faut encore qu'il les voie nettement, ce qui ne peut avoir lieu qu'en tant qu'il a établi une relation correcte entre la convergence et l'accommodation. Or on verra au chapitre VIII que, très souvent, le strabisme reconnaît comme origine une insuffisance d'accommodation. Il faut donc s'attendre à rencontrer fréquemment une violation complète de la relation entre la convergence et l'accommodation, relation dont la description a fait l'objet du § 10 (p. 42).

Par exemple, telle personne affectée de strabisme divergent périodique diverge *d'autant plus* qu'elle accommode davantage.

J'ai déjà cité (obs. 414, p. 66) un cas de ce genre où la relation correcte entre la convergence et l'accommodation était remplacée par la relation inverse : Mme G... divergeait dès qu'elle accommodait. Les cas analogues où l'effort d'accommodation provoque de la divergence, ne sont pas absolument rares : on a vu que Mme G... a été guérie en peu de jours : quelques exercices au moyen du stéréoscope à charnière ont suffi pour rétablir chez cette dame la relation désirée, ce qui démontre combien il est facile d'y parvenir dans les cas analogues.

Il est beaucoup plus fréquent de rencontrer l'anomalie

inverse, c'est-à-dire une convergence excessive correspondant à une accommodation modérée : c'est ce qu'on rencontre toujours chez les strabiques convergents périodiques.

Observation 347. — André N..., âgé de neuf ans et demi, est affecté de strabisme convergent périodique de l'œil droit. L'ophtalmomètre donne 0 ± 0.5 ; 0 ± 0.75. L'hypermétropie totale est d'une dioptrie aux deux yeux. Le strabisme disparaît sous l'influence de l'atropine. Le traitement, entrepris en avril 1887, consiste à porter en permanence des lunettes + 1 (à remplacer par la louchette sur l'œil sain toutes les fois que la déviation apparaît, c'est-à-dire pour la vision des objets voisins), et à pratiquer la lecture contrôlée. Cette lecture réussit bientôt avec des verres de deux dioptries, puis avec une dioptrie et, après trois semaines, sans aucun verre. Il a donc fallu moins d'un mois pour rétablir à peu près la relation correcte entre la convergence et l'accommodation. Je dis *à peu près*, car l'amplitude d'accommodation était à ce moment de 11 à gauche et de 9 seulement à droite. Après trois mois, nous cessions tout traitement.

La guérison n'était cependant pas parfaite, ou, en d'autres termes, l'équilibre entre la convergence et l'accommodation manquait de stabilité. Aussi, en octobre de la même année 1867, le jeune N..., qui ne louchait plus, se plaignait-il de ne plus pouvoir lire bien clairement quand il était fatigué. Je lui prescrivis alors de prendre la louchette sur O. G. pour écrire et pendant les repas, et, pour lire, de reprendre + 1 et, en cas de nécessité, de retourner à + 2 ; tout soin fut cessé en 1886.

En janvier 1893, légère rechute qui céda à l'emploi des verres + 1.

J'ai revu André N... en mars 1895. L'acuité est restée supérieure à la normale pour les deux yeux. L'amplitude d'accommodation, restée égale à 11 à gauche, est tombée à 7 à droite, témoignant d'un emploi moins énergique de l'œil droit. Les tests de la vision binoculaire fournis par les cartons C, D, E, F et G réussissent avec hésitation. Le test à gradins ne réussit pas. Le jeune homme, qui est excellent observateur, décrit spontanément que souvent, vers la fin de la soirée, il ne peut plus lire binoculairement sans recourir aux verres + 1 et que parfois, même dans le jour, quand il se sent nerveux, il est conduit à les reprendre.

Il est rare qu'une mauvaise relation entre la convergence et l'accommodation persiste pendant aussi longtemps que dans l'observation 347 quand on l'attaque par les moyens dont nous disposons, et qui sont la louchette, le stéréoscope à mise au point variable, la fusion des cartons sans stéréoscope les lignes visuelles étant parallèles et enfin le contrôle de la vision binoculaire pendant la lecture, en s'aidant au besoin de verres convexes de force décroissante.

Parmi tous ces moyens, lesquels faut-il choisir dans chaque cas, dans quel ordre faut-il les employer et à quel moment du traitement faut-il s'appliquer à l'établissement de la relation correcte entre la convergence et l'accommodation ?

Le plus souvent il ne faut pas s'y appliquer du tout, car on obtient le résultat désiré par surcroît, au cours des exercices de fusion dans le stéréoscope et par la pratique de lecture conrôlée.

Au contraire, dans les cas analogues à ceux qui viennent d'être décrits et où le strabisme n'est pas autre chose qu'un résultat de la mauvaise relation en question, il faut s'y attaquer résolument et suivant l'âge et l'énergie des sujets on y apporte plus ou moins de précipitation. Entre l'emploi prolongé de la louchette et des verres qui, très lentement, après des années, conduit au résultat sans le moindre effort (obs. 302, p. 45), et les exercices intensifs dont le choix était commandé à la fois par les circonstances et par le caractère de la jeune Mme G..., citée tout à l'heure (p. 155), il est généralement préférable de choisir une marche intermédiaire : on conduit rapidement les exercices de fusion jusqu'à ce que la lecture contrôlée soit possible avec le secours de verres, puis on supprime avec précaution ces verres pendant la lecture; enfin, plus tard, on les fait quitter complètement, à moins qu'indépendamment de la tendance au strabisme, d'autres considérations, résultant à la fois de la réfraction, de l'âge, du sexe et de la profession du sujet, ne commandent de les conserver en permanence.

§ 60. **Cas de très jeunes enfants.** — D'après tout ce qui précède, il importe d'entreprendre le traitement aussitôt que possible : il ne faut pas rester inactif en se berçant de l'espoir d'une guérison spontanée dont on a vu des exemples. Je ne conteste pas qu'il y ait eu des strabismes guéris spontanément, mais la plupart des cas qui m'ont été signalés se sont trouvés être des strabismes convergents où l'œil dévié, s'étant déshabitué de voir, avait cessé de gêner l'autre et, par la suite des années, s'était peu à peu redressé, donnant une apparence de guérison, mais, en réalité, une apparence seulement. Il n'y avait pas de vision binoculaire. Voici cependant, à titre de curiosité rare, un cas de guérison spontanée :

Observation 305. — Octave M..., âgé de neuf ans. Strabisme divergent considérable, mais périodique, datant presque de naissance. Je n'hésite pas à proposer la ténotomie des deux muscles droits externes, étant donné que la déviation est ancienne, que l'enfant va entrer au lycée où il ne sera pas surveillé, et que, les yeux étant à peu près emmétropes, il n'y a pas à tenter de traitement par les verres.

Démenti éclatant à mes prévisions : six ans plus tard, en 1887, la déviation était devenue rare et faible, la lecture se faisait binoculairement; il ne pouvait plus venir à l'idée d'opérer. Le seul symptôme était un peu d'asthénopie après un travail du soir prolongé.

Je note en passant les singulières variations de la réfraction du jeune M... — En 1881, l'ophtalmomètre avait donné 0 ± 1 ; 0 ± 0.5. Il y avait un peu d'hypermétropie. En 1888, j'ai noté 0 ± 0.6; 0 ± 0.6 et $+ 0.5$; $90 - 0.5 - 1$. Il y a donc eu sûrement diminution d'As. à gauche, augmentation d'As. inverse et production de myopie à droite.

1895. — Je viens de faire revenir M. M... Ophtalmomètre, 10 ± 0.5 ; 170 ± 0.5, subjectivement 0 ; 100 — 1 — 1.5. L'acuité est 2/3 à gauche et 1 à droite ; la mauvaise acuité de G. s'explique par les chiffres que donne l'ophtalmomètre pour les directions périphériques du regard :

	à gauche	15°	10°	5°	0°	5°	10°	15°	à droite.
Arc horizontal.		42.6	43.2	43.5	43.4	43.4	43.0	43.0	
Arc vertical. .		43.8	43.8	43.8	43.8	43.8	43.8	43.8	

	en haut	15°	10°	5°	0°	5°	10°	15°	en bas.
Arc vertical. .		42.4	43.1	43.6	43.8	43.9	43.9	43.9	
Arc horizontal.		43.5	43.3	43.3	43.3	43.3	43.3	43.2	

On voit, d'après ces chiffres, que cet œil a la forme d'une poire dont la queue serait dirigée vers le bas, et qui aurait été aplatie latéralement, ce qui explique son acuité médiocre, et, secondairement, la tendance à la déviation.

C'est une erreur de croire que l'opération donne de meilleurs résultats à un âge plus avancé: plus tôt elle est faite, plus il y a de chances pour qu'elle suffise. Mais, d'autre part, c'est mettre à la loterie que d'opérer un enfant avant l'âge où les exercices peuvent être entrepris. Deux aphorismes contradictoires sont la cause de nos perplexités quant au choix du moment le plus propice pour une intervention chirurgicale.

Premier aphorisme. — Il est d'autant plus facile de rétablir la vision binoculaire qu'il s'est passé moins de temps depuis l'apparition du strabisme. *Conclusion :* opérez sans délai, sauf à compléter et à consolider le résultat par des exercices.

Second aphorisme. — Les progrès intellectuels et surtout la faculté de soutenir l'attention augmentent avec une extrême rapidité chez l'enfant. Tel enfant de six ans et demi exécutera des exercices stéréoscopiques avec une attention et une persévérence décuples de ce qu'il eût fourni à six ans. *Conclusion :* ne vous hâtez pas d'opérer. En supprimant la partie fixe du strabisme avant l'âge où vous obtiendrez une attention suffisante pour l'exécution des exercices, vous risquez d'empirer la situation.

J'avoue sans détour qu'en relisant mes observations et consultant mes souvenirs, il me semble que le second aphorisme a pesé trop fort sur mes déterminations, car je ne rencontre pas un seul cas où je sois tombé dans l'inconvénient d'avoir opéré trop tôt : il est donc présumable que, plus d'une fois, soutenu par l'appréhension des parents, j'ai eu le tort d'opérer plus tard qu'il n'eût convenu pour obtenir la guérison avec le moins d'efforts possible.

C'est par le premier des deux aphorismes ci-dessus que j'ai été guidé pour faire opérer le bébé dont j'ai déjà parlé (obs. 310, p. 30) et j'agirais encore de même si l'on me présentait un enfant de moins de deux ans avec un strabisme récent : j'aurais l'espoir de le voir guérir complètement, si le redressement opératoire était pratiqué peu de semaines après le début de la déviation.

En pratiquant l'expectation pure et simple, nous risquons l'apparition de l'amblyopie *ex anopsia ;* si nous prescrivions la louchette à porter par intermittences, nous exercerions la neutralisation et ferions augmenter la déviation. Si nous recourons au port permanent de la coquille, nous risquons de ne pas être obéis, car il est dur, pour les parents, de laisser en place un objet aussi disgracieux pendant quatre ou cinq ans, comme entrée de jeu, avec la perspective de continuer pendant les années qui seront consacrées aux exercices.

S'il y a quelque témérité à opérer aussi prématurément que dans l'observation 310, il en est tout autrement quand on nous présente un enfant plus âgé, affecté d'un strabisme permanent récent : n'hésitez pas à rétablir l'équilibre par une ou deux opérations et cela sans perdre un jour, quand même vous auriez l'espoir le plus fondé d'obtenir la guérison par des exercices ; à quoi bon employer des semaines ou des mois pour faire ce qu'on peut obtenir avec au moins autant de sécurité en une minute ? C'est ainsi que, si l'on m'avait écouté, j'eusse opéré séance tenante le jeune L... dont voici l'observation, que j'ai citée en 1888 dans une discussion qui eut lieu à la réunion annuelle de la *Société française d'ophtalmologie :*

Observation 325. — Pierre L... m'avait été présenté en 1881, à l'âge de neuf ans, à cause d'une myopie de quatre à cinq dioptries sans qu'à cette époque j'eusse remarqué de strabisme.

En 1884, on me ramène le jeune L..., âgé de treize ans, avec un strabisme divergent périodique de l'œil gauche. La déviation est trop fréquente et trop intense pour permettre l'hésitation ; je propose d'opérer et ne consens à me borner aux exercices que sur les instances de la mère. Astigmatisme cornéen, 5 ± 2.75 ; 0 ± 2 ; réfraction, 5 — 2.75 — 7 ; 0 — 2 — 6. Je prescris des lunettes 5 — 2.75 — 3 ; 0 — 2 — 2 et nous entreprenons les exercices le 30 octobre : lunettes en permanence, lecture contrôlée pendant cinq à sept heures par jour, stéréoscope à charnière, exercices de diplopie avec l'aide d'un verre rouge, converger vers un doigt tenu d'abord bas, puis de plus en plus haut.

Le 18 novembre, après une interruption de moins de trois semaines dans ses études, Pierre L... retourne en classe, avec recommandation de faire, tous les jours, quatre séances de convergence de cinq minutes chacune.

Le 29 janvier 1885, au lieu de vingt minutes par jour, nous ne demandons plus que dix minutes d'efforts de convergence, et en mars, la guérison étant parfaite, sans trace d'insuffisance, nous cessons tout exercice. — Malgré les efforts de convergence énormes, la myopie n'a pas augmenté pendant le traitement.

En juillet 1887, je constatais la conservation du résultat obtenu et j'ai rencontré récemment L... qui avait été déclaré apte au service militaire.

L'observation qu'on vient de lire montre une fois de plus que le succès d'une intervention opératoire n'est pas toujours la preuve de sa nécessité, puisque, même dans des cas où cette intervention est indiquée, il est parfois possible de s'en passer.

Elle nous donne aussi un exemple de l'utilité des procédés objectifs de mesure de la réfraction, car, si ces procédés avaient existé lors de la première consultation donnée à Pierre L...., son astigmatisme et son anisométropie ne m'eussent pas échappé et une prescription de verres eût suffi pour prévenir le strabisme : la question d'opération ne se serait même pas posée.

S'il est si difficile de choisir le moment où il est le plus opportun de faire intervenir une opération, c'est qu'il faut avoir en vue l'*efficacité définitive* de cette intervention. C'est l'expression même dont s'est servi Ph. Roux (d'Auxerre), à la séance de l'Académie des sciences du 25 mai 1840, à la suite de la communication de nombreux résultats obtenus par Dieffenbach. Je ne résiste pas au plaisir de citer textuellement :

Je comprends très bien que cet habile chirurgien ait été mis à même de pratiquer un nombre déjà très considérable de fois la section du muscle adducteur ou du muscle abducteur de l'œil, et même la section de l'un et de l'autre, après avoir vu succéder un nouveau strabisme et d'espèce différente à la section de l'un des deux. Mais je ne puis pas ne pas conserver des doutes sur les avantages réels de la méthode en question, et sur son *efficacité définitive* dans le traitement du strabisme. Il s'en faut que cette infirmité porte dans tous les cas le même caractère : beaucoup de circonstances différentes la font naître, et l'inégalité d'action des muscles qui la produit et l'entretient immédiatement n'est le plus ordinairement que secondaire ou consécutive à quelque état insolite, à quelque lésion ou physique ou dynamique de l'œil lui-même ; et dans le plus grand nombre de cas où il a commencé dans la première enfance, il n'est que la conséquence ou l'effet de l'inégalité de force ou de sensibilité des yeux. C'est l'œil le plus faible qui devient strabique, et dans le strabisme de cette sorte il n'y a de guérison possible qu'à cette condition que la faiblesse de l'œil qui louchait cessera complètement ou presque complètement, ou, en d'autres termes, qu'il s'établira une équipondérance à peu près parfaite d'action entre les deux yeux.

Sans doute cet équilibre d'action entre les deux yeux peut s'établir après la section du muscle qui était devenu le siège d'une contraction prédominante, comme il peut s'établir sans que cette section ait été faite ; mais cela dût-il être, ne s'établira-t-il pas toujours, un peu plus ou un peu moins promptement, un nouveau strabisme en sens contraire de celui qui existait, par le jeu exclusif, et sans balancement aucun, du muscle opposé à celui qui aura été coupé ? Et supposé qu'on fasse la section de cet autre muscle, l'œil ne restera-t-il pas privé complètement de ses mouvements latéraux ou d'horizontalité ?

Mais, dit en terminant M. Roux, les faits doivent avoir plus de puissance que les raisonnements et les présomptions les plus vraisemblables, etc.

Les faits ne tardèrent pas à donner raison à Ph. Roux, et malgré les progrès du manuel opératoire, les guérisons définitives ne s'obtiennent guère qu'à condition de n'opérer qu'à bon escient (1).

Ce qui m'a très souvent réussi a été d'opérer l'un des yeux un peu prématurément, vers l'âge de six ou sept ans, avec un résultat incomplet, mais suffisant pour rendre possibles les exercices stéréoscopiques. Alors, suivant les cas, on va jusqu'au bout par les exercices, ou bien, à un moment donné, on complète par une opération sur l'autre œil. En procédant ainsi, on est sûr de ne pas dépasser le but lors de la première opération, et les exercices de fusion sont une préparation infiniment précieuse au succès de la seconde opération.

Cette manière de procéder présente un autre avantage : après une première opération, soit dans l'espoir d'éviter la seconde, soit pour mieux en assurer le résultat, les exercices stéréoscopiques sont généralement exécutés avec un zèle qui en assure la bonne issue.

Si l'hésitation est permise quant au choix du moment où il convient soit d'opérer, soit d'entreprendre les exercices, le doute n'existe pas, au contraire, quant à l'utilité d'agir le plus tôt possible, soit par les lunettes, soit par la louchette.

Depuis que nous disposons de la skiascopie, nous pouvons faire l'essai d'une cure par les lunettes chez les enfants les plus jeunes. Cet essai réussit rarement, mais on ne risque rien d'en faire la tentative, à condition de ne pas la prolonger si, après quelques semaines, le redressement n'est pas obtenu. On peut encore combiner l'emploi de la louchette pour voir de près et des lunettes pour voir au loin; mais, je le répète, il ne faut pas s'attendre à la cure par les verres convexes, car elle ne produit qu'une aggravation si on la prolonge sans succès.

Ma manière habituelle de procéder consiste à prescrire la louchette pour maintenir la situation intacte jusqu'à l'âge où l'enfant devient suffisamment maniable. On verra plus loin les détails ultérieurs du traitement dans les divers cas; ce qu'il importe d'indiquer ici, c'est la longueur relative du temps pendant lequel les jeunes hypermétropes doivent porter la louchette en permanence et l'excessive difficulté qu'on rencontre à faire adopter cette situation par les parents. Il n'est pas difficile de

(1) Lors de la première communication de Dieffenbach à l'Académie des sciences, le 3 février 1840, Arago annonça que Wollaston avait construit un petit appareil permettant aux strabiques de voir simple avec les deux yeux : le *Compte rendu* n'est pas plus explicite et je n'ai rien pu trouver de plus dans les œuvres complètes d'Arago. Dès sa première communication, Dieffenbach eut le mérite d'annoncer que son opération échouait le plus souvent quand elle était suivie d'une inégalité entre le diamètre des pupilles de l'opéré.

14.

leur prouver que l'occlusion permanente d'un œil n'est en aucune façon désagréable à l'enfant. Et cependant il m'est arrivé nombre de fois que le traitement ait été interrompu sous prétexte de rougeole, de bains de mer ou de mille autres raisons. Avec l'emploi de la louchette, rien n'empêche d'apprendre à lire aux enfants et le premier degré d'instruction est indispensable avant d'entreprendre les exercices stéréoscopiques (1).

Il ne peut donc être question d'aborder ces exercices avant l'âge de six ou sept ans, et le mieux est souvent d'attendre un peu plus tard, jusqu'au moment où l'enfant est devenu capable d'attention et de persévérance, deux qualités qui n'existent presque jamais à un degré suffisant avant l'âge de huit ans. Passé cet âge, l'obéissance devient parfois moins parfaite, par le contact de l'enfant avec des camarades, et l'on se heurte aux nécessités des études, qui, vers l'âge de huit ou dix ans commencent à avoir quelque importance dans l'esprit des parents, sinon en réalité.

Tenant compte de ces différentes circonstances, je tâche en général d'en finir avant l'âge de la première communion. Pour éviter tout mécompte, il importe donc d'avoir terminé le traitement proprement dit vers l'âge de dix ou onze ans, se réservant de suivre le cas pendant un ou deux ans et d'exiger au besoin la reprise de la louchette pour l'écriture et du contrôleur (§ 41) pour la lecture.

Pour donner une idée du temps et des soins que peut nécessiter une cure de strabisme, j'intercale ici une observation dont la rédaction présente ceci de particulier, que j'ai noté la date de chaque visite; la sténographie de ces séances, passées en dialogues avec la mère et l'enfant, remplirait un volume bien plus gros que ce *Manuel*. D'autres observations, qu'on a déjà rencontrées, eussent pu être aussi volumineuses si je ne les avais pas abrégées à outrance.

Observation 270. — La petite Suzanne M... m'est amenée le 13 février 1879 avec un strabisme convergent de l'œil gauche, trop variable pour pouvoir affirmer s'il est absolument permanent. L'enfant a deux ans et trois mois. C'est vers l'âge de deux ans, à la suite d'une coqueluche, qu'on a remarqué la déviation. Pour condenser, j'écrirai les dates en abrégé.

1879. 13/2. — Prescrit la coquille en permanence sur l'œil droit.

20/2. — Le strabisme étant devenu alternant, mettre la coquille tantôt sur un œil, tantôt sur l'autre.

4/3. — Je demande au moins six mois aux parents pour arriver à guérison.

27/3. — Strabisme sûrement permanent, déviation faible.

4/6. — Même état.

(1) J'ai publié une *Méthode* qui permet de pousser assez vivement à la fois l'enseignement de la lecture et de l'écriture, Paris, Picard et Kaan, 11, rue Soufflot.

22/11. — On a été consulter un confrère et suivant son conseil on a remplacé cet été la louchette par des lunettes convexes. La déviation a augmenté ; je fais pressentir la nécessité probable d'une opération et j'insiste pour l'emploi permanent de la louchette.

1880. 25/3. — Déviation permanente, variable, faible. Pas de diplopie. Je propose de continuer pendant quelques mois l'emploi de la louchette pour préparer une tentative de guérison opératoire, l'enfant étant trop jeune pour essayer des exercices et les parents trop peu patients pour faire porter la louchette pendant des années.

(Interruption de traitement de six ans.)

1886. 18/11. — Le strabisme, après ces six ans d'interruption, pendant lesquels on a consulté ailleurs, est devenu franchement permanent et invariable. Reprendre la louchette en permanence. Je demande aux parents au moins quatre ans de patience et l'engagement de me laisser opérer quand je jugerai le moment venu. On verra que la guérison s'est fait attendre un peu plus longtemps, mais qu'il a été possible d'éviter l'intervention chirurgicale redoutée par le père.

1887. 6/2, 21/6, 23/6. — Mesuré l'hypermétropie totale. Trouvé + 2.5 ; + 2.5. Il semble que, sous l'influence de l'atropine dans les deux yeux, la déviation disparaisse. Aussi employons-nous la mydriase pour lui permettre d'assister sans louchette à un mariage. Cette infraction a pu être faite avec peu d'inconvénient, parce que les plus fortes doses d'atropine ne produisent qu'une faible dilatation (soit dit en passant, ceci est d'un pronostic fâcheux pour le traitement optique). Pour les variations de réfraction remarquables qui se produisirent au cours du traitement, voy. page 89 ci-dessus.

28/6, 2/7, 5/7, 16/8, 6/10. — Essais divers, inutiles à relater.

8/10. — Nous entreprenons le traitement par les exercices. Dès que Suzanne M... regarde dans un stéréoscope, elle converge trop fort ni pour pouvoir fusionner le carton I 2 1/2 ni pour pouvoir fournir de renseignement sur le degré de la déviation au moyen du carton H. Mais elle réussit d'emblée la fusion dans le stéréoscope à miroirs.

11/10. — S'exercer à la diplopie au moyen d'une bougie et d'un verre rouge. Entamer les cartons I.

13/10. — Ayant réussi I 6, s'engager dans les séries K et L.

15/10, 18/10, 20/10, 22/10, 25/10, 27/10, 29/10, 1/11, 3/11, 6/11, 8/11, 10/11, 13/11, 15/11. — Continuation des séries K et L.

19/11. — Entrepris, avec lunettes, l'exercice de la bande sur la glace (voy. § 40).

26/11, 6/12. — Nous nous apercevons que cet exercice avait été mal compris ; nous y renonçons.

8/12, 10/12, 17/12, 20/12, 24/12. — Continuation des séries K et L.

25/12. — Nous nous apercevons que, depuis plus de deux mois, les exercices ont été faits *en pure perte*. A cette époque, je me servais de cartons grossièrement fabriqués de mes mains ; par exemple, pour la série I, le disque noir à fusionner était uni, sans point central, ni corridor blanc. Il était arrivé, dans le cas actuel, que l'un de ces disques était neutralisé. La fillette voyait d'un œil le disque et une flèche, de l'autre œil une flèche seulement. De même, les séries K et L ne présentaient pas de lettres effacées, mais simplement quelques signes très marqués, qui pouvaient être perçus tout en neutralisant les lettres sur lesquelles ils étaient placés. Aussi, présentant aujourd'hui à l'enfant le carton H, elle neutralise avec assez d'intensité pour effacer complètement la partie moyenne de la ligne horizontale, aux environs de l'endroit où elle est traversée par la verticale : au lieu de s'exercer à la fusion, elle a neutralisé partiellement tout le temps.

29/12, 31/12. — Essais infructueux de fusion.

1888. 3/1, 10/1, 24/1, 17/3, 19/4, 26/6. — Malgré quelques essais, nous n'avançons pas, la neutralisation se produisant avec une force extraordinaire ; j'apprends en effet par des amis communs qu'à mon insu on quittait de temps en temps la louchette, et j'écris aux parents que, dans ces conditions, je préfère renoncer.

(Interruption de traitement de six mois.)

1889. 15/1. — On se décide à reprendre. La mesure avec le carton II varie entre 1 et 6 centimètres. Redonné les cartons à fusionner.

17/1, 19/1, 22/1, 29/1, 31/1. — Continuation des exercices stéréoscopiques et essais de lecture contrôlée.

2/2, 5/2, 7/2, 9/2, 12/2. — Continué les cartons. Réussit à voir binoculairement au loin les lettres rouges et vertes à travers des lunettes rouges et vertes.

11/2. — Une partie des exercices avaient été faits en neutralisant. Nous reprenons le stéréoscope à miroirs.

19/2, 21/2, 23/2, 28/2, 5/3, 7/3, 9/3, 12/3 — Réussit peu à peu les plus gros des cartons K et L, même en les faisant glisser au plus près des yeux dans le stéréoscope de Holmes.

17/3, 23/3, 26/3, 28/3, 2/4, 9/4, 16/4, 23/4. — Continuation dans le stéréoscope et exercices de diplopie avec la bougie.

4/5. — Même sans verre rouge, elle réussit à mouvoir ses yeux de manière à voir à volonté les objets en images doubles, directes, en regardant, également à volonté, l'une ou l'autre des doubles images. N'arrive à voir en doubles croisés qu'une bougie allumée en s'aidant d'un verre rouge. Chaque séance d'exercices, chez elle comme chez moi, commence par le stéréoscope, continue par un exercice de diplopie et par une tentative de voir simples les objets extérieurs et se termine par un essai de lecture contrôlée fait sur de très gros caractères.

7/5, 14/5. — La lecture contrôlée ne réussit pas ; les doubles croisés ne sont obtenus que difficilement.

25/5. — Commence à réunir les doubles croisés à volonté et parvient à lire de gros caractères sous le contrôleur.

1/6, 6/6, 11/6. — Continuation des exercices : ce sont les images doubles croisées des objets éloignés, obtenues enfin après plus de trois mois de persévérance, qui ont amené la possibilité de réussir la lecture contrôlée. A partir de ce moment, au lieu de deux ou trois fois, je ne fais plus venir chez moi Suzanne M... qu'une fois par semaine.

18/6, 25/6, 2/7, 6/7, 11/7, 18/7, 25/7. — La lecture contrôlée avance lentement. La patiente est obligée de s'aider de son doigt promené le long des lignes, et qu'elle fusionne, pour provoquer la fusion des caractères typographiques.

1/8. — C'est ce jour qu'elle annonce spontanément une diminution d'acuité de son œil droit, ce qui nous conduit aux constatations consignées à la page 89. Prescrit d'alterner désormais le port de la coquille entre les deux yeux.

6/8, 27/8, 10/9, 24/9, 29/9, 3/10. — Pendant les mois de vacances, n'a consacré qu'une heure par jour aux exercices.

8/10 16/10, 26/10, 2/11, 9/11, 16/11, 23/11, 30/11, 7/12, 14/12, 21/12. — M'étant aperçu qu'une rotation des images retarde les progrès de la lecture contrôlée, je substitue aux lettres, sous le contrôleur, deux grosses lignes noires, figurant un X très surbaissé, à voir sans brisure malgré le contrôleur. Cela réussit beaucoup plus difficilement pour l'une de ces lignes que pour l'autre. C'est la partie à voir par l'œil droit seul qui disparaît habituellement. Pour cette raison, nous avons, pendant quelques mois, mis la coquille en permanence sur l'œil gauche. — Il s'était produit un progrès suffisant pour permettre la lecture contrôlée du caractère n° 7, quand nous fûmes interrompus par une attaque d'influenza.

1890. 11/1. — En présence de la difficulté d'obtenir la lecture contrôlée de caractères un peu fins, malgré la réussite de cartons assez difficiles dans le stéréoscope, je dispose, sur les cartons stéréoscopiques de la série L, des barres analogues à celles qu'on a remarquées sur L 3, et qui sont la représentation du contrôleur. (C'est la réussite de cet artifice qui m'a fait adopter l'usage de ces barres lorsque j'ai fait lithographier la série L pour être jointe à ce volume.)

14/1. — Reprendre alternativement sur les deux yeux la coquille qui, depuis quelque temps, était en permanence sur le gauche.

18/1, 21/1, 23/1, 25/1, 28/1. — Progrès lents.

30/1, 8/1. — Remesuré l'hypermétropie totale. Constaté à nouveau que les pupilles se dilatent très peu sous l'influence de l'atropine. Prescrit $0 - 1 + 1$; $0 - 2 + 2$.

15/2. — Avec les lunettes, arrive à voir simples les objets en repos.

18/2. — Permis d'aller au théâtre avec lunettes.

20/2, 22/2, 25/2, 27/2. — S'exerce à voir simple dans la chambre, en marchant, et par la fenêtre, en regardant les passants. La lecture contrôlée réussit avec le caractère n° 5 et les verres $0 - 1 + 2.5$; $0 - 2 + 3.5$. Remplacer pour la lecture le contrôleur par un crayon tenu à la main.

4/3, 8/3. — Arrive graduellement à lire binoculairement l'impression la plus fine et, au lieu de lire uniquement pour s'exercer, lit de cette manière ses livres d'étude ou des ouvrages intéressants.

15/3. — La lecture réussissant sans peine avec les lunettes les plus faibles (prescrites en janvier), quitter les lunettes plus fortes qui ont servi pendant moins d'un mois. Ne plus mettre la louchette que pour lire la musique et pour écrire. S'appliquer souvent à faire apparaître des doubles images croisées pour s'assurer que la vision est binoculaire.

22/3, 3/4, 10/4. — Va parfaitement, sauf que, par moments, des lettres paraissent brisées au bord de la barre du contrôleur.

3/5. — Autorisation de quitter les lunettes dans la rue.

18/6. — Légère rechute. Il se produit, par moments, de la convergence de l'œil gauche sans diplopie. Ne sait plus voir les objets en images doubles croisées qu'en rejetant la tête en arrière. Au lieu d'une demi-heure, s'astreindre à deux heures de lecture contrôlée tous les jours. Exercices de divergence avec le stéréoscope à miroirs.

21/6, 28/6. — Ces exercices ont produit un bon résultat.

5/7. — Quitter les lunettes pour la lecture contrôlée, qui réussit à peu près aussi bien sans leur aide, et les reprendre le reste du temps.

19/7. — Bien que l'état soit satisfaisant, continuer l'emploi de la coquille pour écrire et aussi pour lire la musique, car dans ces occupations il n'est pas possible de s'assurer que la vision simple est binoculaire. — Nous considérons la cure comme à peu près terminée.

4/9, 7/10, 15/11. — Tout va bien. Maintenir par un petit exercice quotidien la faculté de faire apparaître à volonté les images doubles croisées.

27/11. — Nous n'avons pas pleine sécurité, parce que l'attraction des doubles images est très peu énergique ; en ouvrant graduellement le stéréoscope à glace, le dédoublement se fait sans être précédé d'un sentiment de traction dans les yeux.

26/12. — Même état.

1891. 10/1, 21/2. — Peu à peu l'acuité des deux yeux s'est égalisée et est à peu près la même avec ou sans verres. Nous quittons définitivement les lunettes ; par prudence on fera tous les jours un exercice de divergence avec le stéréoscope à miroirs, car sous le verre dépoli, la convergence apparaît encore légèrement et les *tests* de vision en relief ne réussissent pas. Continuation de la coquille pour le piano et pour écrire.

15/6. — Continuer la lecture contrôlée.

22/12. — Les *tests* de la vision en relief réussissent. — Guérison.

1892. 12/3. — Même état.

1894. 2/5. — Les *tests* de la vision en relief réussissent mal. Contrairement à mes instructions, au lieu de continuer la lecture contrôlée, elle a trouvé plus agréable d'éviter la difficulté en fermant un œil pour lire. Quoi qu'il en soit, la petite M... est devenue une jeune fille fort agréable à voir et l'infirmité n'a laissé aucune trace.

1895. — Même état; on a cessé à tort la lecture contrôlée; la reprendre.

Je ne puis m'empêcher d'ajouter que la guérison eût été obtenue beaucoup plus vite si le traitement n'avait pas été interrompu à deux reprises et si les parents n'avaient pas refusé la compensation de gagner du temps par une opération. — Tout est bien qui finit bien.

Je ne suppose pas qu'on ait eu la patience de lire l'observation qui précède sans rien passer : j'ai voulu, pour une fois, inscrire ici toutes les séances, comme elles le sont sur mes livres d'observations. Si l'on songe que beaucoup de longues séances n'ont figuré ci-dessus que par la mention de leur date, on avouera qu'il faut souvent de la patience pour conduire et pour subir un traitement de ce genre.

S'il est utile de ne pas commencer trop tard, il est non moins nécessaire de ne pas s'engager prématurément dans les exercices stéréoscopiques, car on s'exposerait à lasser inutilement la mère et l'enfant. Il faut réserver leur bonne volonté pour un moment où le travail peut être fait avec énergie et intelligence. Il en est, des exercices de ce genre, comme de l'étude des langues; on peut consacrer une heure par jour pendant huit ans sans utilité à l'étude d'une langue étrangère, qu'on apprendrait aisément à fond en y consacrant le même temps à raison de huit heures par jour pendant un an, ou, mieux encore, de seize heures par jour pendant six mois. Il semble que le résultat obtenu dans ce genre de travaux se détruise pendant le temps qui n'est pas consacré à aller de l'avant. Ainsi donc, pour nos strabiques, dès qu'on a entrepris les exercices, il faut en faire l'occupation principale du malade. — On remarquera que les cartons stéréoscopiques sont assez minces et transparents pour pouvoir être employés le soir, en se mettant en face d'une lampe.

Pour les clients de province, je trouve avantageux de fractionner leur séjour à Paris en plusieurs périodes, pendant chacune desquelles on obtient une assiduité d'autant plus grande au travail que l'intérêt pécuniaire des familles est d'accord avec celui du traitement.

Les enfants ont un tel besoin de variété dans leurs occupations qu'il importe de leur faire exécuter, à chaque séance, des exercices différents quand cela est compatible avec l'avancement du traitement. Par exemple, une séance d'un quart d'heure se composera successivement d'exercices de diplopie, d'un coup de divergence à l'aide du stéréoscope à miroirs, d'un exercice de fusion de cartons moyens de la série K et de gros cartons de la série L, pour finir par un essai de lecture contrôlée.

En résumé, pour les enfants, commencer le plus tôt possible l'emploi de la louchette, entreprendre les exercices aussi tardivement que le permet l'impatience des parents, insister sur les exercices stéréoscopiques plus que sur tous les autres et n'opérer qu'au moment où l'on est sûr que les exercices pourront être convenablement exécutés.

§ 61. **Cas des adultes.** — Il est généralement inutile de conseiller l'emploi de la louchette : on ne l'obtiendrait pas, et comme le rétablissement de la vision binoculaire demanderait des efforts excessifs, parce que le mal est invétéré, le plus sage est de se conformer à la routine, de renoncer à la guérison réelle et de se borner à opérer pour obtenir un redressement apparent.

Cependant, chez quelques-uns, on rencontre une dose d'énergie qui compense les difficultés du traitement optique :

Observation 32. — Émile B..., ouvrier graveur, âgé de seize ans, subit le 6 janvier 1865 une ténotomie du droit interne de l'œil gauche, par M. de Wecker, qui me l'adresse huit jours après l'opération avec la note suivante : « Strabisme convergent périodique concomitant. Ténotomie du droit interne gauche. Taches des deux cornées. Hypermétropie 2. » Ainsi que cela arrive si fréquemment dans le strabisme convergent périodique, l'acuité de l'œil habituellement dévié, un peu inférieure à celle de l'autre pour voir au loin, est très inférieure pour voir de près, par déficit d'accommodation. Bien que le résultat apparent soit parfait, je place immédiatement une coquille non percée sur O. D., et nous entreprenons les exercices stéréoscopiques ; ces exercices sont nécessaires, car quand le sujet n'accommode pas, — ce qu'il sait faire à volonté, — les objets apparaissent en doubles images croisées, qui font place à des images directes quand il fait effort. (Avant l'opération, il savait à volonté ne pas loucher, à condition de voir trouble.) Notre tâche consiste donc à régulariser la relation entre la convergence et l'accommodation en tenant compte de l'action de l'opération. Tous les exercices, soit avec, soit sans stéréoscope, sont exécutés sans lunettes.

Le traitement a commencé le mardi 17 janvier et Émile B..., qui a annoncé son intention de reprendre son travail le lundi suivant, a consacré aux exercices plus de dix heures par jour. « Je ne vois pas, dit-il, pourquoi je me donnerais à moi-même moins d'heures de travail qu'au patron; je m'offre même gratis des heures supplémentaires. »

Soit dit en passant, le strabisme s'est déclaré subitement à l'âge de cinq ans; sans y être provoqué, B... raconte que la déviation est apparue huit ou quinze jours après une application de sangsues qu'il a subie à la suite d'une attaque de croup.

Remarquons aussi que, contrairement à ma pratique constante, une opération a été faite ici pour combattre un strabisme purement périodique et que ce mode de procéder n'a pas eu d'inconvénient; j'ai revu B... après vingt ans et la guérison s'était parfaitement maintenue.

Cette observation est à retenir, parce que ce cas est le premier où les exercices aient été conduits d'une *manière intensive*. J'avais toujours craint que l'excès de travail pût avoir des conséquences fâcheuses. Il n'en est rien. Je n'ai jamais eu à me repentir d'avoir fait faire les exercices les plus énergiques dès le lendemain d'une opération.

On a déjà rencontré (obs. 422, p. 9), le cas d'un jeune homme guéri sans opération en très peu de temps, le cas analogue d'une jeune femme (obs. 414, p. 66), celui d'un homme de lettres (obs. 354, p. 74), qui compléta en quelques jours le résultat opératoire; tous sont d'accord pour dire qu'on n'arrive à rien sans beaucoup de travail accumulé coup sur coup. A cet égard, le plus instructif de mes clients a été celui dont je vais donner l'observation. J'ai fait reproduire, à la fin du carton A, en caractères lisibles à la loupe, une lettre que cet aimable commandant écrivit à une de mes petites clientes. On la trouvera répétée, en caractères gras, au cours de l'observation qu'on va lire.

Je ne donne ici cette observation que pour encadrer les lettres du patient, dans lesquelles il insiste sur la nécessité des exercices faits intensivement.

Observation 377. — Le commandant C..., âgé de cinquante-deux ans, est affecté depuis l'âge de trente-cinq ans d'un strabisme convergent alternant, devenu trop intense pour qu'il soit possible de fusionner un objet extérieur placé contre la racine du nez. La réfraction est environ — 9; — 9.

17 octobre 1889. — Le patient devant quitter Paris le surlendemain, je me borne à opérer l'œil droit (le moins bon) et je le laisse partir avec un verre concave devant l'œil opéré et un verre dépoli devant l'autre.

19 novembre 1889. — Le commandant C... revient pour l'opération de l'œil gauche que je pratique avec un résultat légèrement insuffisant, par crainte de dépasser le but, parce que je ne comptais pas sur l'énergie dont on va voir les preuves. La fusion des objets voisins réussit immédiatement. Je donne à emporter un stéréoscope à miroirs et la série I avec un stéréoscope ordinaire. — Prière de revenir dès qu'il aura pu obtenir un congé d'un mois.

3 décembre. — (Je souligne un passage de sa lettre de ce jour): « Depuis que j'ai quitté Paris, je n'ai pas cessé d'exercer mes yeux avec les deux stéréoscopes. Les progrès sont lents, *attendu qu'on perd, pendant qu'on ne*

s'exerce pas, le fruit du travail précédent. Cependant je constate un progrès, surtout avec le stéréoscope à lentilles; avec l'autre, je commence à croire que je ne peux guère dépasser 0, surtout sans vis de rappel, vis que je ferais bien placer si je devais m'en servir longtemps encore.

« Hier matin, j'ai constaté une chose dont je pense pouvoir me réjouir et qui ne m'était pas encore arrivée; cependant il se pourrait que je me trompe. En me servant du stéréoscope à lentilles, j'ai vu la face droite de la séparation qui se dirige vers l'image, à gauche de l'œil gauche; il me semble que c'est normal; jusqu'à ce jour, je ne l'avais pas encore vue; mon œil gauche voyait la face de gauche et mon œil droit y amenait l'image correspondante à cet œil; le stéréoscope était ouvert à gauche; maintenant il est fermé, comme à droite, et forme un couloir au fond duquel je vois les images superposées. »

5 décembre. — « Selon toute apparence, je ne pourrai repartir pour Paris que le lundi 17, pour me trouver à votre consultation du mardi 18, vu le temps nécessaire à cette permission pour parcourir la voie hiérarchique, qui est loin d'être une voie romaine; si donc vous aviez quelques recommandations à me faire, je vous prie de vouloir bien me les faire parvenir.

« Je n'ai rien à ajouter : *les progrès sont toujours lents, par suite des pertes de résultats faites pendant que je ne travaille pas.*

« Je porte bien entendu toujours un pince-nez à verre dépoli d'un côté dehors, et dans la maison un bandeau sur l'un ou l'autre œil. Je le mets de préférence sur l'œil gauche, afin d'exercer l'œil droit, qui, avant, ne concourait que rarement à la vision et par suite s'affaiblissait. »

22 décembre. — Le commandant arrive, muni du bienheureux congé d'un mois. Il a réussi peu à peu à fusionner I 6, en passant par I 3, I 4, I 5, etc. Il sait même réussir I 6 d'emblée. Aussi, chez moi, fusionne-t-il immédiatement les premiers cartons de la série K.

27 décembre. — S'engage dans la série L, réussit la lecture contrôlée avec des verres — 6 et réussit également à voir simples les objets lointains en regardant droit devant lui. Prescrit, outre la série L et la lecture, des exercices de fusion sans stéréoscope.

22 janvier 1889. — Après le mois juste dont nous disposions, le commandant repart guéri. Il remarque que, lorsqu'il regarde au loin, il y a d'abord diplopie, puis fusion par attraction involontaire des images. Il reste un peu de trépidation en lisant.

31 janvier 1889. — M'écrit qu'il éprouve encore une légère difficulté tant pour lire que pour voir simples les objets en mouvement.

18 février. — Sur ma demande, il adresse à une de mes petites clientes la lettre suivante :

« Ma chère petite demoiselle,

« Il faut vite rendre à vos jolis yeux la faculté de voir ensemble au lieu de porter un bandeau noir qui en cache un. C'est une question de volonté, il faut beaucoup travailler le stéréoscope en peu de temps, afin que les progrès faits pendant le travail ne se perdent pas pendant un long repos, ce qui arrive infailliblement si on se repose trop; juste le repos indispensable : tout ce qui dépasse cette mesure est nuisible. Pour moi, je travaillais de quatorze à dix-huit heures, ce serait un peu trop pour vous qui avez besoin d'un peu plus de sommeil, mais on peut très bien exiger une douzaine d'heures, dix au moins, il ne faut pas craindre de se fatiguer : le succès est à ce prix. Avec un aussi bon professeur que M. le docteur Javal, vous ne pouvez pas manquer

de réussir, mais il faut du travail, beaucoup de travail, et en peu de temps... Adieu, chère petite compagne de traitement et, j'espère bientôt, de guérison. Je vous recommande de vous conserver en parfaite santé.   J. C. »

J'ai souvent tiré parti de la lettre qu'on vient de lire : mieux que mes paroles, elle a servi de stimulant et c'est pour cette raison que je l'ai reproduite en caractères gras.

10 avril 1889. — ... « La vision s'opère parfaitement, sans que je puisse constater un temps nécessaire à la fusion lorsque je regarde devant moi, et que mes yeux se portent d'objets éloignés sur des objets rapprochés, ou inversement. Quand au contraire, sans tourner la tête, je veux voir par côté, la fusion n'est pas encore parfaite, et suivant le degré d'obliquité du regard, les objets que je vois d'abord fusionnés se séparent en deux ; les images se dédoublent ; je suppose que la fusion dans ce cas-là viendra plus tard. Actuellement, je sors très peu, et n'ai pas occasion de voir de la manière qui est encore défectueuse ; et chez moi je n'y pense que rarement.

« Je pense souvent à mes petites compagnes d'infortune et j'espère bien qu'elles sont absolument guéries. »

13 janvier 1890. — ... « En principe, je vois très bien, mais pas si je cherche à voir trop de côté, surtout du côté droit ; il est vrai de dire aussi que les pince-nez, que je porte constamment, sont un obstacle à des regards trop obliques. C'est sans doute pour remédier à cette difficulté de voir obliquement à droite que vous aviez envie de me coudre le muscle de l'œil droit. En tout cas je ne suis pas mécontent de mon état, qui est très acceptable. »

Juin 1894. — Le commandant, qui vient de prendre sa retraite, me met à même de constater l'état de ses yeux, qui est parfaitement satisfaisant.

En résumé, d'après tout ce que j'ai pu observer, il est bien plus facile d'amener un adulte à nous accorder une interruption complète de ses occupations pour se consacrer entièrement aux exercices les plus intensifs que d'obtenir de lui des efforts quotidiens pendant quelques moments arrachés à ses autres obligations ; il n'y a donc pas à hésiter : opérer et, dès le lendemain, monter pour ainsi dire à l'assaut par la pratique combinée de tous les exercices appropriés, ne laissant d'autre repos que celui obtenu en variant les efforts ; en procédant ainsi, on obtient souvent des guérisons très rapides ; il est parfois plus difficile d'éviter que le résultat ne s'en perde après quelque temps : il faut donc faire persévérer dans les exercices plus longtemps qu'il ne semble nécessaire au premier abord : c'est le moyen de bien consolider le résultat acquis.

§ 62. La convalescence et les rechutes. — De ce qu'un strabique est devenu assez maître de ses yeux pour savoir à volonté obtenir les images doubles directes ou croisées, les faire rentrer l'une dans l'autre, fusionner dans le stéréoscope, pratiquer sans difficulté la lecture contrôlée, etc., il n'en faut pas conclure qu'il ait encore obtenu la vision binoculaire parfaite. En effet, arrivé à ce point, il ne réussit pas encore les tests du § 13, car, si nous avons enseigné au patient à fusionner les images, il lui faut encore bien des mois de pratique inconsciente pour apprendre à interpréter les données fournies par la vision binoculaire et à s'en servir pour l'appréciation du relief. Alors seulement que ces tests réussissent sans hésitation, je considère la guérison du strabisme comme parfaitement acquise.

Pour me rendre compte du degré de solidité de la guérison du strabisme, j'ai écrit à tous ceux de mes patients dont j'avais conservé les adresses et quelques-uns ont répondu à mon appel. Pour la plupart, la guérison s'est absolument maintenue, mais chez plusieurs la vision binoculaire ne s'est pas conservée. En général, pour ces derniers, je m'accuse de leur avoir rendu la liberté prématurément. En effet, quand il existe une forte anisométropie et que le sujet cesse de porter les verres correcteurs, il n'est pas bien surprenant de voir surgir une insuffisance de convergence ou même un strabisme divergent. Il importe donc essentiellement d'insister, pendant un temps plus ou moins long après la guérison, sur la continuation du contrôle de la lecture binoculaire.

On a déjà rencontré, comme rechutes, les observations 1 (p. 1), 228 (p. 15), et l'on a vu que dans l'un et l'autre cas, les précautions indiquées n'avaient pas été suivies. Voici trois autres récidivistes :

Observation 59. — Marie R..., amenée le 28 octobre 1865. Strabisme convergent permanent unilatéral de l'œil droit, remarqué dès l'âge de neuf mois. Acuité de l'œil droit inférieure à 1/50. Porter sur l'œil gauche la louchette en permanence. Fausse projection. Un peu d'hypermétropie et d'astigmatisme.

18 janvier 1866. — Ténotomie et avancement musculaire par Liebreich, laissant un peu de convergence. On obtient par instants la vision binoculaire des objets voisins.

12 juin 1866. — Les exercices ont été faits irrégulièrement et rarement, car la famille demeure loin de Paris. Aspect satisfaisant; avec le verre rouge, images croisées très voisines. L'acuité de l'œil droit est 1/10.

1868. — Strabisme *divergent* périodique, qu'elle supprime à volonté par un léger effort d'attention.

1871. — Divergence permanente de 15 degrés.

1877. — Divergence permanente énorme.

Voilà ce qui se passe, en règle générale, quand on ne prend aucune précaution. — Voici une seconde observation analogue :

Observation 109. — Ch..., âgé de dix-sept ans, m'est envoyé par M. de Wecker, le 4 octobre 1866, un mois après avoir été opéré aux deux yeux. Le strabisme convergent alternant, énorme, datait du plus jeune âge. La correction opératoire est parfaite en apparence. Hypermétropie de deux dioptries environ.

Le 6 octobre, nous entreprenons des exercices stéréoscopiques, car la vision n'est binoculaire que par moments.

Après environ trois semaines, le jeune Ch... cesse de venir : il est obligé d'entrer en apprentissage. A ce moment, il est parvenu à lire binoculairement, mais lentement, à condition de suivre avec le doigt : il y réussit sans le secours des verres convexes.

17 janvier 1867. — Ne lit pas encore très couramment. Porte ses lunettes en permanence.

12 juillet 1868. — A renoncé à toute précaution. Strabisme divergent fort disgracieux : mesure 9 à 10 avec le carton II.

Je ne saurais trop le répéter, les cas du genre de ceux qu'on vient de voir sont extrêmement fréquents. Dans le suivant, trois interruptions prématurées de traitement ont chacune été suivie de rechutes : il y a donc eu en réalité quatre traitements. Le même sujet, grâce à son indocilité, nous a fourni quatre observations. On remarquera que le traitement, facile d'abord, plus pénible ensuite, a présenté de très grandes difficultés la dernière fois :

Observation 187. — *Première période.* — Suzanne L..., âgée de quatre ans, est affectée de strabisme unilatéral de l'œil gauche depuis l'âge de deux ans. L'emploi permanent de la coquille non percée, d'abord sur l'œil gauche seulement et, plus tard, alternativement sur les deux yeux, commencé en août 1869, a été suivi, après dix-huit mois, de l'apparition d'une diplopie intolérable : au lieu de me la ramener, la mère, épouvantée, a fait abandonner la louchette.

Deuxième période. — Reprise de la louchette en juin 1871.

Janvier 1872. — Ténotomie du droit interne de l'œil gauche, dans des conditions très favorables, car la diplopie avait reparu. Correction insuffisante. Hypermétropie totale, cinq dioptries. Différence de hauteur corrigée par un prisme de 13 degrés. Après avoir suivi très inexactement mes prescriptions, on renonce au traitement en 1873.

Troisième période. — Juin 1874. — En un mois d'exercices, réussit à voir correctement presque tous les cartons des séries K et L.

Septembre. — Il subsiste, pour voir au loin, une différence de hauteur dont la gêne est instantanément supprimée en donnant aux lunettes + 16 une inclinaison qui produit un effet prismatique vertical.

Octobre. — Toute différence de hauteur a disparu. La relation correcte entre l'accommodation et la convergence s'est établie spontanément ; la lecture contrôlée réussit sans difficulté. *Guérison parfaite.* Continuer à se servir de la louchette pour écrire et revenir dans quelque temps.

Quatrième période. — Janvier 1889. — Après plus de quatorze ans, on me ramène Mlle Suzanne L... avec une différence de hauteur permanente et une divergence relative quand elle regarde les objets voisins. Je ne reproduis pas le détail des quarante séances, notées sur mon livre et qui ont été consacrées à diriger les exercices qu'elle a faits chez elle, à raison de plusieurs heures par jour, pendant quinze mois : la guérison fut obtenue à la veille de son mariage, en mars 1890.

La grande difficulté a résidé en une différence de hauteur opiniâtre, associée à une violente aversion contre la fusion des images. Le matin, au réveil, l'image vue par l'œil gauche était située trop haut, et au cours de la journée cette image descendait trop bas. Peu à peu, grâce à une coulisse verticale analogue à celle qui existe dans le stéréoscope à cinq mouvements, je lui enseignai à faire descendre à volonté l'image perçue par l'œil gauche : on parvint ainsi à réussir la lecture contrôlée : quand les lettres situées derrière la barre de contrôle montaient, elle les faisait redescendre à volonté en fusionnant les lettres voisines. Lorsque je la vis pour la dernière fois, la lecture contrôlée ne réussissait qu'à condition de s'y prendre très soigneusement : le commencement des lignes ne se fusionnait qu'en ayant soin de tourner la tête vers la gauche. — Je présume qu'étant mariée, Suzanne L... a de nouveau négligé toute précaution et je ne serais pas surpris de la rencontrer un jour en état de strabisme divergent.

Indépendamment des rechutes totales, on doit s'attendre à rencontrer de temps en temps des rechutes partielles : n'existe-t-il pas nombre de personnes qui possèdent la vision binoculaire limitée à certaines positions du regard, soit qu'il y ait insuffisance réelle d'un des muscles droits, ce qui entraîne du strabisme quand les yeux prennent une position où ce muscle devrait agir fortement; soit qu'il y ait une anisométropie, qui conduise le sujet à employer exclusivement son œil myope pour voir les objets voisins. Un strabique guéri, mais qui ne porte pas de verres correcteurs, peut fort bien tomber dans un de ces états intermédiaires entre la guérison parfaite et la rechute permanente.

CHAPITRE VI

Strabisme des myopes.

Tant que la myopie ne dépasse pas trois ou quatre dioptries, les personnes qui en sont affectées n'éprouvent aucune gêne pour la lecture. Pour elles, la vision des objets voisins n'exige pas plus de convergence que pour les personnes dont les yeux ne présentent aucun défaut optique. Il en va tout autrement quand la vue se raccourcit au point d'exiger un rapprochement excessif du livre. En général, l'un des yeux étant, soit moins myope, soit plus astigmate que l'autre, le sujet trouve plus d'avantage à ne pas s'en servir et alors, d'après le mécanisme si bien décrit par Buffon (voy. p. 6), le myope cesse de faire converger cet œil vers les objets regardés par l'autre et finit par contracter un strabisme divergent (voy. plus loin § 65).

§ 63. Strabisme convergent des myopes. — Lorsque les yeux du myope sont d'une parfaite égalité, il arrive quelquefois que, au lieu de procéder comme il vient d'être dit, le sujet n'ayant aucune raison de faire dévier l'un plutôt que l'autre, converge très fortement pendant la lecture ou la couture et, un beau jour, les muscles droits externes sont pour ainsi dire forcés ; quand il veut regarder au loin, le myope voit double et ne peut pas faire rentrer les images l'une dans l'autre. Il se produit alors, pour voir au loin, un strabisme convergent alternant dont l'intensité va en augmentant très rapidement, car on sait que les doubles images sont d'autant moins gênantes qu'elles sont plus écartées. Cet état, spasmodique au début, peut devenir permanent par contracture. On rencontre des personnes fort âgées qui continuent à voir binoculairement les objets voisins et qui louchent outrageusement pour voir au loin; mais, le plus souvent, le strabisme devient tout à fait permanent.

Au lieu de dire que les muscles droits externes sont *forcés*, on peut exprimer la même idée sous une autre forme en disant qu'il existe une *amplitude de convergence* et un *parcours de convergence*, analogues à l'amplitude et au parcours d'accommodation. Quand un myope regarde habituellement de très près sans lunettes, il rapproche le *punctum proximum* de la convergence, et il peut arriver que, sans aucune diminution de son amplitude de convergence, il produira ainsi un rapprochement de tout son parcours de convergence, si bien que le *remotum* de vision binoculaire ne sera plus à l'infini. Tel est, je pense, le mécanisme de la production du strabisme convergent des myopes.

En 1885, j'ai eu la bonne fortune d'être consulté pour un écolier très intelligent de treize ans qui était tout à fait au début de ce genre de strabisme :

Observation 330. — Félix G... m'est présenté le 9 juillet 1885, à l'âge de treize ans, pour un strabisme convergent récent. Réfraction : — 6 ; 0 — 1 — 7.

Félix G... me raconte spontanément que, depuis trois mois, il lui arrive de loucher à certains jours. Quand le strabisme s'est déclaré le matin, il y en a pour toute la journée. Aujourd'hui, par exemple, il louche quand il regarde au loin.

Séance tenante, je lui enseigne à regarder un bouton de porte brillant, qui est aisément vu simple de près, et à s'en éloigner graduellement, tout en continuant à voir simple. Je l'engage à procéder de même toutes les fois que le strabisme réapparaîtra. De plus, Félix G... n'ayant jamais porté de verres, je lui prescris de porter des lunettes — 3 ; 0 — 1 — 3 avec recommandation de se tenir à 33 centimètres de son travail.

Après cinq jours, le jeune G... se déclare absolument satisfait : il n'a eu recours que deux ou trois fois à l'exercice prescrit, pour faire disparaître la diplopie des objets lointains.

Après sept ans (juin 1892), la guérison s'est parfaitement maintenue.

L'observation que je viens de relater est, en apparence, unique parmi près de cinq cents strabiques dont j'ai eu l'occasion de m'occuper attentivement, et je crois cependant qu'elle nous donne l'explication pathogénique de la plupart des cas de strabisme convergent myopique. On conçoit d'ailleurs que cette pathogénie nous ait échappé jusqu'ici; en effet, il est rare qu'on vienne consulter dès le début du mal, et comme le strabisme convergent est peu fréquent parmi les myopes, il n'est pas surprenant que je n'aie rencontré qu'une seule fois cette affection aussi près de son origine.

Les cas dont il sera question tout à l'heure donnent à penser que les choses se passent en général, au début du strabisme convergent des myopes, comme dans l'observation 330. Tantôt, chez ces myopes, la vision reste binoculaire pour les objets voisins, et la diplopie cesse de les gêner pour voir au loin, par suite de neutralisation; tantôt, la neutralisation se faisant mal, le strabisme devient permanent. Ce résultat ultime se produit quelquefois assez lentement. C'est ainsi que dans le cas 377 (p. 168), la faculté de voir binoculairement les objets voisins avait persisté pendant plusieurs années après le début du strabisme. L'observation 330 serait donc remarquable uniquement par le fait de s'être présentée dans la période initiale.

§ 64. Traitement de ce strabisme. — Le strabisme convergent des myopes comprenant une *partie fixe*, il n'y a pas à essayer d'en venir à bout sans opération, si ce n'est tout à fait au début.

Voici deux observations de guérison sans opération :

Observation 251. — Jules C..., employé de bureau, dix-huit ans, se présente, le 31 novembre 1875, avec un strabisme convergent de l'œil droit, apparu subitement il y a un peu plus de cinq mois. Il y a encore de la diplopie pour voir au loin. La vision binoculaire subsiste pour voir de près. Réfraction : — 6; — 5. Des prismes de 3 degrés suffisent pour obtenir la vision simple des objets éloignés.

Pendant les mois de décembre et de janvier, Jules C... n'a pas quitté les verres concaves — 3; — 2,5; il leur a superposé des prismes de 3 degrés pour voir au loin et il a fait quelques exercices stéréoscopiques sans manquer une heure à son bureau. A la fin de janvier la guérison est parfaite. Les prismes ne sont plus d'aucune utilité.

La guérison s'est maintenue jusqu'à sa mort, survenue vers 1880.

Le résultat a été facilement atteint ici parce que la partie fixe de la déviation était insignifiante. Dans le cas suivant, j'eusse préféré gagner du temps en opérant; mais en présence du refus de la famille, il fut encore possible d'en finir sans efforts excessifs :

Observation 324. — Mlle Catherine R..., dix-sept ans. Réfraction : 0 — 1 — 8; 0 — 1,5 — 8. Strabisme convergent devenu permanent depuis peu de temps. La convergence, presque nulle quand elle regarde en haut, augmente considérablement dans le regard abaissé.

Nous entreprenons, en octobre 1884, le traitement, qui est d'abord conduit énergiquement pendant trois semaines. Louchette en permanence, stéréoscope à charnière, exercices au moyen d'une bougie à voir simple de plus en plus loin, nous ont conduits à la possibilité de voir simples les objets éloignés, à condition de pencher la tête très fortement en avant. Nous obtenons également la lecture binoculaire, mais Mlle R... étant à bout de patience, je la débarrasse de la louchette et je passe aux exercices spontanés, en profitant du haut degré de myopie pour prescrire des verres décentrés, dont l'action est suffisante pour lui permettre de se promener en voyant simples les objets éloignés, à condition de pencher légèrement la tête en avant. En même temps, je lui fais exécuter, sans verres, les exercices décrits page 94, qui l'amènent, en quinze jours, à un état parfaitement satisfaisant.

Trois mois après le début du traitement, les verres décentrés pour voir au loin deviennent inutiles.

En mars 1885, ma cliente, qui s'est mariée, vient me faire constater sa guérison parfaite. Je ne veux cependant pas prétendre que Mme X... fût en état de voir simples des objets éloignés en regardant en bas : elle voyait simple jusqu'à ses pieds, ce qui suffit pratiquement (1).

En 1892, la guérison s'est maintenue.

Il ne faut pas se laisser influencer par les observations qui précèdent pour s'attarder à traiter sans opération les cas de strabisme convergent myopique où la partie fixe de la déviation est considérable : le raisonnement nous le déconseille et d'ailleurs à une époque antérieure à l'antisepsie, où le sentiment des malades concordait avec le mien pour pousser jusqu'au bout le rendement des exercices, j'ai fait inutilement la tentative de guérir des strabismes de ce genre par les moyens optiques.

En revanche, parmi les divers modes de strabisme, il n'en est pas un qui bénéficie davantage d'une intervention opératoire. Aussitôt après l'opération, le *parcours* de la vision binoculaire est déplacé et augmenté, son *amplitude* restant la même ; la guérison complète peut être obtenue séance tenante quand la vision binoculaire était conservée habituellement pour la vision des objets voisins, ou, du moins, même chez les vieillards, il suffit de peu d'exercices pour mettre les choses en état.

Exemple :

Observation 224. — Mon ami Ch. M..., soixante ans, myopie — 3.5, atteint de strabisme convergent depuis une quinzaine d'années, consentit à se laisser opérer les deux yeux en juillet 1885. La guérison, obtenue immédiatement, s'est parfaitement maintenue. Pour expliquer cet excellent résultat, il faut ajouter que M... avait pris l'habitude de fermer toujours un œil quand il regardait au loin et que la vision binoculaire s'était conservée pour voir de près.

Il peut, au contraire, être besoin de grands efforts, si la vision binoculaire a complètement disparu depuis assez longtemps. L'observation 377 nous en a fourni un exemple remarquable.

On a déjà rencontré un cas (obs. 334, p. 68) où l'opération réussit à merveille, après une tentative inutile d'obtenir la guérison par les exercices. Voici un cas analogue, plus probant encore, où, cédant aux préoccupations de l'époque, nous avions longtemps persévéré dans le traitement optique :

(1) Il est rarement utile de savoir mettre les lignes visuelles en parallélisme pour une direction abaissée du regard : le besoin de cette position des yeux ne se fait guère sentir que si, couché sur le dos, on regarde à l'horizon, ou si, du haut d'un balcon, on regarde dans la rue. Je me figure que c'est cette exigence insolite imposée aux yeux qui est la cause du vertige éprouvé par certaines personnes quand elles regardent du haut d'une tour.

Observation 31. — Eugène M..., âgé de quatorze ans, est affecté de strabisme convergent alternant depuis l'âge de huit ans. A très petite distance, il voit une flamme de bougie simple binoculairement. Myopie, 12 dioptries.

On m'accorde une interruption dans les études, et du 25 décembre 1864 au 26 avril 1865, nous exécutons avec la plus grande énergie des exercices de divergence grâce auxquels nous reculons jusqu'à 30 centimètres le point de convergence le plus éloigné, ce qui nous permet la lecture binoculaire et la vision simple au loin avec le secours de prismes de 10 degrés.

Après ces quatre mois, il rentre au lycée et continue à s'exercer un peu tous les jours. A la fin de 1865, le point le plus éloigné de la vision simple est à 55 centimètres et des prismes de 7 degrés suffisent amplement pour voir simple au loin ; cependant, sous l'influence d'une lumière vive, la déviation réapparait quelquefois, sous les prismes qu'il porte en permanence, sauf pour voir de près.

En avril 1866, opération suivie de guérison immédiate, laquelle s'est parfaitement maintenue, ainsi que j'ai pu le constater en 1879.

Il est clair que nous avons tourmenté inutilement Eugène M... pendant plus d'un an. L'observation n'en est que plus intéressante pour donner une idée de ce que peut la gymnastique oculaire dans des cas analogues.

Je n'ai jamais vu récidiver aucun strabisme de cette catégorie. Il va sans dire qu'à tous, j'avais prescrit des verres concaves et recommandé de ne jamais travailler sans ces verres, prescription suivie très volontiers par ces sujets, heureux de se tenir à une distance raisonnable de leur livre ou de leur ouvrage.

§ 65. Strabisme divergent des myopes. — L'apparition du strabisme convergent chez les myopes n'exige pas seulement une égalité remarquable des deux yeux et un degré de myopie assez élevé. Il faut encore que le sujet n'ait pas recours aux verres concaves en travaillant. Il faut peut-être aussi, comme semblent l'indiquer un certain nombre de mes observations, qu'il ait mis de l'obstination à maintenir la vision binoculaire grâce à une convergence énergique. Il n'est donc pas surprenant que, chez les myopes, le strabisme convergent se produise rarement, et il est parfaitement exact, conformément aux remarques de Buffon reproduites plus haut (p. 5 de l'introduction), qu'en général les yeux des strabiques divergents sont inégaux.

Rappelons une circonstance qui favorise l'apparition du strabisme externe : c'est la disposition naturelle des yeux à diverger quand on ne leur demande aucun effort. On sait que, pendant le sommeil, les yeux tendent à diverger, à tel point que, lorsque, avant l'emploi de la cocaïne, nous chloroformions nos strabiques convergents pour les opérer, la déviation diminuait ou même disparaissait complètement pendant l'anesthésie. Cette tendance agit d'une manière permanente, si bien que toutes les fois qu'un œil est privé de vision par une cataracte ou un accident quelconque, il prend graduellement une position de plus en plus divergente.

Les yeux ne conservent donc leur position correcte que grâce à l'exercice permanent de la vision binoculaire.

Une autre circonstance agit dans le même sens : supposons qu'on regarde un objet voisin, quand un des yeux fonctionne mal, il n'est besoin d'aucun effort pour le mettre en *divergence relative :* il suffit de ne pas converger vers l'objet regardé par l'œil le meilleur.

On conçoit donc que le strabisme divergent puisse se produire aisément chez les myopes dont les yeux sont différents et qu consacrent beaucoup de temps à l'étude. J'exposerai longuement, au chapitre VII, le mécanisme de la prétendue insuffisance des muscles droits internes : il en résultera quelques redites ; car la divergence, que nous étudions actuellement, débute presque toujours par l'insuffisance de convergence, dont la description plus loin.

§ 66. **L'inégalité des yeux chez les myopes** peut consister soit en une différence d'acuité visuelle, soit en une différence de myopie. Le plus souvent, chez les myopes strabiques divergents, la différence d'acuité a contribué à faire apparaître la déviation, suivant le mécanisme indiqué par Buffon, tandis qu'au contraire la différence de myopie est généralement une conséquence du strabisme.

On sait qu'il n'existe pas deux yeux rigoureusement égaux : sans rechercher ni les petites différences de position et de valeur de l'astigmatisme cornéen, ni les différences de centration et de symétrie que révèle l'examen ophtalmométrique, il suffit généralement d'une épreuve d'acuité visuelle pour constater une différence, généralement faible, entre les deux yeux d'une même personne. Mais, circonstance tout à fait extraordinaire, il n'existe presque jamais, même dans les cas d'anisométropie les plus forts, de différence sensible entre le rayon de courbure moyen des deux cornées. Si, par exemple, l'un des yeux ne présente pas d'astigmatisme cornéen, le rayon de courbure de sa cornée est presque toujours d'une valeur intermédiaire entre celles des méridiens principaux de l'autre (voy. *Mémoires d'ophtalmométric,* p. 129, § 6).

D'autre part, avec une précision tout à fait surprenante, *la réfraction sphérique* des deux yeux de la même personne *est la même,* si bien qu'en général, après avoir corrigé l'astigmatisme *par des cylindres convexes,* on trouve le même degré de réfraction sphérique des deux côtés. C'est un fait que j'ai publié depuis longtemps. Cette égalité de réfraction sphérique, qui se remarque même chez la plupart des myopes, me paraît impliquer la preuve que la myopie se produit logiquement par un mécanisme d'adaptation de l'œil aux circonstances, adaptation très raisonnable : l'invention de l'œil étant antérieure à celle des lunettes convexes, cet organe avait dû être construit de telle sorte que les personnes adonnées à des travaux minutieux pussent devenir myopes pour échapper à la presbytie et cet allongement de l'organe, reposant sur une même cause, se produit d'une même quantité sur les deux yeux : ainsi, tant qu'il n'y a pas strabisme, les yeux restent habituellement affectés tous deux d'un même degré de myopie (1).

Étant ainsi établi qu'en général, chez les myopes qui ne louchent pas, la myopie des deux yeux est la même, le fait assez fréquent d'une différence de myopie entre les yeux des strabiques divergents suffit pour établir un lien causal entre la différence de myopie et ce genre de strabisme. Je ne veux pas prétendre que jamais une différence de myopie ait précédé l'apparition du strabisme divergent ; mais j'affirme sans hésiter que le cas contraire est très fréquent : la différence de réfraction est le phénomène secondaire. Un myope commence à loucher en n'employant pour lire que le moins astigmate de ses yeux. Peu à peu, la myopie de cet œil augmente, tandis que celle de l'autre reste stationnaire : voilà ce que j'ai noté. A défaut d'observations de ce genre, suivies pendant des années, on peut arriver à la même conclusion en remarquant que, dans les cas récents, la différence de réfraction n'est pas considérable, quand elle existe, tandis

(1) J'ai vu des personnes devenir inégalement myopes, de manière à compenser l'inégalité de verres concaves qui leur avaient été donnés par erreur, fait qui m'a conduit à émettre, en 1890 (Congrès de Berlin, C. R. de la section de physiologie), l'hypothèse de l'existence d'un mécanisme de *réglage* de la réfraction sphérique. D'ailleurs, indépendamment des faits particuliers, qui m'ont conduit à proposer cette hypothèse, il est une circonstance bien connue qui vient à l'appui de ma supposition, c'est celle de l'égalité de réfraction qui subsiste généralement entre les deux yeux des personnes affectées de myopie progressive et qui n'emploient pas de verres, égalité qui se conserve habituellement aussi longtemps que ces personnes continuent à lire binoculairement. Bien mieux, il arrive très souvent que des myopes qui, pour une cause quelconque, se servent de verres inégaux, voient leur myopie augmenter également des deux côtés, les yeux se conformant à la différence de force des verres qu'on leur a imposés. De même, chez des myopes strabiques, dont les yeux étaient inégaux, j'ai vu la myopie s'égaliser par l'emploi de verres égaux, après guérison de leur strabisme.

Je suis tellement convaincu de cette règle de l'égalité de réfraction des deux yeux que, tout récemment, trouvant chez une fillette de quatorze ans, à l'ophtalmomètre, 0 ± 0.75 ; 0 ± 0.75, et, pour les méridiens horizontaux, 41.3 et 42.8, j'ai poussé un long interrogatoire qui m'a appris que, vers l'âge de sept ou huit ans, l'enfant avait été affectée de strabisme convergent, actuellement guéri.

qu'elle ne manque jamais chez les personnes affectées depuis longtemps d'un strabisme divergent permanent (1).

Conformément à ce qui vient d'être dit, quand on examine un cas de strabisme divergent permanent, on constate le plus souvent un astigmatisme moindre de l'œil le plus myope, qui est habituellement employé pour la lecture.

Les exceptions à cette règle s'expliquent presque toujours d'elles-mêmes. Il arrive, par exemple, que l'œil le plus astigmate soit le seul employé, parce que l'autre, meilleur au début, a été surmené et a été mis hors de service par le cortège des accidents qui accompagnent trop souvent la myopie forte.

§ 67. **Les myopes et la lecture.** — Quand un myope veut lire sans déplacer son livre ou sa tête, il faut qu'il fasse subir à ses yeux des variations d'accommodation tout à fait invraisemblables. Prenons pour exemple (fig. 38, p. 182) une personne affectée d'une myopie de dix dioptries lisant une ligne d'impression AA' longue de 12 centimètres, la distance GD entre les yeux étant de 6 centimètres. Si notre myope s'éloignait à 10 centimètres de son livre, il ne verrait nettement que les points B et B'. Il se rapprochera donc assez pour que les lignes GA et DA' ne soient que de 10 centimètres l'une et l'autre. Suivons maintenant sa manœuvre.

Le commencement de la ligne, situé à 10 centimètres de G, est vu nettement de l'œil gauche; mais, la ligne AD étant de 13 centimètres, il s'en faut de plus de deux dioptries pour que l'œil D voie nettement. Pour voir B, l'œil D accommode d'environ une demi-dioptrie et, même s'il n'a pas accommodé par un

(1) Ce fait de l'accroissement de myopie sur l'un des yeux de strabiques divergents suffirait, à défaut de l'observation concordante de la note précédente, pour mettre à néant la théorie, si généralement admise, d'après laquelle l'effort musculaire de convergence serait la cause principale de la myopie, théorie qui, si elle était exacte, devrait faire renoncer à rétablir, par des exercices, la vision binoculaire chez les myopes affectés d'insuffisance des droits internes, car alors on aurait sur la conscience de faire payer d'une augmentation de myopie la guérison d'une difformité tolérable. J'ai fait faire à des myopes les efforts de convergence les plus énergiques sans jamais avoir vu leur réfraction augmenter par suite de ces exercices.

Comme confirmation de ce que je viens de dire dans cette note et dans la note précédente, je pourrais citer deux observations de jeunes gens qui à la suite de légères blessures soit de l'iris, soit de la cornée d'un œil, sont devenus myopes au cours de leurs études ; l'œil blessé, dont l'acuité avait un peu souffert, échappa à la myopie. Le strabisme divergent, dont ils étaient menacés, fut évité par l'emploi, pour lire, d'un verre sphéro-cylindrique convexe placé devant l'œil avarié.

mouvement associé, l'œil D est encore loin de voir nettement. Passant de B en C, nous voyons que l'œil G doit relâcher son accommodation totalement. Puis, à partir de C, il faut que l'œil D se mette à accommoder, pendant le parcours de C à

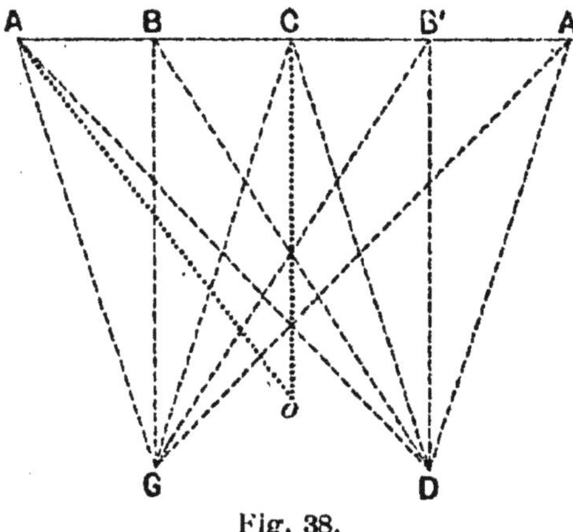

Fig. 38.

B', puis à relâcher depuis B' jusqu'à la fin de la ligne, A', avec cette difficulté que pendant le parcours de C à B' il serait désirable que G n'accommodât pas.

En réalité, je doute que le myope de dix dioptries, pris pour exemple, résiste à la tentation de se mettre un peu plus près, et alors les deux yeux accommoderont tout le temps et il faudrait que, pendant le parcours d'A en B, leur accommodation augmentât inégalement,

que de B en B' celle de l'œil G diminuât pendant que celle de l'œil D augmenterait, puis enfin que l'accommodation de l'un et de l'autre diminuât inégalement pour passer de B' en A'.

Quelle que soit la distance adoptée, je me figure difficilement, pendant une lecture rapide, les yeux réussissant, à chaque ligne, à passer chacun successivement par un maximum d'accommodation, l'œil G au moment où tous les deux regardent en B et l'œil D au moment où tous les deux regardent B', et je pense qu'au lieu d'exécuter la manœuvre que je viens de décrire, plus d'un myope se rapprochera davantage, assez pour que l'un des yeux puisse voir nettement toute la ligne en faisant varier son accommodation. Alors cet œil se mettra en face du milieu de la ligne, en O. Dans ces conditions, la ligne AO étant de 10 centimètres et AC de 6 centimètres, on a OC = 8 centimètres, et la variation d'accommodation pour passer de A en C sera de 2,5 dioptries.

En résumé, à partir d'un certain degré de myopie, la lecture ne peut se faire binoculairement, sans mouvements de la tête ou du livre, que dans des conditions intolérables. Il n'est donc pas surprenant que beaucoup de myopes, n'ayant pas eu recours en temps utile aux verres concaves et ne s'étant pas ainsi mis en situation de s'éloigner du livre, soient les victimes de la myopie progressive et tombent simultanément dans l'inégalité de réfraction et le strabisme divergent, et l'on conçoit que tous ces accidents se produisent plus facilement chez les lecteurs que chez les artisans, les couturières, par exemple, qui n'ont pas à faire varier constamment en sens contraire l'accommodation de leurs yeux.

D'après la figure 38, il est visible que le désaccord entre les deux yeux d'un myope, pendant la lecture, est d'autant plus grand que les yeux sont plus écartés. Or Stilling a trouvé que la myopie est plus fréquente chez les races à orbites aplatis, ce qui implique une distance plus grande des yeux : je n'insiste pas sur cette remarquable coïncidence; cela nous écarterait trop de notre sujet. Il y aurait à en tirer la matière d'une importante étude sur les causes de la myopie (1).

Je donne en note (2) l'explication de la figure 39, explication reproduite d'après un article que j'ai publié dans les *Annales d'oculistique* en 1880 (t. LXXXIV, p. 60), et qui est relative à la lecture uniloculaire.

§ 68. **L'évolution du strabisme divergent.** — D'après ce qui précède, on conçoit que le strabisme divergent apparaisse, chez les myopes, d'autant plus facilement que leur myopie est plus forte. On comprend aussi que l'inégalité d'acuité visuelle est une cause prédisposante et que la déviation se produit de préférence chez les personnes qui lisent beaucoup.

J'ai la conviction que le strabisme divergent est presque toujours précédé, pendant longtemps, de l'état d'équilibre instable auquel on a donné à tort le nom d'*insuffisance des muscles droits internes;* mais ceci n'étant qu'une opinion personnelle, au lieu de la décrire d'abord, comme l'exigerait la logique, je consacrerai à cette *insuffisance* le chapitre suivant, pour m'occuper d'abord du strabisme confirmé, soit permanent, soit périodique, ce dernier pouvant être *absolu* ou *relatif.* Je parlerai d'abord de la divergence relative, parce qu'elle précède habituellement la divergence absolue.

Il peut exister en effet, pendant la vision des objets voisins, un *strabisme divergent relatif,* ou *diminution de convergence,* sans que l'équilibre des muscles soit rompu pour la vision des objets lointains. Le sujet s'abstient de converger pour lire, soit parce que, sa myopie l'obligeant à se tenir très près, les variations d'accommodation qu'entraînerait la lecture binoculaire lui sont désagréables, soit parce qu'une forte convergence le fatigue,

(1) Remarquons, en passant, que la statistique de Steiger, confirmant une hypothèse qui a servi de point de départ au travail de Bourgeois et Tscherning (*Mémoires d'ophtalmométrie*), amène à rencontrer chez les myopes des rayons de courbure *plus grands* que la moyenne.

(2) Soit *l* la demi-longueur de la ligne imprimée, *m* la distance du *punctum remotum* pour le myope, et *d* la distance de l'œil au milieu de la ligne,

0 1 2 3 4 5 6 7 8 9 10
3
0,125
0,25
4
0,5
5
1
6
2
7
4
8
9
8
10
11
12
13
14
15
16
17
18 1/8 1/4 1/2 1 2 4 8

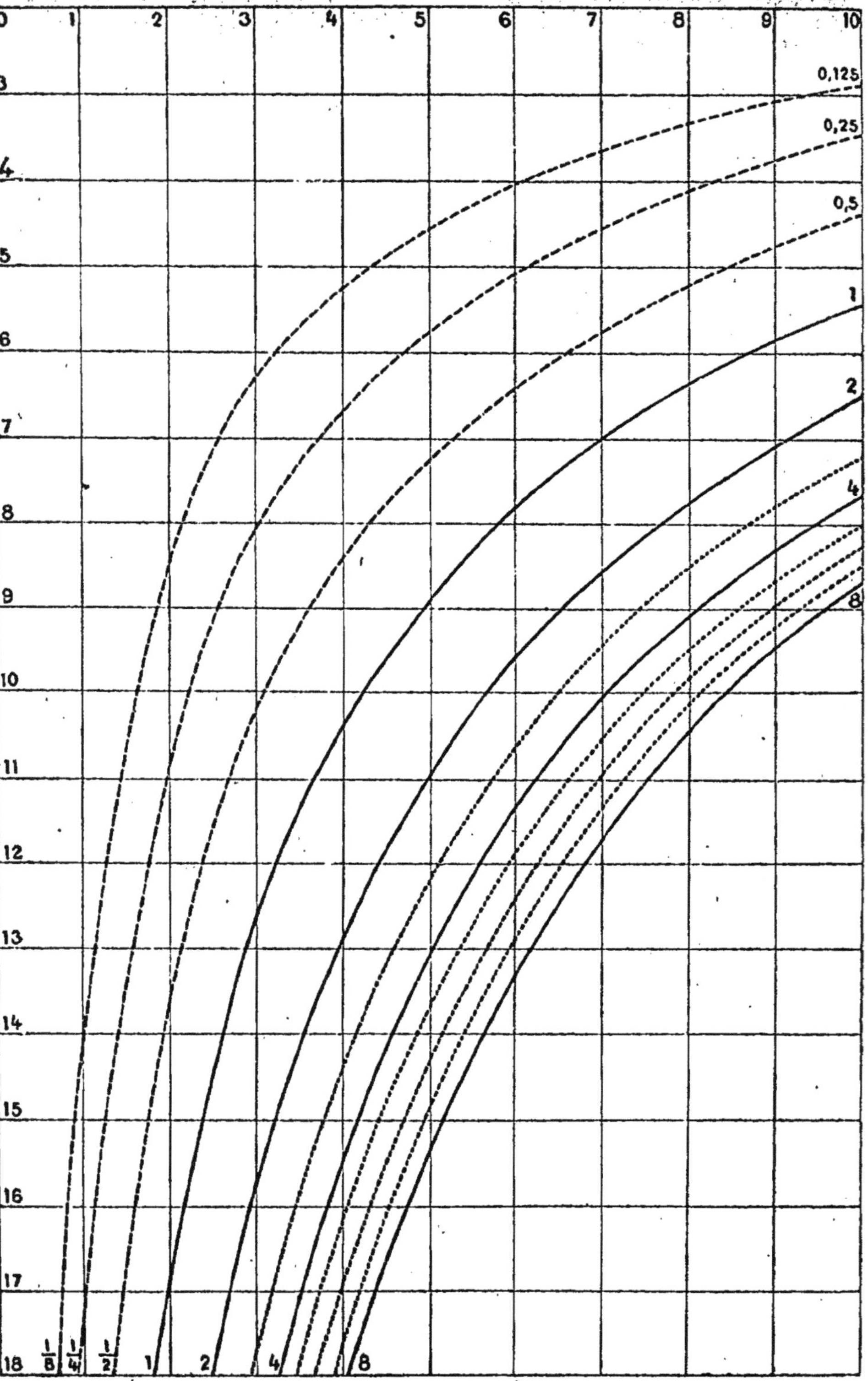

Fig. 39.

soit enfin parce que, l'un des yeux étant moins bon, il n'a pas intérêt à converger pour superposer une mauvaise image à une bonne, et ce strabisme peut exister sans que le sujet louche jamais quand il regarde au loin.

Mais la vision unioculaire qui se produit dans ces conditions serait troublée par la diplopie, si l'œil non employé se contentait de converger faiblement ; il en résulte que, non seulement les muscles droits internes se relâchent, mais que, par surcroît, le droit externe de l'œil non employé entre en action afin d'écarter assez la double image pour qu'elle ne soit pas une cause de gêne. Par exemple, la divergence sera suffisante pour déplacer de toute sa largeur l'image que la page, vue par l'œil le meilleur, forme sur la rétine de l'autre œil.

Le plus souvent, tout ce qui vient d'être décrit se passe absolument à l'insu du sujet, qui est fort surpris quand on vient à lui dire qu'il ne se sert que d'un œil pour lire. Ces actes sont tellement inconscients qu'il n'est pas rare de voir une personne affectée d'anisométropie déclarer que l'un de ses yeux ne lui sert jamais, alors qu'au contraire cet œil myope est le seul employé pour lire.

La vision unioculaire pour les objets voisins ne s'établit pas sans hésitation. Pendant les premiers temps, elle peut n'exister que pour la lecture, tandis que l'écriture ou la couture se font à

on a, dans un triangle rectangle, $d^2 = m^2 - l^2$, la variation d'accommodation $\frac{1}{d} - \frac{1}{m}$ s'en déduit aisément.

Pour épargner au lecteur tout calcul, nous avons construit la figure ci-contre, qui permet de résoudre instantanément toutes les questions où est engagée la relation entre la myopie, la longueur des lignes et l'accommodation. Les abscisses sont, en grandeur naturelle, les demi-longueurs de lignes. Les ordonnées mesurent la myopie en dioptries, et les courbes correspondent aux variations d'accommodation.

1ᵉʳ *exemple :* Pour une ligne de 10 centimètres, quels sont les degrés de myopie qui nécessitent des variations d'accommodation de 0,25..., 0,50..., 0,75..., 1..., 2..., 3... dioptries ? Il suffit de remarquer que l'ordonnée 5 coupe les courbes en des points répondant à 4 1/2..., 5 3/4..., 7 1/4..., 9..., 11..., 12 dioptries.

2ᵉ *exemple :* Si l'on admet qu'une variation d'accommodation de 0,125 D est très appréciable, quelles sont les longueurs de lignes que les myopes de 4, 5, 6, 7, 8 dioptries peuvent accepter sans trop grande variation d'accommodation ? Il suffit de suivre la courbe de 0,125 D et sa rencontre avec les horizontales 4..., 5..., 6..., 7..., 8... nous fait remonter aux chiffres 6..., 4,25..., 3,25..., 2,66..., 2,15... Les lignes seront donc respectivement de 12..., 8,5..., 6,5..., 5,33..., 4,33... centimètres.

Sans multiplier les exemples, reprenons celui que nous avions choisi en 1877 (*Annales d'oculistique*) ; on voit que, pour un myope de 15 dioptries, une ligne de 10 centimètres exige une variation d'accommodation d'environ 7 dioptries.

16.

l'aide des deux yeux; il arrive même que, pour la lecture, la vision est tantôt binoculaire, tantôt unioculaire, suivant les circonstances extérieures (grosseur du caractère, longueur des lignes, éclairage, etc.), ou bien encore le sujet commence par se servir des deux yeux et ne se met à dévier qu'après avoir lu pendant un temps plus ou moins long.

Cet état d'incertitude, où la vision binoculaire des objets voisins se produit avec hésitation, échappe le plus souvent à l'attention de l'oculiste aussi bien qu'à celle du malade; en effet il n'y a pas de strabisme, et la *lecture contrôlée* réussit souvent d'emblée, soit que la vision unioculaire ne s'établisse qu'à la suite de la fatigue causée par une lecture prolongée, soit que l'obstacle interposé entre le sujet et le livre le sollicite à converger exactement. Je ne crois pas avoir puisé dans mon imagination la description de cet état, car on conçoit difficilement que la *divergence relative permanente*, dont il sera question tout à l'heure, puisse s'établir d'emblée sans être précédée d'un état de divergence relative périodique.

Profitant d'une idée de Landolt, j'ai fait coller mes échelles typographiques à main sous une glace (fig. 23, p. 124) en ménageant des parties libres entre différents groupes typographiques, de manière à pouvoir observer facilement les yeux d'une personne qui lit. Et en y mettant un peu de patience et faisant lire de très petits caractères, ce petit appareil permet de prendre sur le fait une déviation qui passerait aisément inaperçue.

Après des mois ou des années, surtout si l'emploi plus fréquent d'un œil a causé une augmentation de myopie de cet œil, on voit apparaître la *divergence relative permanente*, facile à apercevoir, et dont on démontre l'existence au malade, par le moyen de la *barre de contrôle* jointe à l'échelle d'acuité dont je viens de parler. Il arrive encore assez fréquemment que cette divergence pour la lecture soit devenue tout à fait permanente sans que ni le sujet ni son entourage s'en soient jamais aperçus et sans qu'il se produise de strabisme divergent. J'ai même vu cette divergence *relative* être accompagnée de *convergence* pour la vision au loin chez un sujet très myope d'un œil et emmétrope de l'autre : il se sert de son œil myope pour lire et écarte la double image par une divergence relative. Quand il regarde au loin, il se sert de son œil emmétrope, et chasse l'image de l'œil myope en convergeant légèrement (obs. 3, p. 275).

Cet état de divergence relative pour la vision de près peut se maintenir pendant beaucoup d'années sans passer au strabisme divergent absolu; cependant il arrive souvent que chez les personnes qui sont dans cet état, l'œil employé habituellement pour lire devient de plus en plus myope et qu'alors cet œil étant inférieur à l'autre pour la vision des objets même assez voisins, il

se met en divergence relative à son tour pendant les occupations
d'extérieur. Le sujet n'a plus intérêt à voir binoculairement à
aucune distance et tombe dans le strabisme divergent permanent.
Je connais deux personnes chez qui j'ai pu suivre cette évolution
pendant une trentaine d'années et qui ont fini par être affectées
d'un strabisme divergent horrible.

Les idées que je viens d'exposer sur l'évolution du strabisme
divergent se sont imposées à mon esprit un jour où se présen-
tèrent simultanément à ma consultation trois sœurs d'âges très
différents. L'aînée était affectée de strabisme divergent permanent,
la cadette de strabisme divergent périodique et la plus jeune se
plaignait d'asthénopie accompagnée d'une très légère insuffisance de convergence. Les deux aînées me servirent à montrer
à la troisième les états successifs par lesquels ses yeux étaient
destinés à passer si elle ne se servait pas, pour le travail, de
verres appropriés.

Le caractère et l'esprit d'observation du myope peuvent influer
sur la production du strabisme et sur sa nature. Telle personne,
s'apercevant de la tendance qui la porte à dévier en dehors pendant la lecture, résistera énergiquement et ne louchera pas, tandis
qu'une autre personne, dans les mêmes conditions physiques,
laissera aller les choses sans s'apercevoir de rien. On conçoit
même que cette obstination à lire binoculairement dans un cas
de myopie forte puisse conduire au strabisme convergent les
mêmes yeux qui, livrés à eux-mêmes, seraient tombés en divergence, au moins relative.

En résumé, nous voyons, presque sans exception, le strabisme
divergent se produire chez des personnes dont l'un des yeux,
plus astigmate que l'autre, n'est pas utilement employé pour la
lecture et dont l'œil le meilleur devient de plus en plus myope.
L'*inégalité des muscles* moteurs de l'œil est habituellement une
conséquence et non pas une *cause de strabisme*.

§ 69. **Traitement du strabisme divergent.** — Si les idées
que je viens d'exposer sont justes, on doit s'attendre à rencontrer des récidives de strabisme divergent toutes les fois qu'on res-
tera dans la pratique de von Gräfe, qui se bornait à opérer ces
malades. D'ailleurs, moins confiant en sa propre manière de faire
que ne le sont devenus ses élèves, ce grand chef d'école avouait
franchement que le nombre des rechutes des strabiques divergents après l'opération était tout à fait désespérant. On ne peut
pas lui faire un reproche de n'avoir connu ni l'ophtalmomètre ni
la skiascopie, qui lui eussent révélé la cause originelle de la plupart des strabismes divergents.

Dans la période de début, la seule conduite à tenir est de prescrire des verres exactement correcteurs de l'anisométropie, ce qui

est beaucoup plus difficile qu'on ne se le figure généralement. Le plus souvent je calcule ces verres de manière à ramener à 0^m,33 le *punctum remotum* des deux yeux. Les lunettes devront être portées *toujours* pour le travail. Quant aux verres destinés à voir au loin, peu importe quels ils seront, on peut à cet égard tenir grand compte des convenances du sujet; mais il faut exiger impitoyablement l'emploi permanent des verres pour toutes les occupations où il s'agit de distinguer des objets voisins.

Il arrive assez souvent que ces lunettes pour voir de près soient agréables d'emblée, et l'on peut s'attendre alors à voir la divergence relative disparaître en quelques mois.

Dans des cas de ce genre, il serait absurde d'imposer au malade les exercices de convergence, tels qu'ils peuvent se faire au moyen du stéréoscope à réflexion (§ 54). La lecture, l'écriture, les occupations quelconques constituent une gymnastique à la fois douce et prolongée dont les effets sont certains et qui n'occasionne au malade ni fatigue, ni ennui, ni perte de temps.

Quand la tendance à la déviation est très marquée, il convient de recommander, pour plus de sûreté, l'emploi des moyens décrits plus haut (§ 41) pour contrôler la binocularité de la lecture.

Si les choses en sont arrivées au point où le strabisme n'est pas seulement relatif et où il apparaît même pendant la vision au loin, il peut être avantageux d'opérer et j'en fais toujours la proposition quand, sous le verre dépoli, la déviation atteint un degré tel qu'on soit absolument certain de ne pas dépasser le but en pratiquant une simple ténotomie.

Les observations 422 et 2, citées dans l'introduction (p. 10 et 11), ainsi que l'observation 325 (p. 159), témoignent de la puissance du traitement stéréoscopique. Ces strabiques présentaient tous trois une déviation trop forte pour qu'il fût possible d'essayer un traitement par les prismes; pour chacun d'eux, il y aurait eu lieu d'opérer et cependant, pour les uns et les autres, la guérison par les exercices a été obtenue assez rapidement et s'est maintenue grâce à l'emploi de verres correcteurs.

Je le répète : « grâce à l'emploi des verres correcteurs », la guérison des strabiques divergents se maintient; peu importe que le redressement ait été obtenu par des exercices ou par des opérations; inversement, quand on ne consolide pas le redressement au moyen de verres, la récidive ne se fait guère attendre.

Il n'y a donc pas d'hésitation quant à l'ordre et à la marche du traitement du strabisme divergent. Si le strabisme est absolu, même s'il est périodique, on commence par supprimer opératoirement toute divergence pour la vision au loin, et l'on ramène ainsi le cas à être traité comme un strabisme relatif, avec cette différence que, si le strabisme absolu est ancien, il faut faire exécuter des exercices de fusion d'autant plus prolongés que la déviation est devenue permanente depuis plus longtemps. Les observations 414, 385 et 421 (p. 66 et 67) nous ont donné des preuves de la rapidité et de la sécurité qui caractérisent cette manière d'agir. Il serait facile de multiplier les exemples analogues; je n'en ajouterai qu'un seul :

Observation 342. — Geneviève L..., quatorze ans, strabisme divergent considérable, presque permanent, datant de l'âge de deux ans. L'œil gauche est employé pour voir de loin, le droit pour voir de très près. Ophtalmomètre, 175 ± 2; 0 ± 3; mesure subjective, $175 - 2.5 - 5$; $0 - 3 - 1$. Séance tenante (9 décembre 1886), ténotomie à gauche et prescrit de porter en permanence les verres $175 - 2 - 2$; $0 - 3 + 2$. Sans autre précaution que la lecture contrôlée, la guérison s'établit et se consolide rapidement.

Après six semaines (27 janvier 1887), je ne trouve plus la moindre insuffisance de convergence. La fillette décrit fort bien que la lecture binoculaire était accompagnée, pendant les premiers temps, de tractions tout à fait pénibles, mais qu'actuellement elle se fait spontanément et agréablement.

Je l'ai revue après quelques mois; tout allait bien.

Voici une observation où la guérison partielle fut obtenue chez une personne adulte :

Observation 370. — Mlle Clémentine M..., professeur de piano, quarante-six ans, est affectée d'une diplopie fort incommode depuis bientôt deux ans. Réfraction, $155 - 1 - 5$; $0 - 0.75 - 8$.

19 mai 1888. — Ténotomie du droit externe de l'œil droit, suivie d'une perte de mobilité en dehors assez considérable. Différence de hauteur des images.

22 mai. — Après trois jours d'exercices énergiques, arrive à lire binoculairement avec facilité, mais le point le plus éloigné de la vision binoculaire n'est qu'à $1^m,75$ quand elle regarde droit devant elle, et la convergence est bien plus forte pour le regard vers la droite. Profitant de la forte myopie, je prescris des verres décentrés qui permettent de voir simple au loin.

En 1892, sans le secours de verres décentrés, les objets éloignés sont vus simples. Mlle M... a pris l'habitude de ne pas regarder à droite tant soit peu loin, de manière à éviter la diplopie. Elle a l'indulgence de se déclarer satisfaite.

10 octobre 1895. — Amélioration notable. La diplopie n'apparaît que lors du regard dirigé assez fortement à droite.

Voici, enfin, un cas tout à fait rare où la guérison ne fut pas obtenue complète, malgré toute la bonne volonté du patient :

Observation 321. — Raoul F..., âgé de dix-sept ans, strabisme divergent alternant énorme, réellement horrible, datant de la première enfance. En 1884, on m'assure que la déviation n'est permanente que depuis un an. Réfraction, $- 1$; $+ 0.5$, sans compter un léger astigmatisme; ophtalmomètre, 145 ± 0.5; 50 ± 0.5.

Nous opérons successivement les deux yeux et procédons pendant six mois à des exercices aussi variés qu'énergiques. Avant les opérations, il existait encore une position de vision simple binoculaire, pour une direction très abaissée du regard : la situation est donc caractérisée par une variation extrême de la convergence avec la position plus ou moins relevée du regard, si bien que si les opérations avaient provoqué une correction parfaite pour le regard horizontal, nous eussions obtenu une convergence excessive pour le regard dirigé vers en bas. Il fut possible d'obtenir une correction tout à fait convenable pour la plupart des positions, à condition de laisser subsister une insuffisance de convergence lorsque Raoul F... regarde en haut. Aussi la divergence réapparaît-elle par moments, quand le sujet oublie de lever fortement la tête pour regarder en l'air.

Je n'insiste pas ici sur le traitement du strabisme divergent *relatif*, pour éviter de trop nombreuses répétitions, ce sujet devant être repris plus loin (§ 74, p. 198).

CHAPITRE VII

Insuffisance dite musculaire.

§ 70. Hypothèse sur l'innervation des muscles droits internes et externes.
— § 71. Insuffisance des droits externes. — § 72. Insuffisance vraie
des droits internes. — § 73. Insuffisance par cause optique. — § 74.
Traitement de l'insuffisance des droits internes.

L'extrême rareté des strabismes par cause musculaire n'autorise pas à les passer totalement sous silence : je leur consacrerai les §§ 71 et 72, mais il faut que j'expose d'abord mes idées sur l'innervation des muscles droits, *idées dont je ne soutiens pas l'exactitude* et que je présente comme *hypothèse* sans autre utilité que d'établir entre les faits un lien qui permet de les retenir plus facilement.

§ 70. **Hypothèse sur l'innervation des muscles droits internes et externes.** — Soit E et I (fig. 40) les muscles droits interne et externe de l'œil gauche ; soit E' et I' les muscles analogues de l'œil droit ; j'admets qu'une impulsion partant du centre A, faisant contracter E et I', fera tourner les deux yeux d'une même quantité vers la gauche et qu'une impulsion partant de B les fasse tourner également vers la droite. En d'autres termes, les centres A et B agiront comme les deux mains d'un cocher qui conduit un attelage de deux chevaux, et qui, si les rênes sont de longueur convenable, les fait tourner à volonté, mais toujours d'une même quantité, vers la gauche ou d'une même quantité, vers la gauche ou

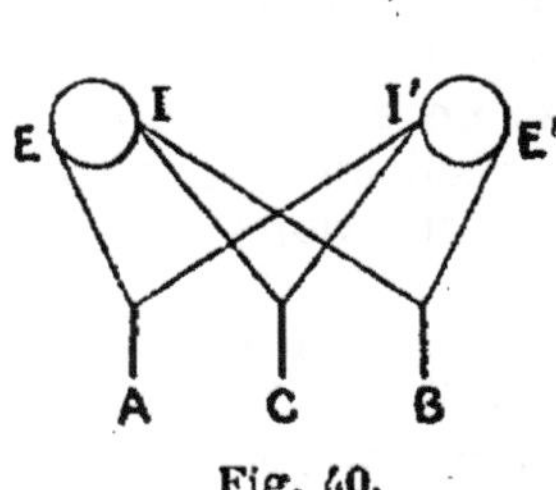

Fig. 40.

la droite. Si, en l'absence de toute innervation, les regards sont en parallélisme, l'action des centres A et B ne les en fera pas sortir.

Ajoutons un centre d'innervation C, dont l'action se porte simultanément sur les deux muscles droits internes I et I', nous obtiendrons des mouvements de convergence qui se superposeront aux mouvements latéraux, et par cette hypothèse nous avons réuni tout ce qu'il faut pour que les regards puissent se porter simultanément sur un point quelconque situé dans le plan qui passe par les deux yeux : il n'est pas besoin d'un centre de divergence, qui serait antagoniste du centre de convergence C.

Cette hypothèse me paraît expliquer pourquoi le strabisme convergent, datant de la naissance ou des premières années de la vie, est bien plus fréquent que le divergent, si l'on y joint une autre hypothèse d'après laquelle, au moment de la naissance, les yeux seraient dans une position légèrement divergente ; en effet, lors de ses premiers essais de vision, l'enfant percevrait toujours des images doubles croisées dont la mise en action du centre C provoquerait aisément la fusion. Si la position d'équilibre, à la naissance, était assez fortement divergente, une action plus énergique du centre C pourrait encore y remédier. Le strabisme divergent, réellement congénital, ne peut donc guère exister.

Le paragraphe qu'on vient de lire était écrit depuis longtemps quand j'ai eu connaissance de certains faits anatomiques qui paraissent concorder avec l'exposé qui précède (1).

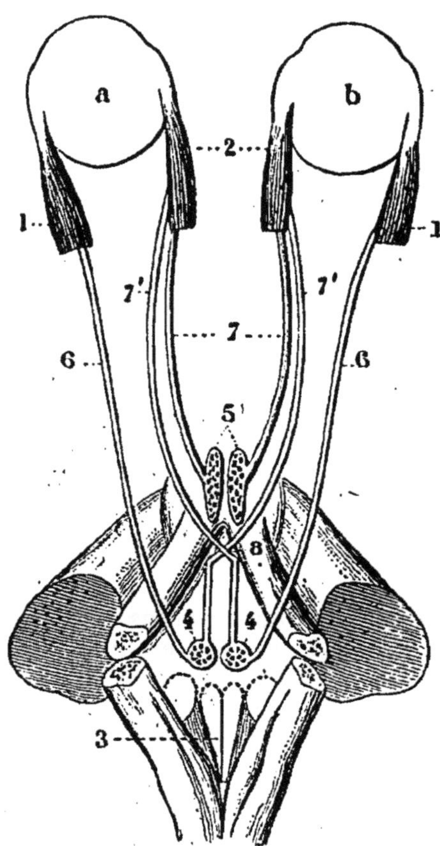

Fig. 41. — Schéma représentant le mode d'innervation des muscles droit interne et droit externe. — *a*, œil gauche. — *b*, œil droit. — 1, 1, muscles droits externes. — 2, muscles droits internes. — 3, plancher du quatrième ventricule. — 4, noyau oculo-moteur externe. — 5, noyau oculo-moteur commun. — 6, nerf moteur oculaire externe. — 7, nerf du droit interne, provenant du noyau oculo-moteur commun du côté correspondant. — 7', autre nerf du droit interne, provenant du noyau oculo-moteur externe du côté opposé. — 8, entrecroisement de ce faisceau avec son homologue du côté opposé.

(1) Dans une thèse de Graux : *De la paralysie du moteur oculaire externe avec déviation*, Paris, 1878, on trouve l'analyse des travaux d'Andral (1834), de Foville, Gubler, Prévost, Denos et Féréol (en 1859 et 1877) sur l'association

§ 71. Insuffisance des droits externes. — Supposons maintenant que, chez un nouveau-né, l'un des muscles droits externes soit un peu trop long. Dans notre hypothèse, cette situation sera sans remède et le sujet, ne pouvant pas fusionner les images des objets éloignés, les écartera le plus possible et deviendra strabique, et fortement strabique, quand même le défaut musculaire primitif serait léger. Les choses se passent absolument comme après une paralysie *a frigore* d'un des droits externes : quand la paralysie est guérie, le strabisme subsiste à un très haut degré si l'on n'a pas pris les précautions convenables. — Ces sujets, dont le strabisme se manifeste dès la première année de la vie, doivent être opérés le plus tôt possible (obs. 310, p. 30) avec espoir de rétablissement spontané de la vision binoculaire parfaite, ou tout au moins de sa conservation partielle qui rendra plus tard le traitement beaucoup plus facile.

Bien qu'il soit malaisé d'affirmer si un nouveau-né louche ou ne louche pas, il est certain que les strabismes congénitaux sont extrêmement rares. Même parmi ceux donnés comme tels par les parents, la plupart datent de plus tard. Quant aux strabismes dont l'origine remonte réellement aux premières semaines de la vie, on conçoit qu'ils puissent être attribuables à une excitation passagère du centre de convergence, si bien que l'insuffisance native des muscles droits externes est à ranger parmi les curiosités tératologiques. Exemple :

Observation 184. — Mlle de L. L..., âgée de douze ans. Strabisme convergent unilatéral de l'œil gauche. Cet œil, dans le regard à gauche, ne paraît pas dépasser la ligne médiane. L'enfant s'est habituée spontanément à tourner la tête à gauche, de manière à voir binoculairement.

§ 72. Insuffisance vraie des droits internes. — J'ai déjà dit qu'un défaut d'équilibre dans la structure des muscles, qui aurait pour effet de mettre les yeux en divergence quand les centres A, B et C n'agissent pas, serait rarement suivi de conséquences graves. Rien n'empêcherait, en effet, le centre C d'en

des mouvements oculaires. L'anatomie et la physiologie expérimentale de cette question ont été reprises dans un important *Mémoire* de Mathias Duval et Laborde (*Journal de l'anatomie et de la physiologie de Robin et Pouchet*, 18ᵉ année, 1880, p. 56 à 89). Ces travaux, et d'autres parus depuis en Allemagne, me paraissent donner une base anatomique et expérimentale à ce que j'avais conçu d'après l'observation des malades.

La figure 41, empruntée à l'ouvrage plus récent de Testut (*Anatomie*, t. II, p. 624), se rapproche beaucoup du schéma que j'avais imaginé. Celle du tableau de Magnus s'en rapproche davantage encore, car elle présente un noyau unique pour le centre de convergence.

Il est peut-être intéressant de remarquer la très grande analogie de l'hypothèse ci-dessus sur le *réglage de convergence* avec l'hypothèse émise plus haut quant au réglage de réfraction (§ 66, p. 180).

17

surmonter les conséquences, si bien que le sujet ainsi constitué pourrait ne jamais loucher d'une manière apparente, sauf peut-être dans ce qu'on appelle le *regard vague*. Si la malformation musculaire n'est pas trop considérable, on conçoit parfaitement que la tendance au strabisme qui en résulte puisse diminuer d'année en année et même complètement disparaître à la longue. On en a déjà vu plus haut un exemple (Octave M..., obs. 305, p. 157); mais encore faut-il remarquer que le cas n'est pas aussi démonstratif que je le croyais tout d'abord : cela apparaît d'après la note dont il est accompagné (p. 158).

Deux autres exemples d'insuffisance des droits internes, dont je vais donner la relation, sont également sujets à caution :

Observation 262. — Mlle Amy W... me fut conduite en 1877, à l'âge de sept ans et demi, affectée d'un strabisme divergent périodique alternant ancien, devenant énorme sous le verre dépoli. Emmétropie des deux yeux et acuité visuelle normale. La mère, extrêmement intelligente, affirme que la déviation devient de moins en moins fréquente.

Trois ans plus tard (en 1880), je ne constate plus qu'une légère insuffisance de convergence et on m'assure que le strabisme n'apparaît que très rarement.

En 1882, je trouve 0 ± 1.25; 0 ± 0.5. Hypermétropie totale, + 1 ; + 0,5. Je propose d'opérer, bien que la lecture se fasse binoculairement au premier abord, car la déviation est devenue plus fréquente et plus forte. Comme de juste c'est l'œil le plus astigmate qui est le plus souvent dévié.

Quatre ans plus tard, en 1886, l'état était assez satisfaisant pour qu'il ne fût plus question d'opérer cette jeune fille, qui appartient cependant à un monde très élégant. Je ne l'ai pas revue depuis.

Sa sœur Effie (obs. 263), plus jeune d'un an, et que j'ai vue aux mêmes dates, a passé par les mêmes phases, avec cette différence que la déviation a toujours été moindre, mais aussi que la guérison spontanée ne laissait rien à désirer en 1886.

On remarquera que les choses se sont passées de la même manière chez Amy W... que chez Octave M... Mais l'observation d'Amy W... est moins nette, parce qu'à l'époque où elle me fut présentée, on ne savait pas mesurer objectivement l'astigmatisme. Quoi qu'il en soit, dans les deux cas, nous avons vu l'insuffisance de convergence diminuer spontanément dans une très forte mesure, pour réapparaître, et dans les deux cas il est fort possible que la récidive doive être attribuée à une différence de réfraction, soit congénitale, soit acquise.

J'admets parfaitement qu'il puisse exister quelquefois une insuffisance native des muscles droits internes, tout comme nous avons rencontré (obs. 184, p. 193) un cas d'absence à peu près complète d'un muscle droit externe, mais de même que, dans ce dernier cas, la vision binoculaire s'est maintenue, je crois que chez les sujets dont les yeux sont bien égaux, l'intérêt de la vision binoculaire est assez intense pour provoquer une gymnastique de tous les instants et pour faire disparaître complètement cette insuffisance, ainsi que cela s'est produit chez Effie W...

L'énergie de l'attraction des doubles images, quand les yeux sont égaux, est si grande que von Gräfe a pu citer le cas d'un homme dont un muscle droit interne avait été blessé d'un coup de pointe de parapluie, et dont le strabisme divergent, ainsi provoqué, guérit spontanément après quelque temps.

Je pense qu'après avoir vu les faits que j'accumulerai dans le prochain paragraphe, on acceptera la conclusion par laquelle je termine celui-ci :

L'insuffisance vraie des droits internes est une véritable rareté en ce sens que cet état, où les yeux ne convergent pas suffisamment quand ils n'y sont pas provoqués par le besoin de voir simple, état très fréquent, ne résulte pas d'un défaut d'équilibre musculaire, mais d'une différence de réfraction entre les deux yeux.

§ 73. Insuffisance par cause optique.

— On a vu plus haut (§ 66) le rôle important que j'attribue à la différence d'astigmatisme entre les yeux dans la production du strabisme divergent des myopes. L'action de cette différence d'astigmatisme est souvent assez énergique pour produire, même en l'absence de myopie, une insuffisance *secondaire* des muscles droits internes. Depuis que j'ai fait cette remarque, il m'est arrivé bien souvent de traiter avec succès ces soi-disant insuffisances par les verres correcteurs. Mais malgré l'idée préconçue avec laquelle je recherchais la différence d'astigmatisme dans les cas de ce genre, il m'arrivait de passer à côté, car la mesure purement subjective de l'astigmatisme est sujette à de nombreuses causes d'erreur. Je vais en citer un exemple :

Observation 200. — En 1865, mon cousin Eugène d'E..., alors âgé de vingt et un ans, était affecté d'une insuffisance de convergence telle qu'on voulait absolument l'opérer. Le point le plus rapproché pour lequel il pût converger momentanément était à environ 12 centimètres des yeux. Réfraction, $20 - 0.75 + 1 ; 15 - 0.75 + 0.75$.

Treize ans plus tard, en 1878, la réfraction était devenue $15 - 0.5 ; 15 - 1.5$. Eugène affirmant qu'autrefois la vue de son œil droit était à peu près aussi bonne que celle du gauche, ce qui concordait avec mes mesures prises en 1865, je m'étais demandé s'il n'y aurait pas eu, à droite, de l'astigmatisme *latent*. C'est ce cas qui m'a fait penser à l'existence possible d'une accommodation astigmatique. En effet, j'avais vu persister pendant plus de dix ans chez ce sujet une asthénopie avec insuffisance de convergence passant par moments au strabisme divergent sans qu'il y eût, à ma connaissance, de différence notable entre les deux yeux, et voilà que cette différence apparaissait, remarquée spontanément par mon ami, et parfaitement mesurable. D'après ce que j'ai observé depuis, il est fort possible que l'astigmatisme cornéen de l'œil droit ait augmenté.

En 1882, disposant de l'ophtalmomètre, je m'empressais de revoir le cas et je trouvais pour la cornée 0 ± 0.5 ; 0 ± 1.75. La réfraction était 0 — 0.5 — 0.5 ; 10 — 1.5 — 0.5. Je ne reproduis pas les mesures prises, successivement depuis 1882. La plus récente (1895) donne 0 ± 0.5 ; 0 ± 1.75 et 10 — 0.5 — 2. Depuis quelques années, Eugène, qui a vieilli de trente ans depuis 1865, porte pour lire les verres correcteurs qui lui sont devenus nécessaires à cause des atteintes de la presbytie. Heureuse nécessité, car depuis ce temps son insuffisance ne le gêne plus, tandis qu'elle l'a tourmenté pendant les vingt ou vingt-cinq années où il ne portait pas pour lire les verres correcteurs de son anisométropie, par ignorance d'abord, et plus tard par un manque de confiance bien naturel chez un ami.

Si l'on rapproche cette observation de celle de Henri d'E..., donnée plus haut (obs. 364, p. 103), on voit que le père et le fils présentent cette remarquable analogie d'avoir été tous deux affectés d'insuffisance de convergence sans anisométropie, ce qui est une rareté ; mais, tandis que, pour le père, l'affaire s'est éclaircie grâce aux progrès des moyens de mesure, il m'a été impossible de découvrir à quoi tient la mauvaise acuité de l'œil droit du fils, mauvaise acuité à laquelle j'attribue le très léger reste d'insuffisance dont il est atteint.

L'observation d'Eugène d'E... est intéressante sous plusieurs rapports.

D'abord, le diagnostic ayant été fait par A. de Gräfe, lequel avait proposé avec insistance une ténotomie ou, en cas de refus, l'emploi de verres prismatiques, on ne peut dire que c'est par une vue de l'esprit que j'ai assimilé le cas à ceux considérés par lui comme justiciables d'une opération.

Ensuite, mon assertion que la prétendue insuffisance des droits internes n'est pas une affection musculaire, mais une affection provenant d'une anisométropie astigmatique, se trouve corroborée par la guérison qui est survenue dès que le sujet a consenti à faire usage, en lisant, de verres correcteurs de cette anisométropie. L'observation est d'autant plus probante que, pendant treize ans, l'astigmatisme de l'œil droit m'ayant échappé, le cas m'avait vivement contrarié comme ne rentrant pas dans la règle générale qui m'était apparue.

Enfin, cette observation est parmi celles, très nombreuses, qui nous montrent combien peu est justifiée l'assertion de Donders, qui expliquait l'insuffisance des droits internes par des causes mécaniques provenant de l'élongation du segment postérieur des yeux myopes.

Les lecteurs du vingtième siècle voudront bien m'excuser d'insister si longuement pour défoncer une porte ouverte ; mais, au moment où j'écris, nombre de confrères, hypnotisés par l'autorité si considérable des maîtres, continuent à traiter sans succès, soit opérativement, soit par des prismes, des cas analogues à celui que je viens de relater.

Il était assurément contraire à toute logique de consacrer un chapitre spécial à la prétendue insuffisance des muscles droits internes : quelques lignes au début du chapitre précédent, où il a été traité du strabisme divergent, auraient suffi si je ne me trouvais pas en contradiction avec les idées qui ont cours.

Je dois avouer sans détour qu'il reste encore un point obscur dans l'étiologie de l'insuffisance de convergence. Le voici : l'anisométropie astigmatique est beaucoup plus fréquente que l'insuffisance ; si cette anisométropie ne fait jamais défaut quand on trouve de l'insuffisance, pourquoi rencontrons-nous des cas d'anisométropie très marquée où la vision binoculaire ne subit aucune atteinte ?

Quoi qu'il en soit, dans les cas d'insuffisance où l'on ne trouve pas de différence d'astigmatisme entre les deux yeux, on doit rechercher des défauts optiques dont l'étude nous est moins familière et dont une partie se reconnaissent soit à l'existence d'une ombre paracentrale pendant la skiascopie, soit à certaines irrégularités qui se remarquent dès qu'on examine au moyen du dernier ophtalmomètre que j'ai fait construire par M. Jobin (modèle de 1894). On a vu plus haut (obs. 305, p. 157-158) un exemple d'irrégularité considérable de la cornée dont la constatation eût été absolument impossible à l'époque où von Græfe traçait sa magistrale description de l'insuffisance des droits internes. Plus nos moyens de mesure se perfectionneront et plus on se rendra compte de la fréquence de l'anisométropie attribuable à divers vices de réfraction.

Voici un second cas d'insuffisance :

Observation 278, commencée en juillet 1878. — Mlle Hélène L..., âgée de dix ans, est affectée d'une insuffisance passant, par moments, au strabisme. Réfraction, 0° — 0.5 — 5 ; 90° — 1.5 — 1.5. Prescrit des verres correcteurs de l'anisométropie.

Quand je revis Mlle L... pour la dernière fois (en 1883), grâce à l'emploi de verres inégaux portés pendant quelque temps, la lecture avait eu lieu binoculairement : la correction de l'anisométropie avait suffi pour faire disparaître l'insuffisance soi-disant musculaire. La jeune Hélène ne s'étant pas résignée à continuer l'emploi permanent des verres après la guérison, la myopie avait augmenté et était devenue rigoureusement égale des deux côtés.

Sa sœur Félicie (obs. 277), qui me fut présentée le même jour, présentait un strabisme convergent périodique récent. La réfraction était 0 — 1.5 — 4 ; 0 — 0.5 — 4. Son anisométropie était bien moins marquée que celle de sa sœur, il s'était produit ce strabisme convergent des myopes qui a été décrit au § 63. La guérison fut obtenue en huit jours. Je ne cite ce cas à cette place que pour faire remarquer le contraste entre les deux sœurs, qui corrobore l'étiologie des strabismes convergent et divergent des myopes.

La mort d'une de ces jeunes filles m'a empêché de suivre leur observation 'usqu'à ce jour.

§ 74. Traitement de l'insuffisance de convergence. —
Les vieux adages *principiis obsta* et *morborum curationes causas ostendunt* trouvent ici leur application.

L'insuffisance pouvant rester inaperçue pendant bien des années, il est rare qu'on soit consulté dès le début. Heureusement l'influence des verres correcteurs est assez énergique pour que, même prescrit tardivement, l'emploi de ces verres suffise souvent pour faire disparaître le mal. C'est ce qui a lieu dans la période où l'insuffisance n'a pas encore supprimé d'une manière permanente la vision binoculaire des objets voisins. Par exemple, tel sujet conserve la vision binoculaire pour écrire et ne se sert que d'un œil pour lire ; tel autre commence par lire binoculairement et ne se met à dévier l'œil le moins bon qu'après un temps plus ou moins long, suivant la grosseur du texte à lire ou suivant l'intensité de l'éclairage. L'analyse des circonstances, si variées, qui conduisent peu à peu au strabisme divergent permanent en passant par le strabisme relatif aux objets voisins, nous conduirait trop loin. Ce qu'il importe de retenir, c'est que la guérison s'obtient généralement par le seul emploi des verres dans le premier stade de l'insuffisance, celui où le sujet sait encore, soit involontairement, soit volontairement, diriger ses deux yeux simultanément sur les objets voisins.

Dans le stade suivant, les mouvements des yeux sont pour ainsi dire dissociés. Il arrive que le sujet ne converge plus quand on lui présente un objet à 15 ou 20 centimètres de ses yeux, ou même qu'il diverge pour écarter la double image, perçue ou non, mais gênante, que lui fournit l'œil le moins bon. Quand les choses en sont à ce point, il devient nécessaire de prescrire des exercices de convergence, *non pas pour fortifier les muscles*, mais pour réenseigner au sujet l'innervation correcte des droits internes et c'est ici que le stéréoscope à miroirs rend les plus signalés services.

Pour ménager la patience du sujet, on peut varier les exercices, soit au moyen du stéréoscope à cinq mouvements, soit par les procédés qui ont été décrits plus haut (§§ 39, 40 et 41).

Ce qu'il ne faut pas faire, c'est de recourir aux verres prismatiques, car le calcul démontre qu'à moins de leur donner un poids intolérable, ces verres ne produisent qu'une déviation insignifiante. D'ailleurs, comme il faut associer leur action à celle de verres sphérocylindriques, la construction de lunettes prismatiques à arête externe pour le traitement de l'insuffisance des droits internes est une entreprise assez compliquée et coûteuse.

Il ne faut pas davantage prescrire aux personnes affectées d'insuffisance l'emploi de prismes à arête interne pour la vision des objets éloignés, sous prétexte d'exercer leurs muscles droits internes : cette idée n'étant défendable que par ceux qui attribuaient au défaut en question l'origine indiquée par la désignation fausse d'insuffisance des droits internes.

Au cours du traitement, il est intéressant de pouvoir se rendre compte des progrès accomplis, et l'on peut se servir à cet effet des moyens de mesure qui ont été décrits plus haut (§ 25, p. 61). On peut encore recourir au carton H ou bien à la graduation du stéréoscope à charnière (p. 141). Mais, de tous les moyens, le plus simple est de présenter un petit objet au malade et de voir combien on peut l'approcher de ses yeux sans que survienne la déviation, qui, chez les personnes soumises aux exercices, se produit brusquement et se manifeste par l'apparition de doubles images dès qu'on a mis l'objet plus près que le point pour lequel le sujet a appris à converger.

Il est à remarquer que ce que nous mesurons ainsi n'est pas la position d'équilibre des yeux, si tant est qu'il existe une position répondant à cette dénomination : c'est la position du *punctum proximum de convergence*, et il faut bien se persuader que la position de ce point dépendant surtout de l'action du centre de convergence, son rapprochement ne s'obtient que lorsque le sujet a appris à faire fonctionner ce centre. On doit donc s'attendre à voir les personnes affectées d'insuffisance ne faire, sous l'influence des exercices, que des progrès insensibles pendant des heures ou des jours. A un certain moment, sous l'influence de la fusion et de petites augmentations de convergence obtenues par les exercices, brusquement, le progrès se manifeste, la convergence devient volontaire, et il arrive qu'on obtient en quelques minutes des progrès qu'on a longtemps attendus en vain.

Quand ce résultat est acquis, il reste à le consolider par la *lecture contrôlée* qu'il faut continuer pendant longtemps, sous peine de rechute, et surtout par l'emploi le plus fréquent possible des lunettes.

Il va sans dire que le traitement de l'insuffisance, tel que je viens de le décrire, ne supprime pas d'emblée l'insuffisance réellement musculaire, qui est le phénomène secondaire. Pendant des mois ou des années, le sujet ne cessera pas de diriger convenablement ses yeux et il n'en subsistera pas moins un certain degré d'insuffisance qu'on pourra faire réapparaître par les procédés connus, par exemple en dissociant les images au moyen d'un prisme à arête tenue horizontalement et faisant regarder un objet soit voisin, soit lointain. Mais, si le patient a soin de s'observer *quotidiennement* pour s'assurer que la lecture a lieu binoculairement, il arrive qu'après des années l'insuffisance disparaît plus ou moins complètement : c'est ce qui a lieu plus ou moins vite suivant que l'insuffisance était plus ou moins considérable, et qu'elle subsistait depuis plus ou moins longtemps.

Quand l'insuffisance est accompagnée d'un vrai strabisme divergent latent dont la valeur dépasse 12 ou 15 degrés pour la vision au loin, elle est justiciable d'opération; il va sans dire que dans les cas où l'on juge à propos d'opérer, le mieux est de le faire d'emblée, pour ne pas demander à des exercices fastidieux un résultat qu'une ténotomie permet d'obtenir séance tenante. Il n'en est pas moins vrai que dans un certain nombre de cas où l'opération a été refusée, j'ai vu à la longue la partie fixe de l'insuffisance diminuer et devenir négligeable. On a déjà rencontré plus haut plusieurs cas de ce genre : je me bornerai à rappeler les observations 422 (p. 10) et 2 (p. 11) citées dans l'introduction, ainsi que les observations 414 (p. 66) et 325 (p. 159).

Aux confrères qui conserveraient quelques doutes sur l'influence dominante de l'emploi des verres inégaux pour la guérison de l'insuffisance de convergence, je ferai observer que si j'avais rencontré des insuccès dans l'application de ce procédé, je les publierais sans hésitation à cette même place. Mais le succès ne s'obtient qu'à condition de corriger très exactement l'anisométropie, et les cinq observations qu'on va lire témoigneront des erreurs que nous étions exposés à commettre à cet égard quand nous ne possédions pas de procédés de mesure objectifs. Ces observations sont sans intérêt pour ceux qui, habitués à mesurer la réfraction avec précision, ont eu l'occasion de vérifier par eux-mêmes l'exactitude de mes assertions.

Observation 257. — Mlle Marguerite C..., âgée de quinze ans, me fut amenée en décembre 1876 pour un strabisme divergent périodique remarqué récemment. Insuffisance de convergence bien explicable par la réfraction, qui est : 15 — 1 — 1 ; 0 — 1 — 5. A cette époque, je ne savais pas encore avec quelle facilité les jeunes sujets s'habituent à l'emploi de verres différents aux deux yeux; je procédai donc graduellement et ne corrigeai toute l'anisométropie qu'en mars 1877.

A la fin de 1878, grâce aux verres 15 — 1 ; 0 — 1 — 4 employés pour le travail, l'insuffisance avait à peu près disparu.

En 1879, je constate que la myopie, augmentant des deux yeux, est devenue 0 — 1 — 2.5 ; 0 — 1 — 7 ; *j'avais eu le tort de prescrire des verres trop forts pour travailler;* il aurait fallu ne donner que 0 — 1 + 2 ; 0 — 1 — 2.

En 1885, l'ophtalmomètre donne 175 ± 1.5 ; 15 ± 1.25, nous renseignant sur la position exacte des méridiens principaux, qui avait été imparfaitement déterminée par le procédé subjectif. Pour enrayer la myopie progressive, je prescris alors, pour lire, des verres laissant trois dioptries de myopie.

En 1890, la guérison s'est maintenue. La réfraction est 175 — 1 — 2.5 ; 15 — 1 — 6, c'est-à-dire que si, depuis onze ans, la réfraction a varié, ce ne serait que dans le sens d'une légère diminution de myopie à droite.

En 1895, légère insuffisance. — A continué l'emploi de verres inégaux.

Observation 281. — Célina G..., quatorze ans. Insuffisance de convergence très accentuée : voit simple au loin en mettant devant l'un des yeux un prisme de 20 degrés à arête externe. Réfraction : O; 60 — 4 — 10. Les yeux portant tous deux des traces de kératite, remesuré la réfraction après atropinisation et trouvé ainsi : 150 — 1 + 0.5; — 10 (pas d'astigmatisme à droite).

29 janvier 1880. — Ténotomie du droit externe de l'œil gauche.

28 février 1880. — Après un mois d'exercices acharnés, l'insuffisance a disparu et Céline G..., qui sait lire binoculairement au moyen de verres inégaux, reprend ses études pour devenir institutrice.

Octobre 1880. — Rechute assez forte pour me décider à exécuter la ténotomie du droit externe de l'œil droit : résultat immédiat excellent.

Juin 1882. — Disposant de l'ophtalmomètre, je trouve 170 ± 2.5; 15 ± 3. L'insuffisance a reparu pour la troisième fois, mais je pense que la cause en est claire, car, guidé par la mesure ophtalmométrique, je trouve, après atropinisation, les chiffres : 160 — 3 — 3; 10 — 4 — 9, et je prescris 160 — 3; 10 — 4 — 6, verres qui lui procurent enfin une vision binoculaire confortable. La mort de cette jeune fille, survenue peu de temps après, me met hors d'état d'affirmer que la guérison se serait maintenue. J'ai relaté le cas de Célina G... pour montrer comment l'astigmatisme de l'œil droit, constaté dès le début, m'avait échappé après atropinisation.

Observation 283. — Louis du M..., âgé de douze ans, examiné en février 1880, présentait une déviation externe très fréquente de l'œil droit. Un confrère avait prescrit les verres + 0.75; + 1.5. Après atropinisation des deux yeux, je trouve 0 — 0.25; 0 — 1.5 + 2, et je prescris l'emploi d'un cylindre devant l'œil droit; la déviation est si forte que l'opportunité d'une opération me paraît évidente; nous l'ajournons cependant, ne risquant rien à essayer si la correction optique ne nous conduirait pas au but.

A deux reprises, en 1880, nous notons une grande amélioration. En mai 1887, je le fais venir pour mon instruction et je constate la permanence de la guérison parfaite, qui était survenue dès 1881. La mesure ophtalmométrique est 0 ± 1.25; 0 ± 1.6; et la mesure subjective 0 — 1; 0 — 1.25 + 1.25; la détermination faite en 1880 avait donc été assez exacte pour l'œil droit, dont la correction importait bien plus que celle du gauche.

Louis du M... étant mort depuis, je dois me borner à supposer que la guérison était définitive.

Observation 403. — Mon amie d'enfance, Marguerite M..., présentait, à l'âge de dix-huit ans, un léger strabisme divergent, apparaissant par rares instants. La réfraction (mesurée le 14 janvier 1867) était 0; 10 — 0.75 + 2.5. Je conseillai sans grande conviction, car à cette époque mon expérience était courte, d'employer pour lire un verre correcteur mis devant l'œil droit.

Pendant vingt ans, j'ai vu le strabisme divergent de Marguerite augmenter d'intensité et de fréquence.

En 1889, la réfraction étant devenue 75 — 0.25 + 1.5; 5 — 0.75 + 3, je conseillai l'emploi de ces verres, mais il fallut quelques exercices pour amener la réussite de la lecture binoculaire. Ainsi qu'il arrive généralement quand nous donnons des conseils médicaux à nos amis, le traitement ne fut pas suivi très ponctuellement. Aussi, actuellement (1895), malgré l'amélioration survenue, serais-je d'avis d'intervenir par une opération, car Mme M... trouve, non sans raison, que des verres portés en permanence la défigureraient plus que la déviation fugitive de son œil droit. Au surplus, exactement comme cela s'est passé pour Eugène d'E... (p. 195), il est fort possible que la presbytie, rendant nécessaire l'emploi permanent de verres pour voir de près, ait prochainement pour effet secondaire de provoquer la guérison d'une insuffisance qui existe depuis bientôt trente ans.

L'intérêt particulier de cette observation est de montrer comment, pendant une vie entière, l'insuffisance peut menacer de passer au strabisme divergent permanent, mais qu'il suffit de ramener la lecture à être binoculaire avec le secours de verres pour obtenir une amélioration, malgré l'ancienneté de l'affection.

Dans les cas rares où l'insuffisance de convergence est attribuable à la myopie simple, sans anisométropie, il est clair qu'on doit obtenir la guérison en prescrivant des verres concaves faibles et exigeant que le sujet se tienne à une distance suffisante de ses livres et de ses cahiers, afin de ne pas imposer à ses yeux la nécessité d'une convergence trop forte pour être longtemps supportée :

Observation 357. — Mlle P..., dix-sept ans, fille d'un confrère, est affectée d'une insuffisance assez marquée pour qu'on soit sur le point de l'opérer (mai 1883). On lui a fait porter sans succès des prismes à arête externe pour lire, et des verres concaves 2.5 pour écrire. Mesure ophtalmométrique, 165 ± 0.75; 15 ± 0.75. Mesure subjective, après atropinisation, $165 - 0.5 - 6$; $105 - 0.5 - 6$. Je fais remplacer, pour la lecture, les prismes par des verres concaves de deux dioptries, recommandant de ne jamais lire plus près que 25 centimètres. Le résultat ne s'est pas fait attendre trop longtemps : grande amélioration en 1884, et, en 1885, guérison complète qui s'est maintenue, ainsi que je m'en suis assuré en 1888 et 1895.

Remarquons que la myopie n'a pas augmenté : en 1892, la mesure subjective était $165 - 0.5 - 6$; $45 - 0.5 - 6$.

CHAPITRE VIII

Strabisme convergent des hypermétropes.

§ 75. Étiologie du strabisme convergent. — § 76. Comment se fait le choix
de l'œil dévié. — § 77. Strabisme convergent périodique. — § 78. Strabisme convergent alternant. — § 79. Strabisme convergent unilatéral
permanent. — § 80. Amblyopie *ex anopsia*.

On sait depuis Böhm que la très grande majorité des strabiques convergents sont hypermétropes (1).

(1) « Pour améliorer la vision des objets éloignés, il faut donner à l'œil
strabique des verres convexes... Je me suis assuré de plus en plus que ce
n'est pas là une exception, mais un fait général » (Ludwig Böhm, *Das
Schielen*, Berlin, Duncker und Humblot, 1845, p. 81 et 82). — Il paraît d'ailleurs que la tradition du traitement par les verres convexes n'avait pas été
perdue, bien avant l'apparition des travaux de Donders. En effet, Maurice
Perrin (*Bull. de l'Acad. de méd.*, 19 octobre 1886, p. 335) dit avoir conservé
dans ses notes « le souvenir d'un ambulant, d'origine suisse, qui, en 1852,
c'est-à-dire à l'époque où sévissait encore la fureur de la strabotomie, nous
fut présenté par Bonnet de Lyon, à une de ses cliniques, parce qu'il affirmait avoir le moyen de guérir les strabiques par l'usage de lunettes. Sa
prétention fut accueillie par un sourire général d'incrédulité qui ne serait
guère de circonstance aujourd'hui. »
  Quoi qu'il en soit, c'est à Donders que revient l'honneur d'avoir donné
à l'hypermétropie le nom qu'elle porte aujourd'hui, d'avoir fait connaître
au grand public la fréquence de l'hypermétropie chez les strabiques convergents et d'avoir cherché un lien causal entre le strabisme convergent et
l'hypermétropie.
  Voici une série d'extraits de Donders, que j'ai traduits et groupés pour
donner une idée de sa doctrine :

  Puisque le strabisme convergent est généralement accompagné d'hypermétropie, il faut bien admettre que l'hypermétropie est la cause de la déviation...
  A cause de la relation entre la convergence et l'accommodation, un grand
effort d'accommodation doit entraîner une convergence exagérée...
  Nous ne devons pas être surpris si la plupart des hypermétropes ne louchent
pas... Pour éviter de voir double, ils sacrifient l'avantage de voir nettement,
c'est ce qui nous explique pourquoi la plupart des hypermétropes ne louchent
pas. La plupart d'entre eux louchent bientôt si l'on couvre l'un de leurs yeux
avec la main pendant que l'autre fixe. Ceci se produit comme lorsqu'on met
un verre concave devant l'un des yeux d'un emmétrope en couvrant l'autre.
  Les circonstances qui favorisent l'apparition du strabisme chez les hypermétropes sont :
  1° Une différence d'acuité visuelle ou de réfraction entre les deux yeux;
  2° Des taches cornéennes;
  3° Une structure ou une innervation particulière des muscles produisant une
mobilité facile des yeux dans la direction interne;
  4° Une grandeur inusitée de l'angle α, cet angle étant en moyenne plus grand

Si je ne me trompe, c'est dans une parésie temporaire de l'accommodation qu'il faut rechercher, le plus souvent, l'origine du strabisme convergent. On conçoit en effet qu'une parésie de l'accommodation puisse être une cause de strabisme convergent, à cause du lien que l'habitude a créé entre la convergence et l'accommodation; le sujet dont l'accommodation faiblit *brusquement* est obligé, pour voir nettement, de faire un grand effort d'accommodation qui lui est facilité par un effort excessif de convergence, c'est-à-dire par un accès de strabisme convergent.

Si l'accommodation faiblit *graduellement*, la relation entre la convergence et l'accommodation se modifiera graduellement aussi et le mécanisme producteur du strabisme ne fonctionnera pas. Il est clair que, chez les myopes, rien de pareil ne peut se produire, d'où la conséquence que l'emmétropie et surtout l'hypermétropie sont un terrain favorable à l'apparition du strabisme convergent. La déviation deviendra d'autant plus volontiers permanente que l'œil dévié sera moins utile à la vision.

d'un peu plus d'un degré (1⁰,07) chez les strabiques hypermétropes que chez les hypermétropes qui ne louchent pas.

Le minimum d'hypermétropie donnant lieu au strabisme dépend indubitablement de l'angle α et de l'amplitude de l'accommodation : plus cette dernière est petite et plus l'angle α est grand, moins il sera besoin d'une forte hypermétropie. Mais la parésie de l'accommodation est aussi peu susceptible de produire le strabisme que ne l'est la diminution d'amplitude d'accommodation survenant avec le progrès des années.

D'après ces citations, on voit qu'après avoir rappelé le fait connu de la coexistence du strabisme convergent et de l'hypermétropie, l'auteur cherche à expliquer pourquoi la plupart des hypermétropes ne louchent pas. Or son explication repose sur des faits inexacts.

Il n'est pas vrai que les hypermétropes sacrifient la netteté de la vision pour échapper à la diplopie. Les jeunes hypermétropes (et il ne s'agit que de ceux-là) savent parfaitement accommoder sans loucher.

Il est fort douteux que l'angle α soit plus grand chez les hypermétropes qui louchent que chez ceux qui ne louchent pas, et le fait fût-il exact, une différence d'un degré dans la valeur de l'angle α ne peut avoir aucune influence dans l'étiologie du strabisme.

Enfin, les observations de strabiques convergents guéris par mes exercices, et qui, ne se servant pas de verres convexes, continuent à voir nettement sans loucher, sont suffisantes pour démontrer que Donders se trompait en croyant que la disposition à loucher est inhérente à certains yeux hypermétropes, ce qui lui faisait dire : « Il est difficile d'obtenir que, pour éviter le strabisme, une personne, surtout une femme, consente à porter des lunettes pour toute la vie. »

Me servant d'une expression qui n'avait pas cours à l'époque où écrivait Donders, je dirai que l'hypermétropie est un *terrain* favorable à la production du strabisme convergent et que nous avons à rechercher les *causes occasionnelles* qui favorisent son apparition.

Toute mon explication de ces causes est pour ainsi dire le contre-pied de la phrase citée tout à l'heure, où il est dit que « *la parésie de l'accommodation est aussi peu susceptible de produire le strabisme que ne l'est la diminution de l'amplitude d'accommodation survenant avec le progrès de l'âge* », car je pense démontrer que *le strabisme convergent reconnaît très souvent pour cause une parésie de l'accommodation*, c'est-à-dire une cause *transitoire*, et l'hypothèse d'une cause *permanente* est inconciliable avec beaucoup des cas de guérison que je citerai plus loin.

Telle est la conception que je me suis formée de la genèse du strabisme convergent; je vais l'exposer en détail dans un paragraphe qui est la reproduction à peu près textuelle de ce que j'en disais dans les *Annales d'oculistique* en 1871 (p. 197-202). J'ajouterai, dans des notes de bas de page, des faits à l'appui, dont la plupart ont été recueillis depuis lors.

La lecture du § 75 exige la parfaite connaissance des faits exposés au § 10, p. 42.

§ 75. Étiologie du strabisme convergent. — La recherche des causes auxquelles il faut attribuer le strabisme convergent est difficile, car il n'est pas souvent donné au médecin spécialiste d'assister au début de la maladie; il se passe habituellement des mois et souvent des années avant que les parents se décident à consulter un oculiste. De plus, quand nous avons la fortune rare d'assister au début de l'affection, nous sommes en présence d'enfants trop jeunes pour répondre aux questions délicates que comporterait une enquête tant soit peu serrée.

Parmi les strabiques convergents, l'examen le plus superficiel nous conduit à classer à part les myopes; ils ont été étudiés plus haut (§ 63). Dans ce qui va suivre, il ne sera donc question que des emmétropes, assez rares, et des hypermétropes, évidemment bien plus nombreux, puisque la plupart des enfants sont plus ou moins hypermétropes.

Quelques strabiques nous présentent des taches cornéennes, et dans ce cas il arrive que les parents racontent spontanément que la déviation a apparu à la suite d'une ophtalmie, quand on a débandé les yeux, ou l'un des yeux; le strabisme se serait-il produit alors par un mécanisme analogue à celui décrit un peu plus haut? ou bien faut-il admettre que l'inflammation a pu gagner les muscles moteurs de l'œil? Quoi qu'il en soit, il n'est pas permis d'attribuer aux taches cornéennes elles-mêmes la production du strabisme; c'est tout au plus si une opacité considérable, en faisant renoncer à l'usage d'un œil, peut causer du strabisme divergent, mais c'est commettre une hérésie au point de vue de l'optique la plus élémentaire que d'attribuer, comme on le fait quelquefois, le strabisme interne à la présence d'une tache sur la partie interne de la cornée, car une tache ne peut déplacer la ligne visuelle de l'œil.

Après avoir ainsi éliminé les myopes, les sujets qui ont eu les yeux gravement malades, les cas accidentels et ceux congénitaux, il nous reste la grande masse des strabiques convergents, sur lesquels nous continuons, sans parti pris, notre enquête.

La plupart, à Paris du moins, attribuent à des convulsions l'origine de leur maladie. En les pressant de près, on arrive souvent à prouver que ces convulsions n'ont jamais été bien constatées; cela ne démontre pas qu'il n'y en ait point eu et je pourrais citer l'enfant d'un confrère (obs. 201, p. 224) chez lequel le strabisme se produisit, sans doute possible, par une violente convulsion infantile (1).

Continuons nos questions et informons-nous de l'état de santé des enfants pendant les mois qui ont précédé la première apparition du strabisme. Nous trouvons que l'enfant relevait de la scarlatine ou de la rougeole (2), qu'il venait d'être atteint d'une angine (3), ou qu'il avait des lombrics, ou bien qu'il portait encore les traces d'un violent eczéma à la face. Chez d'autres nous notons une incontinence d'urine rebelle à tous les soins (4). Chez plu-

(1) L'influence d'états nerveux sur la production du strabisme convergent est assez généralement admise par les médecins non spécialistes et par le public. Les ophtalmologistes ne la nient pas toujours; c'est ainsi que Maurice Perrin (*Bull. de l'Acad. de méd.*, 19 oct. 1886, p. 334) parle du « strabisme convergent intermittent ou, plus exactement, variable des jeunes adolescents ou des jeunes enfants hypermétropes qui louchent à peine en temps ordinaire et qui, à l'occasion d'une émotion quelconque, d'un exercice visuel prématuré, d'un peu de surexcitation nerveuse, d'un trouble dans la santé générale, provenant soit de la dentition, soit de toute autre cause, présentent des déviations choquantes et parfois une sorte de chorée des muscles de l'œil très propres à émouvoir les parents. »

(2) En parcourant mes notes, je trouve le cas de Marie F. P... (obs. 134), affectée de strabisme convergent alternant, avec hypermétropie, dont les parents m'ont montré une consultation rédigée le 22 février 1862, dans laquelle Desmarres attribuait l'origine de ce strabisme à la coqueluche.

(3) On sait que la diphtérie est souvent suivie de parésie de l'accommodation avec ou sans strabisme. Plusieurs auteurs croient avoir observé, après la diphtérie, des parésies des droits externes sans affaiblissement de l'accommodation (Heintz, *Ueber einen Fall doppelseitiger Abducensparese nach Diphtherie*, in *Centralbl. f. prakt. Augenheilk.*, feb. 1895, p. 33). Les angines non diphtéritiques peuvent causer des parésies accommodatives ou musculaires. Voici en effet le résumé d'une communication faite à l'Académie de médecine le 17 décembre 1894 :

M. Proust communique un travail de M. Bourges qui, après avoir rappelé que, d'une part, les anciens auteurs, Gubler entre autres, avaient admis la possibilité de paralysie du voile du palais après des angines non diphtériques; que, d'autre part, on a observé quelquefois des paralysies du voile du palais à la suite de la fièvre typhoïde, donc que cette paralysie n'appartient pas exclusivement à la diphtérie, relate l'intéressante observation suivante :
Un enfant de sept ans eut une angine pseudo-membraneuse qui dura dix-sept jours; l'examen bactériologique démontra l'absence, dans les fausses membranes, de bacilles de Löffler; la mère, ayant été contagionnée, eut aussi une angine à fausses membranes, mais sans bacilles de Löffler, ni streptocoques. Or, quinze jours après la disparition des fausses membranes, l'enfant fut pris de strabisme convergent; quelques jours après, de nasonnement et de troubles de déglutition, donc de paralysie du voile du palais, à laquelle succéda bientôt une paraplégie incomplète qui dura un mois. L'évolution de ces accidents rappelle parfaitement la paralysie diphtérique, malgré l'absence certaine des bacilles spécifiques.

(4) J'ai vu récemment une fillette de treize ans, Charlotte R... (obs. 429), affectée de strabisme convergent depuis l'âge de six ou sept ans, ce qui est un début exceptionnellement tardif. Les parents, *spontanément*, affirment que l'apparition du strabisme a coïncidé avec celle d'une incontinence d'urine nocturne qui existe encore.

C'est à l'occasion de Mlle A..., dont il sera question plus loin (obs. 63,

sieurs nous ne trouvons absolument rien. Quoi qu'il en soit, chez presque tous, nous constatons de l'hypermétropie.

Mais l'emmétropie absolue n'étant pas de ce monde, et la myopie étant très rare chez les jeunes enfants, il faut bien que la plupart des strabiques soient plus ou moins hypermétropes, et d'ailleurs l'hypermétropie est une condition favorable à la production de la convergence. Or, en portant attention sur la liste des maladies énumérées une page plus haut, on remarquera qu'à la suite de la plupart d'entre elles, les auteurs ont parfois signalé la paralysie plus ou moins complète de l'accommodation, phénomène fort difficile à constater chez de jeunes enfants et qui peut même échapper à l'observation chez les jeunes gens et les adultes. Cela m'amène à croire que, *dans un grand nombre de cas, le strabisme convergent est causé par une paralysie temporaire de l'accommodation chez de jeunes hypermétropes.*

On a vu plus haut que l'incontinence d'urine coïncide parfois avec la production du strabisme. Ne peut-on pas se figurer qu'une même cause encore inconnue peut déterminer en même temps une paralysie du sphincter de la vessie et du muscle accommodateur? On cite des cas de fièvre larvée où le strabisme convergent, se produisant de deux jours l'un, disparaissait sous l'action du sulfate de quinine (1); il en est d'autres où l'on a vu le

p. 284), que l'idée d'attribuer l'apparition du strabisme convergent à une parésie de l'accommodation s'est présentée à mon esprit. En effet, à cette époque (1865), j'interrogeais sans parti pris les parents sur les causes présumables du strabisme, et la mère de Mlle A... me raconta que jusqu'à l'âge de quinze ans environ, sa fille avait souffert d'incontinence d'urine. Pendant l'année qui suivit, je recherchai, dans tous les cas de strabisme convergent, s'il y avait eu, soit de l'incontinence d'urine, soit d'autres symptômes de désordres nerveux, tels que des convulsions, ou bien encore des fièvres éruptives, des maux de gorge, etc., à l'époque de début du strabisme, et, en général, la réponse fut affirmative.

Dans la *Semaine médicale* du 11 novembre 1893, je trouve l'analyse d'un mémoire paru le 1er novembre 1893 dans le *Neurol. centr. Bl.*, où M. Freud, à la suite de recherches poursuivies pendant plusieurs années dans le service du Dr Kassowitz, à Vienne, dit qu'environ la moitié des enfants atteints d'incontinence nocturne d'urine présenteraient un symptôme nerveux particulier, qui consiste dans une exagération du tonus musculaire des membres inférieurs, et plus particulièrement des adducteurs. Cette hypertonie persistait souvent après la disparition de l'incontinence d'urine sous l'influence d'administration de *rhus aromatica*. De l'ensemble des phénomènes, l'auteur est conduit à attribuer la production de l'incontinence d'urine à un tonus musculaire exagéré de la vessie.

Nos strabiques auraient-ils un tonus exagéré des muscles adducteurs des yeux?

(1) Dès 1845, Böhm, dans son livre *Das Schielen*, etc., cite le cas d'un strabisme à type quarte, puis tierce, puis quotidien à heure fixe.

Nonat (*Gazette des hôpitaux*, 1851) cite un enfant de quatre ans et demi, atteint de fièvre intermittente, chez qui se produisit un strabisme qui persista après la guérison de la maladie générale et céda à l'influence du sulfate de quinine.

Mannhardt (*Klin. Monatsbl. f. Augenheilk.*, 1865, p. 18-23) cite deux cas strabisme naissant disparaître par l'administration d'un vermifuge (1). Quand on interroge soigneusement les parents, on voit diminuer considérablement le nombre des cas où le strabisme s'est produit sans cause appréciable. Il paraît logique d'admettre que, dans ces cas, si la cause nous échappe, elle n'en existe pas moins en réalité, et agit le plus souvent par l'intermédiaire d'une paralysie accommodative (2).

Les hypothèses précédentes acquièrent un nouveau degré de vraisemblance quand on se rend bien compte du mécanisme par lequel la paralysie de l'accommodation peut amener le strabisme convergent, et que j'ai indiqué en tête de ce chapitre.

Rappelons-nous la relation entre la convergence et l'accommodation (§ 10) et demandons-nous ce qui se produirait chez un hypermétrope dont nous fermerions un œil et chez qui nous paralyserions *partiellement* l'accommodation de l'autre. La réponse ne saurait être douteuse : la personne soumise à l'expérience, étant obligée, pour voir nettement, de faire un effort considérable d'accommodation, se mettra aussitôt à loucher en dedans. Du reste, le fait a été vérifié involontairement par Schweigger. Il relate le cas d'une fillette de six ans, qui devint strabique dix jours après une instillation d'atropine, observation d'autant plus démonstrative que l'auteur ne voit, dans ce fait, qu'une coïncidence inexplicable. (*Untersuchungen über das Schielen*, Berlin, 1881, p. 122.) Je ne connais rien de plus probant en faveur de ma théorie.

de parésie intermittente de l'accommodation, dans l'un desquels la pupille avait conservé sa mobilité, et qui guérirent par l'emploi de la quinine. Son observation 4 est plus instructive encore : un enfant de huit ans, qui louchait de deux jours l'un, cessa de loucher en portant des lunettes correctrices de l'hypermétropie totale : on ne contestera pas qu'ici l'hypermétropie était le *terrain* favorable au strabisme, mais que la *cause occasionnelle* était une parésie de l'accommodation.

(1) Un enfant atteint de strabisme convergent allait être opéré lorsqu'on se décida à lui faire prendre un vermifuge. Le lendemain, le strabisme avait disparu (Rampoldi, *Revue clinique d'oculistique*, janvier 1887, p. 21). A Bordeaux, il y a plus de soixante ans, il était de tradition populaire d'administrer des vermifuges aux enfants qui commençaient à loucher.

(2) Je lis à l'instant (séance du 16 décembre 1894 de la Société d'ophtalmologie néerlandaise) une observation de M. Westhoff, relative à un enfant qui s'était présenté chez lui atteint de paralysie du droit externe de l'œil droit, chez lequel existait en même temps une pneumonie du côté gauche. Les deux affections disparurent simultanément et graduellement en quelques jours. Cela est à rapprocher de l'observation suivante :

Observation 245. — Charles-André P..., âgé de quatre ans et demi Le 3/0/1874, strabisme convergent permanent O. G. remarqué à l'âge de dix-huit mois et devenu permanent à l'âge de deux ans. Il y a eu incontinence d'urine extraordinaire jusqu'à l'âge de deux ou trois ans. On me présente un diagnostic de Dufour (de Lausanne), parfaitement digne de foi, constatant le 21/7/1873 une absence complète de mobilité de O. D. vers la droite. Actuellement mobilité parfaite.

En réfléchissant attentivement au mécanisme de cette expérience, on arrive à plusieurs conclusions importantes.

D'abord, le strabisme ne peut se produire tant qu'il y a paralysie complète de l'accommodation (le sujet ne fait alors pas d'effort accommodatif); il faut qu'il y ait seulement *parésie*.

Ensuite, l'hypermétropie modérée est une condition favorable à la production du strabisme; car, d'une part, chez l'emmétrope dont l'accommodation est partiellement paralysée, il n'y a tendance au strabisme que lors de la vision des objets voisins et, d'autre part, quand l'hypermétropie est très forte, la parésie peut être une cause de gêne tellement grande que le malade renonce à la surmonter et échappe par conséquent au strabisme (1).

Enfin le strabisme doit se produire plus facilement chez les personnes dont l'un des yeux est très inférieur à l'autre, car cette différence entre les yeux doit rendre bien moins gênante la diplopie, consciente ou non, inséparable de la naissance du strabisme.

Une circonstance dont mon hypothèse ne rend pas parfaitement compte, c'est que le strabisme apparaît le plus souvent vers l'âge de deux à trois ans et rarement après celui de cinq à six. On peut bien dire que, l'amplitude de l'accommodation diminuant avec les années, la production du strabisme devient de plus en plus difficile. On ajoutera que les organes oculomoteurs sont bien plus facilement susceptibles de se modifier pendant la première enfance que plus tard. Il est également possible que les parésies de l'accommodation soient plus fréquentes pendant le jeune âge. Peut-être enfin la faculté de neutralisation, si nécessaire à la production du strabisme et sans laquelle cette infirmité serait accompagnée d'une diplopie intolérable, se développe-t-elle plus facilement dans l'enfance. Bien que cette dernière explication paraisse devoir être prise en sérieuse considération, de nouvelles recherches sont peut-être nécessaires pour élucider la question qui nous occupe.

Quoi qu'il en soit, il faut abandonner absolument l'explication d'après laquelle l'angle α jouerait un rôle dans la production du strabisme convergent, car la différence entre la grandeur de cet angle chez les strabiques et chez les hypermétropes exempts de strabisme est une quantité négligeable et il est bien plus facile d'admettre que la déviation se produit à la suite d'une parésie subite de l'accommodation (2).

(1) En effet, il est clair que la vieille expérience de Müller, qui provoquait le strabisme convergent chez un emmétrope en mettant un verre concave devant l'un des yeux, ne réussit pas si l'on emploie un verre d'une force telle que le sujet ne puisse pas accommoder assez pour voir nettement à travers ce verre.

(2) Les parésies de l'accommodation, impossibles à constater chez les tout

Post-scriptum. — En relisant ce paragraphe, qu'il importait de laisser tel qu'il avait été imprimé en 1871, j'avoue que ma conviction sur la généralité de mon explication est un peu ébranlée. Assurément, comme en témoignent les notes ajoutées postérieurement, et aussi comme le prouvent d'assez nombreuses observations, les cas où l'on peut trouver des probabilités de parésie accommodative à l'époque de début du strabisme convergent ne sont pas rares. Assurément aussi, les débuts de ce strabisme passant inaperçus pendant fort longtemps, et les sujets ne nous étant pas souvent présentés à la période initiale, il arrive nécessairement que le rapprochement causal, tel que je l'ai admis, peut avoir existé sans que les parents en aient gardé le souvenir. Mais, inversement, l'éloignement même des faits rend très douteux les renseignements que nous obtenons, et les maladies infantiles sont si fréquentes qu'il est à risquer, par notre interrogatoire, de suggérer aux parents une coïncidence imaginaire entre leur apparition et celle du strabisme.

D'autre part, si ma théorie est exacte, nos strabiques guéris par les exercices ne devront pas récidiver. C'est la règle, mais j'ai rencontré au moins deux cas très nets de rechute. L'un, celui du jeune André N..., est relaté ci-dessus (p. 156), et l'autre, plus complet encore (obs. 150), a été décrit au § 35 (p. 87).

J'ai revu tout dernièrement ce dernier cas, et Mme R... (Céline L...) m'a très nettement expliqué comment un effort peut la mettre subitement hors d'état de voir nettement sans

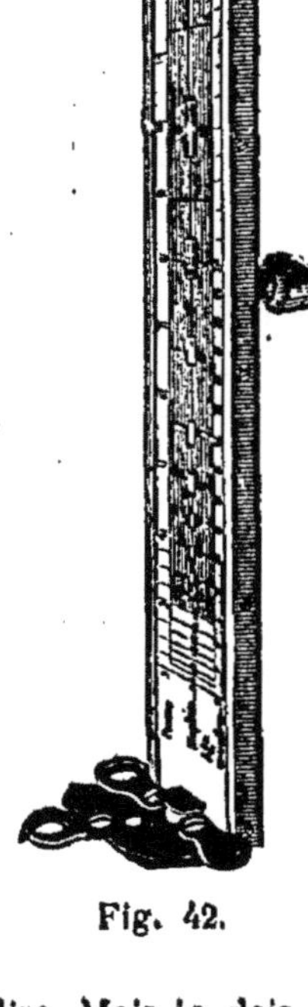

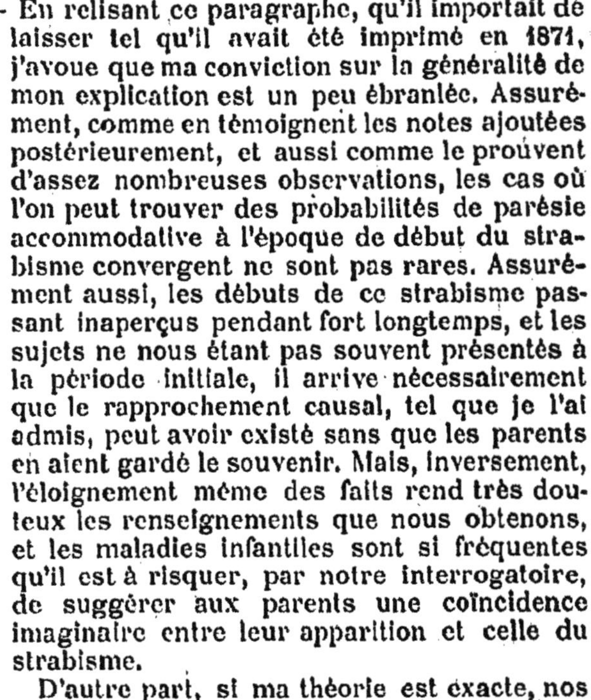

Fig. 42.

jeunes enfants, à l'âge où se produit le plus souvent le strabisme convergent, sont beaucoup plus fréquentes qu'on ne le croit généralement. Depuis l'époque où je publiais, dans les *Annales d'oculistique*, l'exposé qu'on vient de lire, j'ai constaté assez souvent des réductions considérables de l'amplitude d'accommodation chez des enfants de cinq à six ans, qu'il est facile d'examiner au moyen de l'optomètre de Young mis sous la forme que M. Bull lui a donnée (fig. 44), et dont l'emploi n'exige même pas que le sujet sache lire. Mais je dois avouer n'avoir pas eu l'occasion de faire cette mesure chez des enfants au moment où ils commençaient à loucher.

loucher; nous avons même réussi à provoquer un de ces accès, dans le seul but de m'instruire : Mme R... avait passé la nuit en chemin de fer et je lui proposai une expérience stéréoscopique difficile, à faire par elle-même avant d'en surveiller l'exécution chez sa fillette. L'accommodation de Mme R... ayant alors faibli subitement, elle sut parfaitement éviter de loucher, mais à condition de renoncer à voir nettement. Soit dit en passant, une goutte de pilocarpine en solution très légère suffit pour remettre les choses en état.

D'après ces deux observations 347 et 150, tout à fait exceptionnelles, il existerait des cas de strabisme où la relation entre la convergence et l'accommodation, établie par les exercices, manquerait de solidité, si bien qu'au lieu d'attribuer, chez ces personnes, l'origine du strabisme à une cause transitoire, on doit être tenté d'admettre une origine *statique* ou permanente de la déviation, ce qui nous rapprocherait des idées de Donders.

Il ne faut pas supposer que, dans nos actes, les *efforts* soient proportionnels aux *mouvements :* on dira volontiers que telle personne exerce sans effort une pression de 40 kilogr. au dynamomètre, tandis qu'il lui faut le maximum d'effort dont elle est capable pour exercer une pression de 45 kilogr. L'effort n'est pénible qu'alors qu'on s'approche de la limite de ce qu'on peut faire.

D'autre part, quand nous voulons exercer une *performance*, nous associons tous les mouvements qui facilitent l'effort : pour atteindre le *record* du coup de poing, il faut contracter les doigts, expirer l'air contenu dans la poitrine, serrer les dents, etc., mouvements qui, *à priori*, ne semblent pas nécessaires pour frapper fortement avec le poing.

On conçoit de même que, pour atteindre au maximum d'accommodation, l'hypermétrope ait intérêt à forcer sa convergence. Or la convergence n'est pas accompagnée d'effort quand elle reste dans les limites usuelles ; il peut donc se produire une convergence excessive, c'est-à-dire du strabisme convergent, quand la vision nette n'est possible que grâce à un grand effort accommodatif. Mais je ne crois pas que les choses se passent souvent ainsi à l'origine du strabisme, c'est-à-dire vers l'âge de trois ans, car, chez les jeunes enfants, l'amplitude d'accommodation est suffisante pour permettre de voir sans effort les objets voisins, même en surmontant une ou deux dioptries d'hypermétropie.

Au lieu d'être *statique*, la cause habituelle du strabisme convergent est donc *dynamique* et transitoire. Elle peut être une parésie des droits externes (voy. l'avis de Desmarres sur l'observation 1, p. 1 et la note 2 de la page 208); mais, le plus souvent, c'est une parésie de l'accommodation.

§ 76. Comment se fait le choix de l'œil dévié. — Quand le strabisme est unilatéral, il arrive toujours que l'œil dévié est le moins bon des deux. Assurément, quand la déviation subsiste depuis longtemps, cette différence entre les yeux est augmentée par l'amblyopie *ex anopsia* et par la maladresse de l'œil habituellement négligé, dont les différentes fonctions et en particulier l'accommodation sont détériorées par le manque d'usage. Il n'en est pas moins vrai que, dès le début du strabisme, on peut constater une infériorité de l'œil non employé et que cette infériorité est presque toujours attribuable à de l'astigmatisme. Les personnes qui font des examens précis de réfraction ne me contrediront pas quand j'affirme qu'un quart de dioptrie d'astigmatisme en plus suffit pour décider de l'infériorité de l'un des deux yeux.

Dès 1867, dans la première édition des *Études ophtalmologiques* de Wecker, je publiais une statistique démontrant que, chez la plupart des strabiques, l'œil dévié est le plus astigmate des deux et je reproduisais ce tableau dans ma Thèse (1). Le fait le plus marquant de cette statistique était l'égalité presque absolue de la réfraction des deux yeux chez les strabiques alternants.

On a vu plus haut (p. 89) que l'astigmatisme d'un œil non employé peut augmenter très notablement avec les années; ce fait, observé sur des yeux à peu près complètement tenus au repos pendant très longtemps par l'emploi d'une coquille non percée, ne nous permet-il pas de supposer que, par un mécanisme analogue, l'astigmatisme d'un œil strabique laissé à découvert, mais ne fonctionnant pas, peut augmenter graduellement? S'il en est ainsi, nous admettrons qu'une différence d'astigmatisme détermine le choix de l'œil strabique, mais que cette différence n'a pas été, à l'origine, aussi grande qu'au moment où nous la constatons: l'astigmatisme de l'œil dévié serait à la fois une cause et une conséquence de la déviation.

§77. **Le strabisme convergent périodique** débute habituellement vers l'âge de trois ans. Voici un enfant chez lequel une mère attentive a remarqué, par moments, une assez forte déviation. Malgré l'examen le plus scrupuleux, nous ne découvrons d'abord absolument rien qui paraisse justifier les craintes maternelles. Tout au plus, quand nous réussissons à maintenir longtemps l'attention de l'enfant fixée sur des objets tenus près de ses yeux, remarquons-nous ensuite une inégalité entre la grandeur des pupilles. Il faut un hasard favorable pour que le sujet se mette à loucher en notre présence, et cependant la mère ne s'est pas trompée, car la déviation, quand elle se produit, est très considé-

(1) *Du strabisme dans ses applications à la théorie de la vision.* Paris, Masson, 1868.

rable. Je dirais volontiers qu'elle est d'autant plus forte qu'elle se produit plus rarement.

Il est malheureusement très rare qu'on nous amène des jeunes strabiques immédiatement après le début de l'affection ; cela ne m'est guère arrivé que pour des frères ou sœurs d'enfants un peu plus âgés et en traitement eux-mêmes pour un strabisme devenu permanent. Dans ces cas, j'ai toujours obtenu la guérison en quelques semaines par le simple emploi de la louchette portée sur l'œil le meilleur pendant les occupations qui peuvent amener un petit enfant à regarder de près : il est parfaitement inutile de pratiquer l'occlusion de l'œil sain pendant la promenade.

Si les choses sont un peu plus avancées, c'est-à-dire si la déviation est assez fréquente, on peut douter de l'effet que produira la louchette, et c'est alors qu'il ne faut pas oublier ce que nous savons de l'étiologie du strabisme convergent et se hâter de prescrire un vermifuge, interdire la vision de petits objets, et en particulier conseiller de ne faire apprendre à lire à l'enfant qu'au tableau noir. Quelquefois, d'un coup de skiascopie, on trouvera de l'hypermétropie et dans ce cas, si les autres moyens que je viens d'indiquer ne suffisent pas, on prescrira des verres convexes. L'impossibilité de faire exécuter des exercices stéréoscopiques à de très jeunes sujets est compensée, et au delà, par le grand avantage qu'on trouve à traiter une déviation assez peu enracinée pour qu'il suffise de quelques précautions pour la faire disparaître.

Habituellement, les strabiques nous sont amenés plus tard, vers l'âge de cinq ou six ans, sachant un peu lire, ce qui nous donnera des facilités, mais aussi avec une habitude de déviation d'autant plus invétérée que l'enfant est plus instruit, car c'est surtout pendant la lecture que se produit le strabisme, à tel point que, le plus souvent, la déviation a existé longtemps sans être remarquée, pour cette raison toute simple qu'on n'a guère occasion de regarder les yeux d'un enfant pendant qu'il lit : il faut, pour les voir, lever le livre ou se baisser presque à terre afin d'être en situation d'observer les yeux du sujet pendant la position abaissée du regard, nécessitée par la lecture.

C'est une vraie curiosité de voir un enfant de six ans qui tient les yeux correctement pour toutes les directions du regard et même pour toutes les distances, si bien que son strabisme pourrait passer totalement inaperçu, se mettre à loucher instantanément dès qu'on lui présente une fine impression typographique. C'est comme si la page imprimée était un talisman producteur du strabisme. Il m'est arrivé de faire examiner attentivement par un de ces malades une pointe de crayon finement taillée ; il ne louchait pas, mais il suffisait d'amener de l'imprimé au contact de cette pointe, tenue immobile, pour voir aussitôt se produire une déviation abominable.

Le strabisme périodique ne reste pas longtemps limité à l'acte de la lecture ; pour peu que nos malades soient hypermétropes, nous les voyons bientôt loucher dès qu'ils veulent examiner attentivement un objet quelconque, même lointain. Plusieurs savent parfaitement choisir entre la vision confuse et le strabisme ; ils savent ne pas loucher à condition de renoncer à voir distinctement. Combien n'en avons-nous pas vu qui, sur l'appel de la mère, redressent l'œil dévié, quittes à se remettre à loucher dès qu'ils regardent avec attention.

Sans doute à cause de l'habitude qu'ils ont eue pendant assez longtemps de ne loucher que pour lire, chez la plupart des malades dont le strabisme est encore périodique, la déviation se produit beaucoup plus facilement dans les directions abaissées du regard. Il s'ensuit que pour les exercices du § 39 qui rendent ici les plus grands services et aussi pour les exercices stéréoscopiques, on arrive au but en faisant d'abord regarder les malades fortement en l'air. Voici un jeune garçon de dix ans qui est incapable de lire binoculairement l'impression la plus grosse. Je m'assieds en face de lui en lui recommandant d'incliner la tête en avant ; il me voit simple sans loucher. Quand je le prie de redresser peu à peu la tête, c'est à peu près au moment où son regard devient horizontal que la convergence se produit brusquement. Il est facile, dans des cas de ce genre, d'étendre le champ de la vision simple binoculaire, à condition, bien entendu, d'avoir d'abord réveillé la diplopie par l'emploi de la louchette et du stéréoscope.

On a vu plus haut que dans tous les traitements de strabisme, un point capital est d'obtenir quelque part de la vision binoculaire, de posséder un point de départ à partir duquel nous obtiendrons graduellement l'extension de la vision binoculaire à la totalité du champ visuel. Aussi les malades à strabisme périodique, tout comme les myopes à strabisme convergent du § 63, nous présentent-ils des cas particulièrement favorables, car les uns comme les autres possèdent un résidu de vision binoculaire, mais avec cette différence capitale que chez les uns (les myopes) le strabisme ne présente guère qu'une *partie fixe*, passible de l'opération, tandis que les autres, ne comportant qu'une *partie variable*, sont exclusivement justiciables des exercices.

Dans les strabismes de ce genre, il arrive souvent que l'œil affecté est dévié en haut en même temps que latéralement. Cette déviation en hauteur ne frappe pas l'attention de l'observateur peu attentif, bien qu'elle soit souvent considérable, parce que la convergence est le phénomène dominant. Je crois que cette différence de hauteur est un moyen auxiliaire employé par le strabique pour rendre la diplopie moins gênante; on conçoit en effet que, dans la position abaissée du regard, habituelle pour lire, lorsque le strabisme se produit, l'œil qui en est atteint se détourne plus facilement de l'objet regardé par l'autre en s'abaissant moins qu'en s'abaissant avec excès. Ce qui me confirme dans cette supposition, c'est que cette différence de hauteur est pour ainsi dire solidaire de la déviation latérale, et que, dans la cure du strabisme périodique, il n'y a pas à s'en préoccuper : elle disparaît en même temps que la déviation latérale, par l'effet des exercices, tandis qu'une opération inconsidérée sur les muscles droits la fait apparaître. Dans les cas rares de strabisme périodique alternant, la déviation en hauteur est alternante : c'est, à chaque instant, l'œil dévié latéralement qui est aussi dévié vers en haut.

J'ai déjà cité, avec plus ou moins de détails, un certain nombre de cas de strabisme convergent périodique; en voici la liste, pour qui voudra s'y reporter : dans l'introduction, obs. 20, p. 18; chapitre I, obs. 302, p. 45; à propos de l'emploi des verres convexes, obs. 216, 260, 254, 276 et 198, p. 71, 72 et 78; en rapport avec l'emploi de la coquille non percée, obs. 221, 412, 150 et 295, p. 86, 87 et 90; enfin, au sujet de la durée plus ou moins grande du traitement, obs. 270 et 32, p. 162 et 167. J'en ajoute ici quatre, gradués d'après le degré de difficulté du traitement :

Observation 235. — Edouard T..., âgé de vingt-trois ans, est affecté de strabisme convergent depuis l'âge de cinq ou sept ans. La déviation, qui est forte, n'apparaît que rarement. Pour l'éviter, Edouard T... a renoncé à lire depuis un an. Il ne porte jamais de verres. La réfraction est $135 - 1 + 5$; $45 - 2.5 + 5.5$. Avec ces verres il réussit instantanément à lire sans loucher. Je ne l'ai jamais revu.

Cette observation est rare; je doute qu'on rencontre souvent un sujet assez monomane pour se priver de lire par crainte de loucher, et assez maladroit pour rester jusqu'à l'âge de vingt-trois ans sans aller consulter un oculiste, qui l'aurait tiré d'affaire par une prescription de verres convexes. J'ai rencontré un autre cas analogue (obs. 167) où les verres convexes produisirent séance tenante la guérison d'une femme de vingt-cinq ans chez qui la déviation périodique avait été remarquée vers l'âge de trois ou quatre ans. Elle aussi *sentait* quand elle louchait.

Observation 269. — Pauline K..., couturière, seize ans. Strabisme convergent périodique de l'œil gauche, presque constant. Hypermétropie $+ 3$; $+ 1.5$. Le chiffre élevé de l'hypermétropie, l'âge relativement tardif (cinq ans) du début de la déviation, qui s'est produite à la suite de coqueluche et d'une pneumonie, ce qui permet de l'attribuer à une parésie temporaire, sont autant de circonstances favorables qui m'engagent à entreprendre la cure malgré le peu de loisirs dont dispose Pauline K... Voici toutes les séances faites chez moi ; douze seulement :

3 février 1879. — Porter la coquille en permanence sur l'œil droit.

15/2. — L'hypermétropie totale de l'œil droit est de quatre dioptries ; comme il arrive généralement dans les cas de ce genre, il n'y a d'hypermétropie latente que sur l'œil sain. En couvrant O. D. on voit O. G. se redresser ; puis, ôtant la main, la vision reste binoculaire quelques instants.

20/2. — Avec un verre rouge devant O. D., images directes très éloignées d'une bougie. S'exercer à poser les yeux de manière à rapprocher les flammes : elle acquerra ainsi conscience de la déviation. En effet, quand l'œil droit fixe attentivement, l'image blanche s'éloigne beaucoup et brusquement.

25/2. — Réussit à rapprocher à volonté les images blanche et rouge.

27/2. — Même état : chercher à faire le même exercice sans l'aide du verre rouge.

6/3. — A réussi. Voit tous les objets en images doubles directes. S'approcher d'une pièce de monnaie placée sur une table, suffisamment près pour la voir simple, et s'éloigner graduellement. Quand Pauline K... exécute cet exercice, la déviation se produit brusquement, et, tandis qu'autrefois rien ne la prévenait de la position de ses yeux, actuellement, grâce à la diplopie, cet exercice et d'autres analogues réussissent avec la plus grande facilité.

27/3. — En exécutant l'exercice qui précède, elle a remarqué que, dès qu'elle s'éloigne au delà de 50 centimètres, distance où la diplopie apparaît, les images sont à des hauteurs très différentes. Je conseille de s'aider de lunettes de quatre dioptries pour obtenir plus d'éloignement dans ces exercices de fusion.

1/5. — Est restée plus d'un mois sans revenir. Raconte qu'après quinze jours, la guérison était obtenue : en effet, *même sans lunettes*, elle voit simple à toutes distances. Elle sait loucher à volonté, mais alors elle voit double aussitôt.

3/6. — La guérison s'étant maintenue, j'autorise à remplacer par des lunettes la coquille qu'elle avait conservée pour coudre seulement.

12/6. — Il lui arrive de loucher quand elle est fatiguée par son travail ; reprendra la coquille pour voir de près.

24/7. — État satisfaisant.

17/10. — Circule toujours sans lunettes et en voyant distinctement. La diplopie n'apparaît que lorsqu'elle regarde très fortement à gauche. Depuis quelque temps, elle travaille sans louchette ; je considère donc la guérison comme acquise. Quand je lui ai écrit, après quelques années, pour la prier de repasser, la lettre m'est revenue, faute d'avoir pu être distribuée : on sait que les ouvriers parisiens déménagent souvent sans donner leur nouvelle adresse.

Bien que je n'aie pas pu contrôler la solidité de la guérison, j'ai trouvé utile de donner cette observation comme exemple de ce qui peut se faire comme traitement du strabisme convergent sans opération pour des personnes qui ne disposent pas de loisirs considérables. L'observation de Pauline K... est une des plus courtes que j'aie jamais rédigées : si elle paraît longue, c'est que, par exception, je l'ai transcrite ici sans rien omettre de mes notes.

Je ne quitterai pas cette observation sans faire remarquer

qu'elle est incompatible avec la théorie statique, tandis que la guérison, maintenue sans l'emploi de verres convexes, s'explique à merveille si l'on admet la théorie dynamique exposée au § 75.

Voici maintenant une observation analogue, dans les termes mêmes où je l'ai publiée en 1867 (*Ann. d'ocul.*, t. LVII, p. 5) :

Observation 110. — Arnaldo F..., douze ans, petit Italien fort intelligent, était affecté depuis plusieurs années d'un strabisme convergent de l'œil gauche, devenu permanent il y a trois ans, à la suite d'une variole. Actuellement (11 octobre 1866), la déviation porte presque toujours sur l'œil gauche. Fait exceptionnel et favorable : le malade voit souvent double, mais sans en être incommodé. — Prescrit la coquille et des exercices de divergence dans le stéréoscope.

6° jour. — Négligeant un astigmatisme faible, prescrit des verres convexes +6, qui corrigent à peu près exactement l'hypermétropie totale. Par l'emploi de ces lunettes, la convergence diminue subitement, et le malade voit simple jusqu'à une distance d'environ 50 centimètres. — Continuer les exercices stéréoscopiques.

17° jour. — Continuer les exercices stéréoscopiques et s'exercer à voir les objets simples, en s'éloignant de plus en plus.

20° jour. — Abandonner le stéréoscope et le remplacer par la lecture, en éloignant le livre le plus possible. La présence des images doubles, quand la vision cesse d'être binoculaire, rend l'interposition d'un crayon peu nécessaire. Quitter la coquille dans l'appartement et la remplacer par les lunettes convexes.

28° jour. — Guérison complète, à condition de ne pas quitter les lunettes.

37° jour. — Il s'est parfois reproduit un peu de convergence le matin. En s'exerçant pendant quelques minutes à voir un objet simple, en s'en éloignant de plus en plus, cette convergence cessait.

Après deux mois. — Le strabisme ne se reproduit plus, même en ôtant les lunettes, mais alors la vision est très confuse. Prescrit des verres convexes plus faibles (+ 3), l'âge du malade autorisant à rendre latente une bonne partie de l'hypermétropie.

Le jeune F... m'a fourni l'occasion de constater un fait dont je soupçonnais déjà l'existence chez certains strabiques convergents qui présentent la particularité d'offrir une déviation relative toujours la même, quelle que soit la position du point de fixation. J'avais pensé — et la supposition n'est probablement pas nouvelle — que ces malades s'arrangent de manière à amener la *tache aveugle* de l'œil dévié à coïncider avec le point de fixation de l'autre œil; pour voir ce qu'il en était, je pris un miroir plan, percé, et je recommandai au jeune F... de ne pas perdre de vue le trou du miroir : naturellement ce fut le bon œil qui se porta sur ce point de fixation. Inclinant alors le miroir de manière à éclairer l'œil gauche, j'eus la satisfaction d'apercevoir la papille de cet œil. Me rapprochant ou m'éloignant du malade, me déplaçant vers sa droite ou vers sa gauche, son œil droit continuant à fixer le trou de l'ophtalmoscope, je vis à peu près constamment l'éclat blanc de la papille remplir la pupille de l'œil gauche. Il me semble que cette observation présente un intérêt pratique, car, d'une part, elle facilite singulièrement l'examen ophtalmoscopique de la papille de l'œil dévié, et, de l'autre, elle permet de poser un pronostic très favorable quant à la guérison du strabisme. En effet, chez les malades où cette circonstance se produira, on sera certain que les mouvements associés se rétabliront avec facilité, après suppression de la déviation par la ténotomie ou par les exercices, et il est probable aussi qu'on obtiendra facilement la diplopie, cette condition intermédiaire, si favorable au rétablissement de la vision binoculaire.

Ici encore nous étions favorisés par l'apparition tardive du strabisme et par son caractère alternant. La rapidité de la guérison démontre d'ailleurs que je m'étais trompé en diagnostiquant un strabisme permanent depuis trois ans. Il est sûr que le strabisme du jeune Arnaldo F... était périodique ou, en d'autres termes, qu'il n'existait qu'une déviation variable; il aurait fallu diagnostiquer : strabisme *presque* permanent, ou, tout au moins, strabisme devenu permanent très récemment.

Je termine par un cas tout à fait analogue à celui de Robert D... (obs. 276, p. 72), avec cette particularité, commune aux deux observations, que je me suis laissé influencer par cette circonstance que le traitement par les verres convexes était commencé, sous la direction d'un confrère qu'il importait de ne pas trop démentir, mais avec cette différence que les parents d'André R... ont apporté tous deux la collaboration la plus minutieuse et la plus attentive au traitement de leur fils. On verra que, malgré ce secours, le traitement a été bien long, ce que j'attribue à un emploi insuffisant de la louchette pendant les premiers temps :

Observation 366. — Février 1888. — André R..., âgé de cinq ans. Ophtalmométrie 170 ± 1.25; 0 ± 1.25. Hypermétropie légère. Strabisme convergent périodique de l'œil droit, remarqué pour la première fois à l'âge de trois ans et demi. La déviation se produit rarement quand il regarde au loin, ce qui est une circonstance favorable. Particularité plus heureuse encore, la déviation n'est jamais faible. Un confrère a prescrit des verres + 1 pour voir au loin et + 3 pour voir de près. Pour ne pas donner de démenti au confrère, d'accord avec les parents qui ont beaucoup de loisir et de patience, j'entreprends la cure en ne faisant qu'un usage très modéré de la louchette. Ce ne sera pas une petite affaire, car, sous les verres + 3, l'enfant louche pour voir de près. Mettre à la maison la coquille sur l'œil gauche et porter pour sortir des lunettes Franklin + 1.5 en haut et + 4 en bas.

En 1888 et 1889, j'ai vu dix-sept fois l'enfant. Suivant que la déviation était plus ou moins fréquente et qu'elle se produisait plutôt d'un œil que de l'autre, nous changions les verres supérieurs ou les verres inférieurs des lunettes et nous faisions porter la coquille pendant une partie plus ou moins grande de la journée et plus longtemps sur l'un ou l'autre des yeux.

Février 1890. — André ayant sept ans, nous pouvons entreprendre les exercices. La réfraction, mesurée après paralysie bien complète de l'accommodation, est 0 — 1 + 2; 5 — 1 + 2.5; et je prescris des lunettes 0 — 1 + 2.5; 5 — 1 + 2.5, avec lesquelles nous ferons les exercices. En même temps, la coquille est portée en permanence sur l'œil gauche.

Avril 1890. — Pendant ces deux mois, j'ai vu l'enfant une vingtaine de fois. On a fait défiler dans le stéréoscope des cartons de plus en plus fins et on a réussi la lecture contrôlée avec les lunettes. Nous permettons de remplacer, dans la rue, la coquille par les lunettes.

Juin 1890. — Bien que, pendant cette période, l'enfant ait été amené huit fois, je n'ai pas saisi le moment où la lecture contr... a cessé de réussir; cela nous met dans la nécessité de l'interrompre et de reprendre la coquille en permanence.

Décembre 1890. — Depuis octobre, reprise des exercices. André es devenu assez intelligent pour faire ceux des §§ 44 et 39. On me l'amenait, en moyenne, une fois par semaine. Il sait voir à volonté, de loin, une bougie en images doubles, soit directes, soit croisées.

Mars 1891. — La lecture binoculaire va bien; en s'aidant des lunettes, nous autorisons la lecture contrôlée pour apprendre les leçons, mais la coquille est conservée quand il faut alternativement lire et écrire. Dans la rue, les lunettes sont supprimées, ce qui constitue un exercice d'accommodation sans convergence. Outre la lecture binoculaire, qui ne prend plus aucun temps, nous ne demandons plus que deux séances de dix minutes par jour pendant lesquelles le patient s'exerce à voir les objets éloignés en images doubles croisées.

Juillet 1891. — La coquille est conservée pour écrire. Il ne sera plus fait qu'une séance de cinq minutes par jour, consacrée à voir les images doubles croisées.

Avril 1892. — Réussit à lire binoculairement sans verres. Les tests de vision en relief ne réussissant pas, on continuera encore pendant quelque temps l'emploi de la louchette pour écrire.

Octobre 1892. — Guérison parfaite : les boules du dernier *test* de la page 51 réussissent en pseudoscopie.

Octobre 1893. — Par prudence, on a gardé la coquille pour écrire, et continué à faire tous les jours une petite séance de lecture contrôlée.

Novembre 1894. — Guérison maintenue.

En résumé, dans le strabisme convergent périodique, insister sur l'emploi de la louchette, qui n'a pas cependant besoin d'être permanent, et suivant qu'on est plus ou moins pressé, recourir aux exercices stéréoscopiques et autres, ou laisser faire la louchette, dont l'emploi, suffisamment prolongé, conduit au but à condition de surveiller attentivement la lecture au moment où l'on permettra de l'entreprendre sans louchette. Le seul point délicat est la surveillance du sujet pendant les premiers temps qui suivent la suppression de la louchette, car les récidives sont fréquentes quand on ne surveille pas avec un soin extrême le contrôle de la lecture binoculaire.

§ 78. Le **strabisme convergent alternant** présente habituellement une partie fixe, justiciable de l'opération. Le strabisme convergent alternant n'est presque jamais périodique; ou tout au moins, s'il est périodique au début, il devient permanent avec une extrême rapidité : je ne me souviens pas d'avoir vu un adulte affecté de strabisme convergent alternant périodique.

Le strabisme convergent alternant ne se rencontre guère que chez des sujets dont les yeux sont rigoureusement égaux; aussi cette forme de strabisme est-elle assez rare.

Description. — Plaçons-nous en face du sujet. Sans cause déterminante bien appréciable, il nous regardera soit avec l'un, soit avec l'autre de ses deux yeux. Dans cette position respective, levons notre main droite en invitant le malade à la regarder, ce sera l'œil droit qui entrera en fixation, l'œil gauche étant dévié. Inversement, le sujet se sert de son œil gauche dès qu'on l'invite à fixer un objet situé à sa droite. L'explication de cette habitude réside évidemment dans cette loi naturelle, d'une application si générale, d'après laquelle l'adresse consiste à obtenir les résultats désirés, grâce au moindre effort et au moindre mouvement possibles.

Cette expérience peut se répéter d'une manière plus frappante encore si deux observateurs se placent en avant du malade, à peu près sur la direction des lignes visuelles de chacun de ses deux yeux. Pour regarder successivement l'un et l'autre de nos observateurs, le strabique à type alternant fera des mouvements insignifiants, qui deviendront tout à fait imperceptibles si les observateurs se placent dans la position la plus favorable pour l'expérience. Il est très curieux de voir ainsi un strabique se borner à un déplacement d'attention pour regarder alternativement deux objets qu'une personne saine ne pourrait regarder successivement qu'au moyen de mouvements très étendus des deux yeux et, de plus, il est très remarquable que, dans cette expérience, le sujet voit les têtes des deux observateurs à leur vraie place, tandis qu'un sujet sain, qui par une violente contraction des muscles droits internes réussirait à imiter le strabisme de notre sujet, fusionnerait les images des têtes de nos deux observateurs. Cette expérience donne la clef des phénomènes de fausse projection qui seront traités plus loin (chap. XI).

Si nous examinons un certain nombre de ces malades, nous trouvons toujours qu'ils louchent très fortement, ce qui s'explique aisément par la nécessité où ils se trouvent d'écarter d'autant plus les images doubles que ces images sont plus parfaites; cela est tellement vrai qu'en présence d'un strabisme unilatéral considérable on doit présumer que la déviation a été longtemps alternante.

Probablement pour cette même raison, qui rend ici désirable l'éloignement des images doubles, il arrive souvent que chez les strabiques alternants, la déviation latérale s'accompagne d'une déviation en hauteur: quel que soit l'œil momentanément employé, l'autre est dévié à la fois en dedans et en haut. Je suppose que pendant la lecture, la déviation latérale ne suffisant pas pour éloigner assez l'image perçue par l'œil dévié, le malade s'applique également à l'écarter par un relèvement de cet œil, qui est possible, pendant la position abaissée des yeux nécessitée par la vision d'objets placés sur une table. J'ai proposé plus haut (p. 214) cette explication de la différence de hauteur remarquée chez certains strabiques périodiques. J'y reviens parce que, chez les strabiques alternants, cette déviation en haut présente un caractère de symétrie tout à fait remarquable.

J'ai déjà mentionné l'existence de cas, fort rares, de strabiques alternants avec anisométropie qui se servent d'un œil pour voir au loin et de l'autre pour regarder les objets très voisins; ce n'est pas de ces cas qu'il sera question dans ce qui suit.

Pathogénie. — Il y a tout lieu de penser que le strabisme convergent alternant se produit par le mécanisme décrit plus haut (§ 75) avec ces différences que l'égalité parfaite des yeux ne fait pas intervenir les considérations qui ont fait l'objet du § 76 et que, la déviation étant nécessairement très forte, la mobilité des yeux en est affectée : l'un et l'autre se tournent difficilement en dehors et tous deux possèdent la faculté d'exécuter des mouvements excessifs dans la direction interne, faculté qui s'exagère encore, soit par l'habitude, décrite tout à l'heure, de se servir toujours de l'œil droit pour regarder à gauche et *vice versa*, soit par l'avantage que donne la convergence de profiter de l'obstacle fourni par le nez pour ne pas amener les objets extérieurs à former image aux environs de la *macula*. Ces altérations musculaires secondaires sont assez considérables pour qu'on ait été souvent tenté d'attribuer à ces strabismes une cause anatomique musculaire.

Indications opératoires. — Il faut toujours opérer les strabiques alternants et l'on peut se dispenser de faire porter préalablement la louchette, car il n'y a pas à exercer ici un œil non employé et il n'y a pas à réveiller la diplopie, car elle se produira spontanément, grâce au déplacement des doubles images consécutif à l'opération. De plus, à cause de l'intensité et de la symétrie de la déviation, il faut recourir, non point à une, mais bien à deux opérations : l'action des droits internes étant alors diminuée symétriquement sur les deux yeux, on a quelque chance de parvenir, sans trop d'exercices, au rétablissement de la vision binoculaire pour toutes les directions du regard; dans les cas où l'on veut pousser la guérison jusqu'au bout, et même dans les cas où l'on ne poursuit qu'une amélioration d'apparence, le résultat est plus satisfaisant qu'en agissant sur un seul œil, ce qui ne corrigerait pas les défauts de mobilité de l'autre.

Il ne m'est pas arrivé souvent de recourir, pour ces malades, à l'avancement des muscles droits externes. J'ai coutume de ne pratiquer d'abord qu'une seule ténotomie, le matin, et je recommande au malade de s'appliquer pendant le reste de la journée à tourner en dehors l'œil opéré. Cet artifice, très anciennement signalé, permet d'augmenter considérablement le résultat opératoire. Après deux ou trois jours, pendant lesquels la louchette a été portée rigoureusement, j'opère l'autre œil et, suivant les circonstances, j'obtiens un renforcement du résultat de cette seconde opération par le procédé que je viens de rappeler ou par un avancement antagoniste, musculaire ou capsulaire.

Il ne faut pas du tout s'intimider si la première ténotomie est suivie d'une différence de hauteur considérable : l'opération pratiquée sur le second œil rétablit, en général, la symétrie à cet égard. Il va sans dire que, chez les sujets indociles, je remplace par une suture capsulaire la prescription de regarder pendant un jour dans une direction opposée à celle du tendon coupé.

Quand on a l'intention de rétablir la vision binoculaire, il est désirable d'obtenir une surcorrection opératoire. On y trouve d'abord l'avantage de mettre le malade en présence d'images doubles croisées qui échappent d'autant moins à son attention qu'elles sont plus nouvelles pour lui, avantage très précieux chez les strabiques alternants dont les *deux yeux* sont passés maîtres en neutralisation. De plus, une opération insuffisante mettrait le malade dans une situation compliquée où il aurait à faire tantôt des efforts de divergence pour fusionner les images homonymes des objets lointains, tantôt des efforts de convergence pour voir simples les objets très voisins. Qu'on veuille bien se reporter au schéma de la figure 40 (p. 191) et l'on verra que la tâche est bien plus facile si, pour toutes les positions du regard, on n'a jamais à demander au malade que des efforts de convergence. L'expérience m'a appris qu'on a souvent regret d'avoir obtenu une correction insuffisante, tandis qu'on vient toujours à bout d'une action opératoire légèrement exagérée, dût-on la détruire par une opération ultérieure.

Tout ceci n'est exact que dans le cas où l'intelligence et les loisirs du malade permettent d'entreprendre le rétablissement parfait de la vision binoculaire. Dans le cas contraire, une correction opératoire exagérée conduit sûrement à un strabisme divergent permanent, ce qui est d'autant plus regrettable que les gens qui ont louché en dedans ont horreur du strabisme divergent, tandis qu'ils se sont habitués à considérer le convergent comme une infirmité à peine disgracieuse. Si donc on se borne à vouloir améliorer l'apparence du sujet, il faut se résigner à ne corriger qu'une partie de la déviation et, quoi qu'on fasse, le résultat sera peu satisfaisant. Supposons, en effet, un résultat aussi parfait que possible, si le sujet n'obtient pas la fusion des images, on lui a procuré la plus insupportable des diplopies, à laquelle il échappera en se remettant à converger, car, pour la nouvelle position, à peu près correcte, la neutralisation ne s'établit pas d'emblée.

Correction optique. -- Il est clair que la perspective d'obtenir
une vision binoculaire tout à fait parfaite rend particulièrement
désirable la guérison des strabiques alternants. Malheureusement, l'entreprise est généralement difficile, car le fait de la permanence de la déviation est une preuve de son ancienneté et on
a vu dans l'introduction qu'il faut d'autant plus de temps pour
rétablir la vision binoculaire que l'époque où elle a été perdue est
plus éloignée. De plus, c'est ici qu'on a le plus de chances de
rencontrer l'aversion contre la vision binoculaire et la fausse
projection. On ne peut donc entreprendre les exercices qu'à un
âge où le sujet est capable d'attention et de persévérance : c'est
vers l'âge de huit ou dix ans pour les garçons, dont il importe
de ne pas entraver les études, et plus tard pour les filles, plus
libres de leur temps, que je conseille de se lancer dans la cure
radicale du strabisme convergent alternant hypermétropique.
Pour les filles, plus on attend, plus on peut espérer obtenir
d'efforts, grâce à la coquetterie, puissant auxiliaire auquel on ne
peut guère faire appel avant l'âge de treize ou quatorze ans.

J'ai dit au début de ce paragraphe que le strabisme convergent
alternant est habituellement permanent; on rencontre cependant
des exceptions à cette règle, et alors la guérison par des exercices s'obtient assez facilement.

Même en dehors de ces cas où le strabisme alternant est périodique, il arrive que la guérison de ce strabisme s'obtienne
d'emblée opératoirement. Voici un cas de ce genre, dans les
termes mêmes où je l'ai publié en 1867, dans les *Annales d'oculistique* (p. 7) :

Observation 63. — Amélie A..., dix-sept ans. Strabisme convergent, alternant, de 6 à 8 millimètres. L'œil gauche est le plus ordinairement dévié. Le
strabisme existe depuis l'âge de trois ans. Nous entreprenons le traitement
le 7 décembre 1865, et le degré considérable de la déviation, ainsi que la
projection perverse qui complique beaucoup l'étude de ce cas, m'engagent
à proposer d'opérer sans exercices préalables autres que l'emploi de la coquille
non fermée.

3ᵉ jour.—Ténotomie des deux droits internes par M. de Wecker, le caractère des parents faisant craindre des difficultés, pour le cas où une seconde
opération deviendrait nécessaire. Pendant l'anesthésie, la double ténotomie
est suivie d'une divergence considérable qui disparaît au réveil. — Prescrit
de tenir constamment l'un des yeux bandé.

5ᵉ jour. — La lecture binoculaire du n° 8 de Jaeger réussit d'emblée. —
Porter en permanence la coquille sur l'un des yeux.

11ᵉ jour. — Quitter la coquille et ne prendre d'autre précaution que l'emploi du crayon pour la vision binoculaire.

Après sept semaines. — Abandonner l'usage de ce crayon. Se plaint d'une
légère asthénopie, dont l'astigmatisme et l'hypermétropie négligeables des
deux yeux ne rendent pas compte.

Après treize mois. — L'asthénopie a complètement disparu depuis longtemps.

La vision binoculaire est parfaite et l'opération a laissé si peu de traces que c'est tout au plus s'il est possible de voir une légère inégalité de la surface scléroticale du côté interne de chaque œil.

J'ai revu à plusieurs reprises Mlle A..., et j'ai constaté qu'après trente ans (en 1895), la guérison s'était maintenue. La réfraction, mesurée en 1885, était $0 - 0.5 + 1.5$; $0 - 0.5 + 1.5$.

C'est cette même observation que Helmholtz a bien voulu intercaler dans son *Optique physiologique* (p. 883 de la traduction française).

On a déjà rencontré plus haut le cas analogue de Mlle X. X.... (obs. 34, p. 48). Celui de Françoise S... (p. 150) eût peut-être suivi le même cours si l'opération avait été faite d'emblée.

Je suis particulièrement mal en situation de multiplier les exemples de ce genre, car je n'ai pas souvent osé intervenir chirurgicalement sans préparation, à cause des insuccès que j'ai rencontrés parfois lorsque des confrères avaient agi ainsi ; voir, par exemple, l'observation du jeune C... (obs. 109, p. 171). Il m'est donc difficile de dire quand le strabisme convergent alternant doit être opéré d'emblée.

On verra plus loin (obs. 15, § 89) le cas du jeune B..., chez qui la correction opératoire, précédée d'exercices, donna un résultat immédiat. Dans ce cas, comme dans l'observation de Françoise S... (p. 150), citée tout à l'heure, et comme dans celui que je vais relater, il est fort possible que les exercices préalables aient été inutiles :

Observation 201. — Mathilde A..., fille d'un confrère de province, âgée de onze ans, a été atteinte brusquement de strabisme convergent après une convulsion. Le père est absolument affirmatif à cet égard. L'enfant, qui avait à cette époque quatre ou cinq ans, se souvient d'avoir vu double étant toute petite.

18 novembre 1869. — A cette première séance, bien que l'œil droit soit habituellement dévié, l'alternance me paraît assez marquée pour m'engager à proposer l'opération immédiate, d'autant plus que la déviation, qui est assez forte, ne diminue pas beaucoup sous l'influence de l'atropine et de lunettes de quatre dioptries. — Réfraction totale, $75 - 0.25 + 3$; $0 - 0.25 + 4$. Le père, insistant pour que nous fassions une tentative au moyen des exercices, je prescris la coquille en permanence sur O. G. et des exercices de diplopie au moyen d'une cloison tenue verticalement entre les deux yeux.

Lettres du docteur A... — 7/12. — « Ma fille porte la louchette très assidûment. Dès le second exercice avec le carton, elle a vu double, même sans carton. Actuellement, sans faire l'exercice au carton, elle voit double en retirant sa louchette. Lorsqu'elle veut voir simple, elle est obligée de reloucher de son œil droit (le plus mauvais). Lorsqu'elle regarde fixement pour voir double, c'est le meilleur œil d'autrefois qui louche. Le plus mauvais est droit. Néanmoins, ce meilleur œil qui louche est bien moins dévié que ne l'était l'autre auparavant. Je crois que nous avons donc déjà une légère amélioration. »

15/12. — « Ma fille, dès qu'elle retire sa louchette, voit tous les objets doubles sans effort. Les yeux alors sont presque droits. Pour voir les objets simples, il lui faut remettre l'œil droit en dedans. Alors elle éprouve une légère gêne douloureuse, analogue à celle qu'elle éprouvait jadis pour le redresser en le tirant en dehors. Faut-il qu'on vous la conduise de suite ou peut-on attendre le mois de février? A cette époque, je serais libre et je vous la conduirais moi-même. S'il n'y a pas nécessité immédiate, je préférerais attendre cette époque. »

24/12. — « Mon beau-frère vous conduira ma fille dimanche matin à huit heures et demie. Mathilde vous portera deux ou trois pièces de ma chasse. Dans le nombre se trouvera l'oiseau de passage de prédilection de feu Louis XVIII. Ce fin gourmet se faisait expédier tous ceux que l'on tuait jadis sur la Somme. C'est le Rouge de rivière des restaurants (le vrai), que nos poissonniers appellent Louchard. En cette qualité, il ne peut mieux être adressé qu'à vous. — Je vous ramènerai ma fille en février. »

Du 26/12 au 29/12 1869, exercices sous ma surveillance, qui l'amènent à voir simple jusqu'à 25 centimètres.

1870-71. — Différentes circonstances, dont la guerre franco-allemande, ont tout fait abandonner.

1871. 22/10. — Le point le plus éloigné de la vision simple, qui avait été amené à 1 mètre, c'est-à-dire assez loin pour permettre un traitement par les prismes, n'est plus qu'à 10 centimètres. Nous reprenons la louchette et les exercices qui, en un mois, ramènent à 20 centimètres le point le plus éloigné de la vision simple.

28/11. — Ténotomie avec un résultat parfait. Garder la coquille pour le travail.

28/12. — Remplacer la coquille par les lunettes + 3 pour le travail seulement. La légère diplopie qui existait, sans lunettes, pour le regard fortement à droite, a disparu.

1873. — A quitté les lunettes, même pour lire.

1889. — La guérison s'est maintenue.

§ 79. Strabisme convergent unilatéral permanent. —

Entre les cas, si nettement définis, de strabisme permanent alternant et ceux de strabisme périodique, viennent se ranger la grande diversité des cas de strabisme unilatéral permanent, qui forment de beaucoup la majorité de notre personnel, et dont le traitement présente plus de difficulté.

Pathogénie et description. — Quand il existe une différence notable entre l'acuité visuelle des deux yeux, il n'est pas étonnant de voir le strabisme périodique se transformer en strabisme permanent unilatéral ; mais ce changement ne se produit pas d'emblée. Pendant un certain temps le sujet hésite : il arrive que la déviation, devenue permanente à certains jours, par exemple après des lectures prolongées, redevienne périodique par suite d'un temps de repos. J'ai observé cette modification régressive après des vacances passées au bord de la mer, dont l'action tonique, jointe au repos des yeux, exerce parfois un effet assez favorable. Le plus souvent aussi, le strabisme ne devient pas tout d'abord rigoureusement unilatéral : il reste plus ou moins alternant. Après un temps plus ou moins long, la déviation affecte le type concomitant, mauvaise expression par laquelle on désigne un strabisme tel que le degré de la déviation soit à peu près constant, quelle que soit la direction du regard. Il est à remarquer toutefois qu'alors, si l'on vient à mettre un verre dépoli devant l'œil sain et à faire fixer un objet par l'œil habituellement dévié, la déviation de l'œil sain, ou *secondaire*, qui se produit, est légèrement *inférieure* à la déviation primitive, tandis qu'elle *augmente* au contraire quand, les deux yeux étant à découvert, le sujet réussit à loucher de l'œil le meilleur, dont la sensation le gêne aussitôt.

Il n'est pas toujours facile de décider si un strabisme est ou n'est pas devenu permanent. Il arrive bien souvent, en effet, que dans notre cabinet l'émotion du sujet ait pour effet d'exaspérer le mal et que nous nous apercevions à la seconde ou à la troisième visite de l'erreur commise en notant comme permanent un strabisme qui n'en est encore qu'à l'état périodique.

Il ne faut cependant pas, à cet égard, s'en rapporter à la déclaration des parents et encore moins à celle du malade : les uns et les autres considèrent bien souvent comme périodique une déviation permanente mais variable.

Je parlerai tout à l'heure (p. 228) des moyens à employer pour reconnaître si un strabisme est permanent ou non, ou, en d'autres termes, de la manière de faire le partage entre la partie fixe et la partie variable de la déviation. On risque d'opérer mal à propos quand on admet la permanence d'un strabisme qui n'est que périodique et on peut créer une insuffisance musculaire fâcheuse en agissant ainsi. J'ai vu des exemples de cette erreur.

Il n'est pas toujours facile non plus de décider si un strabisme est absolument unilatéral. Le doute n'est assurément pas permis quand l'occlusion de l'œil sain n'a pas pour effet le redressement immédiat de l'œil strabique : quand l'œil dévié est affecté de cette amblyopie spéciale, accompagnée de perte de fixation, et qui fera l'objet du § 80, le strabisme est rigoureusement unilatéral. Mais, supposons qu'assis en face de votre malade, vous promeniez successivement votre doigt dans toutes les directions et que le sujet, invité à suivre du regard ces mouvements du doigt, n'ait pas alterné un seul instant, vous n'êtes pas en droit de dire que la déviation est unilatérale. Bien plus, si, placé en face du sujet, vous couvrez pour un instant son meilleur œil, que l'autre se redresse, mais recommence à dévier dès que vous découvrez le premier : vous n'êtes pas encore en droit de diagnostiquer une déviation unilatérale. En effet, couvrez l'œil sain de votre malade et placez un objet dans une position telle que l'autre œil puisse l'apercevoir en visant tout contre la racine du nez; cela fait, découvrez l'œil sain : s'il ne se produit alors aucun mouvement, c'est que l'œil habituellement dévié a su continuer à fixer : vous êtes en présence d'un strabisme alternant ; non pas, il est vrai, d'un strabisme alternant franc, analogue à ceux qui ont été décrits au précédent paragraphe, mais vous avez devant vous une sorte de résidu d'alternance qui vous explique comment, dans des strabismes invétérés, l'œil dévié peut rester assez bon pour qu'il y ait une certitude de l'amener à voir à peu près aussi bien que son congénère.

Dans toute cette description, je n'ai pas parlé du degré de la déviation, car la grandeur de la déviation n'est pas un obstacle à la guérison. Loin de là, je considère les faibles déviations comme d'un pronostic fâcheux, car elles sont le symptôme de l'inutilisation de l'œil dévié, soit par affaiblissement, soit par neutralisation. Quand la déviation est forte, on se trompe moins sur les résultats du traitement, s'il se fait sans·opération, car on n'est pas poursuivi par le doute perpétuel de savoir si le sujet louche ou ne louche pas : les strabiques franchement périodiques ou franchement alternants n'offrent jamais le spectacle d'une déviation légère.

Il existe un certain degré de déviation, que j'ai décrit plus haut (obs. 110, p. 217), et qui consiste à loucher précisément assez pour amener sur le *punctum cæcum* de l'œil dévié l'image des objets regardés par l'œil sain, degré de déviation qui me paraît d'un heureux pronostic.

Le *traitement* du strabisme unilatéral consiste à le transformer d'abord en strabisme alternant et à procéder ensuite comme il a été dit au § 78. On commence par atropiniser à fond l'œil sain, pour connaître la réfraction totale, pour voir si, par hasard, le strabisme ne serait pas périodique et, surtout, pour habituer immédiatement le sujet à porter en permanence la coquille sur l'œil sain. En effet, tant que dure l'action de l'atropine, la tentation d'enlever la louchette est moindre.

Le port de la louchette doit rester unilatéral tant que le strabisme reste unilatéral, c'est-à-dire aussi longtemps que le sujet se remet à loucher comme avant, dès qu'on vient à retirer la louchette. Le port permanent de la louchette sur l'œil sain doit être continué jusqu'à ce que le sujet, quand on la retire, continue involontairement à se servir de l'œil antérieurement dévié. Il convient alors, soit d'opérer, si la déviation est devenue franchement alternante, soit d'entreprendre le traitement par les exercices si la déviation est devenue périodique. Surtout si les enfants sont encore très jeunes, il ne faut entreprendre hâtivement ni exercices, ni opérations, car on réussit d'autant plus facilement qu'on a insisté plus longtemps sur l'occlusion permanente d'un œil.

Il va sans dire que l'on doit passer à l'emploi de la coquille portée alternativement sur l'un et l'autre œil plutôt que de laisser le strabisme devenir unilatéral à rebours de ce qu'il était d'abord et d'obtenir une déviation permanente de l'œil primitivement employé. Mais, en cela encore, il ne faut pas se hâter et faire porter chaque jour la coquille moins longtemps sur l'œil primitivement dévié que sur l'autre.

Puisque, le plus souvent, le strabisme unilatéral permanent a commencé par être périodique, on doit s'attendre à rencontrer des cas où le doute est permis sur la question de savoir si le strabisme est réellement permanent. Pour s'assurer de la périodicité de la déviation, il serait un peu osé de recourir à une chloroformisation : il ne nous reste guère que la ressource d'une atropinisation bien complète, et encore faut-il observer les yeux du sujet après les avoir couverts à la fois pendant quelques instants en l'engageant à ne pas chercher à voir; quand on les découvre brusquement, on a des chances de surprendre leur position correspondant au regard vague. Il est fort probable qu'on sera mieux fixé encore en photographiant le strabique dans l'obscurité, à la faveur d'un éclair magnésien; comme le fait observer Chibret, si la position parallèle existe encore par moments, cet artifice permettra de la saisir au vol, et je pense que les images cornéennes de la source lumineuse instantanée fourniront, sur l'épreuve, des repères excellents pour déceler la moindre déviation. On a rencontré, au cours de ce volume, plusieurs cas de strabisme unilatéral permanent guéris sans opération; c'étaient des cas où la permanence était récente; peut-être même des strabiques périodiques ont-ils été diagnostiqués à tort comme permanents. Sauf la première, les observations qui vont suivre sont prises sur des sujets où la permanence de la déviation n'était pas douteuse.

On remarquera que le traitement a presque toujours commencé par l'occlusion de l'œil sain, suffisamment prolongée pour transformer le strabisme unilatéral en strabisme alternant. On pourrait supposer qu'une fois ce résultat obtenu, l'opération doive procurer la guérison aussi rapidement que dans les cas de strabisme alternant naturel : on verra qu'il n'en est rien et que, chez ces sujets, la cure est souvent d'une longueur désespérante.

Voici d'abord un de ces cas douteux où l'on n'est pas assuré d'avoir eu affaire à une déviation permanente :

Observation 196. — Le 7 octobre 1869, mon confrère de Wecker m'adresse le nommé H..., âgé de vingt-trois ans, auquel il a fait subir, il y a quinze jours, une ténotomie du droit interne O. G., pour guérir un strabisme convergent datant de l'âge de trois ou quatre ans, et que les parents attribuent à une convulsion. Autre antécédent : l'enfant a été affecté d'incontinence d'urine jusqu'à l'âge de onze ou douze ans. La correction semble parfaite au premier abord. Cependant nous constatons que H... louche quand O. D. fixe, et qu'il voit binoculairement quand *il croit* regarder avec O. G. La réfraction, mesurée après atropinisation, est $165 - 1.5 + 2.5$; $135 - 1.5 + 1.5$. Malgré l'emploi de ces verres, la déviation reparaît assez souvent pour que M. de Wecker trouve nécessaire d'exécuter, le 18 novembre, une ténotomie de l'œil droit. Quelques jours après, la convergence réapparaissait. Je n'ai jamais revu H...

La constatation de la position correcte des yeux obtenue quand le sujet croit se servir de son œil strabique seul, est tout à fait typique : il est clair que le strabisme n'était pas permanent depuis longtemps; peut-être même n'avait-il jamais cessé d'être périodique. En tout cas, l'observation 196 montre une fois de plus l'impuissance des opérations à établir la guérison parfaite du strabisme unilatéral.

L'observation suivante permet de constater qu'un certain degré d'amblyopie de l'œil dévié est compatible avec la guérison du strabisme :

Observation 400. — Louise M..., fillette très intelligente, et très énergique de huit ans et demi, m'est amenée le 13 janvier 1891, pour traitement d'un strabisme convergent unilatéral survenu à l'âge de deux ans et demi à la suite d'une kératite dont la trace est encore visible sous forme d'un léger trouble au centre de la cornée de l'œil droit. L'astigmatisme cornéen de cet œil est d'environ six dioptries; son acuité visuelle est 1/6, tandis que celle du gauche est normale. — Prescription : porter la louchette en permanence sur l'œil gauche tant qu'une vision nette n'est pas indispensable. Pour travailler ou lire, passer la coquille sur O. D. Ne revenir que dans trois ou quatre mois.

9/5. — Malgré l'amélioration de D., cet œil dévie instantanément dès qu'on découvre G. — Couvrir G. et porter un verre $+ 4$ devant D.

3/3/1892. — Remplacer le verre O. D. par $0 - 4 + 5$.

2/4. — Nous avons eu, depuis six mois, deux poussées de kératite à l'œil droit, et cependant, quand on découvre brusquement O. G., les yeux semblent prendre un moment la posture correcte, à laquelle succède aussitôt une convergence violente de O. D.

7/1/1893. — Il y avait un petit trou dans la coquille, de sorte que la fillette en profitait parfois involontairement, au lieu de se servir de l'œil droit.

17/2/1894. — Ténotomie du droit interne O. D. avec résultat plutôt insuffisant. L'acuité de l'œil droit est devenue 1/3 après correction de la réfraction : l'As. irrégulier, suite de kératite, ne permet guère d'espérer mieux : il a fallu trois ans pour arriver à cette amélioration. Nous entreprenons les exercices.

12/4. — Pendant ces deux mois, sous ma surveillance fréquente, la fillette, très patiente, intelligente et adroite, a travaillé jusqu'à huit heures par jour. Elle a appris à fermer O. G. à volonté, à fusionner des cartons de plus en plus fins dans le stéréoscope, à obtenir une position légèrement divergente au moyen du stéréoscope à miroirs, à voir une bougie, puis d'autres objets, en images doubles soit directes, soit croisées, à volonté, à fusionner des cartons stéréoscopiques avec les regards parallèles, sans stéréoscope, en s'aidant des lunettes 0—0.5+2; 15—4.5+2 qui corrigent sa réfraction. Elle a réussi à voir simple en se promenant et à lire binoculairement. Mais tout cela est rendu très difficile par la faiblesse de l'œil gauche, qui est trop marquée pour permettre la lecture binoculaire d'impressions très fines, et surtout parce que, par moments, la convergence réapparaît sans diplopie. Aussi continuons-nous l'emploi de la coquille, sauf pour sortir dans la rue, et persistons-nous dans les exercices de divergence quotidiens. Comme la convergence se produit surtout dans les positions abaissées du regard, nous joignons un exercice qui consiste à voir simple au loin en rejetant la tête fortement en arrière, car qui peut le plus peut le moins : il importe d'ailleurs que le sujet sache mettre les yeux en parallélisme même quand il regarde plus bas que ses pieds, par exemple vers le sol vu du haut d'une tour.

12/5. — Nous nous bornons à couvrir l'œil gauche pour écrire : le reste du temps, Louise M... garde ses lunettes.

7/11/1895. — Grâce à la continuation de quelques précautions, la guérison est maintenue.

Cette observation démontre que, lorsqu'on est admirablement secondé par l'enfant et les parents, on peut obtenir la guérison malgré une mauvaise acuité de l'œil dévié, alors même que cette acuité ne peut être ramenée qu'à 1/3 par l'exercice et par les verres. Le succès peut même être obtenu avec une acuité bien plus mauvaise encore de l'œil habituellement dévié, à condition qu'il existe un résidu de vision binoculaire. Bien qu'il s'agisse d'un strabisme divergent et périodique dans le cas que je vais citer, je l'intercale ici pour montrer que la vision binoculaire permanente peut être obtenue avec une acuité de 1/16 de l'œil dévié :

Observation 417. — Thérèse D..., âgée de treize ans. Divergence de O. D. en lisant. Ophtalmomètre, 167±4.5; 10±5.5. Réfraction, 165—8—7; 25—6 +2. Choroïdite, corps flottants. Après correction, acuité 1/16 à gauche et 1/2 à droite. En quatre mois d'exercices, nous avons obtenu le rétablissement de la vision binoculaire, contrôlée seulement par l'aspect des yeux pendant la lecture, car l'acuité de l'œil gauche est trop mauvaise pour que la lecture puisse se faire avec le contrôleur. La guérison s'est maintenue pendant deux ans (jusqu'en 1895), mais j'ai des doutes quant à sa solidité.

Voici un cas moins encourageant où il apparaît que, dans des circonstances qui sembleraient favorables, la cure peut encore être longue et difficile :

Observation 374. — Henri C... Ce cas a déjà été mentionné § 48, p. 107, au sujet des difficultés apportées par la rotation des yeux autour de l'axe antéro-postérieur. Il s'agit d'un garçon assez intelligent, fils d'un officier en retraite très instruit et ayant assez de loisir pour surveiller le traitement de son enfant. Comme la déviation n'est pas absolument permanente et n'a été remarquée qu'à l'âge relativement tardif de quatre ou cinq ans, tout se réunit pour faire espérer une guérison assez rapide et sans opération. Autre circonstance qu'on pourrait croire propice : réfraction voisine de l'emmétropie et à peu près la même aux deux yeux.

Mars 1888. — Le strabisme convergent de O. D. est variable et cesse parfois au commandement. Réfraction, après atropine, 165 — 1 + 1 ; 15 — 1 + 0.5. L'enfant n'ayant que sept ans, je me borne à prescrire la coquille en permanence sur O. G., pour trois mois.

19/7/1888. — Il semble que la déviation soit nulle par moments. Elle est devenue alternante. Porter la coquille alternativement sur les deux yeux.

2/4/1889. — Nous remarquons que la déviation, légère lors du regard en haut, est énorme dans les positions abaissées des yeux. Nous réussissons la fusion du carton I 3 dans une position très relevée du stéréoscope. L'exercice consistera donc à fusionner I 3 d'abord dans cette position, puis en abaissant peu à peu le stéréoscope. On prendra ensuite I 3.5 avec le regard en haut, etc. La famille demeurant à Versailles, on m'amène l'enfant moins souvent qu'il ne conviendrait.

19/10. — A cause de la rotation, qui est d'environ 5 degrés, le père a imaginé un dispositif analogue à celui qui permet de faire tourner l'une des images dans le stéréoscope à cinq mouvements ; mais il s'est bientôt aperçu que cela n'était pas nécessaire : l'enfant a réussi, dans une position relevée du stéréoscope, à fusionner quelques cartons des séries K et L.

26/10. — La fusion dans le stéréoscope s'obtenant assez bien, il semblerait que le moment soit venu de faire fusionner les objets extérieurs, en penchant la tête fortement en avant ; mais les tentatives de ce genre étant rendues infructueuses par la neutralisation, nous prenons le parti de faire des exercices de convergence et de divergence volontaire, d'abord avec le stéréoscope à réflexion et ensuite avec une bougie en mettant un verre rouge devant l'un des yeux.

7/12. — Ainsi qu'il arrive toujours, nous obtenons aisément la diplopie homonyme, alternante à volonté, laquelle n'est qu'un stade intermédiaire pour enseigner à obtenir à volonté la diplopie croisée. En présence de la forte convergence qui est inséparable de la direction abaissée du regard, au lieu de continuer, nous nous résolvons à opérer, acceptant l'inconvénient possible d'un état divergent lors du regard vague. L'enfant aura bientôt neuf ans, et il faut concilier la cure avec les études.

17/12. — Ténotomie.

21/12. — Réussit à voir simple dans toutes les directions, mais les objets voisins sont vus troubles : Henri C... ne parvient pas à accommoder, surtout dans les positions abaissées du regard, sans converger violemment. Nous essayons vainement, par des exercices faits avec le stéréoscope de Holmes, à lui enseigner l'accommodation sans convergence.

9/1/1890. — Après une interruption causée par une attaque d'influenza survenue presque immédiatement après l'opération et pendant laquelle on a eu le tort de laisser quitter souvent la louchette, nous décidons une interruption de trois semaines dans les études, pour entreprendre vigoureusement les exercices.

4/2. — Les exercices ont consisté à rapprocher les cartons des yeux dans le stéréoscope de Holmes, à diverger dans la position abaissée du regard, au moyen du stéréoscope à miroirs, à lire binoculairement dans la position élevée du regard. Les progrès ayant été lents, nous maintenons la coquille ;

on fera tous les jours deux petites séances d'exercices, et l'on profitera des vacances de Pâques pour livrer un nouvel assaut.

3/4. — Par ses deux petites séances quotidiennes il est arrivé à lire binoculairement jusqu'à la distance de 0^m,55 avec la tête fortement baissée, le livre étant vertical, et jusqu'à 0^m,45 en tenant la tête droite. Depuis quelque temps, il se promène avec les deux yeux à découvert. Je lui enseigne à lire binoculairement dans un livre posé à plat sur la table, ce qui exige de pencher la tête en avant d'une manière presque intolérable ; il la relèvera peu à peu.

12/4. — Reprise des études : je me borne à prescrire la louchette pour écrire.

14/10. — Le père considère la guérison comme acquise ; je recommande cependant la louchette pour écrire et le contrôle de la vision binoculaire.

22/11/1894. — Pendant ces quatre années, on a cessé toute précaution ; aussi, la lecture binoculaire ne réussissant pas avec aisance, lui arrive-t-il souvent de fermer un œil en lisant : reprendre la lecture contrôlée.

3/1/1895. — La lecture étant très difficile, je lui prescris des verres convexes 1.5, à porter en travaillant ; à l'instant même, il en éprouve un grand soulagement, ce qui prouve que *sept années d'exercices n'ont pas suffi* pour établir la relation correcte entre la convergence et l'accommodation.

Lettre du père :

« Versailles, le 9/6/1895. — Voici exactement où en est Henri. Il continue régulièrement tous les matins à faire ses petits exercices de stéréoscope et à se servir de la louchette quand il fait ses devoirs écrits.

« En fait de résultats acquis, il a bien pris l'habitude de regarder des deux yeux les objets éloignés. A la maison et en classe, il lit des deux yeux en employant quelquefois un manche de plume comme contrôleur, et je lui ai recommandé d'en user le plus souvent possible.

« Cette après-midi, je lui ai fait lire à haute voix un long article de journal, le contrôleur à la main. Pour commencer, il a un peu hésité, avant d'avoir fait son petit travail d'accommodation ; une fois en route, il a continué sa lecture d'une manière continue, jusqu'à la fin. Il ne s'est d'ailleurs servi de ses lunettes que les premiers jours après que nous nous les sommes procurées.

« Il lit donc bien des deux yeux, et ce qui reste à faire, c'est d'en prendre complètement l'habitude et d'arriver à lire naturellement des deux yeux, sans avoir à y faire attention et sans aucun effort.

« Pour la vision à distance, le résultat me paraît complètement acquis.

« Ma conclusion est donc qu'il ne reste plus qu'à faire passer à l'état d'habitude inconsciente ce qui exige encore un petit effort et quelque attention. »

10/10/1895. — Voit encore, mais par rares instants, des images doubles directes, quand il regarde au loin. Lit toujours binoculairement, mais s'est habitué à pencher la tête en avant, pour plus de facilité. Le *test* à boules ne réussit pas. Porte la coquille sur l'œil gauche pour lire la musique et quelquefois pour écrire. — Se borner désormais à lire tous les jours pendant une heure avec le contrôleur à grille en relevant la tête.

Voici enfin un cas de strabisme unilatéral dont le traitement a demandé plus de douze ans. Il s'agit de la fille d'un confrère de province. Nous avions toute probabilité de rencontrer des difficultés exceptionnelles et aucune certitude quant au résultat définitif. L'observation est utile à publier, non comme exemple de ce qui *doit* être fait, mais comme preuve de ce qui *peut* être fait, quand on rencontre une dose peu commune de patience et d'intelligence chez les parents et chez l'enfant :

Observation 363. — Lucie M..., née le 30/7/1880, m'est présentée à l'âge de neuf mois avec un strabisme convergent de l'œil gauche consécutif à une ophtalmie purulente dont la fillette a été atteinte à l'âge de six semaines, et qui a duré un mois. L'œil dévié paraît beaucoup plus petit que l'autre, à tel point que je suis fort peu tenté d'entreprendre quoi que ce soit. Cependant, après avoir exposé au père tous mes doutes sur la possibilité du succès, nous plaçons une coquille en permanence sur O. D.

20/8/1884. — L'œil gauche s'est développé : il paraît presque aussi grand que le droit, et la déviation est devenue alternante.

14/1/1885. — Depuis un an, les yeux sont presque en parallélisme au moment du réveil. Au lieu de porter la coquille tout le temps sur l'œil droit, on la mettra sur le gauche pendant quelques heures par jour.

4/5/1886. — Déviation modérée.

13/1/1887. — Déviation faible sous le verre dépoli, énorme quand les deux yeux sont découverts.

20/3/1888. — J'avais donné rendez-vous à Paris pour opérer. L'ophtalmomètre donne 0±2.25 ; 0±1.75, et l'examen subjectif 0—2|·4 ; 0—1+1.5. Après avoir fait agir l'enfant de toutes façons, il me semble que son caractère n'est pas assez formé pour entreprendre les exercices auxquels elle est préparée depuis plus de sept ans par le port continu de la louchette, et j'ajourne l'opération à six mois.

Le lendemain, les parents font opérer, à mon insu, leur fille par un confrère, pour ne pas être venus inutilement à Paris.

9/10/1888. — Naturellement, il n'y a pas de vision binoculaire ; sauf une déviation de l'œil gauche vers le haut, l'aspect est assez satisfaisant. Pas de diplopie. Pendant neuf mois, la coquille a été quittée et la neutralisation fonctionne à la perfection. La vision de G. a baissé. Reprendre la louchette en permanence ; à mettre sur O. D. beaucoup plus longtemps que sur O. G.

29/4/1889. — Il semble que la vision binoculaire se soit établie par instants : le traitement par l'occlusion permanente d'un œil ayant été interrompu par le confrère qui a pratiqué l'opération, nous essayons une transaction qui consiste à quitter la louchette pendant la promenade seulement : nous tentons donc la chance minime d'une guérison sans exercices.

17/8/1889. — Ainsi qu'on devait s'y attendre, pas trace de vision binoculaire. Je propose de reprendre sérieusement le traitement : la louchette sera portée en permanence tout le temps nécessaire, et on viendra à Paris aussi souvent et aussi longtemps qu'il le faudra, tout en profitant de mes nombreux voyages à Auxerre pour surveiller les choses.

23/3/1890. — La résolution des parents est prise : on met la coquille en permanence sur O. D.

Du 16/4 au 10/5/1890 (premier séjour à Paris), malgré une neutralisation enragée et une grande différence de hauteur, nous obtenons successivement la fusion de disques situés à des hauteurs différentes dans le stéréoscope et nous obtenons la continuation de la fusion, sans différence de hauteur, d'abord avec des disques, puis avec le carton C.

21/7. — La diplopie a bien réapparu. S'exercer à voir une bougie simple et à faire varier la distance du carton C dans le stéréoscope.

20.

Du 12/8 au 2/9 (deuxième séjour à Paris), nous obtenons la lecture contrôlée de gros caractères et la vision simple d'une bougie dont on fait un peu varier la distance.

Du 22/10 au 6/11 (troisième séjour à Paris), nous obtenons la vision simple d'une bougie malgré de très petits mouvements d'élévation et d'abaissement de la tête. Cet exercice est difficile à réussir, parce que la différence de hauteur des images change de sens suivant que Lucie baisse la tête ou la relève. La position du regard a aussi une grande influence sur la facilité de fusion des cartons stéréoscopiques. C'est ainsi que dans le carton C elle réussit bien plus facilement à voir complet l'X que l'Y ou surtout le Z. Je la laisse repartir pour Auxerre avec recommandation de s'exercer à la lecture contrôlée de gros caractères, dans une position de plus en plus abaissée du regard.

Du 24/1 au 3/2/1891 (quatrième séjour à Paris). La difficulté de la lecture contrôlée réside principalement dans la différence de hauteur. Depuis quelques jours, les lettres vues par l'œil gauche seul *montent* au lieu de descendre comme cela avait lieu précédemment. Le 24/1, elle ne voit guère la bougie simple qu'à environ un mètre. Sous ma direction, puis sous celle de sa mère, elle consacre bien des heures, tous les jours, aux exercices du § 39 (p. 94 et 95), si bien qu'elle arrive à voir la bougie simple à toute distance, avec des mouvements de tête tout à fait amples. Repart pour Auxerre avec des cartons stéréoscopiques à fusionner.

Du 26/2 au 14/3. — Pendant ce cinquième séjour, nous avons ajouté aux exercices précédents celui consistant à fusionner de plus en plus près dans le stéréoscope de Holmes.

Du 30/6 au 1/8, c'est-à-dire pendant deux mois de séjour à Paris, nous avons ajouté l'exercice de se voir binoculairement malgré la bande verticale placée sur un miroir; nous avons obtenu la vision simple de la bougie dans les positions de tête les plus difficiles. Pour mettre en jeu l'accommodation, nous avons obtenu la fusion de cartons de la série K sans stéréoscope, en position parallèle des yeux. Enfin, nous avons conduit assez loin la lecture contrôlée, malgré le tremblement des lettres et leur tendance à se dédoubler en hauteur. Cette lecture n'est encore autorisée que pour de grosses impressions et toujours la même page, pour que l'attention ne soit pas détournée de l'exercice par l'intérêt de la lecture.

Du 14/11 au 28/11, septième et dernier séjour à Paris, pendant lequel nous perfectionnons les exercices précédents. La vision binoculaire est encore bien fragile, puisque les images de la bougie se séparent pour peu que le vent vienne à agiter la flamme. Elle commence à sortir avec précaution sans louchette et alors, instinctivement, elle penche la tête à gauche pour voir simple. Peu à peu, nous redressons cette position. La lecture binoculaire est toujours difficile, à cause du tremblement. Aussi ne laissons-nous pas lire de caractères plus petits que du douze points (mesure typographique). Elle parvient à voir les lettres calmes, à condition de les regarder une à une. Le tremblement des lettres nous dispense de recourir au contrôleur pour être sûr que la lecture est binoculaire. D'ailleurs Lucie ne parvient encore à lire binoculairement qu'à raison de quatre-vingts lettres par minute. Au cours de ce séjour elle a été au théâtre, à la fois comme exercice et comme récompense. Avant son départ, mesure de la réfraction, qui est 10 ± 2.25 ; 170 ± 2.25 et $10 - 2 + 4$; $170 - 1.75 + 3$. On voit que les yeux se sont égalisés à tous égards, depuis 1888. Désirant qu'ils s'égalisent complètement, je prescris les lunettes $10 - 1.75 + 3$; $170 - 1.75 + 3$.

1892. — Les notes prises pendant cette année ont été égarées ; j'ai vu, de temps à autre, Lucie M... à Auxerre et, peu à peu, elle s'est habituée à porter les lunettes en permanence, la coquille n'étant plus portée finalement que pour écrire et pour coudre.

11/6/1893. — Lucie M... continue à faire tous les jours une très courte séance pour s'entretenir à savoir faire apparaître à volonté les objets éloignés en images doubles, soit directes, soit croisées. Dans ce dernier cas, quel que soit l'œil qui fixe, la divergence est assez forte pour que je me demande si nous n'aurons pas à intervenir opératoirement, car, d'autre part, elle se plaint de maux de tête continuels.

La lecture binoculaire demande encore de l'attention ; elle présente un peu de difficulté au commencement de chaque ligne.

26/6. — Les maux de tête ont diminué. On continue la lecture binoculaire à raison de deux heures par jour. Il arrive qu'à chaque troisième ou quatrième ligne la fusion se perd par légère différence de hauteur. Elle se reprend aisément.

1/10. — Va bien. Ne plus garder la coquille que pour écrire longtemps. Tout le reste du temps, porter les lunettes.

3/12. — A cause de la difficulté qu'elle éprouve encore, la jeune fille a pris l'habitude de fermer O. D. très souvent. En effet, il se produit de la diplopie quand elle veut écrire vite et, en lisant, il subsiste une tendance à voir double la fin des lignes, accident qui se produit environ une fois sur cinq ou six lignes.

2/4/1894. — Nous avons quitté définitivement la louchette et les exercices se bornent à produire des images directes et croisées pendant deux minutes par jour et à contrôler la lecture.

6/1/1895. — Pour la déshabituer de porter des lunettes, nous supprimons les convexes et prescrivons, en permanence, $0 - 1.75 + 1.75$; $170 - 1.75 + 1.75$.

29/5/1895. — Nous quittons ces dernières lunettes. Elle voit presque aussi bien sans verres et l'on peut considérer la guérison comme définitive.

17/10/1895. — Va parfaitement. Continue, par prudence, à employer la louchette pour coudre, les lunettes pour écrire, le contrôleur à grille pour lire. Fait tous les jours une séance d'une minute de doubles croisés, en déviant l'œil gauche.

§ 80. Sous le nom d'**amblyopie ex anopsia**, on désigne depuis longtemps un état d'infériorité de l'œil strabique caractérisé particulièrement par la perte de la faculté de fixation : lorsqu'on couvre l'œil sain, l'autre reste dévié d'une quantité à peu près fixe, et c'est cette disposition qui a donné lieu à l'appellation de *strabismus incongruus;* appellation malheureuse, car elle suppose implicitement que cette disposition de l'œil louche à ne pas se diriger vers l'objet fixé, même lorsque l'œil sain est clos, est la cause du strabisme convergent, tandis qu'elle en est réellement une conséquence.

Cette amblyopie ne reconnaît aucune cause perceptible à l'ophtalmoscope ; elle présente cette particularité de n'être pas également distribuée sur toute la rétine, dont les parties les plus internes restent plus ou moins normales et perçoivent assez bien les objets situés fortement en dehors. Il semble que la diminution d'acuité soit concentrée sur la *macula*. Voici en effet la note que je prenais le 28/4/1864 sur le premier cas de ce genre que j'aie rencontré :

Observation 10. — Blanche C..., âgée de quinze ans, affectée de strabisme convergent de l'œil gauche, exerce un peu cet œil depuis un mois et arrive à fixer, mais voit alors moins bien que lorsque l'œil est dévié. Remarque spontanément que lorsqu'elle regarde ainsi une flamme, elle n'en voit que le haut. De même, quand elle regarde mon œil, elle voit le sourcil.

Des auteurs considérables soutiennent que l'amblyopie qui nous occupe est une cause première et non pas une conséquence du strabisme. D'après eux, cette amblyopie serait incurable. Cette incurabilité était si généralement admise qu'il m'a été permis d'écrire ce qui suit, en 1871 (*Annales d'oculistique*, t. LXV, p. 117) : « Si l'on maintient le bandeau sur l'œil sain, on voit bientôt l'autre œil se fatiguer, rougir et larmoyer un peu ; sa vision passe par des alternatives d'amélioration et d'obscurcissement presque complets. Cependant, après un ou deux jours, l'amélioration de la vision a atteint son maximum ; du moins on n'obtient rien de plus en continuant l'expérience pendant une semaine ; la fixation centrale ne se rétablit en aucune façon. Peut-être, après des mois, se produirait-il une amélioration brusque, due au rétablissement de la fixation correcte ; mais, comme nous ne pouvons demander à personne de faire un aussi grand effort de patience, il faudra, pour trancher cette intéressante question, attendre qu'un strabique présentant un cas analogue à celui dont nous nous occupons vienne à perdre accidentellement son bon œil. »

Telle était mon opinion lorsque j'eus la bonne fortune de rencontrer un cas de ce genre qui élucida parfaitement la question. Je l'ai déjà cité plus haut et je vais compléter ici l'observation, à laquelle je prie le lecteur de vouloir bien se reporter (p. 15) :

Suite de l'observation 288. — 24/2/1894. — M. Degeorge, que j'avais perdu de vue pendant six ou sept ans, revient avec un strabisme divergent permanent fort disgracieux et avec une diminution considérable de l'acuité de l'œil gauche. Cet œil ne sait plus fixer. *A l'inverse de ce qui avait lieu primitivement*, il regarde *à gauche* des objets, quand on vient à couvrir D. La profession de Maurice D... lui laisse peu de temps pour faire des exercices et ne lui permet pas de bander son œil en permanence. Sur sa demande, je lui donne cependant des cartons stéréoscopiques et il prend la résolution, en circulant, de se servir habituellement de O. G. en déviant D., exercice d'autant plus déplaisant que la vision de G. est plus mauvaise et que cette manière de faire entraîne une diplopie gênante.

24/5. — Actuellement, G. fixe à volonté, mais M. Degeorge remarque spon-

tanément qu'il voit *plus mal* au point de fixation qu'à ses environs. Je redresse O. G. par une opération.

9/6. — La vision centrale, après correction optique, est devenue 1/16 au loin : elle est moindre pour voir de près, sans doute par manque d'accommodation. Conseillé de lire de temps en temps en couvrant O. D.

27/6. — La vision centrale est devenue meilleure que la périphérique. Je le fais exercer à fermer O. D. à volonté, de manière à se servir de temps en temps de G. pour écrire.

28/11. — La vision centrale G. est devenue 1/6. Il est devenu possible de se servir beaucoup de cet œil pour travailler.

28/2/1895. — La réfraction est 8 — 4.5 + 8; 170 — 3.5 + 4. Quelques heures d'exercices faits le dimanche lui ont rendu un peu d'habileté dans les mouvements des yeux. Aussi arrive-t-il à voir simple en se promenant, à condition de tourner la tête de côté. Par moments, il aperçoit des images doubles croisées très voisines ; il sait les fusionner aussitôt.

24/10/1895. — Réfraction 7 — 5 + 7; 175 — 5 + 5.5 (l'As. de l'œil sain a augmenté). La vision de O. G. est devenue 1/4. Voit simple, sauf quand il regarde fortement à droite, ce qu'il évite de faire. Lit binoculairement. — La guérison est donc à peu près parfaite, et cependant M. D... a abandonné les exercices et s'est borné à fermer souvent O. D. soit en se promenant, soit en écrivant.

Depuis cette époque, j'ai observé quelques cas analogues avec des résultats très divers et, actuellement, je n'oserais pas conclure que toutes les amblyopies de ce genre sont curables, même au prix de la patience la plus longue. Dans le cas 288, le traitement exigea de la part du patient une extrême docilité, de la part des parents une fermeté et une patience rares et de la part du médecin des soins particulièrement assidus, et cependant le jeune homme n'avait que onze ans et demi et son strabisme ne datait que de l'âge de deux ans et demi. Il est fort possible que, si le traitement avait été entrepris quelques mois plus tard, la détérioration de l'œil strabique eût été définitive. J'ai entendu citer, en effet, le cas d'un strabique adulte qui perdit accidentellement son meilleur œil et dont l'œil dévié ne récupéra jamais la faculté de fixation.

J'ai eu en traitement, postérieurement à mon ami Maurice D..., un garçon de six ans et demi, chez lequel la fixation ne se rétablit pas après des soins qui durèrent plus d'un an, et cependant ce jeune garçon était surveillé très attentivement par ses parents. J'avais donc noté le cas de Paul W... pour le publier à cette place, comme exemple d'insuccès dans la tentative de rétablissement de la fixation correcte. Cependant, avant de transcrire l'observation, j'ai écrit au jeune homme pour le prier de venir me montrer ses yeux, et on va voir que le résultat final a été tout autre que je ne pensais :

Observation 331. — Paul W..., âgé de six ans et demi, est affecté d'un strabisme convergent unilatéral O. G., survenu subitement à l'âge de vingt mois. Cet œil ne fixe pas.

21/5/1885. — Je commence par prescrire la coquille en permanence sur O. D.

6/11. — L'œil gauche n'ayant pas appris à fixer pendant une aussi longue période, je recours à une opération, et je le laisse repartir pour Mâcon, avec la recommandation de porter la coquille en permanence sur l'œil gauche (*l'œil dévié*). On ne la mettra sur l'œil sain que pendant un exercice surveillé qui consiste à regarder sa mère, laquelle lui commande tout le temps le mouvement nécessaire pour mettre l'œil strabique en position correcte.

3/7/1886. — La fixation est devenue indécise au lieu d'être toujours interne; l'acuité est devenue suffisante pour lire de gros caractères.

2/6/1887. — Voici deux ans que la coquille est portée en permanence. L'œil gauche ne sait toujours pas fixer. La pupille se dilate *énormément* quand on vient à couvrir O. D. Ce fait, que j'ai remarqué dans d'autres cas analogues, a été constaté depuis chez Paul W... à plusieurs reprises. La position apparente des yeux étant bonne, on décide de rester un mois à Paris pour essayer des exercices stéréoscopiques et en effet, malgré l'absence de fixation, la fusion de grosses lettres au stéréoscope paraît réussir. Je me demande si, grâce à de petits trous de la louchette, Paul W... n'avait pas spontanément acquis la vision binoculaire, laquelle paraît exister pour une direction du regard vers la gauche correspondant à la position de ces trous d'aiguille accidentels remarqués dans la coquille.

9/7/1887. — Après cinq semaines de séjour à Paris, les parents renoncent à continuer les exercices et je ne peux les en blâmer, car O. G. ne fixe toujours pas. Cependant l'acuité, qui était originairement 1/20, est devenue 1/7 et, quand on met le verre rouge sur O. D., les doubles images coïncident.

Je conseille de se borner à mettre la coquille sur O. D. pendant les repas, mais je n'insiste guère pour que cela soit fait, considérant la guérison comme tout à fait invraisemblable.

5/12/1894. — Plus de sept ans se sont écoulés; sur ma demande Paul W... profite d'un voyage à Paris pour me montrer ses yeux. Ophtalmomètre, 155±0.5; 90±0.5. Hypermétropie, 1.5 à gauche et 0.5 à droite. Acuité, 1/10 à gauche, normale à droite.

Le jeune homme me raconte spontanément qu'après une rechute de convergence assez prolongée, O. G. s'est redressé il y a deux ou trois mois. En effet, mettant mon doigt à quelques centimètres de son nez, il le voit double; l'éloignant peu à peu, le sujet annonce qu'à une distance de $0^m,20$ ou $0^m,25$, ces doubles images se fusionnent. A cette distance, il sait, à volonté, faire réapparaître les images croisées ou les fusionner. Ces expériences, qui réussissent séance tenante, démontrent bien que la vision binoculaire s'est rétablie. D'ailleurs, quand je mets la main devant O. D., la pupille de O. G. ne se dilate plus que très modérément, ce qui est une présomption de plus du concours apporté habituellement par cet œil à la vision. J'engage Paul W... à remettre tous les jours pendant un peu de temps la coquille sur O. D. par crainte d'apparition ultérieure de strabisme divergent.

Je ne connais aucun cas analogue à celui dont je viens de donner l'histoire.

Convaincu que la mauvaise fixation de l'œil dévié est un résultat du strabisme, j'espérais toujours rencontrer un cas où, cette fixation étant tout à fait récente, il suffirait d'une occlusion très peu prolongée de l'œil sain pour la faire disparaître. Cette bonne fortune m'est arrivée assez récemment :

Observation 430. — Mlle F..., âgée de treize ans et demi, est affectée de strabisme convergent de l'œil gauche depuis l'âge de six mois. Réfraction cornéenne, 175±8; 0±1.5. Réfraction totale, environ 0—6+6; 1.75—1 +3.5. Acuité visuelle, 1/8 à gauche et 1/2 à droite. Examiné le 6/11/1894, l'œil gauche ne se redresse pas. Je prescris de porter la coquille en permanence sur O. D. Le surlendemain, l'œil dévié commence à fixer, non pas franchement, mais à l'aide de saccades de nystagmus du droit externe : la fixation se produit pour ainsi dire par secousses brusques, et à chaque coup, après avoir regardé correctement, l'œil retourne par un mouvement lent à la position fautive. — Je suis sans nouvelles de ce qui s'est produit depuis.

Si la correction, par l'exercice, chez un certain nombre de strabiques, de cette mauvaise fixation accompagnée d'amblyopie est une présomption suffisante du caractère secondaire de cette affection, il n'en reste pas moins désirable de rechercher à s'en assurer par d'autres moyens : celui qui se présente immédiatement à l'esprit est de demander à la statistique si la fausse position du regard est aussi fréquente chez les enfants que chez les adultes. Je laisse ce soin inutile à d'autres, car, si je consulte mes souvenirs, il me semble bien n'avoir jamais rencontré la perte de la fixation correcte chez des enfants de moins de six ou sept ans.

Il serait intéressant encore de rencontrer des cas où l'on aurait constaté dans l'enfance la fixation correcte et où, le manque de soins aidant, le genre d'amblyopie qui nous occupe se serait produit ultérieurement.

Il s'est produit quelque chose d'analogue dans le cas de Maurice D... (obs. 288), dont il a été question tout à l'heure. Le Dr Roosa, de New-York, m'a cité un cas plus net encore, d'un œil strabique devenu amblyopique après quelques années : c'est bien la réponse la plus topique à ceux qui considèrent l'amblyopie des strabiques comme étant la cause et non point la conséquence de la déviation.

Si j'ai tant insisté sur cette discussion, c'est que beaucoup de confrères sont encore d'avis que les anciens se sont trompés en donnant le nom *d'amblyopie ex anopsia* à l'affection étudiée dans ce paragraphe, et cette erreur est fâcheuse en ce sens qu'elle empêche souvent de prévenir cette amblyopie en prescrivant suffisamment tôt l'emploi de la louchette.

Quoi qu'il en soit, mes observations, insuffisantes peut-être pour entraîner la conviction d'autrui, me suffisent pour m'encourager à pratiquer l'occlusion de l'œil sain chez les malades de ce genre quand ils sont jeunes et que la position sociale des parents permet d'entreprendre la cure radicale de leur strabisme : j'y renonce chez les adultes.

Une dernière remarque. Dans quelques cas de ce genre où le succès a couronné mes efforts, j'ai constaté un progrès brusque à la suite de l'intervention chirurgicale, ce qui est bien explicable, l'œil opéré n'ayant pas à faire, pour regarder droit devant lui, l'effort, qui se traduit généralement par du nystagmus, auquel doivent se livrer les yeux analogues à ceux qui viennent de nous occuper.

Ceci deviendra plus compréhensible quand on aura lu le chapitre suivant.

CHAPITRE IX

Du nystagmus.

Ce n'est pas ici le lieu de décrire le nystagmus par cause centrale, ni le nystagmus des mineurs : je ne parlerai que de deux formes, que je baptise des noms d'oscillante et de saccadée, et encore ne donnerai-je quelques aperçus sur la première que pour pouvoir mieux définir la seconde, dont la connaissance importe pour notre sujet.

A qui voudra étudier plus en détail les divers aspects du nystagmus, je recommande la lecture de la thèse de M. Gadaud (devenu depuis ministre de l'Agriculture), qui a paru en 1869 chez Lefrançois, et la monographie de L. Böhm, *Der Nystagmus und dessen Heilung*, Berlin, 1857. J'avoue ne pas avoir compulsé la littérature récente, relative aux diverses sortes de tremblement oculaire qu'on réunit sous la désignation générique de nystagmus.

§ 81. **Nystagmus oscillant.** — Ce nystagmus est habituellement congénital. Quand il n'est pas accompagné de strabisme, il atteint nécessairement les deux yeux. Le plus souvent, il affecte la forme d'un mouvement balançant horizontal, un peu trop rapide pour qu'on puisse en compter facilement les oscillations. Bien souvent, surtout lorsque les sujets sont en proie à une émotion, l'oscillation des yeux est accompagnée d'une oscillation tout à fait caractéristique de la tête dont le but pourrait bien être de compenser le mouvement des yeux plutôt que de s'y associer.

Le nystagmus oscillant peut, par exception, n'atteindre qu'un seul œil ; les oscillations peuvent parfois se présenter dans le sens vertical ou bien sous forme d'un mouvement rotatoire autour de l'axe antéro-postérieur de l'œil. Les variétés d'aspect de ce nystagmus sont assez nombreuses et échappent actuellement à une classification méthodique.

Inutile de décrire ici des cas de nystagmus oscillant horizontal : les cas se ressemblent tous. Mais voici un cas rare de nystagmus unilatéral oscillatoire vertical :

Observation 166. — Alfred D..., âgé de vingt-six ans en décembre 1868, a été opéré par M. de Wecker, il y a trois mois, pour remédier à un strabisme convergent unilatéral permanent et ancien de O. D. Il reste une légère convergence. Au verre rouge, diplopie croisée (fausse projection). Après comme avant l'opération, O. D. présente un balancement vertical continuel, soit quand cet œil fixe, soit quand l'autre entre en fixation. L'oscillation, évaluée à 1 millimètre environ, reste sensiblement la même pour toutes les directions du regard. L'autre œil étant emmétrope, la réfraction de celui-ci est 0 — 5 — 1.75.

J'emprunte à Fano (*Ann. d'ocul.*, 1868, p. 257) une observation de nystagmus mixte, reproduite en entier dans la monographie de Gadaud (p. 92-95) :

Observation de Fano. — En faisant regarder le malade en face de lui, on reconnaît que les deux yeux sont continuellement le siège de mouvements d'oscillation de deux genres : les uns s'exécutent de dehors en dedans et de dedans en dehors; les autres consistent en mouvements du globe autour de l'axe antéro-postérieur de l'organe. Ces deux genres de mouvements se succèdent d'une manière rythmique en quelque sorte, et ne s'accomplissent jamais ensemble; c'est-à-dire qu'il existe tantôt un mouvement de latéralité, tantôt un mouvement de rotation autour de l'axe; les deux globes exécutent toujours simultanément le même genre de mouvement...

Des recherches seraient nécessaires pour nous apprendre à quel âge le nystagmus oscillant se produit ou s'il n'est pas quelquefois absolument congénital, comme aussi pour déterminer la cause de cette affection. Quand le nystagmus coïncide avec l'albinisme, on peut croire, avec beaucoup d'apparence de raison, à une cause visuelle. Au contraire, dans le nystagmus unioculaire, où l'affection réside dans un œil non employé, il est difficile d'admettre une cause de ce genre. Peut-être des recherches ultérieures amèneront-elles à séparer le nystagmus oscillant en deux catégories, attribuant à certains cas une origine centrale et aux autres une origine fonctionnelle.

Il existe en effet des cas de nystagmus oscillant où le tremblement persiste pendant le sommeil et d'autres où les oscillations disparaissent par la mise au repos de l'organe : en voici un curieux exemple :

Observation 428. — Jeanne F. D..., âgée de huit ans en 1890, les parents cousins germains. Astigmatisme négligeable, myopie — 7; — 6. Strabisme convergent alternant avec nystagmus rotatoire, le tout remarqué vers l'âge de quatre ans. Pour mesurer la réfraction, j'introduis 2 milligrammes d'atropine à gauche. Après une demi-heure, *le nystagmus de cet œil a complètement disparu* et n'a réapparu qu'après plus de vingt-quatre heures.

Quatre ans plus tard, 1 milligramme d'atropine dans chaque œil a également coupé le nystagmus, comme par enchantement, des deux côtés, pendant trente heures (voy. un fait analogue, p. 252, obs. 434).

Si j'ai décrit le nystagmus oscillatoire, c'est pour bien marquer la différence entre cette affection et celle que je désigne sous le nom de nystagmus saccadé, dont la connaissance est nécessaire pour l'étude de certains cas de strabisme, et aussi parce que, dans quelques cas de nystagmus saccadé, il existe en même temps du nystagmus oscillatoire, qui complique l'étude des phénomènes.

§ 82. **Nystagmus saccadé.** — Tenant la tête bien immobile, faites effort pour fixer d'une manière constante un objet situé très latéralement. Si cet objet est à votre gauche, il n'est visible que pour votre œil gauche. Il suffit de prolonger l'expérience pendant une ou deux minutes pour voir tous les objets du champ visuel manifester une sorte de trépidation, résultat du tremblement dont s'animent les yeux lorsqu'on les oblige énergiquement à regarder dans une direction aussi inaccoutumée. La cause de ce tremblement est évidente; lorsqu'on demande au muscle droit externe de l'œil gauche un effort trop considérable, il ne peut maintenir cet effort d'une manière continue et se met à exécuter des mouvements rythmiques pour amener l'œil le plus souvent possible dans la position fortement latérale que cet organe occupait au commencement de l'expérience.

En même temps l'œil droit exécute des saccades qui sont de simples mouvements associés.

Un examen un peu attentif suffit pour prouver, ainsi que le raisonnement le faisait prévoir, que le tremblement de l'œil soumis à l'expérience est saccadé, et de telle sorte que les mouvements d'abduction sont brefs, tandis que ceux d'adduction sont lents. Si l'on examine certains sujets affectés de nystagmus, on est nécessairement frappé de l'analogie de leur affection avec celle dont nous venons de provoquer artificiellement la production chez une personne saine.

Les yeux affectés de nystagmus se prêtent difficilement à l'examen ophtalmoscopique, si l'on n'a pas soin de faire prendre au patient la position de regard pour laquelle les mouvements sont les moindres. Si l'on examine à l'image droite un œil affecté d'un nystagmus un peu fort et nettement saccadé, on assiste à un spectacle fort curieux : le fond de l'œil fait l'effet d'une peinture qui va se déroulant constamment dans le même sens, phénomène résultant de ce que l'observation des vaisseaux n'est possible que pendant les mouvements lents de l'œil, leur image disparaissant pendant les mouvements brusques produits par les contractions du muscle insuffisant. Cette expérience, mieux que toute autre, permet de justifier la distinction que j'établis entre le nystagmus oscillatoire et le nystagmus saccadé.

Tandis que, pour les yeux normaux, la plupart des directions du regard sont des *positions de repos*, pour un œil affecté de nystagmus saccadé, la *position de repos* est unique, ainsi que l'avait déjà remarqué Bell (*Physiol. u. pathol. Untersuchungen des Nervensystem*). Cet auteur a même signalé ce fait important de la persistance du nystagmus lorsque, après avoir provoqué les secousses par une direction incommode du regard, on fait fixer un objet situé au *point de repos*.

La meilleure manière de découvrir le point de repos est de donner à tenir au patient un petit objet : pour le distinguer, il le met spontanément au point en question.

Pour étudier avec fruit un nystagmus musculaire, il est indispensable de faire couvrir l'un des yeux du malade avant de procéder à l'examen de l'autre. Cet artifice si simple m'a permis d'analyser des cas fort compliqués en apparence. Lorsque l'un des yeux est resté couvert pendant quelque temps, l'autre n'exécute plus que ses mouvements naturels, tandis que l'œil couvert se borne à exécuter des mouvements associés.

J'ai remarqué que si, après avoir ainsi étudié le nystagmus de l'un des yeux, on vient à le couvrir et à examiner *immédiatement* les mouvements de son congénère, on a affaire presque exclusivement d'abord à des mouvements associés analogues à ceux qu'exécutait l'œil examiné le premier (1). Puis, peu à peu, ou brusquement, la scène change et l'œil qu'on examine actuellement finit par donner le spectacle de son propre nystagmus, tandis que l'œil couvert se met à exécuter des mouvements associés.

Prenons pour exemple un nystagmus par insuffisance des muscles droits externes, sans strabisme. L'œil droit étant couvert, le gauche exécute des saccades vers la gauche, surtout lorsque le regard est dirigé dans ce sens ; de même, la vision unioculaire de l'œil droit est accompagnée de saccades vers la droite. Ces saccades ne peuvent exister simultanément pendant l'acte binoculaire. Aussi voyons-nous le nystagmus présenter une intensité bien moindre quand la vision se fait à l'aide des deux yeux et affecter alors l'apparence d'un balancement mal déterminé. Lors du regard à gauche, c'est l'œil gauche qui dicte la loi aux mouvements du droit et tous deux exécutent des saccades vers la gauche ; pour le regard à droite, c'est le contraire qui a lieu. Chez

(1) Cette manœuvre oculaire est tout à fait analogue à celle qui se produit quand, accoudé sur la balustrade d'un pont qui traverse une voie ferrée, on a cherché à compter les wagons d'un train qui passe sous le pont à une vitesse modérée. Autant il est passé de wagons, autant de fois les yeux ont fait un mouvement dans le sens du train et un mouvement beaucoup plus brusque en sens inverse, pour s'attacher au wagon suivant. Quand le train a disparu, la voie paraît fuir en sens inverse parce que les yeux continuent à se mouvoir par saccades, analogues à celles du nystagmus, devenues inutiles depuis qu'on regarde des objets fixes.

un malade de ce genre, nous ne serons pas surpris derencontrer
une *position de repos* pour laquelle le nystagmus disparaît plus
ou moins complètement, position facile à découvrir, car on sait
que c'est celle dont le malade fait toujours usage pour lire, ou
pour regarder attentivement.

Il est clair que les positions de repos des deux yeux peuvent
ne pas coïncider. Supposons, par exemple, deux yeux n'ayant de
repos chacun que pour une direction fortement interne, le repos
binoculaire n'existerait, pour des yeux ainsi disposés, qu'au prix
d'une convergence excessive, incompatible avec la vision nette s'il
n'y a pas en même temps une forte myopie. — Il peut encore
arriver, et le cas est fréquent, que l'œil le meilleur imposera sa
position de repos à l'autre.

Voici ce qu'écrivait à Böhm (p. 153, *l. c.*) le père d'un jeune
nystagmique :

Fritz ne regarde jamais directement un objet; son visage est toujours tourné
vers la droite, tandis que l'œil droit, dévié à gauche, se loge, avec la pupille,
dans l'angle interne des paupières. Dans la rue, de même, il marche la tête
inclinée obliquement et un peu en arrière. Quand il lit, il ne laisse pas son
œil courir çà et là; il le maintient fortement en dedans, et c'est la tête qui
communique le mouvement. Il en est de même quand on lui désigne un objet
à fixer : il tient ferme sa pupille dans l'angle interne de l'œil et tourne ensuite
la tête jusqu'à ce qu'il ait trouvé l'objet. Si on le contraint à regarder un
objet placé en face de lui, il se produit un tremblement intense, les images
ne sont pas nettes, l'œil est irrité et pleure.

Il est fort possible que notre Fritz ait trouvé un avantage supplémentaire à regarder le long de la racine de son nez pour corriger, par couverture partielle de la pupille, un fort astigmatisme
direct, car, chez les sujets affectés de nystagmus, l'astigmatisme
direct est fréquemment considérable, ce qui donnerait un appui
à la théorie de Gadaud, d'après laquelle l'insuffisance de leurs
muscles serait due à un arrêt de développement. En effet, je crois
que l'astigmatisme direct est attribuable à un arrêt de développement de l'œil.

Voici une observation de nystagmus dont l'intérêt réside dans
l'amélioration qui se produisit graduellement dans la position de
la tête et dans l'intensité du mal :

Félix W..., âgé de onze ans et demi en 1867, présentait à cette époque un
nystagmus horizontal. Bien que le balancement parût égal dans les deux sens,
la position de prédilection du regard était à environ 30 degrés à droite (comme
de coutume, du côté de l'œil le moins bon). Réfraction 165 — 2.5 + 1;
15 — 5 + 2.5. A cette époque, je n'avais pas encore fait la distinction entre
le nystagmus oscillant et le nystagmus saccadé, et, bien que le sujet fût brun,
l'aspect très clair du fond de l'œil et la couleur presque filasse des cheveux
de la mère me firent supposer qu'il s'agissait d'une affection congénitale, bien

que les parents attribuassent, probablement avec raison, le nystagmus aux suites d'une inflammation des yeux consécutive à la variole.

Quoi qu'il en soit, je prescrivis les verres correcteurs, qui furent portés avec plaisir pendant six ans, et à l'emploi desquels j'attribuai le redressement à peu près complet de la tête et la diminution du nystagmus. Il faut convenir cependant que l'amélioration se produit souvent par le seul effet du temps : tous les auteurs sont d'accord sur ce point et j'en ai vu quelques exemples. D'autre part, en 1881 la réfraction totale était devenue $0-1.5$; $10-5+1.5$ et la modification considérable, surtout de l'œil gauche, explique pourquoi on avait cessé de porter les verres après quelques années.

Si j'ai reproduit cette observation, c'est surtout pour montrer que, lorsqu'il n'y a pas strabisme, un nystagmus à saccades peut fort bien être confondu avec un nystagmus oscillant par un observateur inexpérimenté. Peut-être aussi, dans ce cas, l'amélioration de l'œil le moins bon au moyen de verres convenables a-t-elle favorisé le déplacement du point de repos binoculaire vers le plan médian de l'individu. Je crois avoir vu d'autres cas où les verres cylindriques ont apporté pareille amélioration.

L'idée qu'une ténotomie pourrait remédier au nystagmus avait été émise par Dieffenbach et par Chelius. Elle fut mise en pratique par Florent Cunier (*Ann. d'ocul.*, 1840, t. IV, p. 40), qui affirme avoir ainsi guéri un nystagmus. La chose est fort admissible s'il a eu affaire à un sujet chez qui la position correcte des yeux ne pouvait être obtenue qu'au prix d'efforts musculaires exagérés.

Dans ce qui précède, il a toujours été question de saccades provenant d'une action insuffisante des droits *externes*. C'est en effet le cas le plus fréquent, et je ne me souviens pas d'avoir rencontré *sans strabisme* un cas de nystagmus par insuffisance des droits internes.

Le moment est venu de s'expliquer sur ce terme vague d'*insuffisance* musculaire, dont j'ai fait usage jusqu'ici. Par cette expression, j'ai seulement voulu dire que l'un des muscles est obligé de faire un effort excessif pour amener l'œil dans une position correcte, et que cet effort se traduit par des saccades. Je laisse ouverte la question de savoir si cette disposition tient à une faiblesse musculaire ou à une position vicieuse de l'insertion tendineuse, laquelle serait trop en arrière : dans cette dernière hypothèse, qui me paraît plus probable, il faudrait, chez les strabiques affectés de nystagmus, recourir aux avancements musculaires bien plus souvent que chez les autres strabiques.

Si, dans tout ce paragraphe, je n'ai jamais mis en cause qu'un seul muscle, c'était pour rendre l'exposé des faits plus clair. En réalité, il arrive souvent que plusieurs muscles entrent en jeu. Je citerai un seul exemple :

Observation 22 de Gadaud. — Le 26 février 1869, Virginie L... m'est adressée par mon excellent ami M. Delens, aide d'anatomie à la Faculté de médecine. Agée de dix-huit ans, cette malade a toujours été d'une santé excellente, mais elle présente, depuis nombre d'années, un nystagmus très violent, mais périodique.

Nous l'avons examinée très attentivement, M. Javal et moi, et voici quel a été le résultat de notre observation :

Pendant notre examen, les saccades changent plusieurs fois de sens; à un moment donné, elles cessent brusquement et totalement. La malade déclare savoir tourner ses yeux de manière à supprimer le nystagmus quand elle peut prendre son temps pour le faire. Il en est ainsi, dit-elle, toutes les fois qu'elle veut lire ou se livrer à la couture.

L'examen isolé des deux yeux présente ce résultat que chacun donne des saccades externes lors du regard fortement externe. Ces saccades persistent lors du regard en face et sont remplacées par des saccades internes lors du regard interne. Tous ces phénomènes ne se produisent qu'à la suite d'une position externe du regard et s'expliquent en admettant une insuffisance assez grande du droit externe et une insuffisance moindre du droit interne.

Nous avons constaté chez cette malade un astigmatisme assez fort, mais qui n'a pas été mesuré, la malade n'étant pas venue se soumettre à un autre examen pour lequel on l'avait ajournée à huitaine.

Le cas que je viens de relater n'est pas aussi exceptionnel qu'on pourrait croire; cependant, n'ayant vu le malade qu'une fois, je ne voudrais pas affirmer que les saccades internes observées chez elle n'aient pas été imputables à des mouvements associés, analogues à ceux dont j'ai déjà parlé, et qui seront étudiés tout à l'heure (obs. 164 et 168). Il est fort possible aussi qu'elle fût affectée d'un strabisme convergent périodique, pour la lecture seulement, car je trouve dans mes notes qu'elle avait l'habitude, pour voir au loin, de pencher la tête fortement en avant.

§ 83. Relations du nystagmus avec le strabisme. — D'après ce qui précède, on doit s'attendre à rencontrer le nystagmus par insuffisance des droits externes associé au strabisme convergent; celui, beaucoup plus rare, par insuffisance des droits internes, accompagnerait le strabisme divergent. C'est aussi ce qui a lieu en réalité, fort heureusement, car il en résulte que l'indication opératoire est la même pour corriger le strabisme et pour amender le nystagmus. Il ne faut pas craindre, en opérant, de dépasser le but, car avant notre intervention le muscle insuffisant fait tout l'effort dont il est capable; il ne se fortifiera donc pas par l'exercice.

On conçoit que, si ma description du nystagmus saccadé est exacte, les saccades faisant tourner les yeux en sens inverse, la correction opératoire la mieux réussie mettra le sujet dans une situation désagréable, car, à supposer que les yeux soient exactement dirigés vers un même objet, le nystagmus produira des saccades vers la droite ou vers la gauche suivant que l'un ou l'autre œil prédominera dans la vision, en sorte que, si chaque œil agissait suivant ses habitudes antérieures, il se produirait, par saccades, des alternances de vision simple et de diplopie. Mais on prévoit aussi que, précisément pour cette raison, la guérison du strabisme doit avoir pour effet une diminution considérable du nystagmus, et c'est ce qui a lieu au delà de toute attente. On peut d'ailleurs se donner une idée du bénéfice que ces malades tirent de la correction du strabisme en masquant, pour quelques instants, l'un des yeux d'une personne affectée de nystagmus sans strabisme : les secousses augmentent peu à peu dans une proportion considérable.

Une autre circonstance rend aussi très désirable l'intervention opératoire chez les strabiques affectés de nystagmus. Pour fixer les idées, prenons un strabique convergent. Il est clair que, pour chacun des yeux, l'opération aura pour effet de déplacer favorablement la position de repos, et que l'idéal sera, quant au nystagmus, d'amener cette position précisément en face du sujet pour l'un et l'autre œil. Il pourra se faire qu'on ait la bonne fortune d'avoir, du même coup, ramené les lignes visuelles au parallélisme. Enfin, le comble de la chance consistera à s'être trouvé en présence d'un strabisme alternant, pas trop ancien, qui se trouvera guéri avec rétablissement de la vision binoculaire.

On conçoit que, parmi les milliers d'opérations qui furent faites à la suite des publications de Dieffenbach, ces conditions se soient parfois rencontrées. En voici un exemple :

Observation de Bonnet, de Lyon (Traité des sections tendineuses et musculaires, p. 178). — Mlle Blandine V..., âgée de vingt-trois ans, demeurant quai Saint-Clair, n° 6, est affectée d'un strabisme double en dedans et en haut, plus marqué à gauche qu'à droite, qu'elle attribue à un érysipèle de la face dont elle dit avoir été atteinte à l'âge de douze ans. Ses yeux sont agités d'un mouvement spasmodique de dedans en dehors qui ne cesse jamais. Enfin, la vue est très faible, surtout dans l'œil gauche, qui est le plus dévié.

Le 28 février 1841, je pratiquai la section du droit interne de chaque côté. Immédiatement après l'opération, qui redressa parfaitement l'œil gauche, mais qui fit tourner le droit en dehors, je m'aperçus que le spasme oculaire avait sensiblement diminué. Cette diminution marcha progressivement pendant les jours qui suivirent, et au bout de la première semaine les mouvements convulsifs avaient complètement cessé ; mais, comme la déviation en dehors persistait à droite, je coupai le droit externe de ce côté, et dès ce moment le parallélisme devint parfait. Jamais, depuis cette époque, les mouvements involontaires de l'œil ne se sont reproduits.

Je le répète, les cas aussi favorables que celui-ci sont très rares. On rencontre souvent, associées au nystagmus, d'autres circonstances défavorables, telles que la fausse projection, la différence de hauteur, l'acuité trop mauvaise de l'un des yeux, la coexistence d'un nystagmus oscillatoire, la répulsion des images, l'inintelligence du sujet, circonstances qui peuvent rendre la cure très difficile à réaliser.

Il est cependant un précepte que Bonnet a suivi involontairement dans l'observation reproduite ci-dessus et qui consiste à intervenir vigoureusement, sans crainte de dépasser la correction du strabisme. J'ai acquis tardivement la conviction de l'utilité de cette manière de procéder. Cette règle n'est applicable, d'ailleurs, que dans les cas où l'on compte mener le traitement jusqu'à guérison parfaite.

J'attache au déplacement de la position de repos des yeux affectés de nystagmus saccadé une importance telle, que je ne craindrais pas, le cas échéant, de poursuivre opératoirement ce résultat sur un sujet atteint de nystagmus sans strabisme, quitte à compléter la cure par le traitement optique du strabisme ainsi produit. Voici un cas où j'ai procédé ainsi :

Observation 164. — Eugène D..., apprenti armurier, âgé de douze ans et demi, examiné le 10/12/1868, présente un nystagmus saccadé assez violent. Il raconte qu'il était affecté d'un très fort strabisme convergent unilatéral de l'œil *gauche*, remarqué le lendemain de sa naissance et qui a cédé à une ténotomie du droit interne de l'œil *droit* faite il y a environ trois ans par un confrère. Depuis cette époque, le strabisme n'existe pas dans toutes les positions du regard, mais les objets paraissent trembler lors de la fixation attentive.

L'œil *gauche*, lorsqu'on couvre le droit, présente un nystagmus d'autant plus marqué que le regard se dirige plus à gauche. De plus, le mouvement d'adduction est lent, tandis que le mouvement d'abduction se produit par saccades brusques. L'insuffisance du droit externe est telle qu'il n'existe aucune position où le nystagmus cesse absolument de se produire.

L'œil droit, celui qui a subi une ténotomie il y a trois ans, présente les mêmes phénomènes que le gauche, mais à un degré moins marqué ; le nystagmus de cet œil disparaît pour les positions fortement internes du regard.

C'est cette observation, faite sur D..., qui a servi de point de départ à ma conception du nystagmus saccadé, et c'est aussi chez D... que j'ai observé pour la première fois l'apparence de l'image ophtalmoscopique chez les sujets affectés du nystagmus saccadé, décrite p. 243, et que M. Helmholtz a bien voulu mentionner dans son *Optique physiologique* (p. 787).

Chez notre malade, il existe, lors de la vision binoculaire, une position de repos presque complet, pour laquelle le regard est dirigé légèrement à droite. Les mouvements sont alors très faibles et l'on ne saurait dire si ce sont des saccades ou des oscillations. Vient-on à couvrir l'un ou l'autre œil, il se produit des saccades assez fortes. Il n'y a là rien qui doive nous étonner. En effet les saccades, étant de sens contraire dans les deux yeux, sont absolument incompatibles avec la vision binoculaire. L'exercice simultané des deux yeux rencontre moins de difficultés *à droite* parce que, depuis l'opération, l'insuffisance du droit externe de l'œil droit est moins marquée que celle du muscle correspondant de l'œil gauche. La réfraction est approximativement. 0 — 4.5 — 2.5; 0 — 1.75 — 3.25.

16/12. — Malgré l'absence de strabisme, la ténotomie du droit interne de l'œil *gauche* est pratiquée sur ma demande par le Dr de Wecker et produit le résultat désiré.

Pour le regard vague, il se produit un strabisme *divergent* qui disparaît lors de la fixation attentive pour faire place à une légère convergence. En effet, chez ce malade, la vision binoculaire ne se produisait que par moments, et pour la position de repos.

19/12. — Pour compléter le traitement, je prescris de porter une coquille non percée sur l'œil droit. L'occlusion de cet œil, accompagnée d'abord de beaucoup de gêne et même de nausées, fut bientôt supportée avec facilité, et après quatre jours, retirant la louchette, la vision binoculaire se produisit, le oint de repos s'étant déplacé pour venir se mettre en face du malade.

Ce déplacement du point de repos n'est pas le seul résultat utile de la ténotomie; les muscles étant mieux équilibrés et la position de vision binoculaire étant devenue plus facile, il a dû se produire une diminution du nystagmus.

22/1/1869. — Conserver la coquille pour travailler. Porter les lunettes le reste du temps.

27/4. — N'a pris aucune précaution. Strabisme divergent périodique de l'œil gauche. Pendant la fixation binoculaire, position de tête correcte et pas de nystagmus.

Je n'ai pas pu avoir de ses nouvelles depuis.

Voici maintenant l'observation du sujet chez lequel j'ai remarqué pour la première fois ces *saccades associées temporaires* dont j'ai parlé plus haut (§ 82) :

Observation 168. — Ernest D..., ouvrier cordier, âgé de seize ans, m'est adressé le 14/1/1869 par le Dr de Wecker. Sa mère a eu la syphilis. Plusieurs frères de D... sont morts jeunes et scrofuleux. Outre le nystagmus, qui a été remarqué à l'âge de quatre ou cinq ans, le sujet présente un strabisme convergent alternant, plus habituellement de O. D., remarqué avant l'âge de deux ans. Sous l'influence de l'atropine, le strabisme disparaît. L'hypermétropie totale, égale aux deux yeux, est d'environ 6. L'astigmatisme est négligeable.

Au premier abord, les saccades du nystagmus ne paraissent pas bien tranchées; il y a plutôt oscillation. Ce qui tendrait aussi à faire attribuer au nystagmus une cause centrale, c'est que, dans diverses parties du corps, on remarque des secousses musculaires. Notamment les tendons des extenseurs des doigts se dessinent, par moments très courts, avec une grande netteté lorsque les mains reposent sur les genoux. Sur chacun des yeux on remarque une mobilité exagérée en dedans et une insuffisance du muscle droit externe se manifestant par des saccades dans les positions qui exigent une forte contraction de ce muscle.

20/1. — Le malade reçoit une coquille non percée, destinée à être portée quelques jours, à titre d'expérience, sur l'œil *droit* (le moins bon).

28/1. — Si l'on vient à découvrir l'œil droit et à couvrir le gauche, les objets paraissent sauter, ce qui s'explique très bien, puisque l'œil droit n'étant pas généralement employé pour la fixation, les secousses de cet œil ne sont pas compensées par l'habitude lors de la perception faite par cet œil. Un autre phénomène remarquable se présente nettement chez notre malade. Lorsqu'il a fait usage de l'un de ses yeux pendant quelque temps, si l'on vient à couvrir celui-là, on voit l'autre exécuter des saccades dans le sens de celles qu'exécutait son congénère; ainsi, après avoir fait regarder l'œil droit fortement à droite, ce qui s'accompagne de saccades vers la droite, si l'on couvre l'œil droit, on voit le gauche continuer à exécuter des mouvements saccadés dirigés vers la droite. Pour prouver que c'est là un effet d'habitude passager, il suffit de faire porter le regard vers la gauche pendant quelques minutes : aussitôt les saccades recommencent à se produire vers la gauche. Je prescris maintenant la coquille en permanence sur l'œil gauche.

4/2. — Enlevant la coquille et bouchant O. D., aussitôt les objets paraissent sauter ; il a donc suffi d'une semaine pour désapprendre à compenser par le jugement les mouvements de nystagmus de l'œil gauche.

7/2. — Sous l'influence du chloroforme, administré pour étudier les phénomènes, l'anesthésie étant poussée un peu au delà de la période d'excitation, le nystagmus cesse complètement. Les yeux conservent une position légèrement convergente et se dirigent en bas, au contraire de ce qui a lieu généralement lors de l'anesthésie. Au réveil, le nystagmus est faible et ne reparaît avec son intensité première que lorsqu'un réveil complet permet la fixation exacte.

12/2. — Sur ma demande, M. de Wecker pratique une ténotomie. L'œil *droit* donnant des saccades vers la droite et l'œil *gauche* des saccades vers la gauche lorsqu'ils fonctionnent isolément, et chacun de ces yeux donnant au contraire des saccades *de même sens* que son congénère lorsque ce dernier fonctionne seul, le rétablissement de la vision binoculaire sera incompatible avec la persistance des saccades, car, les deux yeux fixant en même temps, chacun devrait donner des saccades *externes* par lui-même et des saccades *internes* par association avec les saccades de son congénère. Il devra donc se produire une certaine compensation et une grande diminution du nystagmus. C'est ce qui a eu lieu. J'ajoute que, pendant l'anesthésie par l'éther, on put remarquer les mêmes phénomènes que le 7 février sous l'influence du chloroforme (s'il n'y avait eu à s'occuper du strabisme, au lieu d'opérer, j'aurais tenté la guérison par les moyens optiques).

26/2. — Comme traitement consécutif, le malade a fait quelques exercices destinés à confirmer le rétablissement de la vision binoculaire, qui est obtenue partout, sauf pour le regard fortement à gauche.

4/3. — Le nystagmus est réduit à un faible balancement, bien différent de l'agitation permanente que les yeux présentaient deux mois avant.

12/11/1869. — Le regard en face est accompagné d'un léger balancement Dès qu'on couvre l'un ou l'autre œil, les saccades réapparaissent. Il n'y a de strabisme que pour le regard à gauche et en haut, position pour laquelle O. D. dévie en dehors.

3/10/1876. — Le malade revient, se plaignant d'un peu de fatigue qui se produit quand il veut lire longtemps. Avec un prisme horizontal, on constate le bon équilibre musculaire, sauf pour le regard en bas, qui s'accompagne d'une convergence notable sous le prisme. En somme, vision binoculaire parfaite, nystagmus insensible, reparaissant quand on bouche l'un ou l'autre œil. Actuellement O. G. est le plus faible, sans doute parce que l'opération faite sur O D. a mis cet œil dans une position mieux équilibrée quant au nystagmus.

J'ai dit plus haut que l'intervention chirurgicale doit être énergique quand elle s'adresse à des strabismes compliqués de nystagmus. C'est surtout vrai, bien entendu, quand le strabisme est divergent. Voici un exemple à l'appui ; le cas date d'une époque où l'on ne savait pas faire les avancements musculaires. Remarquer que les saccades étaient *internes*, ce qui est habituel chez les strabiques divergents :

Observation d'A. Sichel. — Ce confrère m'envoie, le 25/4/1870, un ouvrier chapelier âgé de trente-trois ans, nommé M..., affecté d'un assez fort nystagmus, qu'il dit être de naissance, et de strabisme divergent alternant, mais plus ordinairement de l'œil *gauche*. Il a été opéré successivement aux deux yeux par le D' A. Sichel les 11 et 13 de ce même mois. Actuellement, l'effet apparent est excellent et il reste du nystagmus par insuffisance des droits internes.

28/4. — Mesurée à la fente et à l'atropine, la réfraction est 15 — 4 + 9 ; 175 — 5 + 10.

2/5. — Est content de ces lunettes, mais il s'est produit une forte divergence ; conseillé une troisième ténotomie.

23/7. — Après cette opération sur O. D., il reste de la divergence : regarder à gauche pour renforcer l'effet de l'opération et s'exercer à voir double.

30/7. — A partir de ce moment, les exercices sont mal dirigés, car il est livré à lui-même pendant la guerre de 1870-71.

13/10/1871. — A continué les exercices. La vision est habituellement binoculaire. Le nystagmus a diminué. La lecture est unioculaire, avec divergence alternative.

Je pourrais citer une autre observation analogue, beaucoup plus récente, où le même résultat incomplet fut atteint par la même erreur consistant à faire des ténotomies au lieu de recourir à des avancements.

Voici un cas où la guérison sera obtenue dans des conditions beaucoup plus difficiles :

Observation 434. — Mathilde van de P... m'est amenée, le 29/12/1894, pour un strabisme convergent et en haut de l'œil droit. L'enfant a huit ans. Elle est en même temps affectée d'un nystagmus rotatoire des deux yeux, nystagmus que les parents n'ont pas remarqué, de même qu'ils ne se sont pas aperçus de la myopie, qui est d'environ neuf dioptries. Acuité visuelle 1/4 à gauche et 1/16 à droite. Je commence par instiller de l'atropine, et le nystagmus disparaît à peu près, comme chez Jeanne F. D... (p. 242). Les parents ne peuvent pas dire à quelle époque le strabisme est apparu, ni s'il est permanent.

11/1/1895. — Ténotomie à droite. Occlusion permanente de l'œil gauche.

25/6. — Pendant cinq mois, j'ai vu l'enfant deux fois par semaine. Il a été possible de lui enseigner à faire apparaître à volonté les images doubles, soit directes, soit croisées, de lui faire fusionner des cartons stéréoscopiques avec les regards parallèles, et enfin de lui faire lire de gros caractères avec contrôle. Je lui fais faire des lunettes — 2 ; — 6. L'acuité de l'œil droit ayant presque triplé (elle est 1/6 au lieu de 1/16), avec ces verres, qui avantagent l'œil droit, elle voit simple involontairement, mais seulement par moments, et cela presque sans nystagmus. Sans verres, O. D. continue à dévier en haut.

24/8. — Après des exercices dont je ne donne pas le détail, je m'aperçois que l'enfant, qui touchait à la guérison il y a deux mois, s'est mise à nous tromper dans l'exécution de la lecture contrôlée : je la renvoie en lui déclarant que je ne veux plus avoir affaire à elle. La mère est prévenue que je lui ferai, pour ses étrennes, la grâce de la revoir : à ce moment la coquille aura fait son œuvre et la guérison sera obtenue en peu de jours.

On trouvera plus loin (p. 295) un cas de nystagmus (obs. 391) où la vision binoculaire a été obtenue malgré d'autres difficultés, qui ne seront abordées que dans les chapitres suivants, ce qui m'empêche de décrire ce cas actuellement. Il convient cependant de consigner ici une remarque faite par M. Thiroux (le sujet de cette observation 391). Ce strabique louchait plus fréquemment de l'œil droit, mais le nystagmus de l'œil gauche était plus marqué. M. Thiroux s'étonnait de ne voir jamais le nystagmus de son œil gauche quand il se regardait dans la glace, tandis qu'il apercevait fort bien celui de son œil droit. Il me semble que cela s'explique bien. Je pense qu'un œil nystagmique ne voit que pendant les temps de repos qui séparent les saccades, et qu'alors il ne peut pas voir dans la glace son propre tremblement. Il en est de même pour le nystagmus de l'autre œil quand il n'y a pas strabisme, puisque alors les secousses sont rigoureusement isochrones. Mais dans le cas de strabisme où se trouvait M. Thiroux, rien ne l'empêchait, en se servant de son œil gauche, d'apercevoir dans la glace les secousses de son œil droit, qui n'étaient pas absolument conformes à celles du gauche.

Ne me proposant pas de faire, dans ce chapitre, une histoire complète du nystagmus, je n'ai cité qu'une petite partie du matériel dont je dispose, matériel assez important, car, lorsque Gadaud se mit à faire la thèse dont j'ai parlé, nous écrivîmes à tous nos amis de nous envoyer tous les cas de nystagmus qu'ils connaîtraient. Je viens de relire toutes les observations que nous réunîmes à cette époque, et j'en ai tiré seulement ce qui était utile pour diriger le traitement des strabiques affectés en même temps de tremblement des yeux.

Les rares cas de strabisme avec nystagmus que j'ai rencontrés depuis la publication du travail de Gadaud n'ont guère modifié mes vues sur ce sujet. Il est cependant un point que je dois signaler. Assez souvent, chez les strabiques, l'œil habituellement dévié est le siège d'un nystagmus imperceptible qui se traduit uniquement par une oscillation des objets que cet œil voit seul quand on lui présente les cartons des séries K et L. Cette oscillation, que les patients ne nous signalent pas toujours spontanément, est très utile à connaître, parce que sa disparition, qui se fait habituellement attendre pendant des mois ou des années, est un bon signe de guérison. Quand on la cherchera, on la rencontrera bien souvent et j'ai déjà dit plus haut qu'on peut en tirer profit pour contrôler la loyauté avec laquelle l'enfant procède aux exercices de stéréoscope et à ceux de lecture contrôlée.

CHAPITRE X

Répulsion des images. — Anisométropie. — Cas musculaires.

§ 84. Historique et description de la répulsion. — § 85. Explication du phénomène. — § 86. Traitement de la répulsion. — § 87. L'anisométropie. — § 88. Cas musculaires.

§ 84. Historique et description de la répulsion des images. — Dans son célèbre mémoire *Ueber Doppelsehn nach Schieloperationen und Incongruenz der Netzhäute* paru en 1854, c'est-à-dire dans le premier volume de son *Archiv für Ophthalmologie*, à la page 117, Alb. von Gräfe s'exprime ainsi :

« Je terminerai par une série d'observations dont je me suis vainement efforcé de trouver l'explication et que je me bornerai à réunir sous la rubrique d'antipathies contre la vision simple. Il m'est arrivé plusieurs fois, après des opérations de strabisme, d'assister, après un redressement satisfaisant, à l'apparition d'images doubles assez voisines. L'état antérieur ayant été alternant, la vision était également bonne des deux côtés; je ne pus découvrir non plus aucune différence entre l'état accommodatif des deux yeux, et cependant il ne fut possible par aucun moyen de provoquer la vision simple. Quelque soin qu'on apportât, au moyen de prismes, à faire disparaître les différences de hauteur, les images s'échappaient l'une de l'autre, plus ou moins loin, par la contraction de tel ou tel muscle moteur. Il semblait vraiment qu'il y eût ici une tendance diamétralement opposée à celle, physiologique, d'après laquelle, surtout quand elles sont grandes, il suffit du moindre rapprochement des images reçues par deux yeux sains pour provoquer des contractions musculaires au profit de la vision simple. Dans ces cas, il se passait précisément le contraire, comme s'il y avait incompatibilité entre ces yeux pour la vision simple. »

De Gräfe continue en donnant en détail deux observations d'antipathie contre la vision simple.

L'année suivante, dans la seconde partie du même volume (p. 297) revenant sur le même sujet, il recommande d'éviter de chercher à corriger exactement par voie chirurgicale les patients chez qui on constaterait cette antipathie contre la vision simple.

Ayant eu l'occasion de rencontrer cette antipathie précisément chez mon premier cas de strabisme (obs. 1, p. 1), j'en avais donné la description suivante dans les *Annales d'oculistique* (1864) :

« Après avoir produit la vision double chez un strabique, je voulus lui faire fusionner les images par le procédé suivant :

« Je lui mis un stéréoscope devant les yeux. Sur le champ de l'œil droit (fig. 43) était collé un pain à cacheter, en A. Sur le champ de l'œil gauche je fis voyager un second pain à cacheter. Malgré tous mes efforts, je ne pus faire coïncider les deux images.

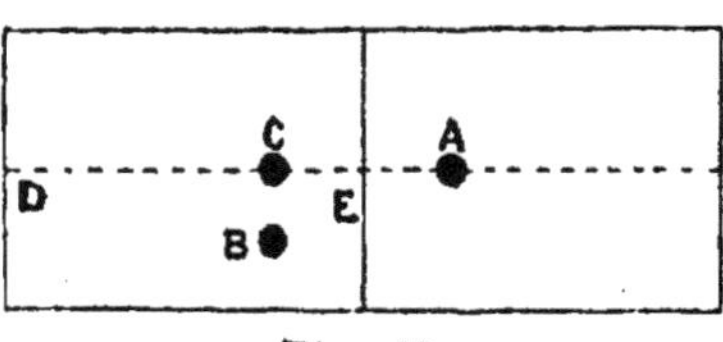

Fig. 43.

« 1° Si je faisais voyager le pain mobile de D vers E, quand je l'avais amené jusqu'en un certain point C, le pain de droite paraissait s'enfuir vers la droite, et il était impossible de le rejoindre.

« 2° Si, au contraire, je faisais voyager le pain mobile de E vers D, au moment où j'allais arriver en C il se produisait un chassé-croisé subit, le pain mobile paraissant passer tout à coup à gauche du pain fixe.

« 3° Je déterminai avec soin le point B, où il fallait placer le pain mobile pour que le malade le vît exactement sur la même verticale que le pain A. Mes efforts pour obtenir la vision simple en relevant, soit lentement, soit rapidement le pain mobile de B en C, demeurèrent presque invariablement infructueux...

§ 85. **Explication du phénomène.** — « Quand le pain mobile se trouve en C, comme il n'est pas identiquement pareil au pain A et qu'il n'est pas mathématiquement non plus au point convenable pour produire la vision simple binoculaire, le malade, qui a complètement perdu l'habitude de fusionner les images doubles, évite une diplopie gênante, en employant le moyen qui lui a toujours réussi : il éloigne les deux images en louchant aussi fort qu'il peut.

« Il est évident qu'un cas de ce genre ne peut être traité par les verres prismatiques.

« Si l'on a recours à la strabotomie, le patient, ennuyé de voir double, réussira peut-être à voir binoculairement et sera guéri ; ou bien il se produira le phénomène de neutralisation, et l'effet de l'opération aura été seulement cosmétique, et imparfaitement cosmétique, ou bien enfin le malade évitera les images doubles par le procédé qui lui est familier : il louchera de plus en plus fort, et l'effet de l'opération sera bientôt perdu. »

Il m'est possible, actuellement, de compléter cette explication, grâce à une remarque faite vingt-six ans plus tard. Qu'on se reporte à l'observation 187 (p. 172), on verra que, chez Mlle Suzanne L..., la répulsion des images n'apparut que bien après le strabisme et s'accompagna de différence de hauteur. La répulsion est donc un phénomène *actif*, résultant de la gêne causée par des images doubles très voisines. On conçoit parfaitement qu'un strabique dont les yeux sont à peu près égaux et chez qui la déviation est modérée pour certaines positions du regard, s'applique à *repousser* loin l'une de l'autre des images qui se superposent *à peu près*. Précisément parce que la déviation horizontale était devenue minime, Mlle Suzanne L... avait été amenée à produire la répulsion en hauteur, tandis qu'à l'époque où elle convergeait fortement, la répulsion n'existait pas. Dans d'autres cas, la répulsion s'accompagne de rotation : on en verra tout à l'heure un exemple (obs. 91).

D'accord avec cette explication, ce fait qu'on ne rencontre pas de répulsion dans les cas de strabisme permanent unilatéral.

Les cas de répulsion des images ne sont pas rares; mais, le plus souvent, ils passent inaperçus, car ils se révèlent seulement à qui s'obstine à obtenir le rétablissement parfait de la vision binoculaire.

Il est évident qu'entre la répulsion violente des images et leur attraction, phénomène physiologique résultant d'une pratique constante de la vision binoculaire, les états intermédiaires doivent se rencontrer chez différents sujets, de même qu'on les a vus se produire successivement chez Suzanne L... Il est évident aussi que l'attraction ne peut jamais être violente chez les strabiques qui viennent d'être opérés et que l'un des objets des exercices est de créer ou de rânimer cette attraction. C'est ce que je n'ai jamais pu faire comprendre à l'Américain Simona, qui était venu en Europe pour se faire *curer* (*sic*).

Observation 42. — A.-L. Simona, âgé de vingt-huit ans, vient me trouver le 29/6/1865, après avoir subi sept opérations en vue de la guérison d'un fort strabisme divergent alternant. La réfraction des deux yeux s'éloigne peu de l'emmétropie. Leur position est assez correcte pour voir au loin. Pour voir de près, divergence relative. On est donc en présence d'un cas où les exercices peuvent aisément régulariser la situation, et, en effet, en moins de huit jours d'exercices stéréoscopiques, nous parvenons à obtenir la fusion de caractères imprimés assez fins.

17/7. — Simona, sans me consulter, a été se faire avancer le muscle droit interne de l'œil droit. Je n'arrive pas à le décider à entreprendre sérieusement les exercices.

21/6/1866. — En reconnaissance des conseils que je lui ai donnés et qu'il n'a pas suivis, notre original me remet la liste suivante des opérations qu'il a subies :

« Divergence, 3 lignes.

Campagne d'Amérique.

« 15/5/1861. — *1re opération*, par M. le Dr v. Eisenberg, au muscle externe, œil droit ; opération qui n'a eu aucun effet ; sans chloroforme.

« Novembre. — *2e op.*, au muscle externe de l'œil gauche.

« 14/2/1862. — *3e op.*, au muscle externe, œil droit, sans beaucoup de résultat.

« Mai 1863. — *4e op.*, par le Dr Zinsser, au muscle externe, œil droit, *idem*, commencement des doubles vues.

« Juillet 1864. — *5e op.*, au muscle externe, œil gauche, résultat *semper idem*.

Campagne d'Europe.

« 27/5/1865. — *6e op.* Avancement du muscle interne de l'œil droit fait par M. le Dr Liebreich, complète réussite et cessation des doubles vues.

« 18/6. — *7e op.* Avancement du muscle interne, œil gauche ; résultat moyen ; réveil pendant l'opération et beaucoup d'agitation.

« 13/7. — *8e op.* Avancement du muscle interne, œil droit, qui détruit presque le mouvement de l'œil à droite.

« 26/7. — *9e op.*, par M. le Dr de Wecker, au muscle externe, œil gauche ; la divergence diminue d'une ligne.

« 7/8. — *10e op.*, au muscle interne, œil droit, qui rétablit et guérit complètement l'œil droit. Reste une divergence d'une ligne et demie, œil gauche.

« Août. — *11e op.*, au muscle externe, œil gauche, sans aucun résultat.

« Août. — *12e op. Idem, eadem, idem.*

« Septembre. — *13e op.* Avancement du muscle interne, œil gauche ; sans aucun résultat.

« 28/9. — *14e op.* Avancement du muscle interne, œil gauche, par M. le Dr Liebreich ; effet : augmentation de la divergence d'une ligne ou plus. Réveil pendant l'opération et beaucoup de mouvements.

« 20/11. — *15e op.*, au muscle externe, œil gauche, par M. le professeur de Gräfe, à Berlin, avec beaucoup de résultat, qui disparaissait peu à peu, quelques semaines après l'opération.

« 30/11. — *16e op.*, au muscle interne, œil droit ; sans changement.

« Janvier 1866. — *17e op.* Avancement du muscle interne, œil gauche, fait par M. le professeur Meyer, sans aucun résultat. »

Si j'ai reproduit cette note à cette place, c'est pour montrer que l'attraction des images, que Simona n'a pas voulu cultiver, est un élément essentiel dans la guérison du strabisme. — Il m'a paru intéressant aussi de profiter de la circonstance pour montrer une fois de plus la parfaite inutilité de l'antisepsie pour les opérations sur les muscles moteurs de l'œil, puisque notre Américain s'est fait opérer sans inconvénient dix-sept fois, à une époque antérieure à l'antisepsie. J'ai appris depuis qu'il avait continué ce jeu innocent pendant quelques années encore, et, naturellement, toujours avec le même insuccès.

Chez Simona, il y avait seulement *manque d'attraction*, ce qui est un cas extrêmement fréquent. Quand il y a franchement répulsion, le phénomène se traduit souvent par des déviations en hauteur ou des torsions : il semble que le strabique emploie tous les moyens en son pouvoir pour échapper à la fusion. Ces phénomènes de différence de hauteur et ceux de torsion me semblent être secondaires, car ils n'apparaissent que dans les cas où la déviation latérale est faible et ils ne persistent pas quand on a réussi à vaincre la répulsion.

Je n'ai pas encore rencontré de cas où il ait été impossible de surmonter la répulsion des images. L'exposé des moyens employés pour y parvenir et les observations à l'appui donneront nécessairement des éclaircissements sur la nature de cette affection.

§ 86. **Traitement.** — Voici en quels termes j'expliquais (*loco citato*) l'artifice par lequel je me rendais maître de cette antipathie :

« Je laisse en . le pain à cacheter fixe (fig. 44) qui, dans le cas du strabisme conv gent, doit être aussi à gauche que possible sur le champ de l ' droit, et sur le champ de l'œ gauche, en partant de l'extrém à droite de ce champ, je colle une file de pains 1 2 3 4... tangents entre eux. Je fais regarder le malade dans l'instrument ainsi disposé, et voici ce qui se produit : croyant voir double le pain 4,

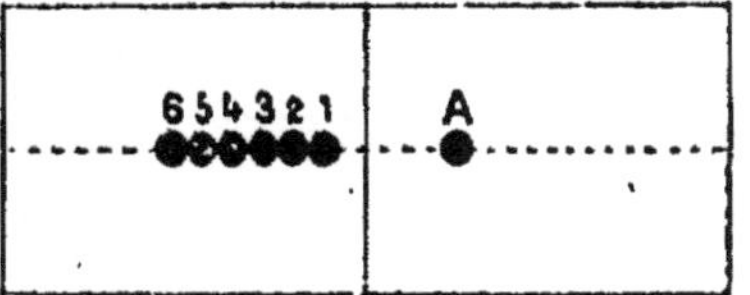

Fig. 44.

par exemple, le malade converge plus fort; mais alors c'est 3 qui lui paraît double; s'il converge plus fort encore, c'est 2 qui paraît double à son tour; s'il tâche de diverger, il n'échappe pas davantage à ces images doubles qui produisent un papillotage insupportable, jusqu'à ce qu'enfin, au moment le plus inattendu, le pain A vienne coïncider avec l'un de ceux de la file. En répétant l'expérience, elle se fait bientôt avec la plus grande facilité, et la guérison peut être tentée, soit par l'emploi des verres prismatiques, soit au moyen d'une série d'exercices gradués faits tant avec que sans l'emploi du stéréoscope, et dont je me propose de donner la description quand j'aurai observé un nombre suffisant de malades pour pouvoir me prononcer avec plus de sûreté sur ce sujet. »

Actuellement, quand je rencontre l'antipathie contre la vision simple, j'ai recours au carton M, et, quand cette répulsion des images est compliquée d'une différence de hauteur, je fais usage du carton N, le 48e et dernier de la collection. Mais j'ai rarement occasion d'employer l'un ou l'autre de ces cartons, car dans les cas de ce genre j'ai soin de faire porter longtemps la coquille non percée avant de commencer les exercices stéréoscopiques, ce qui diminue l'intensité du phénomène à combattre.

Voici comment je m'explique l'influence de la louchette. Je pense que l'antipathie contre la vision simple est un résultat d'éducation. En effet, depuis l'époque où, d'après une seule observation, j'écrivais les passages cités tout à l'heure, j'ai remarqué que la répulsion ne se rencontre guère nettement que chez des sujets dont la déviation est périodique ou l'a été dans un passé relativement récent : chez les strabiques invétérés, elle a fait place à la neutralisation ou à l'amblyopie permanente d'un œil : contrairement donc à ce qu'en pensait notre illustre maître, l'antipathie en question ne se rencontre que chez les sujets dont le strabisme est aisément curable, puisqu'ils appartiennent plus ou moins au groupe périodique.

Pour venir à bout de l'antipathie contre la vision simple, je n'emploie plus que rarement l'artifice que je viens de décrire, et je préfère appeler le temps à mon secours. Cette idée m'est venue en 1868, au cours du traitement du fils d'un confrère de province. Nous n'arrivions pas à obtenir la fusion d'images identiques lorsque survint une épidémie de choléra qui nous engagea à interrompre le séjour que la mère faisait à Paris pour le traitement de son fils. Après une interruption de trois mois, les choses allèrent mieux, mais l'antipathie contre la vision simple existant toujours dans une certaine mesure, nous décidâmes une nouvelle interruption d'un an, après laquelle ce qui était presque impossible au début devint absolument facile.

Depuis cette époque, toutes les fois que je rencontre cette difficulté, j'ajourne le traitement en faisant porter pendant bien des mois la coquille non percée : ce moyen a presque toujours réussi, comme chez le fils du Dr D... :

Observation 91. — Albert D..., le 2/6/1866, âgé de sept ans. Strabisme convergent alternant remarqué à l'âge de trois ans. Avait eu des oxyures. La déviation, qui est plus fréquente de l'œil gauche, très faible quand Albert regarde en haut, n'est jamais considérable. Elle est variable, ainsi qu'on peut le constater au moyen du carton H. Il y a environ trois dioptries d'hypermétropie. Nous mettons la louchette sur l'œil droit.

19/6. — Les parents ne pouvant pas rester longtemps à Paris, nous nous décidons à recourir au traitement chirurgical et M. de Wecker pratique séance tenante la ténotomie des deux muscles droits internes.

19/7. — Après avoir consacré inutilement un mois à des exercices de fusion dans le stéréoscope, en présence d'une épidémie de choléra, on emmène dans son pays Albert D..., portant la coquille en permanence, tantôt sur un œil, tantôt sur l'autre.

29/10. — Réussit d'emblée à fusionner I 6.5; mais, après quelques instants, la fusion fait place au dédoublement : tel est le résultat de trois mois de repos.

7/11. — Pendant huit jours, nous avons vainement essayé de lutter contre

la répulsion des images en variant la grosseur des disques du carton M. Cela
allait de mal en pis. La répulsion des images est telle que lorsqu'on met à la
même hauteur, dans le stéréoscope, deux lignes horizontales dont les images
devraient simplement glisser l'une sur l'autre sans se dissocier, ne pouvant
plus produire le dédoublement par des variations de convergence, notre sujet
se met à exécuter des rotations qui lui font voir deux lignes se croisant sous
un angle très aigu.

Considérant le progrès qui s'était produit spontanément sous l'influence de
la louchette, et considérant aussi la grande difficulté qu'éprouve la famille
à faire de longs séjours à Paris, nous décidons de faire un entr'acte très
prolongé.

21/8/1867. — La coquille a été portée pendant neuf mois. Séance tenante,
la fusion du carton M réussit. Grâce à la diplopie heureusement survenue, nous
entreprenons vivement les exercices avec et sans stéréoscope.

27/8. — Après une semaine, *exeat*, réussissant à voir simple au loin et
sachant lire binoculairement de gros caractères. Le père se charge de continuer le traitement.

J'ignore si la guérison parfaite a été obtenue et si elle s'est
conservée. Tout ce qu'il importe de noter, c'est l'heureuse
influence du port permanent de la louchette pour faire disparaître
la répulsion des images.

On avance parfois moins vite quand on ne veut pas laisser
ainsi agir le temps. En voici un exemple :

Observation 367. — Thérèse C..., âgée de huit ans et demi, demeurant
à plusieurs heures de Paris, où il n'est pas facile de l'amener souvent, est
affectée d'un strabisme convergent alternant, plus ordinairement de l'œil droit,
survenu brusquement à l'âge de trois ans, et devenu permanent en l'espace
d'une ou deux semaines.

24/4/1888. — Séance tenante, ténotomie O. D. et prescrit la coquille en
permanence sur O. G.

24/5. — Réfraction cornéenne : 0 ± 1; 0 ± 3.5. Réfraction totale :
$0 - 1.25 + 4$; $0 - 2.5 + 4$. Malgré l'application de deux rondelles d'atropine d'un milligramme, la pupille droite se dilate peu. (On a vu page 89 les
variations de la réfraction de Thérèse C... Au cours du traitement, la réfraction des deux yeux et leur acuité visuelle se sont égalisées.)

Du 5/6 au 14/6, sous ma surveillance quotidienne, exercices stéréoscopiques rendus difficiles par la différence de hauteur, qui change de sens
suivant que l'attention se porte sur l'un ou l'autre œil. À la fin de ces huit
jours, je m'aperçois que l'enfant s'est mise souvent à mentir, ainsi que cela
est expliqué dans le texte des cartons L 7 et L 6. Je la renvoie dans son
pays.

Du 25/6 au 14/7. — Nouveau séjour à Paris, rendu absolument inutile
par la même fourberie de l'enfant, dont j'ai été de nouveau dupe quelque
temps. Je la renvoie immédiatement, mais cette fois avec des paroles dures,
en affirmant que je ne veux plus jamais la revoir. La mère est prévenue que
nous laisserons passer trois mois avant de reprendre le traitement. Un congé
brutal et un intervalle de plusieurs mois m'ont toujours suffi pour ramener
les enfants à la véracité, sans laquelle les exercices sont impossibles.

Du 16/10/1888 au 29/1/1889. — Nouveau séjour à Paris, pendant lequel
Thérèse C... m'est amenée trois fois par semaine. Tout d'abord le carton M

ne réussit pas, à cause d'une différence de hauteur; comme il y a, de plus, répulsion des images, nous commençons par le carton N, que nous remplaçons bientôt par un système de coulisses horizontale et verticale, analogue à celui qui est sur la planchette du stéréoscope à cinq mouvements. Après un mois, pendant lequel il a été impossible d'entreprendre aucun autre exercice, parce qu'il fallait constamment manœuvrer les coulisses pour lutter contre la répulsion des images, nous finissons par obtenir la fusion fugitive du carton K 13, et, un peu plus tard, celle du carton C dans le stéréoscope ordinaire, à condition de mettre l'instrument de travers. En réalité, ce n'est pas la différence de hauteur par elle-même qui empêche la réussite des exercices; c'est une répulsion violente des images qui se traduit, tantôt par des variations de convergence, tantôt par de la différence de hauteur ou même par des rotations : l'interruption de traitement a été trop courte.

Après six semaines (le 29/1), Thérèse C... a appris à profiter de la différence de convergence qui existe entre les positions plus ou moins abaissées du regard pour manœuvrer constamment le stéréoscope de Holmes, de manière à forcer la fusion approximative. Pendant qu'elle se livre à ce travail en fusionnant la cible noire, je sténographie sous sa dictée ce qui suit :

« Rebord à gauche, — maintenant à droite, — petite différence de hauteur, — encore à droite, — maintenant il y a un rebord à gauche, — maintenant il est à droite, — un peu à droite encore, — un peu à gauche, — un peu à droite, — il y a un peu de différence de hauteur, — ça y est (fusion), — ça y est plus, — le rebord est à droite, — le rebord à gauche, etc. »

Avec le verre rouge, en regardant la flamme d'une bougie à 3 mètres, les images sont homonymes et se touchent quelquefois.

Je suis obligé de la laisser partir. Porter la coquille en permanence sur O. G. et continuer un peu tous les jours l'exercice de fusion à l'aide du stéréoscope à miroirs tenu en mouvement continuel.

8/10/1889. — La fusion s'obtient par moments, mais ne persiste pas longtemps. Par exemple, avec le carton K 12, dès qu'elle regarde la lettre G, la lettre O se dédouble.

5/11. — Obligé de la laisser repartir. Elle reviendra tous les quinze jours, et, de plus, nous correspondrons.

14/11. — Maintient la fusion pendant le temps qu'elle met pour compter jusqu'à quarante ou cinquante.

19/12. — Arrive à compter quelquefois jusqu'à 200 en maintenant la fusion.

1/4/1890. — A réussi graduellement à fusionner des cartons K et L de grosseur moyenne. Pour l'aider à pousser plus loin, prescrit les lunettes $5 — 2 + 2.5$; $175 — 2 + 4$. S'exercer à voir simple une bougie, puis une pièce de monnaie qu'on lui donne comme récompense quand elle a réussi. (Ceci est un système dangereux : il ne faut pas récompenser les enfants de la réussite d'exercices dont le contrôle est impossible, c'est les inciter à nous tromper.)

1/6. — Parvient à voir les objets simples, en face d'elle à $0^m,30$ et à toute distance en regardant à droite. S'exercer à fusionner, même en rejetant la tête en arrière, puis en la tournant, soit à droite, soit à gauche. Entreprendre la lecture contrôlée.

24/7. — Voit simple malgré des mouvements de tête assez étendus.

14/8. — Pour voir simple au loin, elle est obligée de compenser la différence de hauteur par une pression sur les lunettes, donnant une décentration verticale. Cet artifice est inutile pour voir simple de près, mais elle ne sait lire binoculairement que de très près.

7/10 et 4/11. — Progrès notable, mais n'arrive toujours pas à lire loin.

22/1/1891. — J'autorise enfin à remplacer la coquille par les lunettes, pour sortir.

23/4. — Cette autorisation a été prématurée : supprimer les lunettes, sauf pour les exercices, car la lecture contrôlée est encore pénible, et, au lieu de s'appliquer à la fusion pendant la promenade, elle a laissé se produire la diplopie, croisée pour le regard à droite, directe pour le regard à gauche. Je prends le parti de lui enseigner à produire à volonté les images directes ou croisées pour qu'elle puisse ressaisir la fusion lorsqu'elle lui échappe en lisant, ce qu'elle ne sait faire actuellement qu'au moyen de mouvements de tête.

18/6, 9/9 et 22/10. — Ne fait guère que deux séances d'exercices par jour et assez mollement. Aussi les progrès sont-ils nuls, bien que la louchette soit portée tout le temps.

10/3/1892. — Autorisé à porter les lunettes pendant quatre séances de cinq minutes chaque jour.

11/5. — Je constate que la lecture binoculaire était faite en trichant. Aussi ne voit-elle simple au loin qu'en décentrant verticalement ses lunettes.

13/10. — N'a guère travaillé. Ne lit pas plus loin que 0ᵐ,25 et est encore obligée de presser sur les lunettes pour voir simple au loin.

1895. — Ne l'ayant pas revue depuis, j'écris à la mère pour avoir des nouvelles : elle a déménagé sans laisser sa nouvelle adresse.

Je me bornerai à donner une troisième observation, où la vision binoculaire fut obtenue malgré la répulsion des images. C'est un de ces cas auxquels je faisais allusion dans l'introduction (p. 3) en disant que parfois les efforts faits pour arriver à la guérison dépassent la mesure du raisonnable. La jeune fille dont il est question est la nièce de Sophie J... (obs. 1, p. 1) et la sœur aînée de Henri J... (obs. 310, p. 30 et 31). Elle était affectée d'un de ces strabismes précoces qu'on rencontre rarement, et dont son frère Henri offrait un type accompli. Jamais plus je n'entreprendrai le rétablissement de la vision binoculaire dans des circonstances aussi difficiles : comme le disait mon illustre maître von Gräfe, les gens ne méritent pas qu'on se donne tant de peine. Pendant des années, j'ai vu Marguerite J... toutes les semaines, et plutôt trois fois qu'une, si bien que l'observation détaillée serait dix fois plus volumineuse que le présent *Manuel*. Je n'en donnerai que de courts extraits. — Pour les variations d'astigmatisme de Marguerite J..., voy. p. 89.

Observation 309. — Marguerite J..., née en 1878, a commencé à loucher en dedans, de l'œil gauche, avant l'âge de trois ans.

23/5/1885. — Depuis trois ans, la coquille a été portée sur l'œil droit, d'abord par intermittence, pour maintenir la vision de O. G., et, finalement, en permanence. L'hypermétropie totale est de quatre dioptries, l'astigmatisme négligeable, la déviation faible, mais permanente. Nous entreprenons les exercices stéréoscopiques.

17/5/1886. — Ténotomie du droit interne de l'œil gauche, avec résultat insuffisant, différence de hauteur et répulsion des images.

11/11. — Grâce au carton N, nous avions obtenu, par moments, la superposition des images, la fusion des cartons 1 jusqu'à 4 1/2, et la vision simple jusqu'à la distance d'environ 1 mètre, mais la répulsion se manifestait constamment par de doubles images avec différence de hauteur. Cette différence de hauteur étant d'autant plus marquée que les yeux convergent moins, j'en conclus qu'elle diminuera par une opération dirigée contre la déviation horizontale, et M. de Wecker se charge d'exécuter une ténotomie du droit interne de l'œil droit. Le résultat immédiat de l'opération est excellent.

11/6/1887. — En sept mois de soins assidus, je pensais avoir presque atteint le but. Au moyen de dispositions analogues à celles du stéréoscope à cinq mouvements (lequel n'était pas encore construit), nous avions réussi graduellement à fusionner, dans le stéréoscope ordinaire, les cartons les plus fins de la série L, à voir simples les objets extérieurs et à lire binoculairement, quand je m'aperçus que la lecture, soi-disant contrôlée, était faite en trichant; mais je ne pus pas préciser si l'alternance de strabisme, grâce à laquelle l'enfant lisait sans être gênée par la barre du contrôleur, était accompagnée de neutralisation ou de différence de hauteur. Nous décidons de ne continuer, pendant les vacances, que les exercices de diplopie.

7/10/1887. — A la rentrée, reprise des exercices sous la surveillance très fréquente d'un de mes assistants.

19/1/1888. — *Révélation intéressante.* Ayant conçu des doutes sur la véracité de la fillette, je combine pour elle le contrôleur à grille (fig. 19, p. 102), et je l'amène à avouer qu'elle trichait sciemment en lisant.

21/2. — *Suite.* Supposant qu'elle avait aussi triché pour le reste, j'ai supprimé pendant un mois les exercices stéréoscopiques, en continuant ceux de diplopie, et j'arrive enfin à lui arracher l'aveu de l'imposture qu'elle nous a servie pendant tant de mois, et dont j'ai parlé page 127. Avec une ténacité merveilleuse, elle s'était exercée à savoir par cœur les signes particuliers des cartons, si bien que, tout en lisant d'un œil, elle annonçait voir ce qui ne pouvait être vu que de l'autre. C'est ce jour (24 février) qu'elle finit par avouer, en sanglotant, son méfait, en me suppliant de n'en rien dire à ses parents, qui, d'ailleurs, n'ont jamais voulu y croire (1). Je la traite durement, la menaçant de tout dire à sa famille et de la laisser longtemps porter la louchette, sans plus m'occuper de la continuation des exercices.

1/5. — Après plus de deux mois d'interruption, pour nous permettre d'oublier en apparence notre différend, reprise des exercices. La longue série de mois pendant laquelle l'enfant avait regardé dans le stéréoscope sans chercher à fusionner, avait eu pour effet d'exaspérer la répulsion des images. Tous les jours, pendant une semaine, nous nous acharnons inutilement avec le carton N, preuve suffisante de ce fait que les fines impressions des séries K et L n'avaient pas été fusionnées. En désespoir de cause, je recours au moyen qui avait réussi avec Albert D... (obs. 91, p. 260), et je décide une très

---

(1) Rendu plus méfiant, j'ai voulu mettre les parents en garde contre cette supercherie en l'indiquant dans le texte même des cartons L 7 et L 6. Soin superflu. J'ai donné des soins, depuis, à une fillette fort intelligente qui puisa, dans la lecture de ces cartons, l'idée de faire comme Marguerite J... Douée d'une mémoire surprenante, cette enfant récitait les cartons d'un bout à l'autre, par cœur, avec tous les signes destinés à l'un ou l'autre œil, sans un instant d'hésitation.

longue interruption de traitement, la louchette étant mise alternativement sur l'un et l'autre œil, car la vision de O. D. est devenue plus mauvaise que celle de O. G., par augmentation d'As. cornéen.

2/4/1889. — Depuis le 4/10/1888, c'est-à-dire pendant six mois consécutifs, j'ai vu régulièrement la fillette trois fois par semaine. Pendant tout ce temps, nous avons fait les tentatives les plus variées pour obtenir la fusion calme des images. Grâce à des coulisses horizontales et verticales, nous avons pu fugitivement obtenir la fusion, mais elle ne se maintenait jamais plus longtemps que deux secondes : c'était toujours, bien entendu, l'œil droit qui entrait de préférence en fixation, et il en résultait que c'était l'image vue par l'œil gauche qui avait une tendance à descendre. Nous avons appris à voir, à volonté, les objets les plus éloignés en images doubles croisées, mais la position divergente des yeux était accompagnée d'une grande différence de hauteur, qui disparaissait quand les yeux convergeaient. Aussi, l'un des exercices les plus utiles, pendant cette période a-t-il consisté à voir simple une croix noire formée de deux traits un peu épais, tracée sur un carton tenu à la main. La différence de hauteur des yeux n'empêchait pas de fusionner la branche verticale, et on trouvait une position, assez voisine des yeux, pour laquelle la branche horizontale se fusionnait également ; mais cela ne durait au plus que deux ou trois secondes.

27/8. — Au cours de ces exercices, Marguerite a cherché le moyen de combattre la différence de hauteur par des mouvements volontaires. En ce moment, elle s'exprime ainsi : « Quand je regarde fixement, c'est l'image vue par O. G. qui monte. Pour la faire descendre, je fais les yeux vagues en évitant de croiser. Alors elle descend trop bas, et je la remonte avec beaucoup de précaution pour ne pas dépasser. »

12/12. — En nous aidant du stéréoscope à miroirs, elle a appris à obtenir à volonté, par moments, les images, soit directes, soit croisées. Cependant, quand les images sont croisées et qu'elle veut regarder celle de droite (vue par O. G.), la diplopie disparaît, probablement par fusion. Nous continuons à fusionner de très grosses lettres dans le stéréoscope.

15/3/1890. — Nous interdisons toute autre occupation, et pendant trois mois nous ferons dix séances d'exercices par jour. Actuellement, quand, mettant les yeux en légère divergence, elle voit les images croisées, il lui est encore difficile de les maintenir croisées en regardant celle qui est à sa droite : c'est un phénomène assez général, car O. G. étant l'œil strabique, quand cet œil fixe, O. D. renonce difficilement à en faire autant. Remarquons que, la coquille ayant toujours été portée sur O. D., cet œil est devenu moins bon que l'autre, et cependant, quand, voyant double croisé, elle fixe l'image appartenant à O. G. et que les images se rapprochent pour se fusionner, c'est toujours l'image de O. G. qui paraît se mouvoir. Nous sommes donc dans la nécessité fâcheuse de maintenir la coquille sur O. D., dans l'intérêt du rétablissement de la vision binoculaire, malgré la détérioration qui en résulte pour cet œil.

31/5. — Nous réussissons avec facilité les doubles croisés. Les cartons stéréoscopiques les plus gros restent simples pendant quelques secondes. Nous parvenons à voir simple une bougie, depuis assez près jusqu'à 75 centimètres, et même à la conserver simple à cette distance, malgré de petits mouvements de tête. Nous arrivons également à voir simple, pendant deux à trois secondes, un gros pain à cacheter noir sur fond blanc. Parlant de l'image de ce pain vue par O. G., Marguerite dit : « Je sais la faire descendre ou monter à volonté. La difficulté est quand elle monte. C'est en forçant que je la fais monter et en desserrant les yeux que je la fais descendre. » Ce qui est d'accord avec sa précédente explication (27/8/1889).

Ce qui est tout à fait curieux, c'est qu'après avoir réussi à fusionner par des mouvements volontaires, nous voyons la répulsion reprendre le dessus après un temps très court ; ceci m'amènera à lui faire regarder les objets à fusionner pendant le temps seulement où la fusion se maintient, et à fermer les yeux dès que les images sortent ; mais, avant d'y parvenir, nous devrons rendre plus aisés les divers mouvements de convergence, de divergence et de différence de hauteur, qu'elle ne sait encore exécuter qu'au prix de grimaces variées et énergiques.

17/2/1891. — Elle sait faire descendre volontairement, avec aisance et *sans dépasser le but*, l'image de O. G. Il en résulte qu'elle sait voir simple, pendant quelques secondes, non seulement une bougie, mais d'autres objets. Mais rien ne reste simple plus de deux ou trois secondes. Pour passer d'un objet à l'autre, elle se tourne brusquement, tout d'une pièce, pour se mettre dans la position la plus favorable.

21/8. — Pour voir les objets fusionnés, elle agit en deux temps. D'abord voir les images croisées, et ensuite, tout en convergeant assez pour obtenir la fusion, monter l'œil droit en dépassant un peu le but, ce qui n'est pas très facile, puis le descendre un peu, pour obtenir la fusion.

15/9. — M'écrit de Suisse : « Les lettres dansent peu dans le stéréoscope, beaucoup plus sous le contrôleur. Je trouve que cela se met de moins en moins de travers. Je rentre les objets assez facilement, mais ils dansent beaucoup et je les garde très peu de temps. Quand un objet est rentré et que je cherche à en regarder les détails, il se met généralement à danser et je le calme très rarement. »

31/12. — J'autorise à remplacer, demain, 1er janvier, la coquille par les lunettes, pendant les quelques heures consacrées aux visites de jour de l'an. En effet, peu à peu, à condition de cesser de regarder tout objet dès qu'il se met à trembler un peu fort, nous arrivons à voir simple pendant près d'une minute de suite.

21/4/1892. — Parvient à lire, lettre par lettre, des caractères de dix points. Les objets ne se dédoublent plus aussi rapidement, et nous restons pendant plusieurs heures par jour avec les deux yeux découverts, étant recommandé de cesser de regarder tout objet qui se met à trembler. Lecture contrôlée pendant une heure par jour : elle commence à savoir lire en pensant en même temps à ce qu'elle lit.

1/12/1892. — La lecture étant devenue facile, je considérais la partie comme gagnée. Cependant, depuis quelque temps, elle s'observe moins en regardant autour d'elle, et elle a cessé de se contrôler en lisant. Aussi, remarquons-nous un strabisme périodique divergent de l'œil droit, qu'elle rectifie au commandement, mais qui apparait assez souvent sans qu'elle s'en aperçoive. Je lui donne le contrôleur à grille, et je lui recommande, quand elle emploie la coquille pour écrire, de la mettre sur l'œil *gauche*, car nous voilà exposés à remplacer son vieux strabisme convergent gauche par un strabisme divergent droit.

29/6/1893. — Quand la diplopie disparait, l'image de l'œil gauche ne danse plus. Rien ne s'oppose donc plus au port de la louchette sur l'œil gauche, en écrivant et en faisant des travaux d'aiguille. Je crains, malheureusement, qu'il soit trop tard pour espérer une diminution de l'astigmatisme acquis par l'œil droit.

Outre la louchette et la lecture contrôlée, je recommande de s'assurer fréquemment de la correction de la vision, ce qui est facile, puisqu'elle sait converger ou diverger, à volonté, d'une petite quantité.

1895. — Tout va bien, sauf la divergence de l'œil droit qui apparaît encore, mais par rares instants. Je pense qu'elle disparaîtra spontanément : si l'on était impatient, on pourrait obtenir ce résultat par une opération.

Cette observation, que j'ai écourtée, est bien de celles qui montrent ce qui *peut* être fait et non ce qui *doit* être fait. Consacrer tant de peines et de soins à une personne, quelque intérêt qu'on puisse lui porter, c'est gaspiller sa vie et, pour la jeune fille elle-même, mieux eût valu peut-être la laisser louche que de la tourmenter pendant tant d'années.

Pourtant, de cette observation, jointe aux deux précédentes, il est permis de tirer cette conclusion que la répulsion des images n'est jamais incurable ; les trois cas que j'ai choisis pour les décrire à cette place, sont précisément ceux qui, parmi mon matériel, présentaient au plus haut degré ce que von Gräfe appelait *Wiederwillen gegen Einfachsehn*. Ce n'est pas par hasard que les trois cas qui viennent d'être décrits présentaient du strabisme alternant : je ne conçois pas la répulsion se produisant dans le strabisme unilatéral, lequel échappe à la diplopie par l'amblyopie jointe à la neutralisation.

Comme je l'ai déjà dit, entre l'attraction physiologique et la répulsion pathologique des images, on rencontre tous les degrés intermédiaires, et, s'il est difficile de venir à bout d'une répulsion très accentuée, il est, au contraire, fort aisé de transformer en attraction une légère répulsion ; or, dès que les images s'attirent, si peu que ce soit, la cause est gagnée, car la pratique des exercices d'abord et, plus tard, l'emploi des yeux pour les occupations ordinaires, auront pour effet de fortifier cette attraction et de l'amener au degré physiologique.

§ 87. **L'anisométropie** n'est évidemment pas une condition favorable à l'exercice de la vision binoculaire, et cependant, contrairement à ce que l'on eût pu supposer, je ne crois pas l'avoir rencontrée chez les sujets affectés d'antipathie violente contre la vision simple. Cela se conçoit si cette antipathie dérive de l'habitude prise d'écarter des images identiques : quand il y a anisométropie, le strabique se servant alternativement de l'un ou de l'autre œil, suivant qu'il regarde plus ou moins loin, doit trouver avantageux de recourir à la neutralisation : dès lors la répulsion des images ne se produit pas. Il est vrai que leur attraction ne se produit pas davantage : nous avons affaire à une sorte d'indifférence pour la fusion, intermédiaire entre l'attraction et la répulsion. Aussi, chez les strabiques anisométropes, faut-il bien se garder de prescrire des lunettes correctrices de l'anisométropie autrement que pour être employées pendant les exercices de fusion : on risquerait soit de provoquer la répulsion, soit de perfectionner la neutralisation. En revanche, on peut souvent se dispenser de prescrire la louchette en permanence, l'anisométropie ayant pour effet de brouiller l'image reçue par celui des yeux qui n'est pas employé.

Avant de parler de l'anisométropie chez les strabiques, je dois indiquer comment elle se comporte chez les personnes qui ne louchent pas. — En règle générale, chez tout le monde, les yeux sont égaux à un degré tout à fait surprenant. Pour l'astigmatisme dans l'anisométropie, je renvoie aux *Mémoires d'ophtalmométrie*, p. 129 et 130, où l'on verra comment les choses se présentent objectivement chez les yeux à peu près égaux affectés d'un astigmatisme cornéen inégal. En résumé, j'ai remarqué que la réfraction sphérique subjective des deux yeux est égale, *à condition d'exprimer l'astigmatisme par un cylindre convexe*. Par exemple, supposons qu'on ait trouvé : a, $0 - 1.5 - 1$; $0 - 1 - 1$ pour la mesure de la réfraction des yeux d'un sujet, je dis que c'est invraisemblable. En effet, remplacez les cylindres concaves 1.5 à gauche et 1 à droite par les convexes, les verres sphériques à superposer deviendraient $- 2.5$ et $- 2$, c'est-à-dire seraient inégaux. Comme, dans la mesure de la myopie, on se trompe bien plus souvent par excès que par défaut, il est probable que, pour l'œil gauche, le verre correcteur à superposer sur le cylindre convexe doit être $- 2$ au lieu de $- 2.5$. Admettons qu'il en soit ainsi, la réfraction de notre sujet serait : b, $0 - 1.5 - 0.5$; $0 - 1 - 1$. Voilà ce que nous apprend l'observation de nombreux sujets. C'est la formule b qui exprime l'égalité des yeux, tandis que la formule a exprime une anisométropie d'une demi-dioptrie (1).

Cela compris, contrairement à ce qui est généralement admis, on trouvera que l'anisométropie faible est extrêmement rare, et cela se conçoit aisément si l'on admet qu'il existe dans l'œil un réglage, tel que je l'ai décrit au Congrès de Berlin (1890) dans une communication à la section de physiologie, réglage qui fonctionne difficilement dans les yeux hypermétropes, mais qui, chez les myopes, a pour effet d'adapter d'une manière permanente la lon-

(1) Au lieu de dire que, généralement, on doit trouver des verres sphériques égaux par-dessus les cylindriques *convexes*, on peut exprimer la même règle en disant que *la somme algébrique des verres des deux yeux est habituellement égale*. Or, dans le cas a, la somme algébrique est -2.5 pour l'œil gauche et $- 2$ pour le droit, tandis que dans le cas b la somme est $- 2$ pour l'un et l'autre œil. Il ne faut pas croire que cette règle ne souffre aucune exception; elle n'en est pas moins très utile pour ramener les yeux à l'égalité en corrigeant les erreurs de quarts de dioptrie que l'on ne peut éviter dans l'examen subjectif le plus soigné ou dans la skiascopie la plus exacte.

gueur de l'œil à l'occupation qui lui est imposée. S'il en est ainsi, les mêmes causes produisant les mêmes effets, on doit voir, et l'on voit en effet la myopie progresser d'un pas égal sur les deux yeux d'une même personne, jusqu'au moment où, le sujet étant amené à renoncer à la vision binoculaire, on voit la myopie rester stationnaire sur l'œil qui cesse de servir à la vision des objets voisins et augmenter sur l'autre (1).

Il ne faut donc pas nous étonner de rencontrer des yeux inégaux chez nos strabiques, sauf chez les alternants : tandis que l'inégalité d'astigmatisme a pu favoriser la production du strabisme ou tout au moins déterminer le choix de l'œil à dévier, *l'inégalité de réfraction sphérique est presque toujours une conséquence du strabisme*; elle ne doit donc pas nous détourner de poursuivre la guérison, et le rétablissement de la vision binoculaire, parfaitement compatible avec l'anisométropie, nous offrira parfois le bénéfice supplémentaire d'une égalisation ultérieure des yeux.

En effet, on a vu plus haut (§ 36) que la guérison du strabisme peut s'accompagner d'une diminution de l'astigmatisme de l'œil dévié. Bien plus souvent et plus sûrement, chez les hypermétropes, l'œil dévié apprenant à accommoder, l'hypermétropie manifeste s'égalise. Il arrive aussi, chez les myopes, que si l'on n'obtient pas que le sujet mette tous les objets au *remotum* de l'œil le moins myope, la myopie de cet œil se mette à augmenter pour devenir égale à celle de l'autre.

De ce qui vient d'être dit se déduisent les règles à suivre quand on prescrit des verres aux strabiques : il faut leur donner des verres inégaux et, au cours du traitement, il convient de les calculer de manière à favoriser la vision de l'œil habituellement dévié; plus tard, après guérison, il peut convenir de modifier la correction pour laisser faire le réglage qui tend à ramener les yeux à l'égalité.

Parmi les observa ions qu'on a rencontrées dans tout le cours de ce volume, il n'en est pas où l'anisométropie ait été un obstacle au traitement, même chez des adultes. Je rappellerai la rapidité de la guérison de Mlle V... et de M. Robert J... (obs. 373 et 408, p. 73 et 74, § 29) qui présentaient une myopie unila-

---

(1) Combien de fois n'ai-je pas vu, chez des sujets affectés de fort astigmatisme unilatéral, l'œil sans astigmatisme présenter seul de la myopie? N'avons-nous pas vu également, sous l'influence de verres inégaux donnés involontairement par un opticien, les yeux s'adapter à ces verres, l'un des deux devenant plus myope précisément de la quantité nécessaire pour mettre le *remotum* au même point pour les deux yeux armés de verres inégaux? Si l'anisométropie faible est une rareté, elle n'en existe pas moins: il faut bien qu'elle se rencontre au moment de transition, où le sujet verse dans l'anisométropie pour ainsi dire progressive.

23.

térale. Il a fallu également un temps très court pour guérir Mᵐᵉ G... (obs. 414, § 26, p. 66) dont l'un des yeux était fortement astigmatique.

Si, au contraire, la guérison de Mᵐᵉ W... (obs. 301, § 31, p. 77) a demandé de grands efforts, c'est que l'un des yeux était fortement hypermétrope; on n'était pas en présence d'un strabisme alternant comme pour les autres cas que je viens de citer.

Il arrive assez souvent que, surtout si l'on ne corrige pas parfaitement l'anisométropie, l'image de l'un ou l'autre œil prédomine au commencement ou à la fin de la ligne quand on fait les expériences de vision binoculaire contrôlée. L'observation 74 (p. 319) nous en fournira un exemple très net; mais cette circonstance n'est sérieusement gênante que dans les cas de strabisme invétéré.

Ainsi qu'on l'a vu page 45, les yeux peuvent apprendre à accommoder inégalement, de manière à rendre insensible le résultat d'une légère anisométropie. Pour s'en convaincre, il suffit de lire quelque temps en faisant usage du contrôleur à gril après avoir mis devant l'un des yeux un faible verre concave : la gêne éprouvée au début pour lire les caractères situés derrière les barreaux vus par l'œil armé du verre concave ne persiste pas bien longtemps.

§ 68. **Cas musculaires.** — Si, dans tout ce qui précède, les muscles ont été relégués au second plan quant à la production du strabisme, et si, dans les procédés institués pour remédier à la déviation, je n'ai jamais parlé de gymnastique musculaire, mais uniquement d'exercices d'innervation, il n'en faut pas conclure que jamais les muscles ne soient incriminables.

On a déjà rencontré (p. 193) l'observation de Mˡˡᵉ de L. L... qui présentait un manque absolu d'action d'un des droits externes. Voici un cas du même genre :

Observation 238. — Marie F..., âgée de cinq ans, observée le 4·9/1873, est affectée depuis sa naissance d'un strabisme convergent de l'œil gauche, lequel ne dépasse la position médiane que pour le regard très relevé et ne l'atteint pas lors du regard en bas, et cependant, pour le regard à droite, la vision est binoculaire.

L'observation suivante est encore plus démonstrative :

Observation 138. — Mˡˡᵉ F..., institutrice, est affectée de strabisme convergent alternant depuis sa naissance. Ni l'un ni l'autre œil ne peut dépasser la position médiane, comme si les muscles droits externes n'existaient pas. Il existe cependant de la vision binoculaire pour les objets voisins. Avec une bougie et un verre rouge, la diplopie ne commence qu'au delà de 30 centimètres environ.

Il arrive donc que des sujets affectés d'anomalies musculaires importantes conservent la vision binoculaire pour certaines directions du regard, absolument comme les personnes atteintes subitement de paralysie d'un des muscles droits peuvent trouver une position où elles voient simple. Les strabiques qui nous occupent actuellement ont acquis, sous ce rapport, une virtuosité extraordinaire, puisqu'ils arrivent à étendre le champ de la vision binoculaire presque jusqu'à la limite des mouvements que sait faire l'œil strabique en combinant le maximum d'innervation d'un muscle avec une innervation presque nulle du muscle associé.

Les observations analogues à celles que je viens de relater sont rares, car il est évident que, surtout si l'œil dont les mouvements sont limités est moins bon que l'œil sain, il y a de grandes chances pour que le strabisme devienne permanent. Les parents y aident même souvent, en empêchant les enfants de suivre leur instinct et de tourner la tête et le corps de manière à affecter la position la plus propice à la vision binoculaire.

Si, dans des cas de ce genre, la vision binoculaire a pu être maintenue spontanément, il ne doit pas être impossible de l'établir artificiellement, chez les rares sujets dont le strabisme reconnaît une cause musculaire ; mais c'est une entreprise nécessairement longue et difficile et le résultat ne peut être que partiel. Aussi ne l'ai-je tentée qu'une seule fois, avec une fillette dont les parents étaient doués d'une intelligence et d'une persévérance peu communes. Je ne voudrais pas recommencer. Voici le cas :

Observation 340. — Claire M..., âgée de six ans. Le 6/11/1886, je constate un strabisme convergent permanent considérable de l'œil droit, avec déviation en haut de cet œil et nystagmus des deux yeux. L'œil droit ne fixe pas franchement quand on couvre le gauche ; sa mobilité en dehors est presque nulle. Les parents affirment que la déviation est congénitale ; en tout cas elle était permanente et très marquée à l'âge de trois mois. Sans espoir sérieux de guérison, nous faisons porter la coquille en permanence sur l'œil gauche.

4/12. — En un mois, la vision de l'œil droit s'est améliorée à tel point que la fixation s'obtient sûrement, mais seulement par saccades, à cause du nystagmus. D'ailleurs O. G. ne fixe aussi que par saccades.

3/3/1887. — Le nystagmus rendant la mesure de la réfraction assez difficile, j'ai instillé successivement 3 milligrammes d'atropine dans chaque œil et, outre l'astigmatisme, l'ophtalmoscope a révélé, à l'image droite, une hypermétropie d'environ quatre dioptries aux deux yeux. J'inscris ici la réfraction, trouvée plus tard, lorsque le nystagmus eut diminué et que l'enfant fut devenue plus maniable. Cornée, 25 ± 3.5 ; 155 ± 3.5. Subjectivement, avec vérification skiascopique : $15 - 3.5 + 3.5$; $170 - 4 + 5$.

Notons en passant que le nystagmus, qui est nettement saccadé, n'a pas diminué par l'atropinisation.

15/10. — Sans espoir d'obtenir ainsi la vision binoculaire, j'opère l'œil droit par ténotomie et avancement capsulaire, pour diminuer la déviation et surtout pour combattre le nystagmus.

18/10. — On rencontre parfois des surprises favorables. Non seulement le nystagmus de l'œil droit a disparu presque complètement, mais, à ma très grande surprise, quand les deux yeux sont découverts, c'est à peine s'il subsiste du nystagmus à l'œil gauche. Il semble que la vision binoculaire se soit établie et cela expliquerait la cessation du nystagmus de l'œil gauche. D'ailleurs, grâce à l'emploi permanent de la coquille à gauche, la vision de l'œil droit est devenue au moins égale à celle du gauche, ce qui a préparé l'heureux résultat obtenu par l'opération.

19/3/1894. — Pendant plus de six ans après l'opération, le traitement a consisté à surveiller l'emploi de la louchette, qui était quittée aussi longtemps que les yeux étaient droits et remise, soit pour le travail, soit quand la déviation réapparaissait. Finalement, l'acuité était devenue bien meilleure à droite qu'à gauche et nous avions obtenu la lecture contrôlée. La fillette avait adopté instinctivement une position de tête fort disgracieuse, mais telle que la vision binoculaire était obtenue facilement. Nous avions eu le plus grand soin de la laisser entièrement libre à cet égard. — En présence de cette position de tête qui commande une attitude fort déplaisante du corps, je me décide à sectionner le droit externe de l'œil droit, de manière à diminuer l'effet de la première opération.

20/3. — Le résultat désiré ne s'est pas fait attendre : l'attitude de la tête et celle du corps se sont subitement rectifiées. La guérison est loin d'être parfaite, car la mobilité de l'œil droit est restreinte dans les deux directions ; mais, quand elle regarde droit devant elle, Claire M... ne louche pas, et, avec ses lunettes, elle se livre à toutes les occupations des enfants de son âge.

9/4/1895 — L'amélioration s'est maintenue : plus de nystagmus sensible et nous n'avons plus que deux inconvénients : habitude prise de ne tourner les yeux de côté que très modérément et, par instants très rares, déviation de l'œil droit vers le haut avec réapparition du nystagmus.

N'ayant pas relaté en détail les exercices qui ont secondé l'action de la louchette dans les cas musculaires qui viennent d'être décrits, il importe d'ajouter qu'ils n'ont *jamais* eu pour objet de renforcer les muscles. Par des échecs suffisamment nombreux, je me suis convaincu de l'inefficacité d'exercices gymnastiques de cette espèce.

CHAPITRE XI

De la fausse projection.

§ 89. Historique. — § 90. Explication. — § 91. Évolution. — § 92. Traitement de la fausse projection. — § 93. Observations. — § 94. Explications complémentaires. — § 95. Auto-observations.

Les phénomènes qui me restent à décrire sont tellement fréquents qu'il eût été logique d'en faire figurer la description beaucoup plus tôt, mais l'observation et l'explication de ces faits présentent de si grandes difficultés que j'ose à peine espérer les faire comprendre au lecteur qui aura étudié attentivement tout ce qui précède, et cela non seulement en théorie, mais par l'observation des malades. Aussi devrai-je allonger ce chapitre outre mesure.

Qu'on se reporte d'abord à la description de l'expérience du § 78 (p. 220), on conçoit qu'un pareil malade qui, en louchant, voit les objets à leur vraie place, puisse voir des images *croisées* si son strabisme convergent est corrigé par une opération : voilà l'origine de la fausse projection.

§ 89. **Historique.** — C'est Albert de Gräfe qui, dans ses célèbres mémoires, a signalé les faits de fausse projection. Il faut lire dans l'original ces longues études, remarquables par la précision des descriptions et par la prudence de l'auteur qui ne risque pas d'explication sur ces faits qu'il qualifie d'obscurs (höchst dunkele Reihe von Erscheinungen).

En gros, il s'agit en général de strabiques convergents qui, après une correction opératoire insuffisante, perçoivent des images doubles croisées. Parmi les expériences de l'auteur, il faut citer celle où, saisissant la conjonctive du patient avec une pince, il amenait les doubles images à se *rapprocher* quand, par cette traction, il ramenait les yeux dans une position analogue à celle qu'ils occupaient avant l'opération.

La conclusion de von Gräfe était que, dans les cas de ce genre, il faut renoncer à obtenir à la fois la correction du strabisme et la vision binoculaire et il laissait au temps le soin d'effacer l'une des images de cette diplopie à fausse projection.

Une bonne fortune m'a mis en situation d'observer le plus célèbre des cas de fausse projection décrits par de Gräfe, celui du D' W..., qu'il présenta à la première réunion du Congrès de Heidelberg en 1857. Le sujet vit encore, si bien qu'on a pu suivre pendant près de quarante ans ce cas de fausse projection.

Voici d'abord un passage de von Gräfe relatif au premier cas qui ait été observé (*Gräfe's Archiv*, t. I, i, p. 95) :

Il existe des cas où l'on observe une contradiction entre l'espèce de la diplopie et la direction des axes visuels après une opération de strabisme. J'ai observé ce fait pour la première fois chez un étudiant en médecine qui était affecté depuis l'enfance d'un très fort strabisme convergent alternant. Après la double opération, la position des yeux semblait correcte pour des distances variant de 4 à 12 pouces dans le plan médian; au delà de cette limite, un faible reste de strabisme convergent. Le malade voyait double, mais, chose curieuse, dans la limite des positions où la direction des yeux semblait correcte, les doubles images étaient assez éloignées, et il fallait, pour les fusionner, des prismes plus forts que lorsque l'objet était à une distance plus grande que 2 ou 3 pieds. J'ai aussitôt supposé que les doubles images n'étaient pas homonymes, comme c'est le cas dans la convergence pathologique, mais qu'elles étaient croisées. En effet, pour rapprocher les images, il fallait tourner la base des prismes en dedans, comme dans le strabisme divergent. Je ne pouvais imaginer que l'une des explications suivantes : ou bien l'ancienneté du strabisme avait fait changer la forme du globe oculaire, de sorte que la *macula* ne coïncidait plus avec le pôle postérieur du globe, mais était rejetée de côté, ou bien les points correspondants des deux rétines étaient déplacés de telle sorte qu'un point situé en dedans de la *fovea* d'un œil correspondait à la *macula* de l'autre, ou à un point encore plus interne.

D'après la première hypothèse, on aurait dû penser que par suite d'une pression inégale la moitié interne du globe se serait aplatie, la moitié externe se serait allongée, et la *macula* aurait ainsi subi un déplacement dans le sens interne. Il en résulterait que lorsque l'axe oculaire serait dirigé vers un point lumineux, celui-ci se peindrait en un point de la rétine situé plus en dehors que la *macula*, d'où résulterait de la diplopie croisée comme dans le strabisme divergent. Lors de la convergence pathologique des axes, ou bien grâce à l'addition de prismes à base interne, les images croisées pourraient, dans ce cas, se rapprocher et se fusionner.

Dans la seconde hypothèse, l'image tombant au centre de la rétine lors de la fixation correcte apparaîtrait dans une position excentrique d'un côté ou des deux, puisque la fausse *fovea* serait déplacée en dedans; par suite, on devrait avoir les images doubles croisées comme dans la divergence; pendant la convergence pathologique, l'image double pourrait se rapprocher de plus en plus de la fausse *fovea*.

Il faudrait qu'il y eût, lors de l'occlusion de l'œil sain, une déviation interne de la cornée pour que, dans la première hypothèse, la lumière tombât sur la *macula*, ou pour que, dans la seconde, elle se peignît sur la fausse *fovea*, qu'on a d'ailleurs le droit de regarder *à priori* comme la plus sensible...

Plus tard, à mon grand étonnement, sans changement apparent dans la position des yeux, les conditions de la diplopie se rapprochèrent de plus en plus des conditions ordinaires, si bien que la convergence pathologique était accompagnée d'images doubles homonymes. J'adoptai donc la première hypothèse et j'admis que la forme des globes s'était graduellement rapprochée de la normale lorsque les positions des yeux furent elles-mêmes devenues plus normales.

On verra plus loin que les hypothèses de von Gräfe sont toutes deux inadmissibles.

Je passe au cas célèbre du Dr W... :

Observation 3. — Le 1/6/1864, ce confrère me permet d'examiner ses yeux. Réfraction, 0 — 0.75; — 7. Lors de la vision au loin, l'œil gauche fixe et le droit converge vers un point distant d'environ 50 centimètres. Si l'on met le doigt au point où les lignes visuelles semblent se rencontrer et qu'on prie le sujet de fixer, l'œil droit se met aussitôt à converger assez fortement. — Diplopie, par moments, lorsque le regard se porte vers des objets très voisins et à droite. Impossibilité de fusionner les images doubles, quelque voisines qu'elles soient.
5/6. — Nous avons obtenu facilement la vision binoculaire dans le stéréoscope, mais seulement pour de gros pains à cacheter.
23/6. — Ses occupations n'ont permis au patient ni de porter une louchette, ni de mettre des verres correcteurs de l'anisométropie, ni de consacrer une demi-heure par jour à des exercices, et cependant en trois semaines il est parvenu à fusionner dans le stéréoscope des caractères assez fins.
On voit que, malgré la fausse projection, que von Gräfe avait observée après une première ténotomie et qui l'avait conduit à faire comparaître le Dr W... devant les confrères réunis à Heidelberg, nous avions facilement obtenu la vision binoculaire correcte, tout au moins dans le stéréoscope.

Notre confrère, ne pouvant se soumettre aux exigences du traitement que je lui proposais, préféra faire exécuter, par Pagenstecher, une nouvelle opération qui, pour la vision au loin, mit ses yeux dans une position à peu près parallèle. Trois ans plus tard, il décrivit son état dans trois notes (*Études ophtalmologiques* de Wecker. Paris, Delahaye, 1867, t. II, p. 930, 934 et 990) :

« Une expérience personnelle nous a confirmé dans l'opinion que nous venons d'exprimer. — Le Dr W... était atteint d'un strabisme alternant, convergent et concomitant, causé par une différence dans la réfraction de ses deux yeux. Chaque œil possède une acuité parfaite. L'œil le plus ordinairement dévié était le droit, atteint de M = 1/5.5 (7 D.). L'autre, à part un As. de 1/60 (0.75), est emmétrope. Une ténotomie fut pratiquée, de ce côté, il y a dix ans. Aussitôt il apparut une diplopie qui n'avait jamais existé et qu'on n'avait pu provoquer au moyen de prismes : elle dura pendant quelques semaines. Il resta une faible convergence contre laquelle on pratiqua, sept ans plus tard, deux ténotomies sur l'œil gauche (œil emmétrope, celui qui regarde de loin et qui n'était dévié, divergeant relativement à l'objet fixé, que lors du regard de près). Il ne survint aucune diplopie après ces deux opérations, qui eurent sur la position relative des deux yeux une influence manifeste : ce fut à grand'peine que l'opéré détermina une diplopie de quelques instants, en se plaçant au-devant de l'œil gauche un verre coloré. Deux ans après, nouvelle ténotomie sur l'œil droit, le plus ordinairement dévié, et réapparition immédiate de la diplopie observée après la première opération. »

La seconde de ces notes est beaucoup plus intéressante, parce qu'on y voit que, quelques années après la dernière des opérations mentionnées tout à l'heure, la fausse projection avait réapparu *en sens inverse*, par suite de la divergence relative qui en était résultée pour la vision des objets très voisins, divergence d'autant plus grande que, pour les opérations délicates, notre chirurgien a coutume d'employer son œil droit.

Voici cette note :

« Nous nous ferons mieux comprendre en donnant ici un exemple de cette fausse projection. Le Dʳ W..., dont nous avons déjà parlé, présente une déviation imperceptible, en dehors, consécutive à la dernière des opérations qu'il a subies sur l'œil droit. Il voit double par moments. Il se place en face d'un pilier situé à 4 mètres de distance, large de 1 mètre, et qui sépare deux croisées larges chacune de 1ᵐ,50. Une bougie allumée est disposée vis-à-vis le malade, précisément entre les deux croisées, préalablement garnies de rideaux pour faciliter l'appréciation des images doubles. Le malade doit, en raison de la faible divergence de ses yeux, avoir des images croisées, et, de plus, eu égard au degré de cette divergence, des images distantes à peu près de 30 centimètres, si l'objet fixé est à 4 mètres. Dans cette expérience, l'image de la bougie correspondante à l'œil opéré devrait donc être à gauche de la bougie et distante de 20 centimètres du bord de la croisée gauche. À sa grande surprise, le malade assure que cette image lui apparaît au-devant de la croisée gauche et près du bord de cette dernière opposé au pilier. Veut-il préciser davantage son observation, il fronce le sourcil du côté de l'œil dévié et déclare tout à coup qu'il voit l'image correspondante au-devant de la croisée droite; c'est-à-dire que les images sont devenues homonymes; et cependant la divergence persiste. Pendant un certain temps, ce confrère indique, bien qu'avec un peu d'hésitation, la persistance des images homonymes. Il va même jusqu'à signaler, soit un écartement, soit un rapprochement des images homonymes, suivant que les mouvements des yeux et la position du malade augmentent ou diminuent la divergence de l'œil droit consécutive à l'insuffisance du muscle droit interne droit. On croit avoir affaire à une incongruence rétinienne; mais on ne tarde pas à remarquer beaucoup d'inconstance et d'hésitation dans les observations du malade qui, à tout instant, apprécie d'une manière différente l'écartement des images. On a alors recours à l'expérience suivante : on cache par instants l'œil gauche, qui est en fixation, et l'on engage le sujet à préciser exactement la distance que parcourt l'image de l'œil droit (à chaque fois qu'on voile l'autre œil) pour prendre la place qu'elle occupe lorsque ce même œil droit fixe la flamme. Or, après plusieurs essais de ce genre, le confrère ne signale plus les images homonymes; il déclare les images croisées, mais avec un écartement bien supérieur à celui que la divergence semble comporter. Lorsqu'il continue à masquer, à plusieurs reprises, sous la main, l'œil fixateur, et à faire voyager l'image pendant que l'autre œil entre en fixation, le malade constate manifestement que l'image de l'œil dévié se rapproche de l'autre, c'est-à-dire, d'après ce que nous avons dit plus haut, qu'elle avance vers le milieu de la croisée gauche, et qu'elle finit par dépasser le bord du pilier en se plaçant là où, en raison de sa position sur la rétine, elle devait être projetée. C'est en faisant apprécier au sujet (par le moyen de la sensibilité spéciale que développe la contraction musculaire) le degré du déplacement effectué par l'image de l'œil dévié, lorsque, d'une portion excentrique de la rétine, elle gagne la tache jaune, que nous arrivons à procurer à cette personne la notion de l'excentricité de cette image, et à supprimer la fausse projection. Chez notre malade on peut, au moyen d'un faible prisme ayant sa base tournée en dedans, faire alors disparaître la diplopie, ce qui était impraticable avant l'occlusion répétée et souvent interrompue de l'œil gauche. »

Pour mieux comprendre ce qui précède, voy. *c*, p. 280 et 281.

Enfin, dans la troisième note, l'auteur s'exprime ainsi :

« C'est un fait d'expérience personnelle qui a attiré notre attention sur ce point. Le Dr W..., dont il a été déjà question, était atteint d'un strabisme convergent de 4 à 5 millimètres. Il fut soumis, en 1857, à la strabotomie, et l'opérateur déclarait qu'il suffirait d'une ténotomie pour amener la guérison. A cette époque, on était bien plus affirmatif qu'aujourd'hui relativement aux effets qu'on croyait pouvoir promettre de l'opération, et l'on allait jusqu'à faire dépendre, en partie, le résultat de la ténotomie de la grandeur du crochet employé à saisir le muscle. Ayant vu, dans le cas que nous citons, la guérison se faire attendre, jusqu'après la quatrième opération, nous avons tout lieu de révoquer en doute cette grande précision que quelques auteurs se jugent capables de mettre dans le dosage de la strabotomie.

« C'est à l'issue d'une des leçons de von Gräfe que le Dr W... s'était couché sur le lit d'opération en engageant le professeur à vérifier sur lui l'exactitude des principes qu'il venait d'exposer sur le dosage de la ténotomie ».

L'intérêt de l'observation qui précède est augmenté par cette circonstance que, le cas ayant été publié par von Gräfe comme incurable, il n'était pas possible de choisir un meilleur exemple pour démontrer la curabilité de la fausse projection.

Tandis que von Gräfe n'avait observé la fausse projection que chez des opérés, j'ai eu l'occasion d'en rencontrer un certain nombre de cas *avant opération*, c'est-à-dire dans toute leur pureté, et ces observations ont formé le fond de ma thèse inaugurale (1) à laquelle on peut se reporter pour plus de détails. Je me permettrai de renvoyer aussi à un article sur les anomalies de la diplopie, que j'ai publié en 1871 dans les *Annales d'oculistique* (t. LXVI, p. 209 à 216), à une époque où j'avais un souvenir plus récent des premiers cas de fausse projection dont j'avais fait la rencontre. Le sujet est tellement difficile que, pour s'y reconnaître, il peut être utile de lire plusieurs exposés différents relatifs aux mêmes faits.

§ 90. **Explication.** — a. *Cas du strabisme convergent.* — Reprenons avec plus de détails l'expérience indiquée au § 78. — A un

(1) *Du strabisme dans ses applications à la physiologie de la vision.* Paris, Masson, 1868.

strabique alternant, je commande de lever les deux mains, à la hauteur des yeux, et de les regarder alternativement. Il n'hésite pas à se servir de son œil droit pour regarder sa main gauche et de son œil gauche pour regarder sa main droite. Après quelques tâtonnements j'arrive à régler la distance de ses mains de telle sorte que l'alternance de ses regards se produise sans aucun mouvement perceptible de ses yeux. Une personne saine qui, mise à la place occupée par notre strabique, se mettrait à converger précisément autant que lui, verrait se superposer en un mélange confus deux images, l'une de sa main droite et l'autre de sa main gauche; pour notre strabique, rien d'analogue n'a lieu : il est habitué à tenir compte de son strabisme et il apprécie assez exactement la position de ses deux mains, en vision directe et en vision indirecte.

D'accord avec le raisonnement, les auto-observations faites par des sujets intelligents nous enseignent que, dans l'expérience qui précède, les deux mains ne sont *jamais* regardées *simultanément*. Le sujet se livre, sans aucun mouvement appréciable des yeux, à des alternatives d'attention extrêmement fréquentes. Cette remarque, très importante, donne l'explication de plusieurs des expériences qu'on rencontrera plus loin.

Supposons maintenant que, par une opération pratiquée sur l'œil droit, je corrige la moitié du strabisme de notre patient. Quand, avec son œil gauche, il regarde sa main droite, située fortement à sa droite, son autre œil regarde droit devant lui, et il est tout naturel qu'en vision indirecte, cet œil voie la main droite moins loin à sa droite, c'est-à-dire *plus à gauche* qu'avant l'opération. Or, avant l'opération, quand l'œil gauche fixait, l'œil droit voyait la main droite à sa vraie place; on conçoit donc que, malgré un reste de CONVERGENCE, l'opération fait apparaître des images CROISÉES : voilà le phénomène de la fausse projection.

Si, à ce moment, nous commandons au sujet de regarder celle des images de sa main droite qui est à *gauche*, il faut qu'il fasse un mouvement des yeux *vers la droite ;* le raisonnement doit donc lui faire paraître l'image perçue par l'œil droit *plus à droite* que celle vue par l'œil gauche. — (Voy. p. 339 et 340 cette même explication donnée sous une autre forme, peut-être plus clairement, dans l'auto-observation de M. D...)

On conçoit qu'en répétant cette alternance de regard assez souvent, notre strabique arrive, plus ou moins vite, à voir les doubles images en projection correcte; on conçoit même qu'à un certain moment les deux appréciations puissent coexister par l'application simultanée de deux raisonnements contradictoires dont le plus anciennement établi a cessé d'être un raisonnement actuel ou, si l'on aime mieux, est devenu inconscient : ceci conduit à l'explication de la *vision triple* dont j'ai parlé dans ma thèse citée plus haut et sur laquelle je reviendrai plus loin.

On conçoit aussi que chez les strabiques dont les yeux sont rigoureusement égaux, cette expérimentation par les mouvements des yeux se fasse involontairement après une correction chirurgicale de la déviation et puisse conduire très rapidement au rétablissement parfait de la vision binoculaire. C'est ce qui a eu lieu pour les observations 15 et 63 (p. 283 et 284), où la fausse projection serait passée tout à fait inaperçue si je ne l'avais pas recherchée avant l'opération.

Supposons enfin qu'on fasse une seconde opération corrigeant exactement le strabisme, on conçoit que le sujet puisse obtenir *simultanément* une image binoculaire et une image unioculaire (obs. 116, p. 288).

Il est extrêmement important de comprendre que l'appréciation de la distance relative des images faussement projetées est nécessairement beaucoup moins exacte que celle des doubles images physiologiques. En effet, pour ces dernières, l'évaluation de la distance se fait avec une précision parfaite, car, dans le tableau d'ensemble résultant des impressions reçues par les deux yeux, les objets vus par l'un ou par l'autre sont localisés par rapport à un centre de coordonnées qui est le point de fixation de l'œil non dévié au moment de l'expérience; aussi la moindre variation de convergence fait-elle varier proportionnellement la distance des doubles images. — Loin de là, dans la fausse projection (qui n'est devenue fausse que par suite d'une intervention chirurgicale), le sujet apprécie la position de chacune des images *par rapport à son corps :* il n'a pas la notion d'un tableau binoculaire contenant un point d'origine des distances. S'il regarde avec l'œil non opéré un objet situé en face de lui, l'autre œil, qui, antérieurement, aurait localisé l'objet au même endroit, en vision indirecte, le localise déplacé du côté du muscle sectionné, mais rien ne permet d'apprécier avec exactitude la grandeur de ce déplacement. Cela est tellement vrai qu'on rencontre des sujets qui, après une faible correction opératoire, malgré l'addition d'un verre rouge devant un œil, sont absolument incapables de dire laquelle des deux images est à droite ou à gauche, phénomène irritant et paradoxal qui résulte de ce que les images ne sont pas localisées l'une par rapport à l'autre, mais toutes deux par rapport à l'individu. — Souvent elles ne sont vues qu'alternativement, avec des alternances si fréquentes qu'elles paraissent simultanées à un observateur peu exercé.

b. *Cas du strabisme divergent.* — L'explication des faits est analogue si la position de départ est la divergence. On conçoit que s' malgré leur position divergente, les yeux sont habitués à apprécier correctement la position des objets, le redressement

opératoire donnera des images directes d'autant plus distantes
que, partant d'une déviation plus forte, on aura obtenu une correction plus complète. Si la correction opératoire a été insuffisante, après avoir vu d'abord des images directes, quand il aura
fait quelques alternances de regard entre les deux images, le
sujet devra voir des images croisées, car, répétant mon raisonnement de tout à l'heure, quand il passe de l'image fixée par l'œil
gauche à celle fixée par l'œil droit, il faut qu'il fasse un mouvement vers la gauche, et *vice versa*. Si l'on ajoute devant l'un
des yeux un prisme à arête interne surcorrigeant la correction
partielle obtenue opératoirement, le sujet retombera dans la
fausse projection, car alors il n'est plus rappelé énergiquement à
la bonne projection comme tout à l'heure ; en effet cette projection ne comporte plus maintenant que des images croisées et le
sujet ne s'aperçoit pas qu'elles sont moins distantes qu'il ne conviendrait. De plus, la neutralisation pourrait intervenir pour
faire disparaître l'une ou l'autre image.

Un cas de ce genre est admirablement exposé par de Gräfe dans
son *Archiv* (t. II, 1, p. 287), cas d'autant plus intéressant qu'il s'agit
d'un strabisme divergent par suite d'opération ancienne faite pour
corriger un strabisme convergent, ce qui prouve bien que la
fausse projection est un phénomène acquis ou secondaire.

c. *Cas mixte.* — Imaginons enfin un sujet affecté d'anisométropie, ce qui donne à son strabisme alternant ce caractère particulier que l'un des yeux est toujours employé pour voir de loin
et l'autre pour voir de près. Pour fixer les idées, supposons l'œil
gauche emmétrope, le droit myope, et la déviation telle que la
vision au loin soit accompagnée d'une forte convergence et celle
de près d'une petite divergence relative. Supposons que, pour
regarder au loin, le sujet neutralise toujours l'image reçue par
l'œil myope, tandis que, lorsqu'il se sert de son œil droit pour
regarder de petits objets voisins, il continue à employer le gauche
pour avoir une notion de la position des objets éloignés. Mettons
un verre concave correcteur devant l'œil droit, il pourra fort bien
arriver que lorsque, regardant au loin, il se sert de l'œil gauche
pour fixer, il aperçoive des doubles images physiologiques, c'est-
à-dire directes et éloignées d'un angle correspondant à la convergence de l'œil droit ; mais on doit s'attendre, au contraire, s'il
fixe au moyen de l'œil droit un objet lointain, chose qu'il n'a
jamais faite, à ce que l'œil gauche lui fournisse une image directe,
éloignée vers la gauche d'une quantité égale à l'angle de la divergence relative dont cet œil avait appris à tenir compte lors de la
vision des objets voisins : ce sera fort compliqué à analyser, le
sujet ayant des images directes dans la vraie projection comme
dans la fausse.

Pratiquons sur l'un des droits internes une opération qui ne redresse pas entièrement les yeux : recommençant l'expérience de vision au loin, les doubles images physiologiques resteront directes et leur distance aura fortement diminué, tandis que, si l'action de la ténotomie a dépassé l'angle qu'affectait la divergence relative lors de la vision de près, quand l'œil droit fixera un objet éloigné, l'image perçue par le gauche paraîtra plus à droite : nous aurons la diplopie croisée, malgré le reste de convergence, et cette diplopie croisée pourra se transformer en diplopie directe et correcte, soit quand ce sera l'œil gauche qui entrera en fixation, soit par les alternances de regard de l'un et l'autre œil, qui enseignent au sujet que pour fixer l'image perçue par l'œil droit il faut tourner les yeux vers la droite, et *vice versa*.

Si, par surcroît, chez le même sujet, on vient à rencontrer des variations de convergence nullement proportionnées à la distance des objets et très différentes suivant que l'un ou l'autre œil entre en fixation, que la neutralisation vienne se mettre par moments en travers et que, brochant sur le tout, la répulsion des images fasse varier les réponses quand on ajoute des prismes devant les yeux, il faut avouer que l'étude des phénomènes devient à peu près inextricable.

Or c'est précisément un cas de ce genre qui fait l'objet d'une des premières observations de fausse projection de von Gräfe et que j'ai reproduite plus haut (obs. 3, § 89, p, 275) à cause de son intérêt historique. Je doute que le lecteur s'y reconnaisse s'il essaye d'étudier des strabismes de ce genre avant d'avoir vu par lui-même et traité des cas moins compliqués.

§ 91. **Évolution.** — Le troisième et dernier mémoire de von Gräfe sur la fausse projection se termine par ces mots écrits en 1855 :

« Ich hoffe beide Patienten, obwohl sie von Ausserhalb sind, nach geraumer Zeit nochmals untersuchen zu können, und wird es mich um so mehr interessiren, zu sehen, wie sich dann deren Projection verhält, als sich daraus vielleicht Aufschlüsse auf das ursächliche Verhältniss dieser Anomalie zum Schielen ergeben. » (*Arch.*, Bd II, i, S. 289).

De même, dans le dernier des articles sur le strabisme que j'ai publié en 1871 dans les *Annales d'oculistique*, je disais : « Attendons la visite d'un opéré reconnaissant pour savoir si, avec les années, le déplacement de l'image de l'œil dévié peut faire place à un déplacement en sens inverse..... »

La question est capitale, en effet, car, si la fausse image se déplace et surtout si elle se déplace dans le sens conforme à la théorie que j'émettais en 1868 et que je viens d'exposer ici à nouveau, c'en est fini de l'hypothèse d'après laquelle la fausse projection serait la cause de certains strabismes, hypothèse qui trouve

encore des défenseurs; c'en est fait aussi des deux hypothèses de
von Gräfe (p. 274). Enfin nous obtenons une preuve de plus de
la curabilité de ces malades et nous gagnons un argument solide
en faveur de la théorie de la vision binoculaire telle qu'elle est
exposée dans les chapitres premier et dernier de ce livre.

Or, trente ans après le vœu exprimé par von Gräfe, j'avais la
bonne fortune de revoir une strabique (obs. 156) chez laquelle
j'avais observé la fausse projection seize ans avant : il est
difficile de se reconnaître dans les détails de ce cas, très com-
plexe, mais le fait de la variation de la fausse projection par
l'effet du temps et de son remplacement par une autre fausse
projection, conforme à la nouvelle position des yeux, suffit pour
confirmer mes explications et surtout pour démontrer que tous
ces phénomènes sont une conséquence du strabisme. D'ailleurs
le retour de cette opérée, dont le cas sera décrit pages 291 à
294, n'était pas nécessaire pour prouver qu'il en est ainsi : on
en trouvera des preuves suffisantes dans d'autres observations
qui figurent au § 93. — L'évolution du cas relaté au § 89 et une
observation citée plus haut (*Gräfe's Arch.*, t. II, ι, p. 287) avaient
déjà formé ma conviction.

§ 92. **Traitement.** — D'après tout ce qui vient d'être expliqué,
on conçoit que la fausse projection soit rarement observée chez
des sujets non opérés; tous les sujets de von Gräfe étaient des
opérés et, pour découvrir les phénomènes avant opération, il m'a
fallu aller à leur recherche. Si l'on reste dans les idées du *strabismus incongruus*, on devrait ne jamais opérer sans rechercher la
fausse projection et, quand on la rencontre, on devrait s'abstenir.
Or la marche à suivre est précisément opposée : il ne faut pas
essayer de guérir sans opération un malade de ce genre, car
l'opération a pour effet immédiat de mettre les images dans cette
situation paradoxale dont nous pouvons espérer les sortir, tandis
que, sans opération, nous ne trouvons pas facilement le fil directeur
à offrir au patient.

De plus, bien souvent, après l'opération, la fausse projection
disparaît à l'insu du médecin et du malade qui, ni l'un ni l'autre,
ne se doutent du phénomène étrange qu'ils auraient eu l'occasion
d'observer; le plus souvent, cette diplopie disparaît par neutralisation, ce qui est la principale raison pourquoi la projection
fausse, très fréquente en réalité, échappe si souvent à l'observation. Si, plus attentif, on constate la présence d'images faussement projetées, en faisant alterner fréquemment le regard entre
les deux images, on arrive méthodiquement à rétablir la projection
correcte, qui apparaissait par moments d'une manière imprévue
dans quelques-uns des cas observés par von Gräfe.

Pour faciliter et accélérer le succès de cette manœuvre, j'ai souvent trouvé utile de placer un écran vertical entre les deux yeux du sujet pendant que, l'*œil fautif* étant armé d'un verre rouge, il regarde la flamme d'une bougie : dans ces conditions les images *croisées* du strabisme divergent opéré n'ont jamais manqué de devenir directes. Dès que l'une des images vient à disparaître, le patient la fait réapparaître en faisant légèrement tourner l'écran de manière à faire disparaître l'image subsistante. Si la pièce où l'on fait l'expérience est uniquement éclairée par la bougie qui sert d'objet, on voit nettement le sujet faire promener sur sa figure l'ombre de l'écran jusqu'à l'amener sur l'œil qui était seul en fonction.

Je citerai plus loin des cas compliqués, où j'ai vu les deux projections subsister *simultanément* et même d'autres où la vision binoculaire a été obtenue immédiatement après l'opération, mais où le sujet voyait une image binoculaire et l'autre unioculaire : le malheur est qu'alors l'image binoculaire est précisément celle que le patient qualifie de *fausse*. — Cette expression de fausse image, si commode pour nous entendre avec les strabiques ordinaires, est ici très déroutante, d'autant plus que les patients dont il est question traitent parfois *alternativement* de fausse, l'image de l'un ou de l'autre œil.

§ 93. Observations. — Sauf le cas de Mlle X. X..., pour lequel je renvoie à la page 48, et qu'il importe de relire avant de passer à la suite, je n'ai relaté, dans les chapitres précédents, aucune observation où la fausse projection intervient comme difficulté principale. Au contraire, dans les histoires qui vont suivre, on rencontrera de temps à autre des indications étrangères à l'objet spécial de ce chapitre : qu'on passe, si l'on veut, ces indications. Les observations qui les contiennent ont été réservées, dans tous les chapitres précédents, où elles eussent été incompréhensibles à cause de l'intervention de ce phénomène, dont j'avais dû ajourner l'étude.

Observation 15. — Auguste B..., dont le frère a fait l'objet de l'observation 20 (p. 18), m'est présenté le 12/8/1864, à l'âge de dix ans. Strabisme convergent permanent alternant très intense, datant de l'âge de trois ans. Astigmatisme négligeable. Hypermétropie légère. Auguste B... est le premier sujet sur lequel la fausse projection ait été constatée avant aucune opération. Il est sans intérêt de raconter les cinquante-trois longues séances que j'ai consacrées à l'étude de ce cas. Il suffit de dire que, pendant les exercices, la projection fausse et la projection physiologique s'entremêlaient constamment, la seconde étant difficile à faire apparaître; et que, finalement, la guérison obtenue opératoirement, sans exercices consécutifs, se maintint parfaite, ainsi que j'ai eu occasion de le constater plus de vingt ans plus tard.

Observation 63. — Amélie A... est l'un des quatre cas de strabisme que j'ai décrits en 1867 dans les *Annales d'oculistique* (t. LVII, p. 7). L'observation a été également intercalée dans l'*Optique physiologique* de Helmholtz, p. 883. Avant les opérations, qui furent faites aux deux yeux le même jour, le strabisme convergent alternant était intense, et les images doubles d'une bougie, quand on arrivait à les obtenir, étaient extrêmement voisines.

12/10/1895. — Après trente et un ans, la vision binoculaire est conservée, mais sans perception nette du relief. Le *test* à gradins réussit, celui à boules échoue.

Il serait facile d'ajouter d'autres cas, analogues aux trois qui viennent d'être relatés. Je pense qu'il n'en faut pas davantage pour montrer que, lorsque les yeux sont rigoureusement égaux, le strabisme convergent alternant s'accompagne probablement toujours de fausse projection, laquelle passe facilement inaperçue, tant avant qu'après l'opération. Le chirurgien guérit le malade d'emblée, sans que ni l'un ni l'autre aient eu occasion de constater le déplacement des doubles images.

Il est présumable que les choses se passeraient tout aussi bien et aussi simplement si l'on venait à opérer des cas de strabisme divergent alternant chez des sujets affectés de fausse projection et dont les yeux seraient rigoureusement égaux. Mais l'égalité des yeux étant extrêmement rare chez les strabiques divergents, je n'ai rencontré que deux cas de ce genre, l'un, très intéressant, est en voie de guérison (voy. obs. 440. p. 365). Voici l'autre :

Observation 22. — Camille P..., âgé de neuf ans et demi, strabisme divergent alternant, plus habituellement de l'œil gauche, myopie avec nystagmus, a été opérée le 10/10/1864 par un confrère, avec un résultat légèrement insuffisant. Le lendemain, soit au moyen du stéréoscope, soit en mettant une cloison verticale entre les deux yeux et un verre rouge devant le droit, je provoque l'apparition d'images doubles directes. On emmène l'enfant en province sans entreprendre les exercices que je propose.

1/7/1871. — Pendant les sept ans qui se sont écoulés sans aucun traitement, la divergence a réapparu. Cependant, par un effort énergique, la jeune fille sait redresser ses yeux, et cet effort est accompagné de l'apparition d'images doubles directes. Pendant qu'elle me regarde ainsi, voyant ma tête double, je place mon index, tenu vertical, au point d'intersection des diagonales du rectangle formé par les yeux de Mlle P... et les miens. Elle déclare aussitôt que *ce doigt cache mon œil droit dans la tête qui est à sa droite et mon œil gauche dans la tête qui est à sa gauche.*

Je n'ai jamais revu Mlle P...

Dans l'observation suivante, l'inégalité des yeux apporte une difficulté de plus au traitement de la fausse projection :

Observation 416. — Le vicomte M. de M..., âgé de seize ans, est affecté d'un strabisme divergent alternant très considérable; le père assure que la déviation est congénitale et permanente. Cette assertion paraît sujette à caution, car le sujet sait, par un violent effort, amener ses yeux dans une position à peu près correcte. La réfraction est 170 — 0.75 — 7; 10 — 1.

Le 9/1/1894, je sectionne les deux muscles droits externes, et immédiatement après, la lecture contrôlée semble réussir, *mais la barre du contrôleur est vue simple et opaque* dans une situation *intermédiaire* à celle que devraient occuper les images croisées de cette barre. Pour varier cette expérience, je fais regarder à une flamme de bougie éloignée d'environ 1 mètre, en mettant un verre rouge devant l'œil droit. D'après leur aspect, les yeux paraissent dirigés simultanément vers cette bougie. Dans ces conditions, une seconde bougie, plus voisine, n'est *jamais* vue en images croisées.

Après trois semaines, grâce à des exercices pratiqués journellement sous ma direction au moyen du stéréoscope à charnière, le sujet a appris à converger à volonté, soit d'un œil, soit de l'autre, et à faire varier à son gré la distance des images doubles directes. Il n'aperçoit toujours pas d'images croisées quand on approche un objet de ses yeux pendant qu'il regarde au loin. Pendant les mêmes trois semaines, il a fait énergiquement usage des cartons stéréoscopiques (séries K et L), et il est parvenu à voir sur ces cartons, à leur vraie place, les grosses bandes noires verticales qui représentent les images croisées d'une barre de contrôleur. Il a fallu tout ce détour pour obtenir, par moments, la *lecture binoculaire contrôlée correcte*.

Je place la barre de contrôleur devant le mot :

Lumière

et je prie le sujet, très intelligent, de m'écrire ses impressions. Voici la note qu'il me remet :

« Supposez que vous déplaciez vers la droite la barre du contrôleur de façon qu'elle ne cache aucune partie du mot *Lumière*, et que, dans cette position, vous voyiez avec l'œil gauche le mot et avec l'œil droit la barre. Ramenez maintenant la barre en supposant que vous puissiez continuer à la voir de l'œil droit tout en voyant en entier le mot *Lumière*, quelle que soit la place qu'occupe la barre, vous la verrez toujours noire et nette, aussi bien que la lettre au-dessus de laquelle elle semble *planer*, si j'ose m'exprimer ainsi. Je veux dire qu'elle semble être au-dessus d'une lettre sans s'appliquer sur elle.

« Supposez maintenant que, fermant l'œil gauche, vous placiez la barre de telle sorte qu'elle cache l'*i* du mot *Lumière* et que vous ne voyiez que la barre et les lettres qui se trouvent à sa droite. Ouvrez alors l'œil gauche et supposez que vous ne puissiez voir avec cet œil que les lettres *Lumi*, vous verriez alors le mot entier et une seule barre planant sur l'*i*. Telle est, sous deux formes différentes, l'explication de ce que je voyais.

« A la suite des exercices de stéréoscope, ma barre se dédouble, mais les deux barres obtenues sont très près l'une de l'autre, et elles occupent, par rapport aux lettres au-dessus desquelles elles sont situées, une position identique à celle qu'occupait la barre simple. Petit à petit les barres s'éloignent, mais ce n'est qu'au moment où elles occupent les places normales qu'elles semblent demi-transparentes et collées sur les lettres. Alors ce n'est plus la barre qui est au-dessus de la lettre, c'est la lettre qui semble en quelque sorte imprimée sur la barre. »

J'ajoute que, si j'ai bonne mémoire, c'est la barre de droite qu'il amenait d'abord en position correcte.

Autre particularité : quand il a obtenu des images directes d'un objet, qu'il regarde celle de gauche, et qu'il redresse graduellement l'œil *droit* jusqu'à obtenir la fusion, il lui semble que c'est l'image de *gauche* qui s'est déplacée.

Dès le début, le jour même de l'opération pratiquée sur les deux yeux, je pense que la lecture se faisait en position correcte pour les gros caractères, car la différence de réfraction des deux yeux permettait de reconnaître que la première moitié de la ligne, vue *flou*, était vue de l'œil gauche et se soudait avec la seconde moitié vue nettement et par conséquent par l'œil droit. Je n'ai considéré la guérison comme définitive que lorsque les barres de contrôle ont été projetées correctement en images croisées.

Il me semble que, dans ce cas, il y avait *simultanément* projection exacte pour la page imprimée et fausse pour la barre de contrôle. — Nous rencontrerons plus loin des faits de même ordre.

L'observation qui suit est d'une importance capitale :

Observation 29 (citée dans les *Annales d'oculistique*, 1865, t. LIV, p. 15 et dans ma thèse sur le strabisme). — Le 14/12/1864, j'ai examiné pour la première fois Robert R. G..., âgé de dix ans et demi et affecté depuis sa naissance d'un strabisme convergent alternant par manque d'action du droit externe de l'œil gauche. Les mouvements d'abduction de cet œil ne dépassent pas la position médiane. Suivant les conseils d'un confrère, l'enfant a été exercé à lire en bouchant l'œil droit et tenant le livre à gauche. Cet exercice, au lieu de fortifier les mouvements de l'œil gauche vers la gauche, a eu pour effet d'exercer la vision périphérique à tel point que R. G... parvient à lire 5 Jager en vision indirecte (1). Je lui présente, dans le stéréoscope, un carton présentant cette disposition : ⦿ | ⦿ la distance des disques noirs étant de 9 centimètres. Par moments, il annoncé voir la disposition suivante : ⦿ ₒ ⦿ , d'où je conclus que l'œil gauche voit **simultanément** deux images du disque rouge inférieur, l'une en projection correcte et l'autre en fausse projection. Quelques jours plus tard, je faisais répéter l'expérience devant mon ami le Dr Leber, qui était alors assistant de Liebreich, en la variant un peu : les disques noirs étaient distants de 35 millimètres seulement et (sauf erreur) la figure résultante était : ⦿ ₒ ⦿ . En couvrant l'œil droit, la figure ⦿ subsistait seule. Par moments, quand l'œil gauche fixait, R. G... voyait la figure résultante correcte : ⦿ .

Pour varier l'expérience, je présentai à R. G... la figure ⦿ en dehors du stéréoscope en lui faisant fermer l'œil droit et porter fortement à droite le regard de l'œil gauche. Il aperçut la disposition ⦿ ₒ et, par moments rares, la disposition ⦿ ⦿ , le noir le plus à droite étant vu très confusément. Quant à la notion de position, obtenue en lui faisant porter vivement le doigt sur l'objet, elle se rapportait à celui des deux noirs qui était plus à gauche et vu plus distinctement. Quand on lui disait de toucher l'image confuse, il portait le doigt plus à droite, mais à gauche du point vers lequel l'œil était dirigé.

Ces expériences ne réussissaient pas si on lui présentait la figure ⦿ .

Je n'ai malheureusement eu Robert R. G... à ma disposition que pendant six

(1) Dans les figures qui suivent, les disques noirs sont représentés en plein et les disques rouges par de petits cercles.

semaines et n'ai pas réussi à le revoir depuis. Je viens de lui écrire et de sa réponse j'extrais ce qui suit : « J'ai été opéré par le Dr de Gräfe vers 1868. Il reste une trace de strabisme. Je n'ai pas recouvré la vue de l'œil gauche et j'y vois de celui-ci seul, à peine assez pour me conduire, assez cependant pour, les deux yeux ouverts, apercevoir deux images, l'une nette de l'œil droit, l'autre, de l'œil gauche, venant former un peu à droite de la première image une légère pénombre. J'habite le Midi, etc. »

L'observation est assez incomplète, car *ce cas est le premier où la simultanéité des deux project ons ait été constatée* et je n'ai pu, pour l'étudier, mettre à profit les notions acquises depuis, par l'étude de cas analogues.

Il importe de remarquer que l'acuité de l'œil gauche était plus élevée en vision indirecte qu'en vision directe, particularité attribuable peut-être aux exercices de lecture faits antérieurement à 1864. Les exercices que j'avais fait exécuter avaient eu pour effet de rendre la fixation directe à peu près assurée et de rétablir l'alternance du strabisme, qui était devenu unilatéral depuis peu de temps.

L'observation qui va suivre vient à l'appui de la précédente; on y constate à nouveau la diplopie unioculaire résultant de la coexistence des deux projections :

Observation 115. — Angelina C..., âgée de treize ans et demi le 8/11/1866, présente un strabisme divergent de l'œil droit, si léger qu'il est impossible d'en affirmer la permanence; nystagmus. Le strabisme date de l'âge d'un an et est attribué à une ophtalmie. L'acuité de l'œil dévié est de 1/30. Quand O. G. fixe, si l'on met un verre dépoli sur O. D., cet œil dévie un peu en dehors et en haut. Quand on ôte le verre, la fixation binoculaire paraît se rétablir. Jamais de mouvements associés de convergence pour regarder d'un peu près.

14/3/1867. — L'occlusion de l'œil gauche a réveillé la diplopie sans améliorer l'acuité du droit. Dans le stéréoscope, diplopie de O. D., laquelle disparaît dès qu'on couvre O. G.

16/4/1872. — La vision binoculaire paraît être devenue permanente pour voir au loin. L'expérience du 14/3/1867 ne réussit plus. Le nystagmus a disparu. L'acuité de O. D. n'a pas augmenté; sous le verre dépoli cet œil continue à dévier en haut et légèrement en dehors pour revenir en place dès qu'on ôte le verre. Constaté un scotome central O. D.

Ces observations de diplopie unioculaire sont assez étranges pour qu'il me paraisse utile d'en citer une qui, bien que postérieure, a été imprimée par un auteur auquel mes publications avaient sûrement échappé. Voici le court résumé d'une observation parue dans *Grafe's Archiv* en 1870 (t. XVI, I, p. 123) :

Observation de M. Claassen. — Mlle S..., de Lübeck, âgée de vingt-huit ans, atteinte d'un strabisme convergent considérable depuis son enfance. L'auteur indique la déviation comme unilatérale de l'œil droit; mais, cet œil n'ayant pas perdu la faculté de fixer, je pense que le strabisme était alternant, dans une certaine mesure. Claassen signale la nature particulière de l'amblyopie de l'œil droit, consistant en une diminution de la vision centrale : dans presque toutes mes observations de triplopie binoculaire j'ai noté un défaut analogue dans l'œil le plus habituellement dévié : la remarque de Claassen n'est pas sans importance.

L'auteur pratique une double ténotomie. Trois jours plus tard, position légèrement convergente; images tantôt croisées, tantôt homonymes (ce sont les alternances de projection correcte et fausse que j'ai déjà signalées plusieurs fois dans ce qui précède). Les images sont plus volontiers correctes quand on met un verre de couleur devant l'un des yeux.

Après quelques semaines, la convergence ayant augmenté, Claassen constate à nouveau qu'en mettant un verre de couleur devant un œil, la projection est correcte, tandis que, sans cette addition, les images sont croisées. Je traduis ce qui suit :

« Le phénomène le plus singulier se produisait quand on obtenait la fixation correcte (?) et simultanée des deux yeux, position que Mlle G..., réussissait à maintenir quelques instants. Après avoir couvert son œil gauche, je lui faisais regarder une bougie; alors, découvrant cet œil, il se maintenait dans une position correcte pendant quelque temps, grâce à un certain effort de volonté. Dans ces conditions, l'expérience fut souvent répétée, la patiente affirmait voir trois bougies; la plus brillante au milieu, vue par l'œil gauche, et deux autres, plus pâles, l'une à droite et l'autre à gauche, vues par l'œil droit. »

L'auteur ajoute avec une simplicité qui garantit la bonne foi de son observation :

« Nous pouvons, à cause de son unicité, négliger ce phénomène des trois images...... »

Loin de négliger ce phénomène des trois images, observé à contre-cœur par M. Claassen, le lecteur a compris que, des deux images vues par l'œil droit, celle de droite était projetée correctement, celle de gauche faussement; qu'il eût suffi d'un léger mouvement de divergence pour amener celle de droite à se fusionner avec l'image médiane (vue par l'œil gauche), et qu'alors Mlle S... aurait vu deux images, l'une binoculaire, et l'autre, plus à gauche, faussement projetée par l'œil droit.

C'est précisément ce qu'on va voir se produire dans l'observation suivante :

Observation 116 (citée dans ma thèse, p. 32). — Léonie G..., âgée de treize ans, très intelligente, m'est envoyée le 6/11/1866 par le Dr de Wecker, qui a pratiqué il y a quinze jours, avec un résultat insuffisant, une ténotomie du droit interne de l'œil droit, pour corriger un fort strabisme convergent unilatéral datant de l'âge de trois ans. L'œil droit fixant mal, je fais porter une coquille en permanence sur O. G.

1/12. — Deux nouvelles ténotomies ont été faites successivement à gauche, puis, derechef, à droite. Il reste une très légère convergence. Fausse projection. Déclare spontanément que son œil droit voit mieux la partie droite des objets. Cet œil a appris à fixer.

8/12. — Mettant devant O. D. un verre bleu foncé, Léonie G... voit ma tête double, la tête bleue étant à gauche. Je mets mon index, tenu verticalement, à l'intersection des diagonales du rectangle formé par les yeux de Léonie G... et les miens : aussitôt elle annonce qu'elle voit un de mes yeux blanc dans la tête bleue, tandis qu'un œil est caché dans la tête blanche. La tête bleue est donc vue binoculairement, tandis que la blanche est vue seulement par l'œil sain. Le dédoublement est tel qu'à une distance de 1 mètre environ, mes deux têtes paraissent se toucher. Léonie sait regarder à volonté l'une ou l'autre de ces têtes et cependant, lorsqu'elle alterne de l'une à l'autre, ses yeux ne font aucun mouvement appréciable. *Tout en voyant deux têtes séparées, elle juge qu'elles sont au même endroit de l'espace.* Elle considère comme *fausse* l'image binoculaire (celle de gauche), tandis que j'attribuerais plutôt la qualification de fausse à l'image uniloculaire vue par l'œil sain.

Je lui prescris de ne jamais porter son attention que sur l'image de gauche.

22/8/1867. — Léonie G... n'a pu exécuter que très irrégulièrement les exercices stéréoscopiques et autres, et n'a pas suivi avec exactitude mes prescriptions quant à l'emploi de la louchette et des lunettes correctrices de son hypermétropie. Elle est entrée en apprentissage comme couturière. Je vois, dans mes notes, qu'en mars il lui arrivait souvent de se tromper entre les deux images et, par exemple, de verser à boire à côté de son verre. En mai, cet inconvénient avait disparu, mais l'image binoculaire lui paraissait toujours fausse. (Voy. p. 319, obs. 351, un cas semblable.)

27/2/1868. — Je la vois pour la dernière fois : ses parents ont déménagé peu après sans laisser d'adresse. L'observation reste donc incomplète. Je note cependant que le « brouillard » de la partie droite du champ de l'œil avait fait place à une simple diminution d'intensité : elle voyait « plus noir ».

Léonie G... a cessé de s'appliquer à regarder uniquement l'image de gauche.

Voici maintenant une observation analogue où la guérison a été obtenue. Le traitement a duré près de dix ans et j'ai vu le sujet une centaine de fois. A l'inverse de ce qui avait lieu dans le cas précédent, la fausse projection m'a paru se produire uniquement lors de la fixation par l'œil sain. L'observation qu'on va lire ne présente pas un intérêt particulier sous le rapport de la fausse projection. Si je la mets à cette place, c'est qu'elle eût été incompréhensible plus tôt. L'intérêt du cas réside en ce qu'il a été possible d'établir la vision binoculaire chez un strabique dont la déviation s'était produite dès l'âge de six mois, et cela malgré l'accumulation de presque toutes les difficultés qu'on peut rencontrer. Je résume les choses très brièvement :

Observation 343. — Commencée le 21/10/1886. — Nicolas D..., âgé de six ans, est affecté de strabisme unilatéral gauche depuis l'âge de six mois. Cet œil fixe mal et son acuité est mauvaise. La déviation est faible. La réfraction, mesurée plus tard avec le secours de l'atropine, a été notée : 170 — 4 + 8 ; 5 — 4 + 8. Je commence par faire porter la coquille en permanence sur O. D.

9/4/1887. — La fixation est devenue parfaite, mais l'acuité de l'œil gauche est si mauvaise qu'il faut bien autoriser le port de la coquille sur cet œil pendant le cours des leçons.

13/1/1888. — Pour voir au loin, prescrit la lunette monocle du § 37 (p. 91) avec verre correcteur à gauche ; la coquille simple continuera à être mise sur O. G. pour le travail.

25/1/1890. — L'enfant ayant neuf ans et la déviation étant très légère, nous faisons, pendant quelques jours, une tentative de traitement stéréoscopique ; la fausse projection et la nonchalance du sujet nous engagent à temporiser encore, d'autant plus que l'acuité de l'œil gauche est encore très inférieure à celle du droit.

1/4. Nouvelle tentative. — Lui présentant le carton II, il voit la ligne verticale à droite de l'horizontale (fausse projection). Mettant ce carton à l'envers, quand il regarde la verticale, il la voit à gauche de l'horizontale (fausse projection) ; mais, quand il regarde aux environs du chiffre 7 (renversé), il voit la verticale plus à droite (projection correcte). En présence de ces complications, très surpris de trouver de la fausse projection chez un sujet qui, depuis plus de trois ans, n'a jamais eu les yeux découverts simultanément, je propose un nouvel ajournement. Je crois qu'il était arrivé à l'œil droit de regarder à travers un petit trou de la coquille pendant que le gauche était découvert.

9/10. — Ténotomie du droit interne O. G. — Il n'y avait plus trace de fausse projection avant l'opération. *Il n'en sera plus question dans ce qui suit.*

16/10. — La neutralisation nuit au succès des exercices : nous les ajournons.

16/1/1891. — Le sujet ment quand on veut lui faire faire des exercices. Nouvel ajournement d'au moins six mois, en le chassant brutalement de chez moi (voy. p. 127).

8/10. — L'enfant n'est pas reconnaissable. Il revient plein de bonne volonté. Conformément à mes désirs, les parents ne lui ont pas parlé de son ancienne faute et je n'y fais aucune allusion. Aucune trace de fausse projection. Convergence légère.

7/11. — Après un mois d'exercices faits, soit avec le stéréoscope à charnière, soit en fusionnant sans stéréoscope des cartons par le procédé qui consiste à regarder l'image gauche avec l'œil droit et inversement, et à éloigner ces cartons de plus en plus, le *remotum* binoculaire s'est éloigné à 50 centimètres, mais à condition de pencher la tête en avant. J'opère l'œil gauche et, immédiatement, le *remotum* s'éloigne à 3 mètres.

16/1/1892. — En cinq semaines de travail assidu et intelligent, Nicolas D... a appris à fermer l'œil gauche à volonté, à faire apparaître, au commandement, les images doubles directes ou croisées d'une bougie pas trop éloignée, à fusionner la plupart des cartons stéréoscopiques et à voir simple une bougie, même à grande distance et même en faisant des mouvements de tête. Seulement ces exercices sont rendus difficiles par une différence de hauteur très notable entre les images, différence qu'il compense pendant les exercices, au moyen d'une pression exercée sur la monture des lunettes, de manière à obtenir un effet prismatique vertical.

23/2. — Après deux mois et demi d'exercices intensifs, il semble que le but soit à peu près atteint. Nicolas D... se promène sans louchettes et voit les objets simples à travers ses lunettes à peu près droites. La lecture binoculaire va bien et nous commençons même à quitter la louchette pour écrire.

13/4/1893. — On était resté très longtemps sans revenir et je croyais la guérison obtenue. A mon grand chagrin, je constate que Nicolas a fini par lire sans précaution, en neutralisant d'un œil et que, bien souvent, il négligeait aussi de faire rentrer les doubles images des objets éloignés. Aussi la distance verticale des images a-t-elle augmenté. Nous faisons faire aussitôt des lunettes suffisamment décentrées dans le sens vertical pour rendre facile la lecture binoculaire, qui ne se pouvait plus faire que très péniblement. On reprend la coquille pour écrire et on s'astreint à faire tous les jours une petite séance d'exercices.

23/2/1894. — Au cours de l'année dernière, nous avons pu, sans inconvénient, diminuer la décentration des lunettes. Nous maintenons la coquille pour écrire. Pendant son trajet pour aller à l'école, quatre fois par jour pendant un quart d'heure, il s'appliquera à voir simple, au lieu de se contenter du regard vague accompagné le plus souvent de diplopie. Pour écrire, il a pris l'habitude de fermer l'œil *gauche* ou de mettre la coquille sur cet œil : c'est le contraire qu'il fallait faire.

28/7. — Revient après cinq mois : a continué à fermer l'œil *gauche ;* c'est toujours la même affaire : il est difficile d'obtenir l'occlusion de l'œil le meilleur. Malgré cette faute, la différence de hauteur est devenue presque nulle.

31/7. — L'occlusion de l'œil droit pendant trois jours a suffi pour amener une amélioration immédiate.

15/11. — Depuis la rentrée des classes, il se borne à fermer l'œil droit pour écrire. Depuis un mois, il a quitté les lunettes décentrées et porte simplement, en permanence, des verres correcteurs de l'amétropie. Il ne reste qu'une très légère insuffisance des droits internes et, par moments, de la différence de hauteur quand il regarde des objets qui se meuvent rapidement. Recommandé de fusionner, pendant cinq minutes par jour, des cartons stéréoscopiques, sans stéréoscope, en croisant les regards.

23/4/1895. — Va parfaitement. Je diminue la force des lunettes dans l'espoir d'obtenir à la longue une diminution d'astigmatisme et d'hypermétropie.

10/11. — Guérison maintenue.

Cette observation démontre une fois de plus qu'il faut ne pas se hâter, surtout dans les cas difficiles, puisque, d'une part, la temporisation nous a débarrassés spontanément de la fausse projection, et qu'à deux reprises, en 1891 et 1892, nous avons reculé pour avoir voulu avancer trop vite.

Dans tout ce qui précède, nous avons rencontré la fausse projection à l'état de fait accompli. Le cas suivant est d'un grand intérêt parce que nous y prenons sur le fait l'apparition de la fausse projection comme *conséquence* de la position vicieuse des yeux.

Observation 156. — Léontine B..., ouvrière en dentelles, dix-huit ans.
20/7/1868. — Etait atteinte depuis l'âge de six mois d'un strabisme convergent alternant peu considérable, plus habituellement de l'œil droit. Un peu d'astigmatisme et d'hypermétropie. Acuité à peu près égale des deux côtés. A été opérée aux deux yeux, il y a trois mois, par M. de Wecker. Il reste un peu de convergence. Diplopie *croisée.* Son travail ne permet guère à Léontine de venir que le dimanche, de temps à autre. Elle ne peut consacrer que très peu de temps à faire des exercices.

1/8. — Pour rendre les phénomènes plus nets, j'exagère l'effet de la position convergente des yeux en ajoutant devant l'un d'eux un prisme à arête interne. Regardant une bougie à 2 mètres, les images apparaissent fortement croisées. Conformément à la théorie que j'ai exposée ci-dessus, il suffit de regarder alternativement les deux images pour qu'elles deviennent homonymes. L'expérience réussit en effet après moins d'une minute. Cela fait, rapprochant la bougie, les images arrivent à peu près à se fusionner. Malgré ce résultat, en raison de la difficulté du cas et du peu de loisir de la malade, le meilleur parti serait de laisser les choses en l'état.

20/8. — Sur son insistance nous allons faire une tentative de traitement. Actuellement l'expérience précédente ne réussit plus avec le prisme de 7 degrés ; il faut un prisme de 20 degrés et les images correctes n'apparaissent plus qu'après deux ou trois minutes. Je fais mettre la coquille en permanence sur O. G. et donne à emporter un verre rouge et une série de prismes.

21/9. — Elle s'est aidée de prismes de moins en moins forts et, actuellement, même sans prisme et sans verre rouge, les images sont vues plus facilement homonymes que croisées. Ces images homonymes sont bien plus voisines que les images croisées.

Expérience paradoxale. — Léontine est à 2 mètres d'une bougie, un verre rouge sur l'œil droit et, voyant les images croisées, elle évalue leur distance à 30 centimètres. Alors je mets mon doigt à 10 centimètres à gauche de la bougie : on devrait s'attendre à ce que l'image blanche de ce doigt fût vue entre les deux images de la bougie : elle apparaît *à gauche de la bougie rouge.*

Pour varier cette expérience, j'ajoute devant l'un des yeux un prisme à arête interne. La bougie rouge paraît à 40 centimètres à gauche de la blanche et, quand je cherche à faire coïncider l'image blanche de mon doigt avec la bougie rouge, je ne dois mettre le doigt qu'à 10 centimètres à gauche de la bougie. A ce moment, Léontine dit : « Le doigt blanc est sous la bougie rouge », et cependant la distance de ce doigt à la bougie blanche est au moins trois fois moindre que celle de la bougie rouge à la bougie blanche. Je laisse au lecteur le soin d'analyser cette expérience, attribuable à la simultanéité des deux systèmes de projections, sur laquelle l'expérience qu'on verra plus loin, *d*, page 293, donnera des éclaircissements.

8/10. — La diplopie directe est devenue permanente, au point d'être incommode. Par moments il semble que la fusion régulière puisse être obtenue.

3/12. — A quitté la coquille assez souvent, contrairement à mon conseil. Les images sont redevenues souvent croisées. Nous cessons tout traitement. Prière de revenir dans un an.

21/1/1870. — Après plus d'un an elle revient, s'étant appliquée à préférer les images directes quand elle se promène. Aussi l'expérience paradoxale du 21/9/1868 ne réussit-elle plus, parce que les images deviennent aussitôt directes.

29/11/1884. — Seize ans se sont écoulés. Léontine B... revient consulter à cause d'une asthénopie causée par une hypermétropie de quatre dioptries aux deux yeux. L'acuité est normale des deux côtés, le strabisme est devenu divergent. Il est resté alternant.

Ce qui suit est rédigé d'après les notes de M. Tscherning, qui a bien voulu examiner le cas. Pendant cette lecture, il faudra avoir présente à l'esprit la considération suivante :

Nous désignons sous le nom de *fausse projection*, celle qui résulte de l'habitude de voir les objets à peu près à leur place malgré le strabisme ; or, ici, le strabisme étant divergent, la fausse projection doit donner des images doubles directes quand deux objets identiques sont placés sur les deux lignes visuelles (ils sont vus là où ils sont en réalité, au lieu d'être fusionnés).

L'intérêt essentiel de cette observation réside en ce que, dans la seconde partie, consécutive à une longue période de strabisme divergent, la fausse projection se manifeste par des images *directes* quand les yeux sont redressés, tandis que, quinze ans avant, dans la période consécutive au strabisme convergent, la fausse projection après ténotomie avait lieu en images croisées.

a. Mesure objective de la déviation. — Pour la vision à 4 mètres et pour celle à 1 mètre, divergence d'environ 13 degrés. La divergence *absolue* se réduit à 5 degrés environ pendant la vision à 33 centimètres et fait place à une légère convergence quand le point de fixation est à 10 centimètres.

b. *Mesure subjective.* — Verre rouge devant l'œil gauche, bougie à 2 mètres : images croisées, ramenées au contact par un prisme de 20 degrés, et devenant directes avec un prisme de 22 degrés, ce qui répond à un angle de strabisme d'environ 11 degrés, suffisamment d'accord avec la mesure *a*.

c. *Fausse projection.* — 1° Mettant dans un stéréoscope un carton analogue à M, où le disque isolé était rouge et placé à gauche : quand elle regarde les disques 3, 4 ou 5, le disque isolé paraît à droite de tous les autres (projection correcte); mais, quand elle regarde 7 ou 8, le disque isolé apparaît à gauche (fausse projection). Il est à remarquer que la fausse projection est provoquée par la présence de deux objets différents, situés simultanément sur les deux lignes visuelles, et sur lesquels on attire l'attention simultanée du sujet.

2° Dans un stéréoscope, la figure ⦂ est présentée à l'œil gauche et, dans le champ de l'œil droit, on fait mouvoir de gauche à droite la figure ⦂ . Tout d'abord, diplopie croisée : ⦂ ⦂ , puis, soudainement, diplopie directe, images très éloignées. Une seule fois, en faisant cette expérience qui a été souvent répétée, apparition de la figure résultante correcte ⦂ , accompagnée d'une image très lointaine du disque noir, sans être accompagnée du rouge (triplopie) : le phénomène a duré plusieurs minutes. Il a été impossible à M. Tscherning de l'obtenir une seconde fois.

3° Au moyen de quatre miroirs, M. Tscherning a construit un appareil analogue au téléstéréoscope et muni d'une graduation. Dans cet instrument, il plaça une marque bleue et une marque rouge à peu près sur les deux lignes visuelles de la malade. Tant qu'O. G. regarde la marque bleue, les deux objets paraissent très voisins, formant images directes ou croisées, selon qu'on les rapproche ou les éloigne un peu l'un de l'autre dans l'espace : il y a donc projection correcte; mais, dès que Léontine B... fixe attentivement la marque rouge visible uniquement pour O. D., l'image bleue s'enfuit très loin à gauche. D'après cette expérience, et d'autres encore, il semble donc que, chez cette strabique, la *fausse projection* soit *liée à l'acte de fixer avec l'œil droit.* D'ailleurs, quand l'œil droit est couvert et qu'on lui demande de pointer vivement vers un objet, elle porte toujours le doigt trop à gauche.

d. *Simultanéité des deux projections.* — Dans le téléstéréoscope, une marque noire en face de l'œil droit, et, dans le champ gauche, deux marques : une bleue à 10 degrés à droite et une rouge à 5 degrés à gauche de la direction du regard de l'œil gauche. Le strabisme étant de 15 degrés, on doit s'attendre à voir, soit, *en projection correcte*, la marque noire dans une position intermédiaire, plus près de la rouge que de la bleue ; soit, *en fausse projection*, les deux marques colorées à gauche de la marque noire. Or voici ce qui se produit : la marque noire apparaît entre les deux autres, beaucoup plus loin de la rouge que de la bleue. Le phénomène est surtout marqué quand le regard passe de la noire à la rouge. Il est clair que la marque bleue est vue en projection correcte et la rouge en projection fausse. L'explication est, ce me semble, que, dans l'habitude de la vie, lorsque l'œil droit fixe un objet et que l'attention de l'œil gauche se porte subitement sur un autre objet, vers lequel cet œil gauche est à peu près dirigé, il importe que cet objet soit vu à sa place réelle, ce qui ne peut être obtenu que grâce à la fausse projection.

14/4/1885. — *Triplopie.* — Pendant trois mois, M. Tscherning a fait avec Mlle B... un grand nombre d'expériences, dont j'ai relaté les principales. J'ajouterai que, malgré le port assez fréquent (que j'eusse voulu permanent) de la coquille sur l'œil droit et malgré quelques exercices faits de temps à autre pour faire disparaître la fausse projection, ce qui est nécessaire pour pouvoir entreprendre avec sécurité des exercices de fusion, l'état des choses était resté assez stationnaire. A ce moment, l'expérience que je vais décrire réussit avec une certitude suffisante pour nous permettre de la présenter à la *Société de biologie*. (La présentation, mentionnée dans les journaux, a été omise dans le *Bulletin* de la Société.)

On se souvient peut-être qu'au début de son étude (*a*, p. 292), M. Tscherning a constaté que la divergence absolue disparaît et fait même place à une légère convergence, quand l'attention de M¹¹ᵉ B... se porte sur un objet voisin. Me fondant sur cette remarque, je dispose les choses comme suit : la patiente étant assise, sur une table placée devant elle, je pose une bougie allumée, distante d'environ 50 centimètres, et j'arme l'œil gauche d'un verre rouge : images croisées, distantes d'environ 20 centimètres. J'ajoute une tige verticale (bougie non allumée) dans le plan médian de la patiente, à une distance de 20 ou 25 centimètres. Quand l'œil droit fixe la bougie en regardant à droite de la tige, images directes très voisines (fausse projection) ; mais, quand l'œil gauche fixe, triplopie composée de deux images croisées et voisines, également distinctes, et, de plus, image rouge, assez loin à gauche, à une distance impossible à évaluer (ce qui est caractéristique pour la fausse projection).

Je ne donne pas cette explication comme absolument certaine ; mais ce qui est hors de doute, c'est que, en partant de cette expérience, j'ai pu obtenir à volonté la projection correcte et que, quatre mois plus tard, le 13/8/1885, la lecture binoculaire réussissait pour la plus fine impression et on commençait à voir simples les objets éloignés.

La première apparition de la fusion binoculaire avait été immédiatement suivie d'une violente crise de nerfs.

3/11. — N'a pris aucune précaution, ni fait aucun exercice. Vision simple, unioculaire, avec convergence.

1895. — Sur ma demande, M¹¹ᵉ B... m'écrit qu'elle est retombée en divergence avec diplopie.

En résumé, les yeux ont occupé quatre positions successives : 1° normale, jusqu'à l'âge de six mois; 2° fortement convergente, sans diplopie, jusqu'à l'âge de dix-huit ans, accompagnée de fausse projection à partir d'un certain moment; 3° légèrement convergente, après les opérations faites à l'âge de dix-huit ans, avec apparition de diplopie croisée par fausse projection; 4° divergente, avec fausse projection en sens inverse de la précédente, et survenue quelque temps après l'apparition de la divergence. — Pendant la longue évolution de ce strabisme, il a toujours été possible de provoquer l'apparition de la projection correcte, soit seule, soit en coexistence avec la projection fausse, et il semble que, si la personne en jeu avait eu la libre disposition de son temps, il eût été possible d'obtenir chez elle le rétablissement parfait de la vision binoculaire.

L'observation suivante présente quelque analogie avec celle qu'on vient de lire; en particulier, les expériences faites avec M. Thiroux le 27/2 et le 1/3/1890 sont tout à fait concordantes avec l'expérience *d* de la page 293. On peut donc passer tout le reste de l'observation sans nuire à la suite des idées. J'ai tenu cependant à la publier avec quelque détail, comme exemple de ce qui peut être fait pour établir la vision binoculaire malgré l'accumu-

lation de difficultés que la ténacité extraordinaire de M. Thiroux
a permis de surmonter :

Observation 391. — M. Thiroux, surnuméraire de l'enregistrement, âgé de
vingt et un ans, se présente le 10 juillet 1889 avec un strabisme alternant
divergent rendu plus difforme par un nystagmus assez violent. Il a subi, il y
a quatre ans, deux opérations pour corriger un strabisme convergent qu'il
croit être congénital. La réfraction cornéenne, impossible à mesurer exactement à cause du nystagmus, est environ $20 \pm 1.75 \cdot 0 \pm 1.25$, et la réfraction subjective est $20 - 2 + 1.5$; $0 - 1 + 1$. En 1892, sous l'influence de
l'atropine, la réfraction de O. D. a été trouvée : $15 - 1.5 + 3$. C'est donc
par l'hypermétropie de cet œil qu'on peut expliquer comment il s'est trouvé
que le moins astigmate des deux yeux était le plus habituellement dévié.
Depuis quelques mois, il a pris l'habitude de se servir à peu près constamment de O. G., parce que cet œil lui paraît être devenu le moins bon. En
présence d'une déviation aussi ancienne avec différence de hauteur et nystagmus violent, j'engage M. Th... à ne pas entreprendre la guérison radicale,
mais à venir à Paris quand il sera disposé à rechercher l'amélioration d'aspect
qui peut être obtenue chirurgicalement.

1890. 21/2. — M. Th... revient, décidé à faire, même sans probabilité de
succès, tout ce qui pourra être tenté pour établir la vision binoculaire. Je
sectionne le droit externe de l'œil droit et je prescris de porter la louchette
en permanence sur cet œil. On remarquera que c'est dans O. D. qu'ont résidé
presque toutes les difficultés que nous avons rencontrées.

22/2. — Quand O. G. fixe, O. D. se met en divergence; au contraire,
quand D. fixe, G. dévie légèrement en dedans et en haut. Mais les images
doubles, qui sont directes, sont plus éloignées que ne le comporte la position
des yeux (fausse projection paraissant résider dans O. D., résultant de la correction opératoire récente, mais provenant de la position divergente antérieure,
consécutive aux opérations faites il y a quatre ans).

25/2. — La fausse projection est encore mieux mise en évidence en faisant
regarder une bougie éloignée après avoir mis un verre rouge devant G., car
la bougie blanche, d'abord invisible, finit par apparaître à droite, malgré la
divergence de O. D. Pour combattre la fausse projection, je lui donne à
regarder dans le stéréoscope le carton   • | 8,   qui apparaît d'abord en
images directes; l'exercice consiste à alterner fréquemment le regard entre
les deux cibles de ce carton.

27/2. — A réussi : les cibles sont vues en images doubles légèrement croisées. Alors je lui présente un carton analogue à H (lequel n'était pas imprimé
à cette époque). Devant l'œil droit est une ligne horizontale de 60 millimètres
(c'est-à-dire plus courte d'environ 1 centimètre vers la droite que l'horizontale
du carton H); devant l'œil gauche, deux verticales distantes de 35 millimètres :
outre la verticale qu'on voit sur le carton H, une seconde verticale, bleue
(pour faciliter le langage), avait été tracée 35 millimètres plus à gauche. Pour
des yeux normaux, la verticale noire se poserait environ sur le chiffre 6 et la
bleue entre les chiffres 2 et 3. Loin de là, Th... n'hésite pas à déclarer qu'il
qvoit les deux verticales à droite et à gauche de l'horizontale. Je lui fais remarquer que la distance entre les verticales est près de moitié moindre que la
longueur de l'horizontale : le phénomène n'en subsiste pas moins, et Th... est
incapable de dire si c'est la distance entre les verticales qui lui apparaît
augmentée ou si c'est la longueur de l'horizontale qui est diminuée.

Portant son attention sur la verticale noire pendant quelques minutes, Th...

voit cette ligne se poser entre 7 et 8 (projection correcte, puisque D. diverge un peu quand G. fixe). Cela fait, regardant la verticale bleue, il la voit couper également l'horizontale, mais sans pouvoir préciser en quel endroit. Par moments il annonce *spontanément* voir *deux* lignes horizontales : c'est la simultanéité des projections vraie et fausse, décrite plus haut.

1/3. — Pendant quelques jours, Th... s'est exercé à voir en projection correcte les deux lignes verticales du carton II placé dans le stéréoscope. Aujourd'hui, je retourne ce carton, l'horizontale se trouvant alors (avec les chiffres renversés) dans le champ gauche du stéréoscope et les deux verticales, noire et bleue, dans le champ droit. Quand Th. regarde le chiffre **8**, les verticales apparaissent toutes deux à droite de l'horizontale ; au contraire, quand il regarde vers l'extrémité droite de la ligne horizontale, les verticales viennent se poser respectivement aux environs de **8** et de **9**. Il semble donc qu'il y ait projection correcte dans ce dernier cas, tandis que le regard à gauche était accompagné de fausse projection. Cela peut s'expliquer en supposant que la fausse projection réside dans l'œil droit (celui dont Th... évitait de se servir habituellement) et ne se produit que lors du regard à gauche, parce que, lorsque Th... regardait à droite, D. avait intérêt à neutraliser.

Ainsi, quand Th... regarde entre **7** et **8**, projection correcte correspondant à une légère divergence qui peut être constatée à la fois par l'aspect des yeux et par la position des verticales sur l'échelle qui est vue par O. G. Mais, dès qu'on engage Th... à regarder le haut ou le bas de la verticale bleue, il se produit une légère convergence et des images directes très éloignées.

Autre expérience : Il fixe mon doigt avec O. D. Si je l'engage à regarder en même temps la fausse image fournie par G., il arrive quelquefois que G. semble se redresser en position correcte au lieu de converger et à ce moment il annonce voir simple ; mais, aussitôt, D. se met à diverger.

Troisième expérience du même jour : Depuis les exercices, on sait que, par moments, il projette correctement quand G. fixe et qu'alors D. est en divergence. Dans le stéréoscope à cinq mouvements, je place deux cibles distantes de 8 centimètres ; celle vue par l'œil gauche est surmontée de la lettre *g* et sous celle de droite j'ai tracé un *d*. Quand il regarde la lettre *g*, fusion : cible unique accompagnée des lettres *g* et *d* ; mais, dès qu'il regarde *d*, il voit deux cibles en images directes. L'attention appelée sur l'œil droit s'oppose donc à la fusion.

Pour varier l'expérience, d'une manière qui me paraît très intéressante, pendant qu'il y a fusion, je place une pointe de crayon au-dessus de la cible de droite : au lieu de la voir se superposer à la lettre *g*, cette pointe lui apparaît au moins à 4 centimètres plus à droite, comme si l'œil droit projetait *en même temps* correctement pour la partie inférieure du champ et faussement pour la partie supérieure. Partant de là, pour consolider la projection correcte, je rapproche un peu les cibles qui, en projection fausse, apparaîtraient alors en images directes. Il arrive bien à les voir en images croisées, d'autant plus facilement, dit-il, qu'il porte plus son attention sur la cible vue par l'œil gauche : le mieux est de regarder légèrement à droite de celle-là.

Pendant tout le mois de mars et la première quinzaine d'avril, avec une patience extraordinaire, Th... se soumet à toutes les expériences utiles pour provoquer la disparition de la fausse projection. Le 13/3, par exemple, j'ai noté ce qui suit : Regardant une bougie après avoir mis un verre rouge devant l'œil droit ; quand D... fixe, on voit G. converger un peu et Th... voit des images homonymes assez éloignées, avec différence de hauteur. Au contraire, quand G. fixe, D. diverge et les images sont croisées. Si, à ce moment, Th... fait un effort pour voir l'image blanche *en la gardant fausse*, il arrive à fusionner un instant. Il perd alors la notion d'image vraie et d'image fausse et il parvient à obtenir, à volonté, des images doubles, soit directes, soit croisées très voisines.

A cette époque, bien que, par moments, nous pensions avoir obtenu la fusion dans le stéréoscope, les occupations de Th... nous obligent à cesser les exercices, mais nous maintenons l'occlusion permanente de O. D.

13/5. — L'état n'a guère varié, en ce sens que, lorsque D. entre en fixation, G. tourne visiblement en dedans et en haut sans production de doubles images. Je lui donne un verre rouge pour s'exercer à voir double quand D. fixe.

17/7. — En peu de jours, Th... a obtenu la diplopie désirée : de plus nous avons réussi à lui faire voir simple une bougie, à condition de rejeter fortement la tête en arrière et de faire des grimaces horribles : en effet l'absence d'attraction des images est compliquée de nystagmus violent et en outre les exercices ne peuvent se faire que dans certaines positions où nous sommes sûrs de ne pas tomber dans la fausse projection. Pour éviter la neutralisation, l'un des yeux est armé d'un verre rouge.

1891. 25/1. — Des nécessités professionnelles ont fait abandonner presque entièrement les exercices, mais la louchette a été portée en permanence. La fausse projection a presque disparu ; de plus, avec la tête inclinée en avant, quel que soit l'œil qui fixe, *si l'on a couvert l'autre préalablement,* divergence et images croisées. Cependant, quand D. fixe, si, sans couvrir cet œil, on lui commande d'alterner, il se met à converger de l'œil droit, comme autrefois.

1891. 30/6. — Pendant les six mois écoulés j'ai vu Th... sept ou huit fois et il n'a pu consacrer que peu de temps aux exercices. Il a cependant réussi successivement à voir une bougie en images croisées en alternant, puis, aussi en alternant, à la voir en images directes. Il a continué à voir une bougie simple dans une position abaissée et oblique des regards. Aussi avons-nous pu nous attaquer à la différence de hauteur en lui donnant à fusionner le carton I 6 tenu verticalement, sans stéréoscope ; les deux cibles étant d'abord l'une au-dessus de l'autre, il a réussi à faire graduellement tourner ce carton dans le plan vertical de manière à obtenir la fusion pour la position parallèle des lignes visuelles.

Par moments, nous avons été gênés par la réapparition de la fausse projection, qui se produisait lorsque les deux yeux étaient dirigés vers la gauche (comme le 1/3/1890), tandis que la projection correcte s'obtenait toujours en regardant avec O. D., la tête étant tournée à droite. Dans la position défavorable, malgré une divergence très accentuée, les doubles images apparaissaient presque au même endroit sans qu'il lui fût toujours possible de dire laquelle était à droite.

Souvent M. Th... venait chez moi avec un *memento* pour ne rien omettre de ce qu'il avait à me demander. J'en intercale ici deux échantillons, laissant au lecteur compétent le soin de compléter le dialogue en imaginant les réponses que je devais faire à ces questions :

« 1891. 27/7. — *Croisés.* — Il y a une dizaine de jours, j'avais fait des exercices de croisés en m'appliquant à regarder avec *l'œil droit* la bougie placée *à gauche,* — qui était la vraie, tout en laissant l'œil gauche à la dérive — afin d'accroître la distance de haut en bas entre les deux bougies (1). L'œil gauche, inoccupé, laissait aller la bougie fausse assez bas. J'ai fait cet exercice assez souvent et assez longtemps, pendant toute une semaine, le

____

(1) Ce qui ne lui avait pas été recommandé.

mélangeant avec l'exercice de rentrée et l'exercice des directes. J'en ai
même probablement abusé, car, à force de laisser aller l'œil gauche en haut,
j'éprouvais comme une difficulté de faire rentrer cette bougie vue par l'œil
gauche, lorsque je faisais mes exercices de rentrée. L'œil gauche avait pris
l'habitude de rester fort au-dessus de l'œil droit. Il y a donc eu pendant
quelque temps une sorte de recul dans l'exercice de rentrée.

« Ayant donc cessé cette façon de faire des croisés et m'étant remis à les
faire de façon à maintenir la *bougie droite vue avec l'œil gauche* assez
rapprochée de la *bougie gauche vue par* l'œil droit, j'ai réparé le tort que
m'avait fait l'autre méthode.

« Dans l'exercice décrit précédemment et qui consistait à laisser descendre
la bougie droite vue par l'œil gauche, j'étais aussi arrivé à faire descendre
cette bougie droite *volontairement* assez bas et aussi à la maintenir en bas
volontairement.

« Lorsque je fais l'exercice de rentrée et que les deux bougies sont bien
confondues, je n'ai plus du tout l'impression d'une différence d'éloignement
entre les bougies vues par les deux yeux, mais j'ai l'impression d'une différence de grosseur : la bougie blanche est la plus grosse.

« *Rentrée*. — Lorsque je m'exerce à faire rentrer des bougies, il arrive assez
souvent que, après avoir regardé *assis* une bougie placée sur une cheminée,
je me lève et je regarde la bougie à un niveau égal à celui de mes yeux, ou
même à un niveau inférieur à celui de mes yeux. L'exercice fait de cette façon
est beaucoup moins fatigant, parce que je le fais avec facilité. Est-il inutile,
en ce sens que je ne fais en travaillant de cette façon que des exercices dont
le bénéfice m'est acquis depuis longtemps ? Peut-il même m'être nuisible, en
me faisant rétrograder, à cause de l'absence d'effort (1)?

« *Directs*. — Les directs faits en regardant la bougie fausse se font beaucoup
mieux que les directs faits en regardant la bougie vraie. Aussi fais-je presque
toujours de la première manière.

« Je ne puis faire des directs que très peu longtemps à la fois. Il me serait
par exemple impossible d'en faire pendant quatre ou cinq minutes. J'ai
constaté par des mesures faites à l'aide des points de repère de la tapisserie
que lorsque je me mettais à faire des directs, j'arrivais à une certaine distance ;
c'était toujours la distance la plus longue à laquelle je pouvais arriver ; au
second effort, l'écart des bougies sera moindre; au troisième, encore moindre.
Donc il faut en conclure que l'effort fait pour faire une première fois l'écart
a fatigué mes muscles. Mais si, m'étant un peu reposé ou m'étant remis à
faire des croisés ou des rentrés, je recommence à faire des directs, j'arrive
aussi loin que j'étais arrivé la première fois, mais pour être fatigué aussi vite
que la première fois.

« 1891. 30/7. — *Croisés*. — Mon procédé de travail pour les croisés est
généralement celui-ci : regarder alternativement l'une et l'autre bougie, sans
m'arrêter un instant sur aucune ; en somme, le mouvement d'un balancier,
qui va à droite, puis à gauche, figurera assez exactement mon procédé de
travail. Ce procédé est-il le vrai et le seul? Conviendrait-il au contraire, en
faisant mes croisés, d'arrêter l'œil une minute, par exemple, ou plusieurs
minutes, ou même quelques secondes seulement sur chaque bougie et de m'arrêter ainsi quelque temps sur l'une et l'autre? Les deux méthodes doivent-
elles être suivies alternativement?

(1) Erreur constante de tous nos malades; les exercices qui réussissent
bien sont les plus utiles.

« Lorsque je fais des croisés en regardant (avec le verre rouge sur l'œil droit) la bougie rouge placée à gauche, à l'aide de l'œil droit, je m'attache quelquefois à rapprocher la bougie blanche vue par l'œil gauche très près de la bougie rouge, sans cependant qu'elle soit rentrée tout à fait : il y a toujours entre les deux un intervalle assez petit, mais dont j'ai bien conscience. Cet exercice est-il utile en général et au point de vue particulier de l'exercice de rentrée? Favorise-t-il indirectement cette rentrée?

« *Directs*. — Quelle est la position la plus favorable pour faire des directs dans mon état actuel? La bougie doit-elle être au niveau de mes yeux, ou plus haut, ou plus bas? Dois-je me placer à droite ou à gauche de la bougie? Même question pour les *croisés*.

« *Stéréoscope à charnière*. — Lorsque j'ai regardé dans le stéréoscope sous un angle assez étroit, j'éprouve comme le besoin d'une détente des yeux, j'agrandis alors l'angle et je rétrograde jusqu'aux numéros 6, 7, 8 —; il y a là une sorte de repos pour mes yeux. Ce procédé de travail, qui consiste à desserrer le cordon à la suite du travail fait dans un angle assez aigu, est-il favorable? L'abus peut-il en être mauvais?

« Je remarque que dans mon travail de rentrer, les efforts sont toujours faits par l'œil gauche qui tend à appliquer la cible vue par lui sur la cible de l'œil droit. Mais l'œil droit ne bouge jamais. Cependant dans le travail de rentrée à la bougie, il paraît y avoir mouvement pour les deux yeux.

« J'ajouterai que, dans l'exercice de rentrée à la bougie, un bon moyen pour faire rentrer est celui-ci : Appliquer ma main sur l'œil droit, de façon à le boucher, regarder avec l'œil gauche seulement d'abord — pour découvrir tout à coup l'œil droit. Ce procédé peut-il être utilisé fréquemment? Dans mon travail de stéréoscope à charnière, ma méthode est celle-ci : m'arrêter assez peu de temps dans une position d'angle donnée, varier très souvent mes angles. Vaudrait-il mieux rester très longtemps dans une même position? Il va sans dire que, pour cette question, je suppose une position d'angle assez large pour que je puisse m'y exercer assez longtemps sans fatigue.

« En général, les positions larges et commodes sont-elles celles qui doivent être pratiquées le plus longtemps?

« Je dois faire pour le stéréoscope à charnière l'observation que j'ai déjà faite pour l'exercice des directs à la bougie. Lorsque je commence une série d'exercices d'une demi-heure, je commence par me placer dans la position d'angle qui, actuellement est la plus aiguë à laquelle je puisse arriver: au maximum d'angle aigu. Mais je ne puis me tenir à ce maximum qu'un instant, je dois aussitôt desserrer le cordon. Dans toute la durée de la demi-heure, il est assez rare que je puisse me remettre dans la position d'angle aigu prise primitivement; cependant cela arrive. Il semblerait donc qu'actuellement ce sont les positions à angle moyen, reposantes, qui me sont le plus favorables.

« Une méthode que j'emploie quelquefois pour faire rentrer dans les positions difficiles est celle-ci : fermer l'œil droit, en regardant le stéréoscope avec l'œil gauche seulement, puis ouvrir brusquement l'œil droit; l'œil gauche, maintenu ainsi par cet isolement même dans une position normale, garde cette position lorsque je découvre l'œil droit. Le procédé inverse, qui consisterait à regarder avec l'œil droit d'abord, puis à découvrir ensuite l'œil gauche, ne réussirait pas — au moins dans une position un peu difficile — car alors j'aurais à faire l'effort de redescendre l'œil gauche — et cet effort ne peut être fait que sous un angle assez large. »

Cette dernière observation de M. Th... était de la plus grande importance. Bien que la divergence fût légère, le fait que les efforts de convergence entraînaient une forte différence de hauteur, il y avait grand intérêt à corriger énergiquement la divergence, ce qu'on pouvait faire avec d'autant moins d'appréhension que la mobilité des yeux dans le sens interne n'avait rien d'exagéré. Un confrère avait antérieurement opéré les deux yeux ; j'avais moi-même opéré le droit ; je me décidai à réopérer l'œil gauche, bien convaincu que l'action ainsi exercée sur les muscles droits, interne et externe, ferait disparaître plus ou moins complètement la déviation vers le haut, puisque cette déviation, spéciale à l'œil gauche, ne se produisait que lors de la contraction exagérée du droit interne de cet œil.

On peut passer la suite, très prolixe, de cette observation : il n'y sera plus question de fausse projection.

20/10/1891. — Je pratique la ténotomie du droit externe et l'avancement du droit interne de O. G. avec un résultat satisfaisant. Comme, par des exercices antérieurs, nous avons supprimé la fausse projection, réveillé la diplopie, exercé les mouvements volontaires de convergence et de divergence, nous obtenons ce résultat que Th... réussit à voir simples tous les objets qui l'entourent et, par suite de cette fusion, le nystagmus devient moins apparent.

Antérieurement à cette dernière opération, Th... savait fusionner sans stéréoscope, en regards parallèles, le carton C, mais les petites lettres x y z de ce carton étaient vues tremblantes, surtout dans les parties vues par l'œil gauche seul, dont le nystagmus a toujours été plus marqué. De plus, à cause de l'hypermétropie plus forte de O. D., les images perçues par cet œil étaient un peu plus petites, ce qui contribuait à rendre la fusion difficile. Pour parer à cette difficulté, je prescris les lunettes $10 - 2 + 2$; $170 - 1.5 + 3$ à employer pour continuer les exercices stéréoscopiques et pour la lecture contrôlée. La promenade aura lieu sans louchette.

Nous sommes loin de considérer la partie comme gagnée, à cause du nystagmus, qui rend très difficile la vision simple de petits objets. De plus, l'équilibre musculaire, satisfaisant quand on met le verre dépoli sur O. G., laisse à désirer quand on couvre O. D., lequel entre alors en divergence. Pour des raisons qu'il va exposer, Th... a peu usé de la permission de se promener sans louchette et il a eu la bonne idée de la mettre sur l'œil gauche. Je lui rends la parole :

« 30/11/1891. — Presque toujours, depuis mon opération, j'ai placé la louchette sur *l'œil gauche*. Il arrive que, lorsque je l'ai laissée trop longtemps (plusieurs jours, par exemple) sur cet *œil gauche*, cet œil a, pendant les exercices, tendance à produire des images *plus élevées* que les images de l'œil droit ; cependant l'exercice qui consiste à rabaisser cette image trop haute est très peu pénible. Au contraire, lorsque j'ai placé pendant quelque temps (ne serait-ce qu'une ou deux heures) la louchette sur *l'œil droit*, l'œil gauche prend, pendant les exercices, la tendance à donner des images *plus basses* que l'œil droit, et l'exercice qui a pour but de rehausser cette image au niveau de celle de l'autre œil est plus pénible que l'exercice contraire ; c'est l'exercice que j'ai fait pendant si longtemps avant l'opération, mais actuellement beaucoup plus facile. Il semble donc que, pour le moment, je doive porter le plus souvent (les trois quarts du temps par exemple) la louchette sur *l'œil gauche*, sauf à la porter le reste du temps sur l'œil droit. Cependant, pour la lecture avec un seul œil, *l'œil gauche est de beaucoup préférable à l'œil droit*. Il m'a toujours été assez difficile, surtout dans les premiers temps après l'opération, de lire d'une façon continue et rapide avec l'œil droit. La vision se trouble très vite, et je suis souvent obligé de m'arrêter, pour reprendre ensuite après quelques secondes de repos. J'ai aussi remarqué que, pendant la lecture, je vois souvent, un peu au-dessous de cette image de l'œil droit, deux petits traits de forme courbe, et allant dans le même sens. En voici le dessin : ⁓⁓. La vision de l'œil gauche est donc meilleure que celle de l'œil droit, quoique ce dernier ait moins de nystagmus.

« Lorsque je fais mes exercices, je remarque que l'image vue par l'œil gauche perd l'acuité qu'elle a lorsque l'œil gauche regarde seul ; c'est probablement un effet du nystagmus. Au contraire, l'image vue par l'œil droit conserve toute sa force, même en cas d'exercice. Il arrive donc que, des deux yeux, c'est le moins bon qui voit le mieux. L'œil droit est, en effet, inférieur à l'œil gauche, en ce qu'il donne des images plus petites.

« A la distance moyenne, et avec des objets d'une moyenne grosseur, il n'y a pas de différence sensible de surface entre les images vues par les deux yeux. Il en est de même pour les images éloignées. La différence de surface des images ne s'accuse que dans la vision des objets rapprochés, qu'ils soient gros ou petits. Si ces objets rapprochés sont très petits (une petite tache d'encre ou une tête d'épingle par exemple), il arrivera que je percevrai, non seulement une différence de surface, mais aussi une différence de forme, comme si une des images allongeait l'objet en sens vertical, et si l'autre image l'allongeait dans le sens horizontal. Il est possible, toutefois, que cette anomalie soit produite simplement par un effet d'ombre, car je l'ai observée principalement le soir, en faisant mes exercices à la clarté d'une lampe.

« Les objets les plus faciles à regarder sont les objets ronds, ou tout au moins ceux qui ont des formes courbes. Quant aux objets carrés ou à ceux qui ont des formes en arête, ils sont faciles à regarder de près, parce que je puis nettement en voir les angles ; l'exercice fait ainsi offre aussi beaucoup de sécurité. De loin, ils sont plus difficiles et moins sûrs à regarder, parce que la vision des angles est rendue incertaine par l'éloignement et le nystagmus. Les objets ronds, au contraire, sont d'autant plus *faciles à regarder qu'ils sont plus éloignés* (sans cependant l'être trop). Si on les regarde de près, il y a difficulté, à cause de l'incertitude à superposer exactement les deux images, et aussi à cause de la différence de grandeur des images qui s'accuse par le rapprochement.

« J'ai déjà essayé de faire mes exercices en marchant. Accompagné d'une personne derrière laquelle je me suis placé, en me portant un peu à droite d'elle, j'ai marché pendant deux ou trois heures en regardant principalement sa tête, son oreille. L'exercice a été très facile et paraît m'avoir profité. J'ai également essayé de regarder en marchant des objets se trouvant sur la route, tels que des cailloux, des feuilles tombées, des mottes de gazon. L'exercice était, de prime abord, un peu plus difficile que le précédent, en ce sens que l'image de l'œil gauche avait tendance à monter légèrement au-dessus de l'image de l'œil droit ; mais l'effort de rentrer devenait de suite très facile, et, au bout d'un quart d'heure, il n'y avait plus aucun effort à faire.

« Lorsque je fais des exercices à table, il arrive que, fixant un objet situé plus loin et sur la même ligne que mon verre à boire, si je porte ce verre à ma bouche tout en continuant à regarder l'objet plus éloigné, je suis obligé, pour toujours le voir en buvant, de faire traverser à mon regard les parois du verre, et alors les deux images se séparent. Puis-je, dans l'état actuel de mon traitement, essayer de garder rentrées les deux images de l'objet ainsi placé, ou dois-je pour le moment éviter cet exercice ? La question pourrait être posée de même pour la vision, à travers les carreaux d'une chambre, d'objets situés dans la rue. Il pourrait arriver que des verres de carreaux mal taillés rendissent l'exercice difficile ou occasionnassent des erreurs de vision. De même, pour me regarder dans certaines glaces.

« Il y a une difficulté particulière à regarder certains objets, tels, par exemple, que le milieu d'un bouton, formé par le nœud du fil qui a servi à l'attacher. Si l'on essaye de regarder le milieu de ce bouton, le nystagmus se remarque d'autant plus que le bouton est plus petit, car l'une des images, sortie du milieu du bouton, est d'autant plus près du bord du bouton que ce bouton est plus petit. Au contraire, en supposant un objet de la dimension du fil qui se trouve au milieu du bouton, et en supposant que cet objet soit regardé de la même distance que le fil du bouton, cet objet sera plus facile à regarder, et le nystagmus sera moins apparent, parce qu'aucune ligne de limite ne se trouve autour de l'objet pour servir de moyen de contrôle. »

Je pensais que les choses allaient assez bien, [lorsque je reçus la lettre suivante :

« 10/1 1892. — Quoique devant venir vous voir dans le courant de cette semaine, je prends la permission de vous écrire sur quelques remarques faites par moi au sujet de mon traitement, remarques qui sont d'une certaine gravité, qui m'inquiètent beaucoup sur le résultat final de mon traitement, et que je veux vous décrire ici aussi exactement que possible, parce qu'il me serait trop difficile de vous les expliquer de vive voix.

« Comme vous le savez, je porte presque toujours la louchette sur l'œil gauche, opéré récemment. Je la porte quelquefois sur l'œil droit, mais le moins souvent possible, ayant remarqué que, lorsque j'avais porté la louchette pendant quelque temps sur l'œil droit, j'avais une certaine difficulté de faire rentrer les images, en ce sens que l'œil gauche avait un effort à faire pour redescendre au niveau de l'œil droit. Ainsi presque toujours, jusqu'ici, j'ai essayé de lire et d'écrire en me servant de l'œil droit, la louchette étant placée sur l'œil gauche.

« Or j'ai toujours eu une grande difficulté à travailler ainsi. Je lis assez facilement, dans les premiers moments, par exemple; puis il arrive que les caractères se brouillent, et je vois alors apparaître, toujours un peu au-dessous de la ligne que je suis en train de lire, deux petites lignes courbes blanches disposées à peu près ainsi : ～～.

« Il arrive alors un moment où je suis obligé d'interrompre ma lecture. Je me repose quelques secondes, puis je me remets à la lecture, et la fatigue reparaît au bout de quelques instants. En somme, même dans les bons moments, c'est-à-dire le matin, où l'œil est reposé, il m'est impossible de lire une dizaine de pages sans m'arrêter. A d'autres moments, par exemple à la fin de la journée, ou immédiatement après les exercices, cela est bien pire : il m'est alors impossible de lire cinq ou six lignes sans être obligé de m'arrêter.

« En résumé, tout travail de lecture m'est presque impossible, ou tout au moins difficile avec l'œil droit. S'il arrivait jamais que je perdisse l'œil gauche, et que je fusse réduit à travailler avec l'œil droit, je serais sûrement obligé de cesser à peu près tout travail de lecture et d'écriture.

« Mais, cette hypothèse écartée, il n'y aurait pas à cette grande faiblesse de l'œil droit grand inconvénient, si je n'avais malheureusement constaté dans mes exercices avec les deux yeux les effets de cette faiblesse. J'ai, en effet, constaté, et c'est là le seul objet de ma lettre, que, lorsque j'essayais de lire *avec les deux yeux*, sans contrôleur, il arrivait bientôt, au bout de quelques instants, que l'image vue par l'œil droit se brouillait au point qu'il m'était impossible de distinguer les diverses lettres du mot d'après l'image que me donnait ledit œil droit. Toutefois, je distinguais toujours l'*ensemble* du mot et ses *limites*, de façon à ne pas le confondre avec les mots voisins. Mais l'image de l'œil gauche restait assez nette tout d'abord; puis je constatais qu'elle s'affaiblissait aussi, chose qui ne m'est jamais arrivée lorsque je lisais avec cet œil *gauche seul*. Je pouvais continuer cependant mon exercice, mais je lisais avec plus de difficulté que si j'avais lu avec l'œil gauche seul. J'ai même observé alors que si, au milieu d'un exercice, je fermais un moment l'œil droit pour regarder avec l'œil gauche, il arrivait que cet œil gauche, qui est cependant le meilleur des deux, avait aussi son image brouillée.

« Ainsi donc, l'image brouillée vue par l'œil droit arrive à brouiller l'image même vue par l'œil gauche, et, chose curieuse, arrive à la brouiller pour quelques instants seulement, lorsque j'isole l'œil gauche.

« Jusqu'ici, j'ai fait très peu d'exercices de lecture avec les deux yeux, et je les ai faits toujours très courts. Je ne puis donc préjuger de ce qu'il adviendra, lorsque j'essayerai de faire une lecture un peu longue. Je me demande si je pourrai jamais lire d'une façon courante, et si, l'œil droit se fatiguant très vite, l'image de l'œil gauche ne sera pas elle-même troublée. Il arriverait alors que je serais dans l'impossibilité de lire *avec mes deux yeux* d'une façon normale et continue.

« Agréez, etc. »

12/1/1892. — Je rassure Th... de mon mieux, sans grande conviction, et je lui prescris pour la lecture les verres 10 — 2 + 2; 170 — 1.5 + 3, dans la pensée qu'en corrigeant l'anisométropie et en soulageant l'accommodation des deux yeux, la vision binoculaire des petits objets voisins sera facilitée.

9/5/1892. — Il a réussi à lire et surtout à écrire le plus souvent en se servant de O. D. — Se plaint toujours de tremblement des images perçues par cet œil dans les essais de vision binoculaire, tremblement dont il ne s'aperçoit pas quand O. G. est exclu de la vision. — Étant fort occupé, il ne pratique jamais la lecture binoculaire.

« 18/7/1892. — Je prends la liberté de vous écrire cette lettre, assez détaillée, parce que je constate depuis plus d'un mois que mon traitement semble en voie d'être compromis. Je vois d'après toutes sortes de symptômes que je suis très loin d'être guéri, et, en résumé, ma situation est, je le crois, beaucoup moins bonne qu'il y a trois mois. Excusez la longueur de cette lettre; il m'était impossible d'être plus bref, car je me serais exposé à n'être pas clair et à n'être pas complet. J'essaye de vous décrire le plus exactement possible les anomalies bizarres et assez contradictoires que j'ai constatées dans mes yeux. Beaucoup de ces anomalies n'existaient pas il y a trois mois :

« I. Tout d'abord une grande faiblesse de la vue quand je regarde à droite; les personnes regardées à 10 mètres à droite sont vues obscurément et d'une façon brouillée. Cette faiblesse provient de l'œil droit regardant à droite, car l'œil droit est très faible dans cette direction de droite (je vous rappelle que mon œil droit est faible quand il regarde à droite, et meilleur quand il regarde à gauche; de même l'œil gauche est faible en regardant à gauche, et meilleur en regardant à droite). Cette vision brouillée à droite, je ne l'ai guère constatée que depuis un mois. Il y a donc là un fait nouveau et assez alarmant (1).

« II. Manque de *souplesse* des yeux en général, manque d'*aisance* dans les divers mouvements, peu de rapidité dans le regard, soit à droite, soit à gauche, soit en haut, soit en bas. Difficulté d'accommodation aux diverses distances; difficulté, quand j'ai regardé longtemps à droite, de regarder avec aisance à gauche; alors l'image de l'œil gauche tend à descendre. Je dois dire qu'il n'y a pas réciprocité.

« III. Difficulté de regarder à gauche avec les deux yeux, à cause de la difficulté pour l'œil gauche, dans cette direction, de se mettre au niveau de l'œil droit, l'image donnée par l'œil gauche ayant tendance à rester plus bas que l'image vue par l'œil droit. Cette tendance vous est connue depuis longtemps; elle a fait autrefois une des plus grosses difficultés de mon traitement (exercices à la bougie pendant de longs mois, difficultés pour l'œil gauche de faire rentrer son image avec l'image de l'œil droit). La quatrième opération, faite il y a huit mois, a eu surtout pour but de corriger ce défaut. Je vous rappelle, à cette occasion, qu'après cette opération, j'avais changé ma louchette en la portant sur l'*œil gauche*, alors qu'avant je la portais sur l'œil droit. Je faisais alors des exercices réguliers d'environ quatre heures par jour. Il arrivait que, si j'étais longtemps à porter la louchette sur cet œil gauche, l'image de l'œil gauche (œil opéré) avait tendance à remonter plus haut que l'image fournie par l'œil droit, surtout quand je regardais longtemps à droite. J'ai traversé des périodes où cette tendance s'exagérait au point de gêner absolument la vision binoculaire, même dans les positions les plus naturelles; j'étais alors obligé, pour remédier à cela, de remettre la louchette, *pendant quelques minutes seulement*, sur l'œil droit, et l'équilibre se rétablissait; mais, si j'avais l'imprudence de laisser la louchette sur l'œil droit pendant un peu trop longtemps, il arrivait l'excès contraire; car l'image vue par l'œil gauche tendait à retomber au-dessous de celle vue par l'œil droit, et je compromettais pour un moment le résultat de l'opération. J'ai tenu à vous rappeler ces détails rétrospectifs, parce qu'ils peuvent vous donner une indication avec la voie à suivre pour remédier à cette anomalie.

« IV. Rougeur continuelle de l'œil gauche. Est-ce à cause de la difficulté pour cet œil de regarder à gauche? Ou est-ce un reste de l'opération? Cette dernière hypothèse est peu probable, car généralement, le matin, au lever, l'œil est peu rouge. Cette rougeur se produit plutôt après un travail de lecture ou d'écriture et surtout après les promenades au dehors dans la campagne. Lorsque je reviens de ces promenades, d'ailleurs, mes yeux ont toujours un aspect bizarre : outre cette rougeur de l'œil gauche, qui contraste avec la blancheur de l'œil droit, je remarque que les deux yeux ne sont pas sur la même ligne horizontale; il y a comme asymétrie, l'œil droit étant légèrement plus haut. En outre, cet œil, même dans une position régulière, a tendance à s'en aller en haut et à droite; il y a donc apparence d'un léger strabisme divergent de l'œil droit. Le nystagmus de cet œil droit est alors très apparent. En outre, les yeux ont un aspect fatigué, et même égaré. Non seulement j'ai fait ces constatations en me regardant dans ma glace, mais j'ai

---

(1) Je pense que le fait n'est pas nouveau. Th... vient seulement de constater avec plus de précision que chacun de ses yeux voit mal dans la position externe du regard, ce qui me paraît explicable par l'augmentation de son nystagmus dans cette position.

pu aussi me rendre compte, par la façon dont quelques personnes me regardaient dans la rue en souriant, qu'il devait y avoir dans mes yeux quelque
chose d'anormal.

« V. Quant à la lecture, aujourd'hui encore, elle va assez mal. J'ai déjà
fait des tentatives nombreuses de lecture et d'écriture avec les deux yeux.
Pour l'écriture, cela va assez bien, parce que cet exercice est beaucoup plus
lent que la lecture, et que j'ai le temps de surveiller ma vision. Cela va assez
bien également pour la lecture des choses manuscrites (lettres, actes de
notaires, registres) et pour toutes les sortes d'écritures, même assez fines.
Mais, pour la lecture imprimée, pour les livres, cela ne va pas du tout. Il
m'est encore presque impossible, à l'heure actuelle, de lire plusieurs pages
de suite, une page même (il y a quelque temps même, cela m'était plus
facile); et ici c'est l'œil droit qui est le plus faible. Quand j'entreprends de lire
avec les deux yeux, cela va bien pour les premières lignes, puis après cela
ne va plus, et je remarque que, lorsque j'arrive à la fin de chaque ligne, l'œil
droit se refuse, pour ainsi dire, à marcher, et, à ce moment, il n'y a
plus vision binoculaire ; en d'autres termes, *la lecture va beaucoup mieux
au commencement de la ligne, à la partie gauche de la ligne, qu'à la
fin, qu'à la partie droite, de la ligne*. Vous comprenez combien, dans ces
conditions, une lecture un peu prolongée et un peu rapide devient impossible. A l'heure actuelle, je lis encore presque toujours les livres imprimés
avec un seul œil : le droit.

« Comment s'expliquer que je lise facilement les choses manuscrites, tandis
que je ne puis presque pas lire les livres imprimés ? Est-ce parce que les
caractères imprimés, ayant des formes plus aiguës, plus carrées, plus com
pliquées, plus fines, que les caractères manuscrits, me sont, pour cela, plus
défavorables, et provoquent le nystagmus ? J'ai fait encore la remarque que
la lecture des livres imprimés va mal, surtout quand les caractères sont gros ;
j'essaye alors de lire à une distance un peu plus éloignée, et cela réussit un
peu mieux, mais pas pour longtemps. Au contraire, si les caractères sont
assez petits, j'arrive assez bien à les lire, que ce soit de près, ou que j'éloigne
le livre. Mais, lorsque cela paraît vouloir aller bien, cela ne dure pas longtemps, et il ne m'a jamais été possible de faire une lecture de dix minutes.
Il arrive toujours, dans ces lectures, que les mots se brouillent les uns sur
les autres, surtout *à la partie droite de la ligne*, et que sur l'image d'un
mot vu par l'œil droit vient se superposer l'image vue par l'œil gauche d'un
mot de la ligne antérieure. Exemple : Soit à la fin d'une première ligne le
mot   *tant*

« Et à la fin d'une seconde ligne, au-dessous, le mot   *ou*
Il arrivera que quand je viendrai à lire le mot de la seconde ligne, *ou*, le
mot *tant* (image de l'œil gauche) viendra se superposer sur le mot *ou*.

« Je remarque aussi que, lorsque je lis une colonne de chiffres superposés
les uns sur les autres, *que je lise à ma droite ou à ma gauche*, la lecture
va beaucoup mieux, et il n'y a pas confusion, ce qui tendrait à prouver que
la lecture de gauche à droite, faite d'une façon continue, m'est défavorable,
dans l'état actuel de mes yeux, surtout *par ces mouvements rapides et
continus de gauche à droite*. Au contraire, la lecture de colonnes verticales, ne comportant pas ces mouvements, m'est plus favorable.

« Il y a donc ici à se poser deux questions : 1° Est-ce le mouvement continu *de gauche à droite* qui m'est nuisible? 2° Est-ce le retour de l'œil de
droite à gauche pour commencer chaque fois la lecture d'une nouvelle ligne ?
Il semble que toutes ces difficultés doivent être attribuées au *nystagmus* et

à l'astigmatisme. Je *sens* même, *sans les voir* (et cela depuis quelques jours) — chose que je n'avais jamais remarquée depuis bien longtemps — *des saccades de nystagmus dans mon œil droit.*

« VI. Pour remédier à tout cela, j'ai essayé, à de nombreuses reprises, de me servir, pour la lecture et pour les promenades, des lunettes provisoires que vous m'avez ordonnées, et la tentative n'a été nullement heureuse. J'ai constaté, en effet, que la lecture paraissait diminuer mon nystagmus, mais qu'elle avait aussi malheureusement pour effet de donner à l'œil *gauche la tendance d'abaisser ses images au-dessous du niveau des images de l'œil droit.* Cela se produit seulement quand je regarde des objets situés *à ma gauche;* pour les objets situés à droite, l'inconvénient n'existe pas. J'ai donc dû cesser absolument de lire avec des lunettes, et cela est fort regrettable. Ne pourrait-on pas me faire tailler des lunettes qui, tout en gardant l'avantage de diminuer mon nystagmus et mon astigmatisme, n'auraient pas l'inconvénient ci-dessus?

« VII. Je dois aussi revenir sur un point très important, déjà abordé plus haut. J'ai dit que la lecture, avec ou sans lunettes, m'était difficile, de près ou de loin, pour les *gros caractères*, et qu'au contraire, elle m'était plus facile pour les caractères assez petits. Il y a là une anomalie assez bizarre. En effet, du moment que je puis lire des petits caractères, placés à une distance assez proche, je devrais pouvoir lire des caractères gros, placés à une distance plus éloignée, et cependant il n'en est rien, car j'ai beau essayer de lire les gros caractères à toutes les distances, cela ne va pas mieux, l'astigmatisme dans le sens horizontal devient très prononcé quand j'éloigne le livre; les lignes horizontales formées par les mots ont de la difficulté à se superposer, il y a un fort nystagmus, et je n'arrive pas à faire rentrer. Il est assez singulier que le nystagmus disparaisse presque pour les petites lettres, quand il se maintient pour les grosses.

« Il semblerait, en résumé, qu'une distance assez éloignée (20 à 25 centimètres par exemple, peut-être plus) serait pour moi la distance la plus favorable pour la lecture. Mais, pour arriver à lire à toutes les distances, et à une distance assez rapprochée, cela me semble assez difficile. En général, l'accommodation de mes deux yeux aux diverses distances, aux diverses grosseurs des objets, m'est très difficile.

« Pour prendre un exemple, il m'est difficile encore, après avoir regardé un objet assez gros, de regarder aisément avec les deux yeux un objet plus petit, et situé à la même distance (mais pour cela il faut qu'il soit beaucoup plus petit).

« VIII. A signaler aussi un *strabisme divergent* de l'œil droit, lorsque je me regarde dans une glace : l'œil droit tend à s'en aller un peu en haut et à droite. Il m'est impossible, d'ailleurs, en me regardant, de faire rentrer exactement. En même temps, nystagmus prononcé de cet œil droit. Je crois, en somme, sans pouvoir l'affirmer, que le nystagmus a tendance à augmenter à l'œil droit, et peut-être à reparaître à l'œil gauche.

« Je dois aussi dire qu'il ne m'est pas possible, à 2 mètres de distance, de me regarder dans une glace sans que l'image tende à s'effacer; si je fais effort pour faire rentrer, l'image est brouillée, et je ne vois plus qu'un ensemble confus. En d'autres termes, de deux choses l'une : ou bien l'image disparaît, et alors je puis me voir bien distinctement dans la glace, mais louchant légèrement de l'œil droit; ou bien, par un effort de volonté, je superpose à peu près les deux images, et alors tout se brouille; peut-être alors regardé-je droit, mais il m'est justement impossible de m'en apercevoir, car je ne pu s plus distinguer mes yeux et les traits de mon visage. Donc, en résumé, la vision binoculaire est pour le moment beaucoup plus faible que la vision avec un seul œil.

« IX. Je dois essayer enfin de vous résumer les principales anomalies indiquées dans cette lettre :

« 1° Pour l'œil droit. Faiblesse, vue brouillée quand je regarde à droite, surtout les visages des personnes. Tendance des images de cet œil à s'effacer et à se déformer (ceci seulement pendant la lecture). Léger strabisme divergent de cet œil droit en haut et à droite, même quand la position de la tête est normale. Il y a nystagmus prononcé de cet œil, surtout après les promenades et les lectures. Battements sentis dans cet œil.

« 2° Pour l'œil gauche. Rougeurs presque continuelles de cet œil, surtout après les promenades et les visions à longue distance. Peau un peu gonflée et tirée au-dessous de cet œil (cette rougeur ne devrait-elle pas être attribuée à ce que l'œil gauche, meilleur que l'autre, supporte, dans la lecture surtout et dans la vision à longue distance, tout le poids pour ainsi dire de la vision, tandis que l'œil droit étant moins bon travaille beaucoup moins que l'autre, et par suite a tendance, n'étant pas retenu par le travail, à retomber dans le strabisme et le nystagmus ?) Enfin, grande difficulté pour cet œil gauche de rester au niveau de l'œil droit quand on regarde à gauche. Surveillance continuelle de ma part à ce point de vue. Moyens employés : dans la lecture, placer souvent mon livre à ma gauche; dans mes promenades, regarder à droite de gros objets placés assez près, puis, par réaction, regarder des objets éloignés placés à gauche.

« 3° Pour les deux yeux. Manque d'aisance dans les mouvements, manque de souplesse des yeux, accommodation difficile aux diverses distances et aux diverses grosseurs des objets. Difficulté prononcée pour les regards portés de côté, surtout à gauche. Images toujours bien nettes à gauche, mais difficulté de niveau de l'œil gauche, qui rentre difficilement les images. Au contraire, obscurcissement des images à droite. En général aussi, difficulté de regarder en haut. Léger strabisme divergent de l'œil droit. Astigmatisme et nystagmus toujours très prononcés. Rougeur de l'œil gauche contrastant bizarrement avec la blancheur de l'œil droit. Aspect très bizarre de l'œil droit quand il regarde à droite. En général, aspect bizarre des regards latéraux dans la glace.

« Enfin, après les promenades, les deux yeux ne paraissent plus être sur la même ligne horizontale, ni aussi grands l'un que l'autre (œil droit paraissant plus élevé et plus grand que l'œil gauche).

« Enfin, difficulté de la lecture des caractères imprimés (et non des manuscrits); impossibilité d'une lecture un peu prolongée. Difficulté de lire les gros caractères, que ce soit de loin ou de près; plus de facilité à lire les petits.

« Le léger strabisme divergent de l'œil droit peut-il être corrigé par des exercices de convergence de l'œil droit? Faut-il mettre de temps en temps l'œil droit en légère convergence? Une dernière remarque : tous les matins en me levant, je constate toujours la dureté de l'œil gauche pour regarder à gauche; la nuit défait donc toujours un peu le travail de chaque jour.

« J'espère venir vous voir jeudi prochain ou samedi. Peut-être serait-il bon que vous conserviez cette lettre pour le jour de ma visite, car toutes ces anomalies sont si compliquées que je ne pourrais vous les expliquer de nouveau.

« En résumé, je crois que beaucoup des symptômes ci-dessus sont ceux d'il y a six ans, après ma première opération.

« Agréez, etc, »

23/7/1892. — Je constate que, sous le verre dépoli, chacun des yeux dévie légèrement en haut quand l'autre fixe et que, de plus, il subsiste une légère déviation externe de D. Après enquête serrée, je constate qu'il est arrivé à Th... de se servir de son œil gauche en se bornant à fermer le droit au lieu de le couvrir et je suis persuadé qu'il s'est produit ainsi une rechute de neutralisation de l'œil droit, qui s'entr'ouvrait alors que Th... croyait le tenir fermé : d'ailleurs l'expérience qu'il décrit sous le n° VIII donne la preuve que, souvent, Th... a neutralisé l'image de O. D.

La faiblesse de O. D. lors du regard à droite est probablement attribuable au nystagmus de cet œil : Th... ne l'avait pas remarquée : il s'en aperçoit sans doute depuis qu'il s'observe plus attentivement.

Je signale les observations consignées au paragraphe III de la lettre qui précède, car elles jettent un certain jour sur ce que nous avons à faire pour combattre ces différences de hauteur bizarres. Des remarques tout à fait analogues ont été faites par M¹¹ᵉ L... (obs. 187, p. 172) et par Marguerite J... (obs. 309, p. 265) et je les signale avec d'autant plus d'insistance que leur explication m'échappe absolument, et que les cas où ces phénomènes se produisent sont les plus rebelles au traitement.

A remarquer également au paragraphe IV les observations de M. Thiroux sur la difficulté de voir simples les fins de lignes en lisant. Cette observation n'est pas isolée; j'ai rencontré des cas analogues et la guérison a toujours été obtenue en recommandant aux patients de lire lentement, en déplaçant graduellement, pour chaque ligne, la tête vers la droite ou le livre vers la gauche. Il m'est arrivé également de faciliter ce travail en engageant à suivre du doigt sous la ligne; le doigt étant plus gros sert à provoquer la position correcte des yeux grâce à l'effort fait pour le voir simple. — La diffi culté inverse, où c'est le commencement des lignes qui est difficile à fusionner peut être surmontée, dans les cas désespérés, en faisant lire à l'envers, le livre étant retourné, pour que la lecture se fasse de droite à gauche.

Il est clair que le nystagmus est un grand obstacle à l'acquisition de la lecture binoculaire, si l'on veut bien se souvenir que cette lecture se fait par un certain nombre de saccades (voy. p. 102) et que c'est une grosse entreprise que de faire remplacer les saccades de nystagmus par les cinq ou six saccades physiologiques exigées pour lire une ligne de longueur ordinaire.

Lorsque Lamare lit à mon laboratoire sa longue étude sur les saccades qui accompagnent la lecture, il s'aperçut bientôt que les sections en lesquelles le lecteur partage la ligne imprimée, contiennent à peu près toujours le même nombre de lettres, quelle que soit la grosseur de l'impression; il faut donc faire des saccades d'autant plus étendues qu'on lit une impression plus grosse ; c'est probablement dans ce fait qu'il faut chercher l'explication de la difficulté plus grande éprouvée par Th... pour lire de gros caractères. On conçoit d'ailleurs aussi que la difficulté ne se soit pas présentée quand il lisait des colonnes verticales de chiffres.

Il va sans dire que j'engage Th..., maintenant que son O. D. est suffisant pour travailler, à ne plus jamais mettre la coquille que sur O. G. *J'ai eu évidemment tort*, au début du traitement, de faire porter la coquille en permanence sur O. D. A ce conseil, je joins celui de faire tous les jours de doubles directs, qu'il ne sait plus obtenir, ayant complètement négligé cet exercice. Enfin, l'hypermétropie de D. étant devenue latente, je remplace les lunettes précédentes par $10 - 1.5 + 1.5$; $10 - 1.5 + 1.5$.

« 19/11/1894. — Je me proposais de vous écrire depuis plusieurs mois, car l'état actuel de ma vue me met dans la nécessité absolue de demander le plus tôt possible ma mise en disponibilité, afin de reposer mes yeux et de reprendre mon traitement oculaire.

« Le traitement que j'avais suivi auprès de vous a pris fin il y a deux ans et demi. Au moment où je l'ai cessé, j'aurais eu besoin de repos pendant quelques mois au moins, et un repos d'un an même n'aurait pas nui. Malheureusement, j'ai eu des intérims assez nombreux à ce moment, j'avais en outre des examens à préparer, et j'ai dû me surmener, alors que ne savais pas encore lire avec les deux yeux. J'avais essayé d'apprendre à lire avec les deux yeux à l'aide du *contrôleur*, mais je n'ai jamais pu y réussir malgré les essais que j'en ai faits à différentes reprises. J'ai alors essayé de lire avec les deux yeux sans le contrôleur, mais je n'y ai jamais réussi qu'imparfaitement, et de là vient que (vu le travail assez considérable que j'ai eu à fournir depuis deux ans) le résultat de mon traitement est jusqu'à un certain point compromis.

« Il me paraît donc absolument nécessaire de reprendre mon traitement pour apprendre à lire d'une façon normale avec les deux yeux, et aussi de cesser tout travail pendant quelque temps. Je suis dans un bureau de début, où le travail est relativement peu considérable, mais il est déjà suffisamment lourd pour moi, dans la position où je me trouve, car je mets à faire mon travail trois fois plus de temps qu'un employé qui serait dans des conditions normales de vision. Je travaille six à sept heures par jour, alors qu'il suffirait à un autre de travailler tout au plus deux heures. Que sera-ce dans quelques années, lorsque j'occuperai un bureau plus important ? Je pose en fait que si je reste dans cette situation, je ne pourrai pas, dans quelques années, suffire à mon travail, et que je serai obligé de renoncer à mon avancement, ou de me contenter toute ma vie d'un petit bureau. Il y a donc là une question d'avenir pour moi.

« Les expériences *de lecture lente* avec les deux yeux, que j'ai faites depuis quelques mois, soit avec le contrôleur, soit sans le contrôleur, ont toutes échoué et j'avais, après les avoir faites, les yeux en plus mauvais état qu'auparavant.

« Voici, aussi clairement que je puis les exposer, les obervations que j'ai pu faire sur mes yeux. Difficulté de mouvoir les yeux, soit à droite, soit à gauche, soit en haut, soit en bas. Peu de mobilité dans le regard (tout ceci surtout après *la lecture et le travail*). La position la plus favorable pour moi, la seule favorable, est lorsque je regarde des personnes assises bien en face de moi. Dès que les personnes sont assises à droite ou à gauche, ou sont un peu éloignées, j'éprouve de la gêne à les regarder, et je passe difficilement de l'une à l'autre, ou encore d'un objet à un autre. Tout ceci se traduit naturellement par une gêne très visible pour les autres, par une contenance embarrassée et gauche, qui semble de la bizarrerie, et que les autres ne s'expliquent pas. Dans la rue, cela est plus apparent encore, car, mouvant difficilement les yeux, je ne sais comment regarder les personnes que je rencontre, je ne sais quelle posture de tête prendre. Ceci est surtout très marqué lorsque je rentre de promenade. En effet, *les promenades dans la campagne me sont aussi préjudiciables que la lecture.* Ces promenades sont suivies d'une fatigue des yeux et d'une gêne dans les mouvements des yeux tout à fait singulières — et cela d'autant plus que le pays où j'habite maintenant est très monotone d'aspect, sans arbres, sans bois, sans culture, sans cette diversité de paysages qui repose la vue. Je me suis souvent examiné dans une glace au retour de ces promenades, et je constatais de la fatigue des yeux et du strabisme divergent (divergence de l'œil droit avec nystagmus du même œil).

« Je résumerai tout ceci en disant :

« La *lecture* produit les effets suivants : difficulté de mouvoir les yeux latéralement, et gêne, et aussi strabisme divergent de l'œil droit.

« La *promenade au dehors* produit surtout strabisme divergent de l'œil droit avec nystagmus de ce même œil.

« En somme, la vision de mes yeux n'est presque jamais binoculaire, ou n'est qu'imparfaitement binoculaire, surtout pour les regards portés latéralement, soit à gauche, soit à droite. *Il n'y a pas attraction.* La vision à peu près correcte n'est obtenue que par effort, par des poses peu naturelles.

« Cependant, et ceci est d'une grande importance, les images données par les deux yeux ne s'effacent jamais ; je puis les faire apparaître à volonté et, d'ailleurs, j'ai toujours gardé mon attention sur ce point capital.

« Lorsque je rentre de promenade et que je traverse le bourg, j'ai tendance à porter d'une façon tout à fait exagérée la tête à droite, me sentant plus de facilité à regarder de cette façon — ce qui me donne une attitude plus que bizarre. De même après mes lectures.

« Je dois un peu insister sur la difficulté de mouvoir les yeux *à gauche*. Elle consiste en ceci : l'œil gauche n'est pas tout à fait au niveau de l'œil droit ; c'est-à-dire que (pour prendre une comparaison), si l'on tirait une ligne perpendiculaire à la ligne qui passe par le milieu du visage et coupe le nez par la moitié, ligne perpendiculaire qui couperait les yeux par la moitié horizontalement, on constaterait que l'œil droit n'est pas au niveau de l'œil gauche, qu'il est à un niveau assez supérieur, surtout après les lectures faites dans les conditions imparfaites que j'ai déjà expliquées. Il en résulte que, quand je regarde *à gauche et en haut* (que ce soit *légèrement* en haut ou *beaucoup* en haut), l'image donnée par l'œil gauche n'arrive pas au niveau de l'image donnée par l'œil droit ; les deux images données par les deux yeux ne rentrent pas, ont de la répulsion l'une pour l'autre, et la vision n'est pas binoculaire. Dans le cas où les deux images rentrent à peu près, c'est par un effort difficile et sans aisance. Je dois ajouter que je constate ceci principalement après la lecture : cela se comprend, dans les conditions imparfaites où cette lecture s'accomplit.

« Autre remarque encore : lorsque je sors, j'ai souvent la marche hésitante, trébuchante, le pas peu assuré, parce que, la vision binoculaire ne se faisant pas parfaitement, je n'apprécie pas bien la distance respective des objets. Je n'ai aucune appréciation des distances.

« Quant à l'aspect de mes yeux, il est souvent, lorsque je n'ai pas été trop surmené par le travail, assez satisfaisant ; mais après les lectures et les promenades il y a, comme je l'ai dit, strabisme divergent de l'œil droit.

« J'ai tâché de vous expliquer le plus clairement possible ce que j'ai constaté sur mes yeux. Je suis trop loin de Paris pour pouvoir m'absenter et faire le voyage exprès afin de vous montrer mes yeux. Je ne pourrais quitter La Courtine que définitivement, lorsque j'aurai obtenu ma mise en disponibilité, que je me propose de demander immédiatement.

« Je suis certain qu'il me faut au minimum un repos de *six mois* pour mes yeux. Quant à cette reprise de traitement que j'aurais l'intention de faire, il suffira, je pense, de quelques consultations. Je ne crois pas qu'une nouvelle opération soit nécessaire. L'essentiel pour moi est le repos absolu.

« Excusez, je vous prie, la longueur de ces explications.

« Les lunettes définitives que je possède ne m'ont jamais soulagé, lorsque j'ai essayé de les porter ; bien au contraire. L'œil gauche devenait vite fatigué et rouge ; la difficulté de mouvoir cet œil gauche lorsque je regardais à gauche et en haut s'accentuait. De même l'exercice du stéréoscope à charnière que

.j'ai essayé de reprendre à quelques reprises ne m'a pas fait de bien, pas plus que les exercices de croisés et de directs que j'ai aussi essayés.

« Toutes les expériences que j'ai faites en divers sens ont échoué.

« Malgré ces échecs, je suis convaincu qu'il reste peu de chose à faire : apprendre à lire avec les deux yeux : ce sera l'affaire de quelques séances, et d'un certain nombre d'exercices chez moi. Ce dont j'ai besoin surtout, c'est de repos. Il s'agit de compléter, de parfaire le résultat d'un traitement qui, en somme, a admirablement réussi. A ce propos ai-je besoin de vous dire toute la reconnaissance, toute la gratitude que je vous dois, et qui, n'en doutez pas, est profonde ?

« C'a été une époque décisive dans ma vie que ce traitement dont la réussite m'a transformé et, j'ose le dire, m'a rendu le goût de l'existence. Ces sentiments, je tiens à les exprimer ici et l'expression ne parvient peut-être pas à égaler leur intensité. »

6/6/1895. — Période finale du traitement. — Th... revient, résolu à rester tout le temps qu'il faudra pour parvenir à la guérison. Il convient franchement du tort qu'il s'est fait en travaillant énormément sans louchette. Ophtalmométrie, 10 ± 2.5 ; 10 ± 2.25 ; réfraction cornéenne horizontale, 44.6 ; 43.9. Réfraction subjective, $10 - 1.5 + 0.5$; $10 - 1.25 + 0.5$. Aux deux yeux, nystagmus avec saccades *externes* bien qu'il y ait divergence de O. D. quand O. G. fixe. La divergence de l'œil droit, très fréquente, est accompagnée d'une déviation visible vers le haut. *Pas de diplopie.* En conséquence, je prescris de porter la coquille en permanence sur O. G. et je donne les séries K et L à travailler dans le stéréoscope de Holmes.

25/6. — Le nystagmus de O. G. a beaucoup augmenté sous la louchette. Les saccades en sont toujours externes. Elles *diminuent* pour le regard très fortement à gauche. — Pour le carton L 12, les parties destinées à l'œil droit seul disparaissent quand on rapproche le carton, ce que j'attribue à l'habitude qu'il a prise de lire en neutralisant O. D.

2/7. — Sur l'œil droit, dont la mobilité est bonne, je ne trouve plus qu'un peu de nystagmus avec saccades *internes*, lors du regard vers la gauche. Au contraire, la mobilité de O. G. est mauvaise du côté externe et son nystagmus ne disparaît que pour le regard fortement à droite : lors du regard à gauche, fortes saccades vers la gauche.

Quand les deux yeux sont découverts : 1° quand l'œil gauche regarde à droite, forte divergence de O. D. Les images rentrent involontairement quand O. G. regarde en face ; 2° quand l'œil droit fixe, images croisées vers la droite, images directes vers la gauche. — En avançant le droit externe de l'œil gauche, on améliorerait sa mobilité et on diminuerait son nystagmus, mais la divergence de l'œil droit serait augmentée ; il faudrait donc, en même temps, sectionner le droit externe de l'œil droit, ce qui diminuerait son nystagmus : je me garderai bien d'opérer quant à présent ; nous laisserons agir les exercices stéréoscopiques. — Je rends la parole à M. Thiroux :

« *8/7.* — Carton K 12, en rapprochant le plus possible et fixant le point noir supérieur, tremblement assez fort du point noir inférieur, paraissant s'apaiser par la continuation de l'exercice et diminuant beaucoup quand j'éloigne le carton ; mais alors le point noir supérieur devient beaucoup moins net.

« Mêmes remarques pour le tréma inférieur du carton K 11. En même temps qu'ils pâlissent, les points vus par l'œil gauche tendent à s'éloigner vers la droite quand j'éloigne le carton. »

« 29/8. — Pendant mon absence de Paris, qui a duré six semaines, j'ai travaillé sérieusement mes exercices stéréoscopiques.

« Mon procédé de travail a été de faire des séances courtes et nombreuses, les séances courtes étant les seules possibles dans l'état actuel de ma vision, parce que l'œil gauche (toujours couvert par la louchette) se fatigue très vite dans le cours des exercices, surtout s'il s'agit d'un exercice un peu fin et délicat.

« Dans l'intervalle des exercices, je n'ai jamais quitté la louchette, sauf pour quelques très rares essais de vision avec les deux yeux, faits avec beaucoup de précautions.

« Je crois avoir réalisé des progrès sérieux quant à la réussite des exercices et quant à l'amélioration de l'œil droit. Par exemple, en dehors du stéréoscope, sur le carton A, il y a un mois environ, il m'était presque impossible de déchiffrer, à l'aide du seul œil droit, la série $D = 0^m,35$; je pouvais à peine en déchiffrer quelques mots avec de grands efforts. Depuis trois semaines j'ai presque journellement observé une petite amélioration dans cette lecture ; cette suite d'améliorations partielles a abouti à la lecture aisée et complète de toute cette série. Depuis quelques jours je me suis essayé à lire la série suivante, $D = 0^m,25$, et je suis arrivé à en déchiffrer quelques mots.

« Carton L 12. — Je suis arrivé à en voir les divers détails avec plus de précision qu'auparavant. Je me suis appliqué surtout à regarder le C, et, dans le C, les deux lignes du milieu, l'une blanche, vue par l'œil droit, l'autre noire, vue par l'œil gauche. Il y avait autrefois beaucoup de tremblement dans la vision de la ligne blanche; ce tremblement a diminué sérieusement. De plus (chose qui ne se produisait pas autrefois), la ligne noire du milieu de l'n, qui était toujours un peu au-dessus du point noir, arrive aujourd'hui à le traverser exactement. De plus, auparavant, lorsque je regardais le milieu du C avec les deux yeux, je ne pouvais arriver à voir en même temps la boucle supérieure de la lettre a, qui doit être vue par l'œil droit, alors que je voyais parfaitement réapparaître cette même boucle aussitôt que je fermais l'œil gauche et que je regardais avec l'œil droit seul la ligne blanche du C. J'avais déjà noté cette particularité, et M. Javal en avait conclu qu'il y avait là un effet de neutralisation de l'œil droit dans la vision binoculaire. Aujourd'hui cette anomalie a cessé, et je vois parfaitement la boucle supérieure de la lettre a, ainsi que l'accent circonflexe supérieur de la lettre O, soit que je regarde dans le stéréoscope avec les deux yeux, soit que j'y regarde avec l'œil droit seul.

« Je dois enfin noter ici un fait qui s'est produit dans la vision de ce carton il y a environ un mois et demi, soit quelques jours avant mon départ de Paris, mais qui ne s'est pas reproduit depuis.

« J'avais fait depuis quelques jours des exercices de doubles directs à la bougie, assez courts mais assez nombreux. Ces exercices avaient eu pour résultat, à ce moment, par le léger abus que j'en avais fait, de rendre les mouvements de l'œil gauche difficiles dans le sens de la vision à gauche et en bas (fait souvent noté et décrit). Voici ce que je constatai alors dans la vision du carton L n° 12 : en regardant ce carton au stéréoscope avec les deux yeux, je constatai tout d'abord une grande difficulté de l'œil gauche à se mouvoir en bas et à gauche, en ce que la barre noire du C, vue par l'œil gauche, restait, malgré mes efforts, *au-dessous de la barre blanche du C*, vue par l'œil droit. De plus (et c'est là le fait sérieux que je tiens à noter) j'arrivai, à mon grand étonnement, en mettant le carton à la distance la plus rapprochée du stéréoscope, à voir, même à cette distance excessivement rapprochée, la ligne blanche du C vue par l'œil droit, alors que jamais à cette distance je n'avais.

pu arriver à voir cette ligne blanche (je n'avais jamais pu voir cette ligne blanche qu'à une distance de 4 ou 5 centimètres dans le stéréoscope). En même temps (fait aussi digne de remarque et qui m'étonna autant), il me fut impossible, à cette même distance la plus rapprochée du stéréoscope, d'arriver à voir, avec l'œil gauche, le point noir inférieur de la lettre s, qui doit être vu par cet œil gauche, alors que, en temps ordinaire et dans les conditions normales, je pouvais voir avec l'œil gauche ce point noir inférieur de l's à toutes les distances du stéréoscope, et même à la distance la plus rapprochée. J'en conclus que, dans la vision la plus rapprochée du stéréoscope, l'œil droit arrivait à voir beaucoup plus à gauche qu'autrefois (peut-être précisément à cause de la faiblesse de l'œil gauche dans cette direction à gauche) et que, par contre, l'œil gauche arrivait à voir moins loin dans la direction de la droite. En d'autres termes, le champ de vision de l'œil droit s'était étendu vers la gauche ; mais, par contre, le champ de vision de l'œil gauche avait diminué vers la gauche.

« Comme j'avais lieu de penser que ces faits étaient une nouveauté défavorable, car ils provenaient et étaient la conséquence de la faiblesse de l'œil gauche à regarder en haut et à gauche, et que cette faiblesse elle-même avait été causée par mes exercices de directs à la bougie, je cessai complètement depuis ce jour mes exercices de directs, et je m'abstins pendant plusieurs jours de tout exercice stéréoscopique, afin de permettre par le repos à ma vision de se rétablir dans l'état antérieur. Au bout de quelques jours ma vision était revenue au même état que par le passé, et, depuis, je n'ai jamais constaté le retour des faits détaillés ci-dessus.

« Carton L 11. — J'ai très peu travaillé ce carton, sentant qu'il ne m'était pas très favorable, et j'ai préféré passer de suite au n° 10. J'ai constaté cependant, en le reprenant ces temps derniers, des améliorations sur les exercices faits il y a un mois...

« Le carton L 10 est, de tous, celui que j'ai le plus travaillé ; il m'a été d'un profit sérieux, et j'y reviens souvent encore aujourd'hui.

« Dans les commencements, je m'exerçais beaucoup à regarder le mot le, et surtout, dans ce mot, les deux traits verticaux qui sont au milieu de l'e. Je m'efforçais de mettre le trait supérieur, vu par l'œil gauche, bien exactement au-dessus et en prolongement du trait inférieur, vu par l'œil droit. Il y avait à faire pour cela un léger effort, à cause de la tendance souvent décrite de l'œil gauche à donner des images un peu inférieures de niveau aux images de l'œil droit. J'aimais à faire cet exercice de préférence en éloignant le carton à 4 ou 5 centimètres de la position la plus rapprochée. Il m'était assez difficile d'éloigner davantage le carton, car il devenait alors plus difficile à l'œil gauche de donner son image au niveau de celle de l'œil droit.

« J'ai fait la remarque que, lorsque j'avais un peu éloigné le carton, vers le milieu du stéréoscope, et qu'après avoir un peu regardé dans cette position je rapprochais le carton, la vision, par ce mouvement de recul, n'allait plus si bien pendant quelques moments, et que l'exercice des deux lignes laissait un peu à désirer : le passage d'une position un peu éloignée à une position plus rapprochée m'était légèrement préjudiciable.

« Un bon moyen pour faire cet exercice de superposition des deux lignes dans de bonnes conditions était, avant de regarder le mot le, de regarder le mot nir, et ce léger mouvement de gauche à droite, que je faisais avant d'arriver au mot le, m'était bienfaisant.

« Cependant, depuis, j'ai cru devoir un peu abandonner cet exercice du mot le, parce qu'il ne s'est jamais effectué dans des conditions assez parfaites.

J'estime maintenant que c'était alors et que c'est encore un exercice un peu difficile, eu égard à ma situation présente, et qu'il sera préférable de le reprendre seulement lorsque je serai un peu plus avancé.

« Je me suis aussi beaucoup exercé à regarder les deux l du carton, avec, au milieu de chacun d'eux, les deux lignes horizontales vues l'une et l'autre par chacun des deux yeux. Je me suis plus attaché à regarder l'l d'en bas, qui allait mieux que celui de la deuxième ligne. Dans les débuts, je constatais un assez violent tremblement de la ligne horizontale de droite, vue par l'œil droit. Ce tremblement a beaucoup diminué depuis. A remarquer aussi que, à la différence des deux lignes horizontales dont nous parlons, il ne se produi-sait pas de tremblement des deux lignes verticales de la lettre e. Il semble donc que le tremblement soit plus fort dans la vision des lignes horizontales que dans la vision des lignes verticales. C'est d'ailleurs du nystagmus de l'*œil droit* seulement que j'entends parler.

« Dans les débuts, une des difficultés du carton a été l'ensemble des deux lettres l et i (2ᵉ ligne) et le passage de l'une à l'autre. Lorsque, ayant lu la lettre l, je passais à la lettre i, la ligne horizontale droite de la lettre l, vue par l'œil droit, disparaissait. Aujourd'hui, la difficulté est vaincue, et le passage d'une lettre à l'autre s'effectue correctement.

« Une autre difficulté, dans les débuts, était la rentrée de la lettre s (2ᵉ ligne) et la vision correcte de l'ensemble des deux barres qui la traversent. Cette difficulté est également vaincue.

« De plus, la vision de la partie droite du carton (les deux lettres e des première et troisième lignes) s'effectue avec plus de précision que par le passé.

« Je m'exerce assez fréquemment à regarder la lettre e du mot **ment** (3ᵉ ligne), dont la vision parfaite laisse toujours un peu à désirer. Il y a du nystagmus dans cette vision (surtout nystagmus de l'œil *gauche*).

« Autre petite difficulté encore : vision correcte de l'ensemble des deux lettres i et é (5ᵉ ligne). Les parties de ces deux lettres vues par l'œil droit avaient, dans la vision binoculaire, légère tendance à *se sauver* (pour ainsi dire) *à droite*. Depuis quelque temps, cette vision s'effectue d'une façon beau-coup plus correcte.

« A remarquer enfin que, dans la vision du mot **nir** (1ʳᵉ ligne), le point in-férieur de l'i vu par l'œil droit a tendance à s'en aller un peu à droite. Mais, par un certain mouvement associé des deux yeux, je réussis à le remettre dans une position correcte.

« Le carton L9 a été réussi assez facilement. Je me suis surtout appliqué à regarder l'N (2ᵉ ligne) avec les deux petits traits transversaux du milieu. Je crois que cet exercice m'a fait du bien. Je me suis appliqué aussi à quelques autres petites difficultés (é du mot **réussi** (5ᵉ ligne) — è du mot **cèdent** (6ᵉ ligne) — a du mot **quand** (7ᵉ ligne). — Je remarque que, dans la vision du mot **sans** (4ᵉ ligne), la première lettre s, vue par l'œil droit, est toujours à un niveau un peu inférieur au reste du mot, et, en même temps, légèrement de travers.

« J'ai travaillé le carton L8 à la distance de 4 ou 5 centimètres de la posi-sition la plus rapprochée. La difficulté la plus sérieuse que j'aie rencontrée dans ce carton était de bien voir la lettre s du mot **plus** (fin de la 2ᵉ ligne). En faisant rentrer les images vues par chacun des deux yeux, j'arrivais bien à voir la barre transversale supérieure, mais il m'était complètement im-possible de voir en même temps la barre transversale inférieure qui doit être vue par l'œil droit. Cependant il arrivait que, si je fermais l'œil gauche et si je continuais à regarder dans le stéréoscope, cette ligne transversale inférieure réapparaissait, preuve certaine que la vision binoculaire affaiblissait l'acuité de l'œil droit. Depuis quelque temps j'ai vaincu cette difficulté, et j'arrive à voir parfaitement la lettre s avec ses deux barres. Je dois donc en conclure que l'œil droit s'est amélioré dans la vision binoculaire.

« En général, la vision de ce carton s'effectue assez bien, sauf toutefois que, chaque fois que j'arrive à la vision d'une des lettres i avec deux points sur et sous la lettre (4ᵉ et 5ᵉ lignes), il me faut toujours un léger effort pour faire apparaître le point vu par l'œil droit. Ce point n'est pas vu tout d'abord et simultanément avec le point vu par l'œil gauche.

« Pour les barres qui terminent la 7ᵉ ligne, la barre verticale a toujours tendance à s'en aller à droite, et à se placer à droite des barres horizontales.

« A faire enfin une remarque sur la vision des lettres D, G, placées en dehors du corps du carton.

« La flèche de la lettre D supérieure a tendance à se confondre avec la flèche du trait placé au-dessous, alors qu'elle doit être vue un peu au-dessus de cette flèche. La lettre G supérieure est vue correctement. La lettre D intérieure est vue moins bien. L'ensemble de la vision du mot **doit** et de cette lettre D avec les deux flèches, laisse un peu à désirer. Les deux flèches se confondent, alors que la flèche du mot **doit** devrait être un peu au-dessus de la flèche du D. Même remarque pour la lettre G inférieure : les deux flèches tendent aussi à se confondre (1).

« Je n'arrive guère à voir le carton K 7 qu'à la distance de 4 à 5 centimètres. Au delà, la vision correcte m'est encore impossible. La principale difficulté de ce carton a été de bien voir l'ensemble de la dernière lettre i du mot **ici** et du point d'exclamation de droite. En effet, l'image de la dernière lettre i du mot **ici** (vue par l'œil gauche) avec le point sous l'i avait tendance à s'en aller à droite et à se confondre avec le point d'exclamation. Je suis arrivé, en regardant bien séparément la lettre i et le point d'exclamation, à remédier à cette confusion (2).

« Je me suis même quelquefois exercé à regarder pendant quelques minutes le point d'exclamation, qui doit être vu par l'œil droit, mais cet exercice me fit pendant quelques jours un certain tort, et je m'en aperçus en retravaillant les autres cartons : il arriva que, par le fait d'avoir regardé avec l'œil droit un objet placé à droite (le point d'exclamation), j'avais affaibli la vision de l'œil gauche dans le sens de la vision de cet œil en bas et à gauche. Pour remédier à cela, je me mis à faire souvent et pendant quelques jours un *exercice en sens contraire* : je me mis à regarder le point d'exclamation de gauche *seul*, vu par l'œil gauche, et ce petit exercice rendit à l'œil gauche son élasticité dans le sens de la vision en bas et à gauche.

« De même il arrivait le même effet préjudiciable (faiblesse de l'œil gauche dans le sens de la vision en bas et à gauche) si je me mettais pendant quelque temps à regarder particulièrement les deux points inférieurs des deux i, qui sont vus par l'œil gauche. J'en conclus que j'affaiblis l'élasticité de l'œil gauche dans le sens de la vision en bas et à gauche en regardant avec l'œil

(1) Par compensation avec tant d'autres qui ne le sont pas assez, je ferai observer que M. Th... est trop méticuleux. En particulier, il n'y a pas lieu à s'obstiner pour voir se touchant par leurs pointes les quatre flèches dont il vient d'être parlé; si c'était à refaire, je les dessinerais un peu plus distantes, pour éviter la difficulté que M. Th... a essayé de vaincre.

(2) Si je réimprimais les cartons, je supprimerais cette difficulté, bien inutile.

gauche seul, l'œil droit étant aussi ouvert, un objet placé directement en face de moi, mais à un niveau un peu inférieur à mes yeux.

« Une autre difficulté assez sérieuse de ce carton est de bien voir les deux points supérieurs qui doivent être vus par l'œil droit. Ils ont souvent tendance à disparaître et il faut un effort constant et assez pénible pour les maintenir visibles, et en même temps il faut que l'œil gauche mesure avec précision ses mouvements, car les bâtons de l'i vus par l'œil gauche ont souvent tendance à monter un peu, et alors ces bâtons bouchent et suppriment les points noirs vus par l'œil droit. Il faut donc pour la vision parfaite de ce carton que l'œil gauche soit dans un équilibre parfait d'aisance et de mouvement : assez d'aisance et d'élasticité dans les mouvements à gauche et en haut, mais pas *trop* d'aisance et d'élasticité. Une moyenne d'équilibre est nécessaire, et c'est là une des difficultés les plus délicates du traitement (1).

« Autre petite difficulté enfin : comme l'œil gauche, par suite du long isolement résultant du port de la louchette depuis près de trois mois, est devenu sensible à la lumière, et rougit facilement quand les exercices sont un peu fins, il arrive que, dans la vision de ce carton, les deux points noirs inférieurs des deux i, vus par l'œil gauche, sont vus très souvent brouillés, à tel point qu'on ne les distingue même plus du corps de la lettre. »

« La réussite du carton K 6 a rencontré de sérieuses difficultés. Lorsque je le travaillai pour la première fois, je réussis dès l'abord le t de gauche avec son point et virgule à sa gauche ; mais il me fut impossible d'arriver à voir simultanément le t de droite et le ; placé à sa droite. Il arrivait en effet que, si j'essayais de regarder le ;, le t venait se placer à sa droite, alors qu'il doit rester à sa gauche. Il y avait donc là une différence sérieuse, résultant probablement du résidu de divergence de l'œil droit, et aussi d'une inexpérience de l'œil gauche et de la vision binoculaire dans les regards portés à droite. Cette difficulté a été vaincue, et, aujourd'hui, je vois correctement le t donné par l'œil droit, avec le ; à sa droite, donné par l'œil gauche. J'ai donc réussi, dans une position assez éloignée vers la droite, à maintenir ferme une image de l'œil droit à gauche d'une image de l'œil gauche. C'est, je crois, un pas sérieux vers la suppression du résidu de strabisme divergent de l'œil droit.

« La distance à laquelle l'exercice de ce carton s'effectue le mieux, notamment pour la difficulté sur laquelle j'ai insisté ci-dessus, est celle de 5 centimètres environ. Si je rapproche le carton, la difficulté s'accroît. Je dois enfin ajouter que la vision du centre du carton, lettres o et i, est encore assez confuse, et que je n'ai pas encore porté sérieusement mon attention sur ce point. »

7/9. — Sans attendre la réussite de cartons plus fins des séries K et L, qui présentent pour M. Th... une difficulté particulière à cause de son nystagmus, nous venons d'entreprendre la lecture contrôlée.

Avant de laisser quitter la louchette, portée en permanence sur O. G., nous persévérerons longtemps dans l'emploi du stéréoscope et de la lecture binoculaire, parce qu'il nous faut éviter à tout prix de retomber dans la neutralisation, qui s'était emparée de l'œil droit pendant ces dernières années où M. Th..., étant fonctionnaire, avait dû quitter la louchette prématurément. Il s'est fait mettre en disponibilité pour terminer sa cure ; il importe, avant de lui laisser reprendre son emploi, de le mettre à l'abri d'une rechute.

(1) La difficulté provient de la forme de la lettre i, dont les images peuvent glisser l'une sur l'autre dans le sens vertical. Je regrette d'avoir trop employé cette lettre.

« 4/10. — J'ai fait, depuis trois semaines, d'assez nombreux essais de lecture contrôlée.

« Je me suis servi principalement du carton A, dont j'ai travaillé les cinq ou six premières lignes.

« Dans ces divers essais, je suis arrivé assez facilement à lire ces lignes d'une façon correcte; mais, malgré de nombreux efforts, il m'a été impossible d'arriver à voir les deux tiges du contrôleur, que doit voir chacun des deux yeux pendant le cours de la vision binoculaire contrôlée. Cependant, malgré cette absence de ce qui constitue précisément, dans cette lecture, le *contrôle*, je crois avoir fait ces expériences d'une façon correcte, et (s'il m'est permis de m'exprimer ainsi) avoir fait des lectures contrôlées avec les deux yeux, sans le contrôle. J'avais, en effet, *conscience*, pendant cette lecture, de bien lire avec les deux yeux. Le léger nystagmus qui subsiste toujours dans la vision binoculaire m'était ici un moyen de contrôle. De plus, j'avais soin, au cours de mon travail, de vérifier souvent si c'était bien avec les deux yeux que je lisais. Le meilleur moyen pour me donner quelque sécurité d'esprit à cet égard était celui-ci : avant de procéder à la lecture binoculaire d'une ligne, je prenais la précaution de vérifier, le contrôleur étant placé dans telle position donnée, quelle partie de la ligne était cachée et ne pouvait être vue que par l'œil droit, quelle autre partie de la ligne était aussi cachée et ne pouvait être vue que par l'œil gauche. Gardant ce renseignement préalable dans la mémoire, je procédais alors à ma lecture, sachant ainsi d'avance, pour pouvoir le vérifier à un moment donné, quelles parties de la ligne seraient vues par les deux yeux, quelles autres parties de la ligne ne seraient vues que par un œil.

« Cependant, il est évident que cette *lecture sans le vrai contrôle* ne pourrait être répétée trop souvent sans danger. Je n'en ai donc pas abusé, tout en ayant bien conscience · de la *sécurité relative* qu'elle me donnait. Surtout, j'ai évité de faire des essais d'une durée trop prolongée, qui auraient pu me faire tomber dans des erreurs.

« Enfin j'ai fait quelques essais de lecture dans ces conditions sur des livres imprimés en caractère moyen, et ces expériences, toujours courtes d'ailleurs, ont assez bien réussi.

« Cependant il fallait arriver à tout prix à faire apparaître dans ces lectures l'image de deux tiges, seul contrôle absolument efficace, et je viens d'exposer à M. Javal les expériences ci-dessus, insistant sur cette impossibilité où j'étais de voir les deux tiges en lisant. M. Javal m'a alors fait faire en sa présence divers essais. Il a reconnu que, des deux images de la tige du contrôleur, c'était celle de l'œil *droit* qui s'effaçait. Alors, mettant un verre rouge devant mon œil gauche, et une tige verticale à 20 ou 30 centimètres en avant de moi, il m'a fait regarder d'abord au loin : la tige verticale apparaissait en images croisées. Puis il m'a fait regarder des objets de plus en plus voisins, et finalement les gros caractères qui sont en tête du carton A. J'ai réussi ainsi, séance tenante, à faire apparaître, simultanément, les deux images de la tige du contrôleur. La difficulté paraît donc vaincue, et, pour mes prochains essais de lecture contrôlée, je me servirai d'un verre rouge.

« En somme, je crois que j'arriverai assez facilement à la lecture binoculaire réussie.

« *Exercices stéréoscopiques*. — J'en suis toujours au carton n° 5 de la série L. J'y ai fait des progrès sérieux.

« La principale difficulté que j'y trouve, comme du reste dans tous les autres cartons, c'est l'obscurité des images de l'œil gauche, leur peu de netteté, ceci étant probablement le résultat du long isolement, d'ailleurs nécessaire, de cet œil par la louchette.

« Autre difficulté : dans ce carton les carrés supérieur et inférieur sont vus assez correctement, mais celui du milieu se déplace et alors la soudure des lettres ne se fait plus bien (1). »

« 17/10. — Dans ma précédente note, alors que j'avais commencé à m'essayer à la lecture binoculaire contrôlée, je me plaignais de ne pouvoir arriver à voir en double la tige qui sert de contrôleur. Aujourd'hui, après de nouvelles expériences, j'ai réussi à voir double cette tige. Il y a là pour moi un fait nouveau, un progrès important, capital. Par là je tiens, pour ainsi dire, la clef de la lecture binoculaire contrôlée, qui doit être le terme final de mon traitement. La réussite définitive n'est donc plus qu'une question de temps. J'ai été très certainement aidé dans l'acquisition de ce dernier résultat par les nouveaux exercices que j'ai faits, depuis une quinzaine de jours, dans le stéréoscope à cinq mouvements. Ce stéréoscope m'a permis de passer dès maintenant à des cartons plus fins que ceux auxquels l'état actuel de mes yeux m'aurait limité, si j'avais continué à me servir exclusivement du stéréoscope de Holmes.

« J'ai notamment beaucoup travaillé le carton K 5, excellente préparation à la lecture contrôlée, m'appliquant dans ce carton à bien voir : 1° les parties communes ; 2° le t de la fin avec la barre vue par l'œil gauche bien appliquée sur ce t ; 3° enfin et surtout, le p vu par l'œil gauche avec la barre vue par l'œil droit bien appliquée sur ce p. Je m'étudie à bien avoir longtemps et sans discontinuité la vision simultanée des deux barres noires vues par l'un et l'autre œil. Je fais cet exercice le plus souvent et le plus longuement possible. Un seul point défectueux dans la vision de ce carton : je n'arrive pas à voir bien simultanément les points inférieur et supérieur de l'i ; si, par exemple, j'appuie la vision sur le point inférieur de l'i, vu par l'œil gauche, l'autre lettre i, vue par l'œil droit, se sauve légèrement à droite.

« De même le carton L 5 est vu correctement, dans ses diverses parties, avec ses trois carrés noirs ; les soudures des parties vues binoculairement avec les parties vues par un seul œil se font d'une façon à peu près correcte. J'ai même commencé à pratiquer le carton L 4, et j'en vois assez correctement l'ensemble ; je puis même déjà travailler les détails, notamment les quatre premières lignes.

« Pour la lecture contrôlée, je fais de préférence mes essais aussitôt après avoir travaillé dans le stéréoscope à cinq mouvements ; car, faits ainsi, ils sont plus fructueux et il y a plus de chance pour moi à ne pas retomber dans la neutralisation, si redoutée, des images de l'œil droit. J'ai abandonné pour le moment — sauf à le reprendre plus tard — le contrôleur à tige métallique, à cause de sa couleur noire et de sa largeur, qui me semblent provoquer l'effacement de l'image de la tige que doit donner l'œil droit ; j'ai fait usage, comme contrôleur, d'un crayon jaune, beaucoup plus mince, et dont la couleur m'est plus favorable que le noir. Ce sont les portions de lignes situées immédiatement au-dessous ou dans le voisinage du contrôleur qui me donnent le plus parfaitement l'impression sûre d'un contrôleur vu en double ; il n'en est pas de même des portions de lignes plus écartées du contrôleur, soit à droite,

(1) La largeur extrême des carrés est une difficulté inutile ; si c'était à refaire, je ferais les parties noires beaucoup plus étroites dans ce carton ainsi que dans les suivants.

soit à gauche, pour lesquelles l'impression d'une vision double du contrôleur est devenue presque incertaine. »

31/10. — Je donne à M. Thiroux le contrôleur à grille; à cause du résidu de neutralisation, nous n'entreprendrons les exercices sans contrôle que lorsque la lecture binoculaire sera parfaitement acquise. Dès maintenant, il voit assez facilement simples tous les objets, mais nous sommes d'accord pour ne pas nous exposer à une rechute.

Voici un cas où la fausse projection, accompagnée d'anisométropie, n'a pas apporté de retard sérieux à la guérison, bien que le strabisme fût rigoureusement congénital : il est probable que la vision binoculaire avait subsisté pendant quelque temps :

Observation 74. — Vue le 13/3/1866, Eugénie C... est affectée d'un strabisme convergent alternant congénital, constaté par Sichel à l'âge de huit mois. Emmétropie à gauche, myopie 5 à droite. Dans e stéréoscope, fausse projection (images croisées). Prescrit la coquille en permanence, à porter de préférence sur O. G.

29/5. — Nous avons, en deux mois, obtenu que la diplopie se produise à volonté, dès que l'œil droit fixe; de plus, nous avons obtenu la fusion des doubles images correctes successivement à 8, 10, 12, 20 et même 30 centimètres, grâce à des exercices sur des objets réels. Mais, dans le stéréoscope, la fausse projection subsiste.

Ténotomie du droit interne de l'œil droit, avec bon résultat. — Il est évident qu'il eût été préférable d'opérer dès le début du traitement.

12/6. — Même dans le stéréoscope, il n'y a plus trace de fausse projection; mais, dans cet instrument, la fusion est imparfaite au point d'obliger à faire usage du carton M. La répulsion des images s'accompagne tantôt de différence de hauteur, tantôt de rotations.

15/9. — Depuis une quinzaine, la louchette est quittée pendant une ou deux heures par jour. Avec l'aide de lunettes, la lecture binoculaire de gros caractères est possible.

4/12. — Parvient à lire un texte ordinaire en s'occupant de la signification de ce qu'elle lit, mais à condition de déplacer le livre. En effet, les mouvements latéraux des yeux sont accompagnés de différences en hauteur.

9/2/1867. — Garde les verres en permanence. Lit tout à fait couramment, mais est encore obligée de se surveiller.

Comme contraste avec le cas précédent, je vais en décrire un où la fausse projection accompagnée d'anisométropie nous a causé les plus grands ennuis :

Observation 351. — Suzanne B..., onze ans. Strabisme divergent permanent, alternant. On affirme qu'il y a moins de deux ans elle savait encore redresser ses yeux, bien que la déviation soit à peu près permanente depuis l'âge d'un an. Réfraction — 2; + 0.5. Sans m'être aperçu de l'existence de la fausse projection, je propose d'opérer sans retard, ce qui est accepté.

31/5/1887. — Ténotomie du droit externe de l'œil droit. Redressement parfait. Porter la coquille en permanence pendant quelques jours

2/6. — Fausse projection. Quand elle me regarde, elle voit deux têtes, dont une binoculairement (cf. obs. 116, p. 288). S'exercer à voir simples les objets, malgré une baguette verticale interposée pour constater la vision binoculaire.

14/6. — A parfaitement réussi. La diplopie a disparu.

30/6. — Sait lire binoculairement.

13/10. — Il y avait souvent récidive de divergence. Je sectionne le droit externe de l'œil gauche, avec un effet légèrement exagéré.

29/12. — Peu à peu, la lecture qui, immédiatement après la dernière opération, n'était possible que de très près, est devenue facile à toute distance. Il nous semble que tout va bien, et nous laissons quitter fréquemment la louchette.

21/4/1888. — Déception. — La lecture binoculaire avait été mal contrôlée. Dans le stéréoscope, fausse projection. Par moments, pour voir au loin, strabisme *convergent* de l'œil droit.

6/5. — Malgré les exercices faits depuis quinze jours, la fausse projection réapparaît toujours au premier moment dans le stéréoscope. La lecture contrôlée réussissant bien, je permets de circuler sans louchette avec les verres — 1.5; + 1, qui avantagent légèrement O. G.

12/10. — L'état paraît satisfaisant. Interdit toute occupation de près sans louchette, sauf la lecture.

16/11/1889. — Nouvelle déception. — On a fait des travaux à l'aiguille en se servant des lunettes 0; + 3, qui avaient été données pour lire; aussi trouvons-nous une augmentation de myopie à gauche, une légère divergence relative de l'œil droit pour voir de près, et, dans le stéréoscope, fausse projection avec images directes très éloignées. Nous entreprenons avec la plus grande énergie les exercices de fusion dans le stéréoscope.

28/1/1890. — Va bien. Fusionne les cartons les plus fins. Il ne se produit plus de convergence visible lors du regard au loin. Elle dit elle-même qu'elle a *deux manières de regarder les objets*, la bonne, qui lui est un peu moins facile, à laquelle elle s'applique, et la mauvaise. Elle a remarqué aussi que ses yeux sont mieux placés le soir que le matin.

4/2. — Avant-hier, dimanche, on n'avait pas fait usage du stéréoscope; aussi hier lundi cela allait-il beaucoup plus mal. Pour réussir les cartons fins de la série L, il a fallu hier trois quarts d'heure, en commençant par de grosses lettres à fusionner. Nous sommes d'accord pour supposer que, dimanche, elle a *regardé mal*, d'où recul, tandis que les jours où elle regarde *bien*, elle va mieux le soir que le matin.

29/3. — Il nous semble que tout va bien.

17/6. — Strabisme convergent fréquent O. G. pour voir loin. Jamais de diplopie. S'exercer avec un verre rouge à voir les doubles images directes et croisées.

2/9. — A remarqué la diplopie directe des objets lointains. Nous ajoutons sur les verres des prismes de 4°, mis dans les lunettes à double face (fig. 17, p. 77) et qui sont strictement suffisants.

25/10. — Remplacé les prismes 4 par 3, qui suffisent amplement. Exercices quotidiens avec le stéréoscope à miroirs. Exercices de diplopie croisée.

18/11. — Remplacé les prismes par des verres légèrement décentrés.

11/6/1892. — Supprimé la décentration des verres.

8/6/1895. — La guérison n'est pas parfaite. Il y a, par moments, neutralisation de O. D. pour voir au loin. Pour voir simples les objets éloignés, il faut pencher la tête légèrement en avant.

Cette observation, avec les rechutes alternatives, tantôt de neutralisation et tantôt de fausse projection, prouve une fois de plus qu'on rend les choses très difficiles quand on n'insiste pas assez longtemps sur l'emploi de la louchette, à moins d'avoir affaire à des sujets très énergiques, très intelligents et adultes. Avec Mlle B... nous avons employé huit ans à parvenir au même résultat qui a été obtenu en un mois dans le cas tout à fait analogue du vicomte de M... (obs. 416, p. 284). Il faut dire que j'avais plus d'expérience au moment où je traitais le jeune de M... et que, de plus, je l'ai conduit sans aucun ménagement, tandis que j'avais cru devoir tourmenter le moins possible Mlle B..., qui a été ainsi victime d'égards qu'on ne devrait jamais avoir.

§ 94. **Explications complémentaires.** — En dépouillant mes notes pour choisir les observations que j'ai résumées dans le paragraphe précédent, j'ai passé en revue tous les cas de fausse projection qu'il m'a été donné d'observer. Au cours de ce travail de sélection, j'ai vu défiler, pour ainsi dire, devant mes yeux, nombre de patients, avec leurs caractères, avec leurs tenants et aboutissants. Le souvenir de cette revue, où les sujets ont pour moi des noms et des visages, m'amène à consigner ici quelques remarques. Tout d'abord, dans presque tous les cas cités, et il en est de même pour ceux que je n'ai pas mentionnés, la déviation a été remarquée avant l'âge d'un an, plusieurs fois elle a été congénitale. Or on sait qu'habituellement le strabisme débute postérieurement à l'âge de trois ans, et que le strabisme réellement congénital est extrêmement rare.

Je ne conclus pas de là que la fausse projection s'est produite dès le premier âge. Plusieurs observations, parmi lesquelles celle de Léontine B... (obs. 156, p. 291) est la plus démonstrative, nous ont montré que la fausse projection peut naître chez un adulte ; mais je pense que cela ne peut guère avoir lieu que si l'usage de la vraie projection a été supprimé dès la plus tendre enfance.

Partageons nos cas en trois catégories.

Premier groupe. — Chez certains sujets, le redressement opératoire a suffi pour faire disparaître à peu près complètement la fausse projection. Avec la seule exception de Mlle C... (obs. 74, p. 319), laquelle paraît avoir conservé la vision binoculaire pendant longtemps, tous ces sujets étaient affectés de strabisme convergent alternant, avec égalité parfaite des deux yeux. En y réfléchissant, on conçoit en effet que, dans le strabisme alternant bien symétrique, il n'y a pas de raison pour que l'un des yeux projette plutôt faussement qne l'autre. A son tour, chacun des yeux, aussi souvent que l'autre, regarde droit et juge sainement de la position des objets. La fausse projection est alternante et latente. Elle disparaît presque subitement après une correction chirurgicale parfaite. On verra plus loin (p. 339) que M. D... a pressenti qu'il devait en être ainsi.

Second groupe. — Contrastant avec ces cas rares, la grande majorité de nos sujets ont pris l'habitude d'employer, pour fixer, toujours le même œil, que j'appellerai *principal;* l'autre, surtout chez les divergents, étant employé à étendre le champ de vision : je le désignerai sous le nom d'*œil secondaire.* Tant qu'aucune opération n'est intervenue, l'œil secondaire assiste l'œil principal et il est habitué à voir les objets où ils sont ; c'est ce que nous appelons projeter faussement (cette expression est mauvaise, car la projection de l'œil secondaire ne devient fausse que lorsque cet œil a été redressé par une opération). Mais, si la *macula* de l'œil secondaire fonctionnait bien, cette région de l'œil secondaire, entrant en concurrence avec une partie périphérique de la rétine de l'œil sain, serait une cause de trouble. Aussi, concevons-nous qu'il se produise une *inhibition de la vision centrale de l'œil secondaire* et l'on se souvient en effet que plusieurs de nos strabiques à fausse projection ont signalé d'eux-mêmes un trouble de la vision centrale de l'œil habituellement dévié; on se souvient aussi que l'occlusion prolongée de l'œil sain a souvent suffi pour faire disparaître cette amblyopie, après des semaines ou des mois. Voy. également (p. 348) la remarque faite spontanément par M. A...

A ce trouble de la région centrale de l'œil secondaire se superpose une neutralisation qui, également, peut n'être que régionale. Le plus souvent, avant qu'on ait entrepris de l'exercer, l'œil qui projette faussement fixe d'une manière indécise quand on couvre l'autre.

Enfin, quand l'œil le moins bon ne sert jamais en vision directe, on conçoit que, lorsqu'on vient à couvrir l'œil sain, le strabique se trompe sur la position des objets extérieurs, mais alors seulement qu'il redresse l'œil secondaire pour fixer : cette dernière considération explique comment on rencontre des alternances de vraie et de fausse projection, suivant que l'œil secondaire travaille dans une position qui lui est familière, ou qu'on lui fait accomplir une tâche inusitée, par exemple dans le stéréoscope. On conçoit même que l'on puisse faire prendre à cet œil une position telle qu'il soit amené, simultanément, à projeter faussement en vision indirecte (c'est-à-dire à voir les objets où ils sont) et à projeter juste en fixation centrale.

Tous ces faits, qui ont été décrits plus particulièrement dans les observations 416, 20, 156 et 391 (p. 284, 286, 293 et 295), seront peut-être mieux compris encore après lecture de l'observation 372, qu'on trouvera dans le prochain paragraphe.

Partant de là, il n'y a plus qu'un pas à faire pour s'expliquer le cas de la coexistence de l'image binoculaire, qualifiée de fausse par Léonie G... (p. 288), Suzanne B... (p. 319), etc., avec une image vue seulement par l'œil sain.

Troisième groupe. — La qualification d'œil principal et d'œil secondaire cesse d'être applicable dans les cas, relativement rares, où la fausse projection coexiste avec une notable anisométropie. On conçoit, en effet, que dans un cas analogue à celui du Dr de W..., pendant la vision au loin, pratiquée au moyen de l'œil gauche avec convergence du droit, il ait pu se fabriquer une certaine fausse projection de l'œil droit et que, pendant la vision de près, avec fixation par l'œil droit, myope, et divergence relative de l'œil gauche, ait pu naître une fausse projection de l'œil gauche, en sens inverse de la précédente. Qu'on relise maintenant cette observation (p. 275), on la comprendra, mais on ne sera pas surpris que von Gräfe et le patient lui-même n'aient pas pu se débrouiller dans les phénomènes nouveaux qu'ils observaient.

C'est faute d'avoir compris la difficulté supplémentaire causée par l'anisométropie que j'ai si longtemps fait fausse route dans la cure de Mlle B... (obs. 351, p. 319).

La conclusion pratique de ce paragraphe est qu'en présence de fausse projection, la première chose à faire est d'opérer, pour amener l'œil secondaire dans la position où il aura intérêt à projeter correctement, et qu'ensuite il faut faire porter en permanence, sans changement d'œil et pendant longtemps, la coquille sur l'œil le meilleur avec l'espoir, qui sera souvent réalisé, de pouvoir, après ce retard, entreprendre la cure sans avoir à s'occuper ni de la fausse projection, ni de l'amblyopie centrale et sans être trop contrecarré par la neutralisation.

§ 95. **Auto-observations.** — Si l'exposé et les faits qui précèdent n'ont pas apporté toute la clarté désirable dans l'étude de la fausse projection, peut-être les deux auto-observations suivantes pourront-elles dissiper les dernières obscurités : en tout cas, celle de M. D... apporte, sur la localisation de la fausse projection, des explications que je n'ai pas données aussi précises et celle de M. A... ouvre un jour sur le mode de raisonnement qui préside à l'évaluation de la distance des images faussement projetées. Laissant la parole à ces deux observés, qui sont des observateurs distingués, je me permettrai seulement d'ajouter quelques notes à leur rédaction.

Dans la première partie de l'observation de M. D..., on remarquera quelque embarras résultant de ce que l'auteur était dans une situation inverse de la nôtre : familier avec la fausse projection, il ne comprenait pas ce que devait être la projection correcte. L'intérêt des auto-observations qui suivent réside en partie dans la situation d'esprit des auteurs, auxquels il a fallu du temps pour comprendre ce que nous entendons par projection physiologique.

Observation 372 (1). — J'ai été affecté de strabisme convergent dès ma naissance ou tout au moins avant l'âge d'un an. Les deux yeux pouvaient, à volonté, se diriger alternativement vers un objet situé en face, mais la convergence était plus grande lorsque je regardais avec l'œil gauche que lorsque je me servais de l'œil droit; ce dernier rentrait assez dans l'orbite pour que le blanc interne devînt invisible. Cette alternance produisait un changement très sensible dans la position des objets par rapport à moi; lorsque je passais de l'œil droit à l'œil gauche, l'ensemble des objets me semblait se porter à droite au moment où je redressais l'œil gauche. Une fois l'œil redressé, ce sentiment que l'objet fût plus à ma droite ne subsistait pas. L'œil droit se dirigeait d'ailleurs habituellement, et d'une façon pour ainsi dire naturelle, vers le point observé; la vision était moins nette avec l'œil gauche qu'avec l'œil droit; de là une plus grande difficulté pour lire, et même la lecture ne m'était possible avec le premier qu'à la condition que la page d'écriture ou d'imprimerie fût amenée à une distance notablement plus faible que quand il s'agissait du second; les objets éloignés me paraissaient, au bout d'un court instant, osciller quand je les regardais avec l'œil gauche; enfin, dans tous les cas, les images étaient moins éclairées que celles du droit.

D'autre part, la mobilité des yeux n'était pas la même, l'œil gauche ne pouvait, en se déplaçant vers la gauche, franchir le plan médian de l'orbite; l'œil droit, au contraire, pouvait se déplacer vers la droite.

Enfin, l'observation d'un objet ne m'était pas également facile suivant qu'il était placé à ma gauche ou à ma droite. Dans le premier cas, je le voyais aisément de l'œil droit; dans le deuxième cas, je ne pouvais le regarder qu'avec l'œil gauche, et la vision en était moins nette et plus pénible; j'éprouvais alors une tendance très prononcée et très gênante à tourner la tête à droite, de manière à pouvoir me servir de l'œil droit. Dans ce cas, la difformité était aussi plus grande que dans le premier.

Je suis resté avec cette affection jusqu'à l'âge de trente ans. J'ai subi, le 12/6/1888, à l'œil gauche, une opération qui a eu pour effet d'en diminuer la déviation et de lui donner la mobilité vers la gauche, qui lui faisait défaut. Il en est résulté une plus grande facilité de regard, notamment vers la droite; quant à la différence de convergence signalée plus haut, suivant que j'employais l'un ou l'autre des yeux pour voir en face, elle est restée dans le même sens que précédemment. Immédiatement après l'opération et les jours suivants, M. Javal m'a fait observer la flamme d'une bougie, en plaçant un verre rouge devant l'œil droit, je voyais alors constamment des images croisées, la blanche à droite et la rouge à gauche.

Du 12/6 au 23/7, je portai des lunettes à verres plans, dont l'un était transparent et l'autre dépoli; c'était pour m'habituer à regarder avec l'œil gauche seul et pour l'exercer; mais j'éprouvais à cet exercice une incommodité sensible; je lisais difficilement; de plus, lorsque j'écrivais, mon papier me

(1) Rédigée le 4/10/1888, par M. D..., professeur de physique au lycée de X...Ophtalmométrie, 10 ± 2.75; 165 ± 2.25. Mesure subjective, $10 - 2.5 - 2$; $165 - 2 - 0.5$.

paraissait rejeté vers ma droite et la ligne d'écriture devenait montante, quoique en la formant elle me parût avoir une direction parallèle au bord de la feuille.

J'ai subi le 23/7 1888, à l'œil droit, une opération après laquelle j'ai vu aussitôt deux images croisées des objets extérieurs; c'est la première fois que j'ai observé avec netteté les doubles images. Cette opération a consisté en une ténotomie et une suture capsulaire; elle a laissé subsister l'alternance du regard; cependant, immédiatement après l'opération, il ne restait presque plus trace de strabisme lorsque je regardais avec l'œil droit; mais le strabisme était encore sensible quand je regardais avec le gauche.

Une fois l'œil cicatrisé, je me suis livré à une série d'exercices consistant à regarder, dans une chambre obscure, la flamme d'une bougie, en ayant soin de couvrir d'un verre rouge l'un ou l'autre des yeux. Voici les observations que j'ai recueillies :

25/7. — A. Le verre rouge étant placé devant l'œil *droit* et le point de vue étant à une distance de 2^m,60 de l'œil :

1° Je regardais l'image rouge de manière à la voir nettement, l'image blanche me paraissait située plus à droite à la distance d'environ 80 centimètres.

2° Si, au lieu de procéder ainsi, je commençais par regarder la flamme avec l'œil gauche et qu'ensuite je regardais l'image rouge, l'image blanche me paraissait d'abord à gauche de la rouge, puis passait à droite et s'y maintenait. Au moment du passage, il me semblait voir, pendant un instant inappréciable, deux images blanches de part et d'autre de la rouge et à peu près à égale distance de cette dernière.

3° Si je portais lentement le regard vers la gauche, de manière à regarder avec l'œil droit à 80 centimètres environ de l'image rouge, les deux images rouge et blanche paraissaient se superposer ; en même temps, il semblait qu'il existât encore une image blanche à 40 centimètres environ à droite de la rouge ; mais cette image n'était pas fixe, elle se dessinait et s'effaçait d'une manière alternative.

4° Le regard continuant de se porter lentement à gauche, les images se séparaient, la rouge devenait très vague et se plaçait à gauche de la blanche qui prenait de la netteté, à une distance de 20 ou 30 centimètres; cependant, avant de se fixer ainsi, la rouge paraissait flottante et située d'abord à droite.

5° La position pour laquelle les images paraissaient se superposer était *plus* facile à trouver en ramenant le regard en sens inverse.

B. Le verre rouge étant placé devant l'œil *gauche*, j'ai fait aussi les expériences suivantes :

1° Je regardais l'image rouge avec l'œil gauche, de manière à la voir nettement : la blanche apparaissait vague à gauche de la rouge à la distance de 80 centimètres.

2° Le regard se déplaçant lentement à droite, les deux images se superposaient lorsque l'œil gauche regardait à 80 centimètres environ à droite du point fixé dans le cas précédent.

3° Le regard continuant à se porter à droite, l'image blanche apparaissait plus nettement, la rouge devenait vague, sa position, par rapport à la blanche, était d'abord indécise, elle semblait tantôt à gauche, tantôt à droite, puis finissait par se fixer à droite, à la distance d'environ 40 centimètres.

C. Le point de vue étant à 4 mètres, j'ai observé, le même jour, les mêmes phénomènes, avec cette différence qu'ils étaient plus vagues et que la distance des images était d'environ 1^m,50 au lieu de 80 centimètres.

28

Enfin, je dois ajouter, à propos de la superposition dont il a été question, que ce phénomène ne présentait aucune netteté, je ne voyais pas deux flammes, mais plutôt deux apparences lumineuses de formes excessivement indécises qui paraissaient se rapprocher et occuper à peu près le même lieu.

26/7. — D'après les conseils de M. Javal, je me suis efforcé d'obtenir des images directes, conformément à l'observation (A, 2°) de la veille. Les résultats ont été plus simples que ceux du 25 juillet. Sauf le conseil d'employer un verre rouge mis devant l'un des yeux, M. Javal avait tenu à tout laisser à ma seule initiative.

J'ai distingué deux cas principaux, suivant que je regardais pour voir nettement avec l'un ou avec l'autre des deux yeux.

Premier cas. — Je regardais l'objet avec l'œil droit. C'est la condition qui m'était le plus favorable pour voir aisément les images non croisées ; et j'ai dû encore distinguer deux cas secondaires, suivant que l'œil droit ou l'œil gauche était couvert par le verre rouge.

Le verre rouge étant devant l'œil gauche, je voyais sans difficulté l'image rouge à gauche et la blanche à droite. Le droit étant couvert, je voyais d'abord l'image rouge à droite, la blanche à gauche ; celle-ci, au bout de quelques instants, avait une tendance à passer à droite et elle finissait par y passer ; j'ai pu à plusieurs reprises la ramener à gauche par un clignement d'yeux, ou bien en amenant l'œil gauche sur l'image blanche et ramenant brusquement l'œil droit sur la rouge.

Deuxième cas. — L'objet était regardé avec l'œil gauche. J'ai eu beaucoup plus de peine à voir les images directes, principalement lorsque l'œil gauche était couvert par le verre rouge, mais je suis parvenu à les amener à être directes par les moyens suivants. Le verre rouge, par exemple, étant devant l'œil gauche, je regardais l'image rouge, la blanche me paraissait à gauche de la rouge, je plaçais alors le verre dépoli de mes lunettes devant l'œil droit, et, après m'être bien convaincu que l'effet lumineux blanc était à la droite du rouge, je retirais insensiblement le verre trouble ; l'image blanche, immédiatement après la suppression de ce verre, m'apparaissait à droite, puis passait à gauche en s'éloignant moins, dans la plupart des cas, qu'au début de ces exercices. J'ai pu ensuite la maintenir à droite quelque temps, en conservant la monture en X des lunettes devant l'image, après avoir écarté le verre trouble ; effaçant complètement la monture, l'image blanche restait quelque temps à droite et finissait par revenir à gauche, je pouvais la ramener à droite en interposant de nouveau la monture.

Un autre moyen m'a réussi encore pour le même but ; il consistait à placer le doigt entre les deux yeux à une distance plus ou moins grande, les deux images apparaissaient de part et d'autre dans la situation correcte et y restaient quand je retirais le doigt ; ou bien encore, j'interceptais l'une des images par le doigt et après m'être assuré de la position de ce doigt, par rapport à l'autre image, je le retirais insensiblement de manière à découvrir peu à peu l'image interceptée et à l'amener à lui être tangente. Supprimant complètement le doigt, les deux images restaient dans la situation correcte, et, si elles venaient à se croiser, il me suffisait de ramener le doigt entre elles pour qu'elles reparussent dans la position primitive correcte (1).

(1) On voit que M. D... a reproduit spontanément quelque chose d'analogue à l'expérience que j'avais fait faire à Léontine B... le 14/4/1885 (p. 294). Dans son cas particulier cet artifice était inutile : la projection correcte se serait facilement établie en alternant souvent les regards des deux yeux, l'un étant muni d'un verre rouge.

Du 27 au 29/7. — Ces exercices me sont devenus beaucoup plus faciles les jours suivants ; je n'avais presque plus besoin des artifices qui précèdent pour voir les images non croisées, il me suffisait de placer le doigt près du nez entre les deux images pour les ramener dans la situation correcte ; supprimant le doigt, elles se maintenaient dans cette position ; ou bien encore (et même dans le cas qui m'avait offert au début le plus de difficultés, celui où, l'œil gauche étant couvert par le verre rouge, je regardais l'image rouge avec cet œil), si les images tendaient à se croiser, il me suffisait, pour y mettre obstacle, de regarder brusquement l'image blanche avec l'œil droit et de ramener, brusquement aussi, l'œil gauche sur l'image rouge. — Ce moyen lui-même est devenu de moins en moins nécessaire.

Antérieurement, j'avais eu recours au procédé suivant pour voir en bonne projection les images de mon index : j'avais découpé des rectangles de papier que je soutenais de ma main gauche perpendiculairement à ma face, en appliquant un des côtés contre ma figure ; je mettais l'index contre l'autre côté, j'attendais dans cette position, pour bien voir les images dans leurs situations respectives par rapport à moi. Retirant cette espèce de diaphragme, elles restaient en position correcte. — Pour réussir cette expérience, je dus, la première fois, donner au rectangle une largeur ne dépassant pas 4 ou 5 centimètres.

(Les nombreuses expériences que j'ai faites du 29/7 au 5/8 n'ont pas donné de résultats nets, en sorte qu'il est impossible que mon récit concernant cet intervalle ait un caractère parfaitement affirmatif et que l'exactitude absolue des faits soit garantie. Je sentais moi-même vivement, durant cette période, la stérilité de mon travail, dont le but était de fusionner les images correctes) (1)

29/7. — Je regarde le bouton d'une porte — deux im... s directes, — j'essaye de placer le doigt au point de croisement des axes visuels, de manière que ce doigt m'apparaisse simple : or je trouve qu'en déplaçant le doigt pour en superposer les deux images, au moment où elles se rapprochent et se couvrent à peu près, j'en aperçois une troisième sur la droite ; cette observation est très nette et très sûre.

31/7. — Je fixe un objet de l'œil droit et je mets le doigt au point de croisement des axes visuels. Je vois deux images croisées du doigt, à 5 ou 6 centimètres l'une de l'autre. Rapprochant le doigt, ses deux images deviennent directes et sont à un demi-centimètre l'une de l'autre ou même elles empiètent partiellement l'une sur l'autre ; je rapproche encore le doigt de la face, les images se rapprochent aussi ; j'examine avec beaucoup d'attention le point d'intersection des courbes de contour apparent, je maintiens ainsi les deux images l'une sur l'autre, elles ne se fusionnent pas, tout en paraissant occuper le même lieu dans l'espace ; il me paraît d'ailleurs y avoir entre elles une inégalité de grosseur, l'image de gauche est un peu plus petite que l'autre, elle est aussi plus basse ; à un moment donné, par un effort considérable se

(1) Il n'est pas surprenant que M. D... ait eu quelque peine à se reconnaître dans ces expériences, car, pour lui, la difficulté était inversée par rapport à nous. Tandis que nous *possédons* la conception claire et *de visu* des images doubles correctes et de leur fusion, pour lui la notion de cette physiologie de la vision binoculaire n'était que le résultat de mes explications. Aussi le verra-t-on, par moments, confondre la superposition approximat.ve d'images faussement projetées avec la fusion qu'il s'agissait d'obtenir. Il fallait aller vite, pour profiter des vacances, tandis qu'il eût été logique d'attendre la disparition complète de la fausse projection avant d'entreprendre la fusion des images directes, lesquelles étaient encore très fugitives. Aussi ai-je jugé à propos de pratiquer ici des coupures dans le manuscrit de M. D...

traduisant par un froncement très accentué du sourcil, j'ai vu l'image gauche s'élever au-dessus de la droite; pendant un instant très court, je ne les ai plus distinguées. Au cours de ces exercices, j'ai pu (le doigt étant supposé à l'intersection des axes visuels) voir à volonté les images directes ou croisées. Pour voir les images directes, je fronçais fortement les sourcils, les paupières se rapprochaient sans fermer l'œil; pour voir les images croisées, il me semblait que je devais, au contraire, ouvrir fortement les yeux; en réalité, l'action musculaire nécessaire pour ces exercices me parait impossible à analyser.

31/7 (même jour). — Je présente le doigt au point de croisement, je vois deux images superposées et une autre à droite; dans une autre expérience, il me semble voir ces deux images (celles que voit l'œil gauche) seulement *d'une manière alternative* (remarque que j'ai eu l'occasion de faire plus sûrement depuis).

Dans un autre essai, je vois les images croisées, je m'aperçois que j'ai les yeux fortement ouverts; pour rendre les images directes, je dois froncer les sourcils; un effort pour ouvrir fortement les yeux croise de nouveau les images, puis elles redeviennent directes.

31/7 (même jour). — 1° M. Javal me présente ses deux index d'une manière symétrique; je regarde alternativement l'un et l'autre (de l'œil droit), je vois directes les images de l'index qui est à ma droite, croisées celles de l'index de gauche (1).

2° On ne me présente plus que l'index qui est à ma gauche : j'arrive encore à voir les images directes, mais je peux également les voir croisées. Je m'aperçois que je puis le faire à volonté et j'éprouve ce sentiment que lorsque je vois les images directes, l'attention, la pensée se porte sur l'œil droit et, quand je vois les images croisées, l'attention se porte sur l'œil gauche. Pour que les images directes reviennent, il faut que j'applique fortement ma pensée à celle de l'œil droit, et que celle-ci me préoccupe davantage.

3° On me présente un objet à ma droite : images directes; on le déplace lentement vers la gauche, je le suis des yeux; les images restent directes assez longtemps, mais l'objet étant arrivé à gauche, à un moment donné, les images se croisent. Je puis, en procédant avec précaution et excitant plus spécialement l'attention, les maintenir directes; lorsque les images se croisent ainsi, ne serait-ce pas que, dans le mouvement, l'attention se relâche?

2/8. — Plaçant un objet devant moi, images directes, immédiatement et sans effort. Je laisse l'attention se relâcher de manière que l'image principale me frappe moins, l'autre image passe à droite; il serait plus exact de dire

(1) Le résultat de cette expérience n'a rien d'inattendu. En effet, comment l'œil gauche de M. D... aurait-il appris à projeter faussement quand son œil droit regardait à droite? Le strabisme était tel que la pupille de l'œil gauche disparaissait presque sous la caroncule. La fausse projection n'était utile que lorsque, l'œil droit regardant à gauche, O. G. concourait à la vision. C'est dans ces conditions qu'elle réapparaît; mais, au lieu d'apparaître à l'endroit où l'œil droit regarde, l'objet vu par l'œil gauche est déplacé vers la gauche d'un angle égal à celui du redressement opératoire. Grâce aux exercices qui ont été faits par M. D..., il lui arrive même, lors du regard à gauche, de savoir localiser les impressions de l'œil gauche par rapport au centre de coordonnées qui répond à la fois aux deux *forea*, et de percevoir alors des images directes dont la distance est en rapport avec son reste de convergence. Il faut alors que l'attention soit partagée entre les deux yeux, et non pas, comme va le dire M. D..., qu'elle soit concentrée sur O. D.

qu'elle apparaît à droite. J'obtiens même la triple image par un relâchement
encore plus complet de la pensée, comme si e voulais sommeiller et que la
pensée s'obscurcît.

2/8 (le soir). — Dans des essais du même genre, au moment où les images
se croisaient, j'ai remarqué qu'en même temps, l'œil gauche était attiré par
une bande blanche de la paroi de la chambre située entre deux objets sombres.
Mettant la main pour intercepter la bande blanche, les images redevenaient
directes.

4/8. — Dans le stéréoscope à miroirs, on présente la figure ⚉ à l'œil
gauche et la figure ⚉ à l'œil droit. Diminuant peu à peu l'angle des
miroirs pour obtenir la fusion, subitement la figure vue par l'œil gauche passe
à droite et je vois la disposition ⚉ ⚉ . Cependant il arrivait aussi que la
marque rouge supérieure ne passait pas à droite avec la marque noire, en sorte
que je voyais la figure ⚉ • , dans laquelle le disque noir de gauche, vu
par l'œil droit, était très net, tandis que celui vu plus à droite était très vague.

Il est même arrivé qu'au moment critique, où je redoublais d'attention
pour obtenir la superposition, l'image de l'œil gauche apparaissait vaguement
à droite et à gauche de celle de l'œil droit, dans des conditions telles qu'il
n'était impossible de dire de quel côté se trouvait cette image de l'œil gauche
par rapport à celle de l'œil droit.

4/8 (même jour). — M. Javal me conseille de placer deux bougies sur les
directions des axes visuels et d'essayer de superposer, en me plaçant convenablement, une image de l'une des bougies avec une image de l'autre.

Un premier essai, chez M. Javal, ne me donne rien de bon, je n'aperçois
pas les quatre images ; j'opérais dans une chambre assez éclairée, et d'autre
part, j'étais sous l'influence d'un certain découragement, parce que les résultats de la semaine n'étaient pas nets et qu'il me semblait que ma situation ne
s'améliorait pas.

5/8. — *Singulier phénomène* (1). — Distance des bougies, 37 centimètres ; distance de l'observateur à la ligne qui les joint, 1ᵐ,70 ; l'observateur étant dans le plan de symétrie, le verre rouge devant l'œil droit qui regarde ; je vois, de gauche à droite : 1° image blanche très lumineuse de B
apparaissant seulement par moments fugitifs ; 2° image rouge de A ;
3° image rouge de B à laquelle il me semble que se superpose une image
blanche ; 4° image blanche de B. J'ai vérifié que les deux images extrêmes
sont des images de B : 1° par leur forme (les deux bougies A et B n'ayant
pas fondu de la même manière, la bougie B présentait un plan incliné) ; 2° en
mettant le doigt pour intercepter l'image extrême à droite, ce qui supprime
l'image extrême de gauche ; j'ai essayé de voir quelle image blanche se super-
posait à la deuxième rouge, j'ai intercepté les rayons de A pour l'œil gauche,

---

(1) Remarquer que le *singulier phénomène* de M. D... ressemble beaucoup à l'expérience faite avec M. Th... dans le stéréoscope le 27/2/1890
(p. 295), laquelle est en rapport avec les observations faites bien antérieurement avec Léontine B... (*Expérience paradoxale* du 21/9/1868 et expériences du 29/11/1884, relatées p. 292 et 293). Désignant les bougies blanches
par A et B et les bougies rouges par a et b, et mettant des signes + sous
les images correctes, des signes — sous les images faussement projetées,
l'expérience se traduit ainsi :

$$B \qquad\qquad a \qquad\qquad b\,(+\,A\,?) \qquad\qquad B$$
$$+ \qquad\qquad + \qquad\qquad +\quad- \qquad\qquad\quad -$$

Je suppose qu'il y avait, encore plus à gauche, une image A qui ne fut
pas aperçue par l'observateur.

il m'a semblé que l'image blanche disparaissait et qu'il ne restait que la rouge (cependant, ayant intercepté avec la main les rayons de *A*, il m'a semblé que les deux images de *B* se superposaient).

6/8. — Après avoir passé la journée du dimanche 5/8, journée qui me paraît mémorable, à faire des expériences analogues à la précédente en variant les distances, j'en ai apporté la relation à M. Javal qui m'en a donné l'explication. A partir de ce moment je suis entré dans une phase morale nouvelle. Je comprenais parfaitement le but à atteindre, et comme les résultats devenaient très nets, je mesurais chaque jour mes progrès et je me sentais très encouragé.

Le but à atteindre était de fusionner *B* et *a* (voy. la note de la p. 329).

Première expérience. — Verre rouge devant O. D. (1). Outre *a* et *b*, je n'obtiens d'abord que —*B* (c'est-à-dire que je ne vois pas *B*); en attendant un peu et laissant l'attention se relâcher, comme si, les yeux étant toujours ouverts, il n'y eût cependant plus de regard, je vois apparaître *B* qui devient bientôt très net; je rapproche les deux images *B* et *a* l'une de l'autre, en m'approchant moi-même avec les plus grandes précautions et, faisant des mouvements de tête convenables, je les amène à être tangentes. Quand je veux les superposer par un effort musculaire des yeux, la blanche *B* devient — *B* et apparaît loin à droite. Cependant, après des essais réitérés, j'amène la blanche à recouvrir la moitié de la rouge; l'œil gauche se fatiguait beaucoup à cause de l'éclat de *B'*, il en résultait une irritation nerveuse très gênante.

J'ai placé alors le verre rouge devant l'œil gauche. Au bout de peu de temps, et par les procédés généraux indiqués plus haut, j'ai amené l'image rouge correcte à gauche de l'image blanche, je suis arrivé promptement à négliger toute autre apparence que ces images, si ce n'est que la fausse image revenait de temps en temps; j'ai pu avec un peu de patience voir les deux flammes rouge et blanche l'une sur l'autre, d'abord pendant des instants extrêmement courts, puis pendant des intervalles de temps plus appréciables; l'image rouge ne tardait pourtant pas à fuir à droite, mais je la ramenais facilement en projection correcte par des clignements d'yeux.

Autre expérience. — J'ai placé à droite de la bougie *A*, deux bougies *B* et *C* très voisines. Disposition :   *A*   *C B.*

Je vois deux images rouges *b* et *c*, j'amène *b* sur *A*, *c* reste très visible et empêche *b* de fuir : j'ai pu ainsi maintenir plus facilement la superposition et éprouver par intervalles la sensation de la fusion des deux nuances (cette expérience étant l'application d'une règle dont je ne soupçonnais pas encore la généralité).

7/8. — J'ai continué l'expérience précédente dans les mêmes conditions et je suis parvenu à distinguer le contour de la flamme rouge dans l'intérieur de la blanche; par instants j'ai éprouvé comme la sensation d'un seul objet d'une nuance intermédiaire; mais il se produisait alors une sorte d'éblouissement, et le phénomène cessait.

J'ai remarqué à plusieurs reprises que les phénomènes de superposition réussissaient bien mieux en mettant le verre rouge devant l'œil gauche (2).

---

(1) Dans la rédaction de M. D..., j'introduis les notations expliquées dans la note de la p. 329, les images rouges étant *a* et *b*, les images blanches correctes *A* et *B*, les images faussement projetées — *A* et -- *B*.

(2) Ceci est d'accord avec les expériences de Claassen (*Gräfe's Archiv*, année 1870, t. XVI, 1, p. 123) et avec d'autres faits que j'ai recueillis depuis. Il semblerait que le verre coloré mis devant l'œil habitué à projeter faussement aide cet œil à rompre avec ses anciennes habitudes. Cette remarque

L'intervalle entre le 7/8 et le 11/8 a été consacré à des expériences de superposition, soit avec les bougies, soit avec l'appareil à quatre miroirs. Quand j'ai commencé à me servir de ce dernier, je me proposais de diminuer la convergence en amenant les images l'une sur l'autre, ou simplement sur la même verticale, au moyen de vigoureux efforts musculaires ; quoique j'aie pu agrandir de 2 ou 3 degrés l'angle des miroirs intérieurs, les résultats de ce travail ont été très médiocres, parce que l'effort musculaire était impossible à soutenir.

Je me suis appliqué ensuite uniquement à fusionner, je me suis habitué à distinguer le contour de l'image gauche de la flamme dans l'intérieur de la droite ; je constatais, par exemple, que la partie obscure de la droite était recouverte par la partie brillante de la gauche ; les mèches et les bougies restaient toujours distinctes. A certaines séances, il y eut des instants où les deux flammes superposées me paraissaient former un objet unique. Enfin, la fusion avait lieu le plus facilement, lorsque, avant la séance, je m'étais fatigué musculairement par une course ; sous l'influence du sentiment de repos qui s'emparait de moi, une fois assis, et du calme de la pensée qui en était l'effet, les phénomènes devenaient beaucoup plus nets ; je me souviens, en particulier, qu'un jour, j'ai éprouvé longtemps (c'est-à-dire environ vingt minutes) l'illusion d'un seul objet, après avoir observé un long silence et lorsque tout sujet de préoccupation, même relatif à mon expérience, s'était effacé de mon esprit.

11/8. — *Appareil Zehender.* — Verre rouge devant l'œil gauche. Deux images superposées ; il me semble, comme la veille, qu'on ne voit que d'une manière alternative la rouge sur la blanche et la rouge à droite. Au moment où je crois retrouver le phénomène des trois images, je couvre O. D., je ne vois plus que la rouge qui d'abord paraît se placer plus à droite qu'avant que l'œil droit soit caché. J'éprouve ensuite le sentiment qu'elle tend à revenir à gauche, je découvre O. D. et je retrouve la rouge très près de la blanche. (Cette observation paraît en contradiction avec celles qu'on lira plus loin sur l'identité de la fausse projection et de l'image de l'œil gauche seul ouvert. Ici, il s'agit d'une observation isolée, tandis que les phénomènes relatés plus loin ont été constatés et étudiés un grand nombre de fois, et toujours avec la même certitude. D'autre part, dans l'expérience actuelle, mon attention était concentrée sur l'image binoculaire au moment où je couvrais O. D., ce qui peut expliquer les impressions successives qui sont rapportées dans ce paragraphe).

Les images étant d'abord conçues comme superposées et un peu mélangées l'une à l'autre, la fausse projection rouge ne se voit plus, puis insensiblement l'image rouge se retrouve nettement à droite. Il y a là deux états psychologiques successifs et je ne sais pas comment se fait le passage de l'un à l'autre ; toujours est-il que je m'aperçois alors que la blanche est complètement distincte (1) (je peux d'ailleurs ramener immédiatement les deux images l'une sur l'autre) ; or, avant que ce passage de l'image rouge de la bonne à la fausse projection fût définitif, n'ai-je pas pu croire par un simple effet de souvenir à l'existence de trois images ? Car c'est un passage qui s'effectue sans qu'on le remarque.

est importante, car elle nous conduira, pour l'avenir, à mettre le verre rouge sur l'œil le moins bon, contrairement à ce qu'on est habitué à faire, conduit par l'idée d'affaiblir l'image de l'œil le meilleur.

(1) (Note de M. D...). Après m'être aperçu que l'image rouge, que j'avais crue d'abord superposée à la blanche, en était séparée par une distance notable et rejetée vers la droite, je reportai mon attention sur l'image de l'œil droit et je vis qu'elle était complètement distincte de la rouge.

13/8. — Après avoir regardé longtemps dans l'appareil, j'ai voulu me rendre compte de nouveau de l'alternance que j'avais remarquée.

Dans une observation où les deux images n'avaient pas été amenées à superposition, je voyais l'image de l'œil gauche presque en même temps près et loin de l'image de l'œil droit et j'avais conscience de n'avoir affaire qu'à une seule image dont j'appréciais la position d'une façon variable.

Dans une autre observation, j'ai porté mon attention sur l'image de l'œil gauche, j'ai d'abord vu les deux images à distance notable l'une de l'autre, puis elles me sont apparues comme très voisines et ensuite j'ai cru voir deux systèmes d'images alternant vers la droite et vers la gauche. Je n'ai pas essayé de reproduire ce phénomène.

Ainsi, pour la première de ces observations, les conditions étaient telles que : 1° je pouvais dire que l'œil gauche voyait deux images; 2° j'éprouvais en même temps le sentiment qu'il n'y en avait qu'une, dont j'appréciais la distance au repère (ce repère était l'image de l'œil droit), d'une certaine façon à un moment donné, tout en gardant le souvenir de l'estimation différente que j'en avais faite un moment auparavant.

Cette alternance, dont j'ai conscience, ne correspond pas à un passage proprement dit d'une situation à l'autre; l'image de l'œil gauche occupe par rapport à celle de l'œil droit deux positions successives, sans que l'on éprouve le sentiment d'un déplacement matériel ou d'un transport.

Comme ces images ont un caractère d'inconsistance tout particulier, que, d'autre part, elles sont vagues au début, ne peuvent-elles pas donner lieu à l'illusion de deux images simultanées tenant à l'extrême incertitude de l'appréciation de la distance?

J'éprouve donc ce sentiment : 1° qu'il n'y a qu'une seule image pour l'œil gauche; 2° qu'elle peut occuper deux positions différentes, sans qu'il y ait transport de l'une à l'autre; d'autre part, quand on a observé l'image dans une position donnée, on en garde le souvenir, alors qu'elle apparaît dans une autre position (le changement s'étant effectué sans que rien en avertit); de là l'illusion de deux images.

Perturbation des relations entre les deux yeux par l'opération; maladresse de l'œil gauche qui reporte l'image tantôt ici, tantôt là; incertitude extrême dans l'appréciation de la position de cette image par rapport à celle de l'œil sain, intervention de la mémoire pour expliquer l'apparition des doubles images; bien remarquer, d'ailleurs, qu'au moment où l'on croit voir ces images elles n'ont pas de netteté, au moins l'une d'elles, qu'elles se montrent avec un caractère d'inconsistance qui fait éprouver le sentiment que ces apparitions correspondent à quelque chose d'insaisissable.

Je n'ai pas pu en couvrant brusquement un œil, conserver la diplopie de l'autre.

Aujourd'hui, superposant les deux images, j'ai eu assez longtemps la sensation d'un seul objet; mettant le verre rouge devant l'un des yeux, j'ai pu quelque temps fusionner les nuances.

Enfin j'ajoute une remarque générale : *la fausse projection réapparaît surtout au moment où la projection correcte se superpose à l'image de l'œil droit.*

18/8. — J'amène les deux images d'une bougie à se superposer au moyen de l'appareil à quatre miroirs de Zéhender. (Je nomme M et M' les miroirs intérieurs, P et P' les miroirs extérieurs de cet appareil). Je remarque alors les images des miroirs extérieurs (P vu par l'œil gauche dans le miroir M, et P' vu par l'œil droit dans le miroir M'). Je dispose les choses de manière

que les deux images de la bougie occupent des places correspondantes dans
les images des miroirs P et P'. Cela fait, je devrais voir les deux images de
la bougie dans la même position relative vis-à-vis des autres objets; or c'est
ce qui n'a pas lieu, l'image de P étant sans doute vue en fausse projection.

J'avais d'ailleurs observé déjà, sans m'y attacher, qu'ayant la bonne projection
pour la flamme de la bougie, la fausse projection subsistait pour la bougie elle-
même.

L'expérience actuelle a rappelé d'une manière très impérieuse mon attention sur ce point et m'a amené à reconnaître qu'il y a un avantage considérable, au point de vue de la fusion, à obtenir en même temps que celle de l'objet
regardé, la bonne projection des objets qui l'environnent. Je puis obtenir aisément la bonne projection des contours du miroir P; dans ces conditions il
n'y a plus contradiction et la fusion se maintient beaucoup plus facilement.

La contradiction tenait à ce que l'image de l'œil gauche, étant superposée à
celle de l'œil droit, n'était cependant pas à la même distance que celle-ci du
bord du miroir, ce qui résulte de ce que, ce bord étant en fausse projection,
l'image de l'œil gauche y revenait aussi lorsque mon attention n'était plus concentrée sur l'image résultante. — Je me souviens d'avoir éprouvé le sentiment
particulier de satisfaction d'une difficulté vaincue, d'une contradiction résolue,
d'une gêne dont on se sent tout à coup délivré.

Avec le stéréoscope à charnière (fig. 35, p. 140), mêmes observations.
Ayant superposé les deux pains noirs, la fausse projection de l'encadrement
du carton gauche subsiste et elle tend à ramener la fausse projection du pain
noir et de sa marque.

Une vue correcte verrait les trois pains à l'intérieur du cadre formé par les
images des encadrements des cartons; pour moi, au contraire, les trois pains
étant sur la même verticale, le cadre n'existait pas, c'est-à-dire que les images

des encadrements étaient croisées : 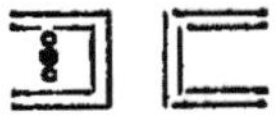   je me suis efforcé d'obte-

nir la figure correcte : 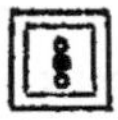   j'y suis parvenu facilement, et alors la fusion

avait lieu d'une manière beaucoup plus facile et plus satisfaisante et se présentait d'une façon beaucoup plus naturelle.

En réalité, il n'est guère possible de regarder simultanément le pain et le
cadre, mais on peut s'assurer à chaque instant que le cadre existe autour du
pain et alors la double projection n'est plus seulement négligée, elle est détruite
et ne vient plus gêner l'observateur.

Conclusion. — Après avoir obtenu la bonne projection pour l'objet spécialement observé, il faut obtenir la **bonne *projection inconsciente*** des objets
voisins, ce à quoi on peut arriver par de petits mouvements des yeux pour
s'assurer que cette projection a lieu, et c'est seulement alors que la fusion peut
réellement s'opérer et d'une façon naturelle.

20/8. — On me fait subir l'opération de l'avancement musculaire (muscle
droit externe de l'œil gauche). Après l'opération, on me présente une bougie,
si elle est à ma gauche, images directes, — à ma droite, images croisées, —
en un point intermédiaire, elles sont l'une sur l'autre.

23/8. — On étudie la différence de hauteur; je remarque que la position de
l'image de l'œil gauche est variable, elle peut être plus bas que celle du droit
ou à la même hauteur, ou plus haut; finalement elle se fixe plus haut; les
images me paraissent à la même hauteur quand la bougie est abaissée à environ 1 mètre au-dessous des yeux.

Avec le stéréoscope à charnière, j'obtiens la superposition des pains en inclinant l'appareil à gauche, je peux le redresser notablement sans que la superposition cesse.

Regardant des objets dans la salle, je constate ce que j'ai déjà remarqué plus haut, que la bonne projection ne s'obtient pas simultanément et d'elle-même pour plusieurs objets ensemble, dès que ceux-ci sont dans un cercle d'un certain rayon.

Ainsi, ayant la bonne projection d'une bougie placée à la distance de $3^m,50$ environ, je conserve la fausse projection d'une porte avec sa portière située à gauche de la bougie; par un effort, j'obtiens la bonne projection de la porte, mais la fausse projection d'une glace située à droite de la bougie subsiste; à cause de la fatigue de l'œil, je n'ai pas essayé de ramener le tout en bonne projection. Jusqu'ici d'ailleurs l'œil est larmoyant.

Remarque incidente. — Si je couvre successivement l'un des yeux, l'objet regardé me paraît plus à droite quand je regarde avec l'œil gauche que quand je regarde avec l'œil droit et cependant, lorsque j'ouvre l'œil droit, l'image de l'œil gauche me paraît à gauche de celle de l'œil droit. (Cette remarque avait déjà été faite avant la troisième opération).

Comment cela peut-il avoir lieu, attendu qu'avant toute opération quand je redressais l'œil gauche, je voyais chaque objet à sa véritable place?

Je l'explique comme il suit. Avant toute opération, quand je regardais de l'œil droit, l'œil gauche était naturellement dirigé vers un objet situé à ma droite et que je reportais inconsciemment à sa véritable place; quand je redressais l'œil gauche, pour regarder avec cet œil, l'objet que regardait tout à l'heure l'œil droit, je faisais un effort musculaire qui m'indiquait le changement de position de l'œil; aujourd'hui l'œil gauche se trouve naturellement dirigé vers l'objet que je regarde de l'œil droit, je reporte, suivant mon habitude, l'objet que voit l'œil gauche vers ma droite, et si je viens à couvrir l'œil droit, il me semble que l'objet regardé est à ma droite, puisque je ne fais plus aucun effort musculaire capable de m'avertir sur la position de l'objet *par rapport à moi*; je dois donc m'efforcer de reporter, par la pensée, devant moi, ce que je regarde de l'œil gauche (1).

23/8, même jour, neuf heures du soir. — Je veux dans ma chambre me conduire avec l'œil gauche seul, je me butte dans les meubles, croyant passer à gauche.

(1) (Note de M. D...). La question, telle qu'elle est posée, contient certaines affirmations que je ne crois pas exactes actuellement; en effet, comme je l'ai indiqué précédemment, l'ensemble des objets changeait de place quand je redressais l'œil gauche; seulement, une fois le changement effectué, j'éprouvais beaucoup moins qu'aujourd'hui le sentiment que tel objet réellement placé devant moi fût à ma droite. Cependant, je me souviens assez bien qu'à certains jours, ayant voulu lire avec l'œil gauche seul, au bout d'un certain temps je sentais comme un besoin de ramener le livre vers ma gauche.

Les explications qui viennent ensuite me paraissent malgré cela pouvoir être conservées; j'ajouterai pourtant encore une remarque sur la phrase qui commence par ces mots : « Aujourd'hui l'œil gauche se trouve naturellement dirigé... ». Si je suppose les deux yeux ouverts, c'est dans la fausse projection que je reporte l'objet à droite, suivant mon ancienne habitude; dans la projection correcte, l'objet ne me paraît pas placé à droite, car j'ai ici pour me guider dans mon appréciation l'image de l'œil droit; si je suppose au contraire que je regarde d'abord avec l'œil droit, le gauche étant couvert, puis que je couvre le droit en ouvrant le gauche, c'est à ce moment que je vois l'objet qui était devant moi se placer à ma droite et y rester.

Je veux prendre un objet, je porte ma main à droite.

Les verticales (montant d'une porte) me paraissent avoir une certaine inclinaison vers la gauche.

Je trébuche en me promenant, je ne me sens pas solide.

Si je regarde alternativement le même objet avec chacun des yeux en les couvrant l'un après l'autre, je vois les objets passer à droite quand je couvre l'œil droit et découvre le gauche et cependant on m'assure que le déplacement des yeux dans le sens horizontal est imperceptible.

24/8. — *Essais avec le stéréoscope à charnière.* — J'amène les images des pains noirs à se superposer : il faut pour cela que le stéréoscope soit notablement incliné à gauche, mais je puis le redresser sans que la superposition cesse ; j'ai pu même l'amener à être droit sans que la superposition cessât.

Je regarde une bougie à 4 mètres. Je superpose, en tournant légèrement la tête à gauche et en l'inclinant un peu à gauche ; je puis la redresser légèrement en maintenant la superposition.

25/8. — Avec le stéréoscope à cinq mouvements, la position pour laquelle la superposition est possible est très variable ; vers la fin de la séance, levant la tête en haut, la superposition a lieu pour la position à peu près normale des images.

Au cours de ces expériences, j'ai fait l'observation que si je ferme d'abord l'œil gauche et l'ouvre ensuite, l'image me paraît placée plus bas que la position qu'elle prend finalement et ce mouvement ascensionnel de l'image de l'œil ne résulte pas d'une antipathie contre la fusion, puisque ce phénomène a lieu, même lorsque le mouvement de l'image de gauche se fait de manière à favoriser la fusion (seulement cette image peut dépasser aussi la position pour laquelle il y a fusion).

Bougie allumée à 4 mètres : images directes distantes de 30 centimètres ; l'image gauche plus élevée que la droite ; je mets devant l'œil gauche un prisme d'angle de 6 degrés, arête intérieure et verticale, devant le droit un prisme de 5 degrés, arête supérieure et horizontale ; avec un léger effort, les images se superposent.

26/8. — Je travaille dans le but de diminuer la différence de hauteur, soit avec l'un ou l'autre des stéréoscopes, soit avec une bougie ou un bâton tenu à la main. Je constate bientôt un progrès notable dans ce sens : une bougie à la distance de 3 mètres me donne deux images à la même hauteur, de même pour un bâton tenu à la main, de façon que l'extrémité supérieure soit au plus à la hauteur des yeux, les deux images se superposent dans une région assez grande.

Avec le stéréoscope à cinq mouvements je supprime aisément la différence de hauteur.

Dans ces expériences, l'image de gauche se fait remarquer par sa mobilité ; en particulier dans le stéréoscope, une petite marque placée au centre du disque vu par O. G. est animée d'un mouvement continuel.

Remarques incidentes. — 27/8. — Après midi, immédiatement à la suite d'une course, les résultats du matin me paraissent compromis, la différence de hauteur est plus accentuée ; après m'être lavé les yeux à l'eau chaude, les résultats deviennent meilleurs.

27/8. — Toujours un certain effort pour maintenir les images à la même hauteur ; par moments, l'image gauche est plus basse que la droite, à d'autres plus élevée.

28/8. — J'ai superposé pendant longtemps un bouton de porte ; j'obtiens plus facilement les images à la même hauteur.

29/8. — Je porte des lunettes prismatiques de 3 degrés (arêtes internes) ; j'ai plus de facilité pour superposer les images, je ne les fusionne pas d'une façon complète quand j'observe les détails. J'ai fait une promenade avec ces lunettes, j'ai retrouvé la fausse projection des avenues, de la nef d'une église. Cela s'explique parce que pour détruire la fausse projection, il faut détruire successivement celle de chaque partie, or ici l'ensemble est compliqué ; j'éprouve le même effet quand je regarde une série de chaises alignées ou d'arbres plantés en ligne, ou de rayons de magasin.

31/8. — Au stéréoscope à charnière, je constate que le pain de gauche étant amené de manière à empiéter de moitié sur celui de droite, l'image se déplace lentement de gauche à droite dans le sens horizontal, de manière à produire la fusion ; cet effet a lieu surtout dans le sens vertical quand l'image de l'œil gauche est au-dessous de l'autre.

Je passe à d'autres exercices, celui des imprimés regardés dans le stéréoscope à cinq mouvements. Il s'agit de former la lettre E par la combinaison des images des lettres F et L (carton C). J'éprouve une petite difficulté pour la hauteur, de plus je suis obligé d'écarter les lentilles (plus qu'avec le carton à disques). L'image gauche est d'une mobilité désespérante.

L'œil gauche étant plus myope que le droit, si je mets un verre concave (n° 15) devant l'œil gauche, l'image devient plus nette et la fusion se trouve facilitée ; l'image est en même temps plus fixe.

Cartons imprimés (série L). — J'ai commencé par fusionner les grosses lettres du milieu ; au coin supérieur à droite, les images sont croisées, au coin opposé elles sont directes ; impossible de les superposer, surtout ces dernières. J'ai pris successivement les numéros inférieurs ; ayant fusionné le centre, la fusion pouvait s'opérer sans difficulté sur une bande étroite ayant la

forme ci-contre : 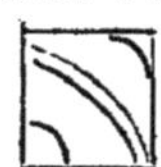   Peu à peu la bande s'est élargie et la distance

des lentilles est devenue plus petite ; aujourd'hui, 8 septembre, il ne reste plus qu'un coin inférieur gauche où la superposition ne se fait pas, pour la distance de 7°,6 des lentilles. Les images y sont directes ; quant au coin droit supérieur, les images sont croisées, il faut un effort pour les superposer, mais ce résultat s'obtient avec moins de peine que pour le coin gauche inférieur.

Il subsiste toujours une oscillation pour l'œil gauche, particulièrement lorsque je le fixe (1).

15/9. — J'avais mis le verre dépoli de mes lunettes sur l'œil droit ; ce verre étant devenu un peu transparent, j'aperçus au travers une image terne et rougeâtre de la flamme d'une bougie ; l'autre était en fausse projection ; je pus la ramener en bonne projection en regardant attentivement l'image de l'œil droit ; reportant ensuite mon attention sur l'image de l'œil gauche, les images se croisèrent de nouveau. Il est vrai de dire aussi que je puis appliquer ma pensée à l'image de l'œil gauche et obtenir en même temps la projection correcte.

En somme, j'ai pu, dans cette expérience, avoir, à volonté, la bonne et la fausse projection.

J'ai complété, le lendemain, cette observation ; les images étant croisées, restait à savoir ce qui se passerait en ôtant les lunettes : dans ce cas, les

(1) Arrivé à ce point, je puis permettre à M. D... de terminer ses vacances à la campagne, livré à lui-même.

images apparaissent immédiatement en projection correcte et je les superpose aussitôt.

16/9. — Je crois devoir résumer, comme il suit, la progression décroissante de la fausse projection, depuis l'origine de mes observations jusqu'à ce jour (1).

Immédiatement après l'opération, fausse projection très impérieuse, pas d'image correcte; après une série d'exercices qui ont amené la production d'une image correcte, la fausse projection ne revient avec une certaine netteté qu'au moment où l'image correcte de l'œil gauche se superpose à l'image de l'œil droit; enfin après de nouveaux exercices, la fausse projection se montre très vaguement et *dans des conditions spéciales*, au moment de la superposition dont je viens de parler; un peu d'attention la fait évanouir complètement.

Dans ce résumé, je suppose les deux yeux libres.

Il me paraît exister une corrélation étroite entre les deux phénomènes suivants : la fausse projection et le changement de place qu'éprouvent les objets lorsque je regarde successivement avec chacun de mes deux yeux (l'un étant ouvert et l'autre fermé d'une manière alternative); ce sont deux phénomènes probablement dus à la même cause et susceptibles de la même explication. Ne serait-il pas possible de prévoir si un malade après l'opération aura ou non la fausse projection en recherchant de quelle manière l'alternance du regard fait changer de place les objets et à quelles conditions est assujettie cette alternance?

Cette idée vient de m'apparaître à propos de l'observation suivante : ayant mis mes lunettes, de façon que le verre dépoli recouvrît l'œil droit, j'ai remarqué que les objets visibles à cet œil en dehors des montures donnaient lieu à des images croisées; dans ce cas, les deux yeux sont devenus indépendants l'un de l'autre comme après l'opération; les images de l'œil droit ne me servent plus de repère pour l'œil gauche, parce qu'elles n'ont plus une importance prépondérante dans le champ de vision; comme, d'autre part, c'est toujours l'œil droit qui me fournit la notion exacte de la position des objets, je dois conclure que l'image vue par l'œil gauche se trouve, par rapport à moi, dans la même position qu'une fausse projection.

Après avoir écrit cette note, je suis allé me promener et j'ai fait une observation qui m'a donné la certitude à l'égard de ce que je viens de dire. J'avais mis le verre transparent de mes lunettes sur l'œil gauche, dans le but d'exercer cet œil et d'amener les images à être moins oscillantes; je regardais un point du paysage à une centaine de mètres; pour mieux l'apercevoir, je retournai mes lunettes, il se trouva aussitôt transporté vers la gauche. Je recommençai l'épreuve pour un arbre situé à une vingtaine de mètres, même phénomène: enlevant alors les lunettes, j'aperçus les deux images en projection correcte. Il résultait donc de là que la projection correcte pour l'œil gauche n'a pas la même position que l'image que voit cet œil quand il est seul ouvert.

Je fis alors une expérience un peu différente. Je commençai par regarder l'arbre avec l'œil gauche, le droit étant fermé, j'ouvris l'œil droit dont l'image m'apparut sur la gauche et je pus, en même temps, conserver l'image primitive de l'œil gauche, j'éprouvai d'une manière frappante ce sentiment qu'elle était exactement à la position qu'elle occupait quand je regardais avec l'œil

(1) Tout ce qui suit, sous la date du 16/9, me paraît très intéressant; je n'avais communiqué à M. D... mes idées théoriques que dans la mesure strictement nécessaire pour la réussite des exercices.

gauche seul ouvert. Il est impossible d'exprimer tout ce que l'identité des deux impressions avait de saisissant.

J'ai pu, et très facilement, obtenir la projection correcte et j'ai constaté encore l'alternance des deux projections.

Ce que je viens de raconter n'infirme pas ce que j'ai dit au sujet des moyens d'anéantir la fausse projection; en effet, il y avait devant moi un espace très vaste et très découvert planté d'arbres, cette circonstance favorisait pour les objets éloignés le retour de la fausse projection, j'ajoute aussi qu'elle était bien loin de s'imposer aussi impérieusement qu'autrefois; elle disparaissait au moindre effort que je faisais dans le but de la détruire.

18/9. — J'ai renouvelé sur le clocher du village l'expérience de dimanche soir et j'ai retrouvé exactement les mêmes phénomènes.

Je puis d'ailleurs avec le secours de mes lunettes à verre dépoli faire chaque soir des observations du même genre.

Je hasarderai quelques réflexions sur ce qui précède :

1° Après l'opération, les deux yeux deviennent indépendants. L'œil non habituellement dévié, qu'il ait été opéré ou non, continue de fournir les notions exactes sur la position des objets extérieurs. L'œil qui était habituellement dévié se repère d'une manière indépendante; les images qui se forment en certains points de la rétine sont jugées être relatives à des objets que l'on place là où ils auraient dû se trouver, pour former les mêmes images avant l'opération. Les chiffres recueillis après la deuxième opération et concernant la distance de la fausse projection de l'œil gauche à l'image de l'œil droit et ceux qui ont été recueillis après la troisième opération, montrent, conformément à la théorie de M. Javal, que la distance de l'image faussement projetée de l'œil gauche à l'image de l'œil droit est d'autant plus grande que le déplacement de l'œil, produit par l'opération, a été plus considérable.

2° L'établissement de la bonne projection n'est autre chose que l'établissement d'une corrélation entre les yeux, telle que l'œil habituellement dévié se repère d'après les images de l'œil non dévié d'ordinaire.

3° Il faut que l'œil habituellement dévié se repère sur l'œil non dévié, non seulement d'une manière consciente pour l'objet spécialement regardé, mais aussi d'une manière inconsciente pour tous les autres objets, sans quoi la fausse projection subsiste avec la projection correcte, surtout au moment de la superposition de l'œil droit avec la projection correcte du gauche.

4° On se sert alternativement de ces deux systèmes de repères, sans s'apercevoir que l'on passe de l'un à l'autre. C'est ce qui fait croire à l'existence de deux images; c'est ce qui fait dire aussi à certains malades que les images occupent le même lieu de l'espace, tout en paraissant dans deux positions différentes par rapport aux objets environnants.

Les expériences où j'ai constaté que l'on obtient la bonne ou la fausse projection, en portant son attention sur l'un ou l'autre œil, résultent précisément de ce que, dans le premier cas, c'est l'image de l'œil droit qui sert de repère, et tandis que, dans le deuxième, l'œil gauche agit d'une manière indépendante.

(M. A..., dans sa relation (voir plus loin, p. 350), signale deux observations de diplopie unioculaire, il ne dit pas combien de temps le phénomène a duré, et il se demande s'il n'était pas dû à quelque fatigue cérébrale. Le petit nombre d'observations faites sur ce sujet prouvent que le phénomène est accidentel et probablement très fugitif; je ne crois pas qu'il faille lui attribuer une très grande importance. La persistance de la diplopie pour un œil, l'autre étant fermé, ne constitue pas, contre cette explication, une objection insoluble; on peut admettre que l'œil devienne très rapidement capable de se repérer de la manière correcte, tout en conservant la faculté de se repérer suivant le mode de la fausse projection ; j'ai décrit moi-même une expérience où j'ai éprouvé ce sentiment que l'image d'une flamme que je reporte habituellement vers ma droite quand je la regarde de l'œil gauche seul ouvert, paraissait s'être portée vers ma gauche, dans une position correspondante à celle qu'occuperait l'image de l'œil droit, si je regardais avec cet œil seul).

5° La vue étant redressée, l'image vue par l'œil gauche seul ouvert est ce qui constitue la fausse projection lorsqu'on ouvre l'œil droit. C'est là un fait acquis.

6° Il n'est pas douteux que la fausse projection dépende d'un état du regard antérieur à l'opération ; or rechercher dans cet état la cause de la fausse projection revient à y rechercher la raison du changement de place des objets, lorsqu'on regarde en ouvrant et fermant successivement et d'une manière alternative chacun des yeux (lorsque les yeux ont été redressés par l'opération). Avant toute opération, l'œil gauche était ordinairement dévié; au moment où par un commandement exprès de la volonté, je le redressais, les objets changeaient de place, mais une fois le changement effectué, les objets me paraissaient à la place qu'ils occupaient primitivement ; je ne me souviens pas d'avoir remarqué, comme aujourd'hui, surtout pour les objets tant soit peu écartés, que les choses qui me paraissaient être devant moi, d'après l'œil droit, me parussent ensuite à ma droite, d'après l'œil gauche; le seul souvenir que j'aie sur ce point concerne le cas du livre dont j'ai parlé; outre qu'on peut l'expliquer par la fatigue de l'œil et sa tendance à reprendre sa position naturelle, je dois ajouter que l'effet était beaucoup moins prononcé qu'aujourd'hui.

L'effort musculaire avertissait, en effet, que l'objet regardé n'avait pas dû se déplacer; aujourd'hui, l'effort musculaire ne se produisant plus, l'objet me paraît dans la position qu'il aurait dû occuper pour être vu par l'œil dévié, laissé dans sa situation naturelle à l'intérieur de l'orbite.

De là, l'apparence de déplacement et par suite l'origine de la fausse projection.

Je suis conduit à penser par là que, quand un strabique ne se sert habituellement que d'un œil donné pour regarder les objets situés en face de lui et présente une alternance qui dépend du commandement formel de la volonté, il aura la fausse projection après l'opération. Il y aurait à chercher aussi le renseignement que l'on pourrait tirer du changement de place du tableau d'ensemble qui s'effectue au moment du changement d'œil; je n'ai pas suffisamment étudié ce phénomène avant l'opération pour en déduire une conclusion.

Enfin, dans ces sortes d'observations, il y a à tenir le plus grand compte de l'observateur lui-même, c'est-à-dire du malade comme point de repère pour les images qu'il observe. J'ai souvent éprouvé le sentiment que sa personne joue, dans ce sens, un rôle important.

Je crois, d'autre part, qu'un strabique alternant, qui regarderait indifféremment avec l'un ou l'autre des yeux, n'aurait pas la fausse projection après l'opération; il ne doit sans doute pas non plus constater de changement de place du tableau d'ensemble, quand il change d'œil, la gêne qui en résulterait l'empêcherait d'alterner (1).

Essai d'explication du paradoxe des fausses projections. — Il consiste,

(1) Qu'on relise les pages 279 et 321; on verra que mes idées, sur ces derniers points, sont conformes à celles de M. D..., mais son exposé me paraît plus complet.

d'après l'idée que je m'en suis faite, en ce que l'œil gauche voit à droite une image d'une bougie, lorsque l'œil droit regarde cette bougie et qu'après le redressement de l'œil gauche qui cherche à voir nettement la bougie, l'objet est vu par cet œil moins à droite que dans la première expérience. On peut l'expliquer ainsi : si le redressement de l'œil gauche se faisait par une nouvelle opération, l'image de la bougie se trouverait plus à droite, ce serait logique ; mais, si le redressement a lieu par une action musculaire, l'effort que l'on doit faire corrige l'appréciation sur la situation de l'objet par rapport à l'observateur.

On peut expliquer aussi que l'œil tourne sans hésitation à gauche pour voir l'objet qui cependant lui paraît à droite ; en effet, le malade ne tient pas de compte de l'image de l'œil gauche pour juger de la position de l'objet ; mais de l'image de l'œil droit qui est située à gauche ; s'il veut regarder de l'œil gauche, il portera donc cet œil vers la gauche (1).

26/9. — Le soir, dans une chambre à parois sombres, je regardais des deux yeux la flamme d'une bougie à 50 ou 60 centimètres environ, je superposais les images et une *apparence* de fausse projection se manifestait ; or les parois de la salle étaient peu visibles, les yeux étaient gênés par l'éclat de la flamme et d'autre part, l'image de l'œil gauche ayant une tendance à s'élever, il fallait un effort assez considérable pour la maintenir à la hauteur de l'autre ; ces circonstances me gênaient donc pour appliquer tous mes efforts à me repérer sur l'image de l'œil droit ; de là, la *velléité* de fausse projection qui se produisait ; inclinant la tête pour détruire la différence de hauteur, fusion parfaite.

D'ailleurs, vers le 20/9, avec mes lunettes à verre dépoli, j'obtenais régulièrement les images croisées de la flamme d'une bougie à des hauteurs différentes, il me suffisait d'incliner la tête dans le but de les ramener à la même hauteur, pour les obtenir aussitôt en bonne projection.

Remarque. — L'état de la pensée a certainement une grande influence sur les phénomènes de ce genre. Les exercices stéréoscopiques ou autres m'ont toujours mieux réussi le matin ou pendant le repos qui survient après une fatigue musculaire modérée qu'en tout autre moment ; c'est dans ces conditions aussi que mon esprit est plus apte à une méditation approfondie. Il y a une relation entre les habitudes d'esprit et la manière dont réussissent les exercices.

18/10. — Je ne me sens pas encore disposé à quitter le verre dépoli, parce que l'attraction des images n'est pas encore assez forte. Je ne puis d'ailleurs regarder utilement, jusqu'à ce jour, que des objets fixes par rapport à moi. Au moment où j'ouvre les yeux, je vois toujours deux images, mais elles viennent très rapidement se superposer et je sens que je fais, sous ce rapport, des progrès très sensibles. Si je déplace le regard quelque peu, les images des objets que je rencontre sont d'elles-mêmes presque l'une sur l'autre et l'effort pour achever la superposition est insensible. Enfin il m'est plus agréable et il me paraît plus naturel de fusionner que de tenir les images séparées, ce à quoi je ne m'exerce pas d'ailleurs.

Quant aux objets écartés, si éloignés qu'ils soient, je n'éprouve aucune peine à en superposer les images.

La plus grande difficulté que je rencontre dans mes exercices, consiste, comme je vous l'ai déjà mentionné, dans l'oscillation de l'image de gauche.

______

(1) Tel est l'exposé que M. D... m'avait remis le 17 septembre. Il a bien voulu m'écrire souvent depuis. De ses lettres, j'extrais ce qui suit.

Elle a déjà singulièrement perdu de son ressort, cependant elle subsiste encore assez pour les caractères d'imprimerie de grandeur ordinaire, lus binoculairement, pour que l'intelligence du texte me soit impossible, mon attention étant absorbée par le travail de superposition.

Quoi qu'il en soit, les progrès très réels que je constate après des périodes de plusieurs jours d'exercices m'encouragent beaucoup; je ne me dissimule pas qu'il faudra infiniment plus de temps pour développer une puissante attraction des images qu'il n'en a fallu pour vaincre leur répulsion et c'est pour cela que je puis vous affirmer que, bien loin d'être rebuté par la lenteur de mes progrès, je me suis très excité au travail par ce qu'ils ont de réel et de sérieux.

21/11. — La plus sérieuse des difficultés que j'aie rencontrées dans mes exercices et qui consistait dans la différence de hauteur des images, d'où résultait l'oscillation de l'image de l'œil gauche, me paraît tout près d'être surmontée d'une manière définitive; aussi vois-je les images se fusionner mieux et d'une manière plus naturelle qu'il y a quelque temps; déjà même, la fusion s'effectue d'une manière presque inconsciente, alors que je pense à autre chose, au point que j'ai été obligé de m'assurer plus d'une fois que l'image gauche n'était pas neutralisée.

Enfin, l'amélioration dans la vision est devenue surtout sensible dans la marche; je puis circuler dans mon appartement, les deux yeux ouverts, sans éprouver une très grande gêne : les images des objets se superposant déjà très rapidement.

Pour vous rendre un compte exact de l'état de ma vue, j'ajouterai qu'il ne m'est pas également facile de voir simple un objet rectiligne, comme un crayon placé devant moi dans différentes positions. Un tel objet est vu facilement simple lorsqu'il est horizontal et de front, ou bien lorsqu'il est incliné devant moi, de façon que l'extrémité la plus élevée soit aussi la plus éloignée de moi (oblique de haut en bas et d'avant en arrière). Au contraire, si le haut du crayon est plus approché de moi que le bas, les deux images forment la lettre X; le point de croisement peut courir maintenant assez rapidement d'une extrémité à l'autre de l'image, tandis qu'au début il ne se déplaçait que péniblement.

Enfin, il existe toujours une certaine différence de hauteur entre les images des objets placés sur ma gauche; elles deviennent cependant moins rebelles à se rapprocher.

Je m'adonne principalement aux exercices de lecture; je n'ai pas besoin de recourir aux gros caractères, les caractères ordinaires sont ceux dont je me sers habituellement. Depuis une dizaine de jours, il m'a été impossible d'apporter à ces exercices la régularité que j'aurais désirée; j'étais obligé de travailler, à l'occasion, sur le premier objet venu; malgré cela, en reprenant mon livre j'ai constaté une amélioration très notable.

Je ne suis donc pas encore arrivé à la guérison parfaite; mais le mieux, qui s'accentue chaque jour, m'encourage beaucoup. Je continuerai de suivre ponctuellement vos conseils en consacrant à la lecture tous les moments dont je pourrai disposer.

12/12. — L'amélioration, quoique toujours lente, continue à se produire. Elle n'est pas sensible d'un jour à l'autre, mais elle devient appréciable après une période d'une huitaine de jours d'exercices.

Il subsiste toujours une certaine oscillation de l'image de l'œil gauche, parfois très lente, d'autres fois un peu plus rapide, suivant le travail que j'ai dû faire avant de me livrer à mes exercices; dans tous les cas, son amplitude est maintenant très faible et sa rapidité ne saurait être comparée à ce qu'elle était il y a un mois...

Je comprends aussi, et ce point de vue ne m'est pas indifférent, l'intérêt qu'il y aurait pour la science, s'il pouvait être constaté que la vision binoculaire peut être établie, créée pour ainsi dire, chez un sujet affecté d'un strabisme indubitablement congénital comme le mien.

Lorsque je compare le résultat acquis à l'heure actuelle, les tendances qui se sont développées dans ma vision, à la puissance de répulsion des images dont j'ai dû triompher au début, je ne puis m'empêcher de penser que l'horreur pour la vision binoculaire n'est pas quelque chose d'absolu (1).

10/7. — Les gros objets, tels qu'un bouton de porte, se fusionnent presque naturellement, même lorsque je suis en marche; dans la conversation je n'éprouve plus aucune gêne relativement au regard, si ce n'est lorsque mon interlocuteur est placé tout à fait à ma gauche. Il ne m'est pas encore facile de faire couramment la lecture binoculaire; les lettres paraissent pourtant avoir une tendance plus grande à se superposer avec rapidité; il n'y a pas de raison pour que l'amélioration qui s'est produite d'elle-même depuis trois mois ne continue pas, étant donné surtout que je n'ai pas fait d'exercice spécial. Puisque je suis arrivé à un état satisfaisant, j'ai cru pouvoir délaisser les exercices particuliers qui me prenaient beaucoup de temps.

Un des signes les plus évidents pour moi du grand progrès qui s'est accompli dans ma vue, c'est que je puis fusionner les yeux d'une personne qui me parle et regarder aisément la flamme vacillante d'une bougie; ce sont là les deux résultats qu'il m'a toujours paru le plus difficile d'obtenir.

Quant à la fausse projection, il n'en est plus question pour moi; si vous voulez bien me permettre, monsieur le docteur, de hasarder timidement une opinion, je dirai que ce phénomène, lorsqu'il vient à se produire, ne doit pas donner d'inquiétude et qu'il est destiné à disparaître de lui-même avec le temps; c'est le sentiment qui s'est formé peu à peu dans ma pensée.

Désireux de vous fournir, autant qu'il serait possible, les éléments nécessaires pour déterminer les causes et la vraie nature du phénomène, j'ai essayé d'en faire renaître les conditions mentales et aux observations que j'ai déjà eu l'honneur de vous présenter, je puis joindre la suivante, qui ne les contredira pas : c'est que la fausse projection n'est pas sans quelque rapport avec la neutralisation.

Pour bien préciser ce que j'ai à dire sur ce sujet, je ferai remarquer d'abord que mon œil gauche, quoique bon, n'a pas la même puissance que l'autre; il voit bien l'image de l'objet regardé, mais il peut neutraliser l'image

---

(1) 5/3/ 1889 (à Paris). — Depuis six semaines M. D... a pu quitter, même pour se promener, le verre dépoli qu'il portait sur l'œil droit. Pendant quelques jours seulement, il s'est servi des lunettes correctrices de son amétropie. Quand il lit, il ferme un œil. Bien que le champ de la vision binoculaire se soit étendu peu à peu, la vision simple est encore difficile à obtenir pour les objets situés fortement à gauche. Le test du carton G réussit par moments.

Les exercices de lecture binoculaire ont été faits très irrégulièrement, suivant les possibilités de sa profession : tantôt pas, tantôt toute la journée. En moyenne deux heures par jour, en se servant de lunettes exactes.

Une ou deux fois, en la cherchant, il a retrouvé la fausse projection.

A partir de ce moment, M. D... a consacré beaucoup moins d'énergie et de temps aux exercices. Il m'a avoué, depuis, avoir pris l'habitude de fermer l'œil *gauche* pour lire. Il ne se sert pas de lunettes pour voir au loin.

d'un objet situé assez loin au delà du premier; je suppose donc que les deux yeux soient dirigés vers un objet A, en arrière duquel se trouve, à une distance assez grande, un autre objet B, pleinement visible pour l'œil droit, en partie caché par A pour l'œil gauche; on sait que les images de B sont directes; or, si l'image de B pour l'œil gauche est neutralisée, cet œil n'a plus de guide et *je me sens dans les conditions* de la fausse projection (j'ai choisi ces expressions soulignées pour marquer mon état avec exactitude, le phénomène ne pouvant plus avoir lieu comme autrefois et n'étant que virtuel pour ainsi dire); au contraire, si, après avoir fait apparaître l'image en question, je m'efforce d'en tenir compte, je sens parfaitement que les conditions de la fausse projection ont disparu; la différence de ces deux états d'esprit successifs est sensible.

27/11. — La lecture binoculaire, qui pendant tout le cours de l'été dernier est demeurée impraticable, commence à devenir possible pour des caractères dont la hauteur est d'environ 1^{mm},5 et la largeur 1^{mm},25; toutefois, cette lecture est surtout une sorte d'épellation et ce n'est qu'à titre d'exercice que je puis m'y livrer et non pour m'intéresser au texte que je suis difficilement, à cause de la lenteur avec laquelle je le déchiffre.

Voici les expériences que j'ai faites à ce sujet :

Le 7/10, pour lire binoculairement une page d'un volume de format in-12, comprenant 351 syllabes, j'ai mis sept minutes; le temps nécessaire pour lire une syllabe et passer à la suivante était donc en moyenne de $1''$,2; une personne qui a bonne vue a mis 10 secondes pour faire la même lecture en prononçant en elle-même toutes les syllabes; à cette date je lisais donc 10,5 fois moins vite qu'une personne dont la vue est irréprochable.

Le 23/11 et le 24/11, j'ai renouvelé l'épreuve sur la même page imprimée, j'ai mis cinq minutes pour lire les 351 syllabes; il me faut donc maintenant $0''$,854 pour lire une syllabe en moyenne et je lis 7,5 fois moins vite qu'une personne qui a bonne vue.

Enfin, pour regarder les gros objets, je n'éprouve presque plus de difficultés, les images tendent à se lier de plus en plus; elles ont cessé d'être dans cet état d'équilibre instable qui ne se maintenait que par l'action persévérante de la volonté; quand je porte mon regard d'un objet sur un autre, les doubles images, qui ne venaient que lentement à la rencontre l'une de l'autre, tendent de plus en plus à s'effacer pour faire place à un objet unique. Cependant tout n'est pas parfait, il y a encore des cas qui donnent lieu à une véritable hésitation du regard; ainsi, lorsque deux surfaces voisines, par exemple des têtes de clous de fauteuil, ne se distinguent l'une de l'autre par aucun caractère particulier, je ne sais pas immédiatement les fusionner; mais, si je me trompe, j'en suis averti par un certain sentiment intérieur qui procède d'une sorte de malaise dans le regard.

27/4/1890. — Je vous adresse quelques chiffres qui vous montreront le progrès qui s'est accompli dans ma vue depuis le commencement de cette année.

Le temps moyen nécessaire pour la lecture d'une syllabe a été :

7 octobre 1889	$1''$,2.
24 novembre	$0''$,85.
23 février 1890	$0''$,55.
23 mars	$0''$,46.
27 avril	$0''$,36.

Le temps moyen que j'emploie pour lire une syllabe avec un seul de mes yeux (l'un ou l'autre indifféremment) étant de 0″,113, la lecture binoculaire reste encore trois fois moins rapide que la lecture monoculaire.

Il s'est réalisé un autre progrès que les chiffres ne peuvent faire ressortir, c'est que la superposition des images se fait plus complètement et d'une manière plus agréable; ces améliorations se sont produites sans exiger de ma part un travail assidu; je n'ai fait d'exercices qu'à des moments perdus et à des intervalles de temps assez longs et très irréguliers; il m'est arrivé quelquefois d'être une semaine sans me livrer à aucun exercice.

Il me semble aussi que je commence à apprécier par les impressions binoculaires les positions relatives des objets qui se présentent devant moi, à différentes distances; mais je ne saurais me prévaloir, sur ce point, d'un succès définitif, car j'ai commis une erreur complète en regardant dans une chambre obscure une image réelle d'une bougie produite par un miroir concave; quoique je susse bien qu'elle se trouvait en avant du miroir, je la voyais en arrière, comme si c'eût été une image virtuelle; le préparateur et le garçon la voyaient bien en avant et pouvaient préciser sa position; j'obtins aussi quelque temps cette sensation en m'efforçant de tenir compte de l'image (de l'œil) gauche du contour du miroir, laquelle, étant peu visible, se trouvait comme neutralisée.

Lorsqu'on regarde avec un seul œil un objet, par exemple un crayon placé devant une feuille de papier blanc à une certaine distance de celle-ci, on aperçoit nettement le contour de la feuille; si l'on regarde avec les deux yeux ce crayon, l'objet blanc postérieur est vu confusément et son périmètre n'a plus de netteté; un de mes amis m'ayant rendu compte de ces faits, comme je l'en avais prié, je me suis efforcé depuis cette époque d'obtenir cette confusion, il faut pour cela qu'aucune image ne soit neutralisée; j'ai fait sous ce rapport de grands progrès, mais dans l'expérience avec le miroir j'étais dans les conditions les plus défavorables, à cause du peu de visibilité du contour de l'objet.

Enfin je vous ai fait connaître plus d'une fois, monsieur le docteur, que mon œil gauche, alors que la fausse projection avait disparu comme phénomène distinct et caractérisé, conservait comme une virtualité de fausse projection, c'est-à-dire une tendance indéfinissable à rapporter à un point de l'espace autre que le véritable la cause de l'impression qu'il éprouvait; or cette tendance elle-même disparaît de plus en plus, à mesure que les images prennent plus de réalité pour l'œil gauche et que celui-ci sait mieux tenir compte des images autres que celles de l'objet regardé.

17/12. — J'ai continué de relever, à divers intervalles, le temps qu'exige la lecture binoculaire de la page de 351 syllabes qui sert à mes exercices; je devrais normalement la lire en 40 secondes; au mois de juillet dernier j'y employais 105 secondes; en octobre le nombre nécessaire tombait à 80, aujourd'hui il est de 65, c'est-à-dire qu'il me faut en moyenne 0″,183 pour lire une syllabe, tandis que le chiffre normal serait 0″,114.

Dans l'état actuel, je puis faire une lecture en utilisant mes deux yeux; pendant les vacances j'ai lu, de cette sorte, un ouvrage entier de 358 pages, imprimé en caractères de grosseur un peu supérieure à la moyenne; maintenant je fais binoculairement toute lecture récréative et reposante; toutefois, pour un travail sérieux, l'emploi des lunettes apporterait encore un certain obstacle à l'application parfaite de l'esprit. Quant à la vision des gros objets, elle n'offre, pour ainsi dire, plus rien de gênant. Quoique j'éprouve encore, surtout lorsqu'il s'agit des détails, la sensation de deux images qui viennent se superposer, la fusion s'opère avec assez de rapidité pour que cette sensation n'ait plus rien de désagréable; les portions d'objet vues de l'œil gauche seulement commencent à s'harmoniser si bien avec le reste que je me demande parfois de quel œil je les aperçois.

23/2/1891. — La lecture binoculaire devient toujours de plus en plus facile et plus rapide, aujourd'hui je lis ma page de 351 syllabes en 60 secondes au plus; j'ai donc gagné au moins 10 secondes depuis ma dernière lettre, il m'en reste encore 20 à gagner pour arriver au chiffre normal de 40.

J'ai renouvelé l'expérience de l'image aérienne de la flamme d'une bougie produite par un miroir concave, pour voir si j'arriverais à juger exactement de la position de cette image; par moments il m'a semblé que je la voyais en avant du miroir, surtout lorsque je faisais un mouvement de tête pour m'en approcher; toutefois je n'ai pu tirer de cette expérience aucune conclusion certaine, en ce sens que la vision binoculaire de l'image réelle n'était peut-être pas l'élément principal sur lequel reposait mon jugement relativement à la situation de l'image; plus tard, je reviendrai à cette épreuve.

5/3. — Dans votre lettre du 24/2, vous me demandiez combien de temps j'ai l'habitude de consacrer par jour à la lecture binoculaire. Les exercices par lesquels j'ai gagné les dix secondes dont il était question dans ma lettre, n'ont pas été réguliers; ils consistaient à faire le soir, le plus souvent possible, une lecture d'une heure ou d'une heure et demie; par suite des interruptions exigées par mes occupations, ces lectures n'avaient lieu, en moyenne, que quatre fois par semaine environ. D'ailleurs, je lisais pour m'intéresser et m'instruire plutôt que pour faire un exercice, la lecture binoculaire n'étant plus une gêne pour moi. Pour rendre compte des progrès réalisés dans ma vision, il faut tenir compte aussi des occasions nombreuses et réitérées qui s'offrent à chaque instant du jour pour exercer la vue. Tout ce que je regarde devient pour moi le sujet d'un exercice inconscient et involontaire pour ainsi dire et l'amélioration se fait par là d'elle-même, d'une manière continue, sans aucune préoccupation de ma part.

11/4. — Depuis la visite que j'ai eu l'honneur de vous faire le 31/3, je n'ai guère passé de jours sans me livrer à quelque exercice de lecture binoculaire et j'ai obtenu encore de notables progrès; ainsi, je puis maintenant, sans grand embarras, étudier dans un livre en lisant binoculairement; je suis arrivé à lire ma page de 351 syllabes en 45 secondes, nombre peu supérieur au chiffre normal qui est 40; pour que ce nombre 45 ne prête pas cependant à une interprétation trop avantageuse, je dois ajouter qu'en lisant, je tourne un peu la tête afin d'augmenter la rapidité de la fusion; mais ce mouvement auxiliaire est moins prononcé qu'autrefois et devient de moins en moins nécessaire; je crois aussi que bientôt je pourrai écrire binoculairement et de temps en temps je m'essaye à cet exercice.

La dernière épreuve a permis de constater que je n'ai encore, en aucune façon, le sentiment du relief; cela me paraît tenir à ce que les impressions de mon œil droit jouent toujours un rôle prépondérant dans mes jugements; quoique je devienne de plus en plus maître des impressions de mon œil gauche, celles-ci ne s'imposent pourtant pas à mon attention avec autant de force que celles de mon œil droit (1).

(1) La raison en est que M. D... se refuse à porter en permanence les verres correcteurs, qui donnent à son œil gauche une acuité aussi bonne qu'à l'œil droit. En effet, dans la visite qu'il m'a faite à Paris, quelques jours avant d'écrire cette lettre, il m'a avoué qu'il travaille toujours en fermant l'œil *gauche*, et j'ai constaté que le test du carton G a cessé de

4/10/1895. — Je m'empresse de répondre à votre désir et de vous rendre compte de l'état actuel de mes yeux. Comme j'ai déjà eu l'occasion de vous le dire, je n'ai pu acquérir la vision binoculaire complète ; l'image de l'œil gauche conserve toujours une certaine mobilité avec une amplitude d'oscillation très petite, il est vrai, mais cependant suffisante pour mettre obstacle à la fusion complète avec l'image de l'œil droit, laquelle garde le rôle principal dans la vision. Du reste, la superposition des images n'a lieu d'une manière suffisante qu'au milieu et dans la partie droite du champ de la vision ; dans la partie gauche extrême, les images restent séparées et directes et à des hauteurs inégales, la gauche étant plus relevée que la droite. Cette séparation persistante des images, dans les cas où elle se produit, n'entraîne d'ailleurs pour moi aucune gêne sensible, parce que j'obtiens très facilement la neutralisation de l'image gauche, lorsqu'elle refuse de venir se joindre à l'autre.

Quant à la fausse projection, elle n'est jamais réapparue et cela tient, je crois, à ce que l'œil gauche, une fois redressé, s'est habitué promptement à me faire connaître exactement la position des objets par rapport à moi.

Je lis binoculairement avec le secours de mes lunettes ; la fusion des images n'est pas complète, mais leur superposition est assez exacte pour que la gêne qui résulterait pour moi de l'existence de deux images soit à peu près nulle ; il faut que j'y pense, pour distinguer ces deux images ; il m'arrive quelquefois de lire directement sans prendre la peine de mettre les lunettes ; dans ce cas, je suis obligé de fermer l'œil gauche, ce qui se fait du reste d'une manière inconsciente ; ce n'est pas que la superposition des images n'ait lieu, mais, l'œil gauche étant plus myope et plus astigmate que le droit, le défaut de netteté de l'image gauche rend très gênant l'emploi simultané des deux yeux.

Vous désirez savoir aussi ce qui se passe lorsque j'écris : ici, pas de vision binoculaire, je ne peux pas mettre mes lunettes pour écrire, parce que l'image de gauche ne vient pas se superposer assez exactement à l'image droite pour qu'elles se confondent ; je ne veux pas dire d'ailleurs, comme j'en fais l'expérience à ce moment même, que l'image gauche n'offre pas une allure aussi rapide que la plume, mais il me paraît subsister un certain degré d'horreur pour la vision binoculaire qui se manifeste par suite de la rapidité du déplacement angulaire du point de vue. Cet inconvénient ne se produit pas lorsque je promène le regard sur des objets éloignés, parce que pour passer de l'un à l'autre le déplacement angulaire est plus faible que dans le cas qui m'occupe. Ma ressource, quand j'écris, consiste donc à fermer à demi l'œil gauche, de manière à ne plus apercevoir l'image ; l'habitude que j'en ai prise rend ces mouvements spontanés et inconscients.

On peut m'objecter qu'il est bien étrange que la vision binoculaire qui existe dans le cas de la lecture ne soit plus possible quand il s'agit d'écrire. Cela m'amène à compléter mon explication. L'écriture, soit qu'on fasse un travail de composition ou une simple transcription, exige une attention plus soutenue que la lecture ; l'œil gauche se trouve ainsi, dans une certaine mesure, soustrait à l'action de la volonté, ce qui fait comprendre pourquoi il fonctionne mal ; enfin, il me faut ajouter encore que, dans la lecture, le mouvement des yeux est accompagné d'un certain mouvement de la tête qui facilite la su-

réussir. Pour arriver à un résultat définitif, il faudrait pratiquer, en travaillant, l'occlusion de l'œil *droit*, tant qu'on ne pourra pas lire et écrire binoculairement avec sécurité. — Je viens d'écrire à M. D... après quatre ans d'interruption. Sa réponse, du 4/10, indique qu'il a persévéré à fermer l'œil *gauche* en travaillant.

perposition, tandis qu'en écrivant, il faut maintenir la tête dans une position à peu près fixe.

Les notes que M. D... m'avait remises le 4 octobre 1888 ont été intentionnellement imprimées presque sans corrections : elles n'en sont que plus intéressantes, les phénomènes ayant été notés au jour le jour, *ad narrandum* et non point groupés *ad probandum*. Les parties ajoutées ultérieurement par M. D... ont été mises entre parenthèses.

Je suppose qu'on a remarqué, entre autres, les très jolies expériences du 18 août (p. 332 et 333) qui expliquent le *singulier phénomène* du 5 août (p. 329).

Voici une seconde auto-observation, rédigée par un professeur de mathématiques :

Observation 406, rédigée par M. A..., en novembre 1892. — Depuis ma naissance (mars 1869), j'étais atteint de strabisme convergent de l'œil droit. Cette affection était-elle congénitale ou me survint-elle dès mes premiers mois, c'est un point que je n'ai pu éclaircir; mais ce qui est certain, c'est que de très bonne heure le strabisme fut localisé dans l'œil droit et convergent.

A l'âge de quatre ou cinq ans, mes parents essayèrent de me faire porter une sorte de louchette formée de deux coquilles, dont la droite seule était percée d'une ouverture centrale; mais ils cédèrent devant la résistance que j'apportais à ce genre d'exercice, car je leur déclarais n'y point voir du tout, l'œil droit ayant déjà sans doute perdu beaucoup de sa mobilité ou de son acuité.

Lorsque je commençai à lire et à écrire, j'éprouvai de sérieuses difficultés et bien des fois je dus renoncer à faire certains devoirs, notamment ceux qui nous étaient donnés pour le soir et surtout les cartes géographiques. Quand j'avais lu quelques lignes, j'étais contraint de prendre un assez long repos avant de pouvoir continuer, à cause d'une grande fatigue dans les yeux et la tête, et, la fatigue augmentant, les repos devenaient de plus en plus fréquents jusqu'au moment où je devais renoncer à ma lecture. C'est que, outre mon strabisme, qui me privait de l'usage d'un œil, j'avais une hypermétropie assez prononcée. Aussi l'emploi des verres convergents apporta à ma situation une amélioration considérable. J'avais remarqué qu'en mettant les lunettes de mes grands-parents, j'y voyais bien mieux, alors que d'autres personnes ne pouvaient y voir avec elles; aussi je demandai à un oculiste de Bruxelles qui venait de temps en temps à Charleville, ma ville natale, si je pouvais porter sans inconvénient des verres convergents. Il me prescrivit des verres de douze pouces et me conseilla d'aller le retrouver quelques années plus tard pour faire soigner l'œil droit. J'avais alors onze ans.

J'ai pu, en conservant les mêmes verres, continuer mes études sans grande fatigue, jusqu'en philosophie, en mathématiques spéciales et à l'École normale, tout en me livrant aux mêmes travaux que mes camarades, réservant toutefois les travaux graphiques pour les faire pendant la journée, car ils m'auraient trop fatigué le soir, et j'y aurais alors travaillé trop lentement.

Je dois toutefois signaler le fait suivant : pendant toute ma jeunesse j'ai éprouvé une fatigue particulière suivie de maux de tête chaque fois que j'ai dû regarder à gauche pendant quelque temps, ou chaque fois qu'une fenêtre ou un objet brillant était placé à ma gauche. Aussi, j'ai toujours veillé à ce que dans les salles de classe ou d'étude les tableaux que j'avais besoin de regarder et les fenêtres ou becs de gaz qui m'éclairaient (ou dont je recevais le plus de lumière) fussent à ma droite.

A part cela tout allait bien et je remettais à plus tard une opération dont le principal but était à mon sens le côté artistique. L'œil gauche suffisait à mes besoins et je ne comptais guère sur une amélioration de l'œil droit, dont la faiblesse était considérable. L'œil gauche fermé, je ne distinguais guère que les objets placés aux limites extrêmes du champ de vision de l'œil droit et le centre manquait plus particulièrement de netteté (1); par suite, quand je voulais regarder un objet placé en face de moi, je devais tourner la tête soit à droite, soit à gauche. Ceci permet de penser à quel degré de faiblesse étaient réduites la mobilité et la faculté de fixation de mon œil droit.

En 1890, je me vis exempter du service militaire à cause de ma mauvaise vue; auparavant elle m'avait fermé le concours d'admission à l'École polytechnique, ce que l'entrée à l'École normale m'empêcha de regretter. Pendant ma deuxième année d'École, j'eus de fréquents maux de tête; la gêne occasionnée par la présence à ma droite d'objets attirant mes regards augmenta beaucoup et j'en vins à attribuer en grande partie à ma vue la fatigue que je ressentais alors. J'augmentai le degré de convergence de mes verres et je le portai à 3.5; ce fut sans résultat. Peu de temps après, un changement survenu dans la disposition de notre salle de travail me mit dans l'impossibilité d'avoir à la fois une fenêtre et un bec de gaz à ma droite. J'étais contraint de changer de place matin et soir, profitant de la complaisance d'un camarade. La gêne amenée par cet état de choses et les conseils d'un camarade me déterminèrent à aller trouver le Dr de Wecker, pour lui demander si une opération ne pourrait pas améliorer ma situation.

Voici le résultat des observations faites en sa clinique le 4 février 1892 :

Hypermétropie, 2.50; 4. — Acuité visuelle, 1 ; 1/30. — Déviation, œil droit, 25°.

M. de Wecker m'opéra sur-le-champ, m'assurant que cela ne me gênerait en rien dans mes occupations.

Quand, au bout d'une huitaine de jours, on délivra l'œil opéré du bandeau qui le couvrait, je m'aperçus immédiatement que je voyais tout en double; ceci parut étonner M. de Wecker à cause de la faible acuité visuelle de l'œil droit. La diplopie n'en persista pas moins et devint très gênante; les objets brillants surtout, ou ceux qui étaient placés dans des endroits un peu obscurs, me donnaient des images doubles très nettes.

Je m'assurai facilement avec un verre rouge, ou en plaçant devant un de mes yeux un verre fortement convergent, pour affaiblir l'image correspondante, que la diplopie était croisée dans tout le champ de vision des deux yeux. Une bougie tenue devant moi au bout du bras me donnait deux images distantes d'environ 10 centimètres, et l'écartement des images allait en augmentant quand j'éloignais la bougie vers ma gauche.

Je remarquai aussi que la distance angulaire des deux images d'un même objet diminuait quand la distance de cet objet augmentait. Pour des objets

(1) (Note de M. A...). Ce manque de netteté ne consistait pas dans un affaiblissement général et uniforme de l'image visuelle, mais plutôt dans une sorte d'état variable, d'indéfinissable malaise, d'indécision sur ce que je voyais ou ne voyais pas : je voyais quelquefois les objets dont la présence m'était connue et ne les aurais pas vus sans cela; je reconnaissais une personne que je savais être là, ce que je n'aurais pu faire autrement.

très éloignés, comme la lune, elle était d'environ 20 degrés (je n'ai jamais fait de mesure précise pour obtenir cet angle) (1).

Ma diplopie ne m'a jamais fait faire aucune erreur sur la position des objets; même lorsque mon œil gauche était fermé, je rapportais bien les objets en leur place. Je dois aussi mentionner la grande difficulté que j'éprouvais quand je voulais fixer quoi que ce soit avec l'œil droit; pour fixer les petits objets, je me servais de l'œil gauche, puis je le fermais; alors l'œil droit fixait bien l'objet considéré. Même lorsque je n'employais pas cet artifice et que j'essayais de fixer avec l'œil droit, l'œil gauche étant fermé, toute la difficulté de fixation me semblait résider dans l'œil gauche fermé; il me semblait que c'était lui que je dirigeais vers l'objet que je voulais fixer.

Au bout de quelques semaines, M. de Wecker, voyant qu'il n'y avait aucune amélioration dans ma diplopie, me conseilla d'essayer des exercices stéréoscopiques. Dans le champ gauche du stéréoscope, il avait mis deux cercles noirs sur une même verticale. Dans le champ droit, un cercle rouge mobile horizontalement. Je devais m'efforcer, en éloignant convenablement les cercles, de les voir tous trois en ligne droite; ceci obtenu, je rapprochais les cercles de jour en jour, mes yeux s'habituaient à rapprocher les images pour maintenir les trois cercles en ligne droite et la diplopie était guérie.

Tantôt j'écartais les cercles jusqu'aux limites du champ du stéréoscope sans les voir en ligne droite; tantôt le cercle rouge passait d'un côté à l'autre de la ligne des cercles noirs sans que je pusse saisir le moment où les trois cercles étaient en ligne droite. J'employai sans résultat des heures entières à faire ces exercices que je ne décrirai pas plus longuement. Je les abandonnai après quelques semaines.

Je me disais qu'une habitude de vingt ans avait rendu physiologiquement homologues des points non correspondants (2) des deux rétines. Après l'opération, en supposant l'œil ramené exactement dans sa position normale, un même objet donnait des impressions rétiniennes en deux points correspondants et alors, par suite de l'habitude antérieurement acquise, en deux points non physiologiquement homologues. Je devais donc rapporter en deux points différents les impressions correspondant à un même objet, jusqu'à ce qu'une nouvelle habitude vînt m'apprendre, au bout d'un temps plus ou moins long, à rapporter à un même objet les impressions faites en des points correspondants des deux rétines. Cette explication admise, de ce que l'opération avait porté sur un strabisme convergent, il résulte très simplement que la diplopie subséquente devait être croisée; on voit aussi facilement que, pour un objet infiniment éloigné, la distance angulaire des deux images doit être rigoureusement égale à l'angle dont l'opération a déplacé l'œil; c'est ce que j'avais pu constater approximativement.

J'aurais donc attendu patiemment que mes yeux eussent contracté à nouveau l'habitude de voir simple, si je ne m'étais dit qu'après tout l'image double plus faible correspondant à l'œil droit, étant une gêne, finirait par disparaître et qu'alors l'œil droit, devenu inutile, loin de s'améliorer, continuerait à s'affaiblir ou reprendrait son ancienne position convergente. Je cherchais un moyen de conjurer de tels accidents, quand j'eus connaissance des travaux de

(1) Car les images étaient croisées en fausse projection, et la convergence relative des yeux était moindre pour les objets lointains.

(2) (Note de M. A...). J'appelle physiologiquement homologues deux points qui, impressionnés simultanément, me donnent une sensation unique. Par points correspondants j'entends les points morphologiquement identiques dans les deux rétines.

M. Javal sur le strabisme. J'allai donc le trouver et lui exposai mon cas et mes craintes (c'était vers la fin du mois de juin).

Il me dit que la guérison de ma diplopie était une entreprise longue et difficile et qu'elle demandait une telle patience qu'il n'osait guère me conseiller de l'entreprendre : l'amblyopie de mon œil droit était considérable et la fixation peu sûre et pénible; la vision binoculaire était à créer tout entière. Il était cependant sans aucune hésitation sur le résultat final.

Je retournai le trouver quelques jours plus tard. Il examina mes yeux de plus près (1) et m'engagea alors à porter pendant mes repas (mes occupations ne me permettant pas de le faire plus longtemps) une coquille obscure sur l'œil gauche et un verre correcteur sur l'œil droit. Il se mit à ma disposition pour m'aider de ses conseils. Mais, absorbé par mes examens, je manquais du temps nécessaire pour me livrer à des exercices méthodiques et bien suivis.

Je portai régulièrement mon verre correcteur pendant les repas, ce qui amena une amélioration très sensible dans la vue de mon œil droit et rendit la fixation un peu plus sûre. Quelquefois, pendant mes promenades, je m'efforçais de voir simple un doigt placé à une petite distance de mes yeux, je fermais l'œil gauche et, fixant du droit, je l'ouvrais rapidement; mais je voyais toujours double; deux fois il m'arriva même de voir persister deux images, l'œil gauche étant fermé; était-ce pure illusion? était-ce le résultat d'une grande fatigue du cerveau? je ne le sais. La persistance continuelle de la diplopie n'était pas sans me décourager quelque peu, et je cessai bientôt les exercices stéréoscopiques. J'étais décidé à attendre après les vacances pour me livrer à des exercices que je croyais devoir être plus faciles quand mon œil droit serait plus fort. Je me proposais tout d'abord de porter mon verre correcteur pendant de longues heures.

Les choses en étaient là quand M. Javal me fit venir et mit complaisamment à ma disposition divers mémoires sur la vision binoculaire et le strabisme. Il appela mon attention sur une particularité de ma diplopie, dont je ne m'étais pas occupé jusqu'alors. Ayant mis un carton sur mon œil gauche, il me fit fixer la flamme d'une bougie avec l'œil droit; dans ces conditions, si l'on découvrait l'œil gauche, je voyais immédiatement deux images croisées, notablement distantes, et alors il me semblait que la fixation était concentrée dans l'œil gauche et que le droit ne fixait plus; il fallait de nouveaux efforts de fixation si l'on venait à recouvrir l'œil gauche. (Dans cette expérience, dès qu'on découvrait l'œil gauche, cet œil entrait en fixation).

Mais, si l'œil gauche n'était découvert que pendant un temps assez court, recouvert, puis découvert de nouveau et ainsi de suite, le phénomène changeait : l'œil droit pouvait rester fixé sur la bougie, et quand l'œil gauche

---

(1) *Observation 406*. — Le 21/6/1892, M. A..., âgé de vingt-trois ans, élève à l'École normale supérieure, section des sciences. Strabisme convergent O. D. datant de la première enfance, opéré par de W... Il y a quatre mois. Actuellement, très légère divergence. Fausse projection. Avec un verre rouge devant O. G., dès qu'il veut fixer la bougie blanche, elle disparaît. Parvient cependant, séance tenante, en fixant la bougie jaune, à voir deux images très voisines. Dès que O. G. se redresse, images croisées très éloignées. O. D. sait, à volonté, soit regarder en dedans, pour obtenir une sorte de fixation indirecte, soit regarder droit. Dans ce second cas, les images croisées sont beaucoup plus éloignées que quand le même œil regarde en fixation indirecte. Leur distance est à peu près la même que quand O. G. fixe. M. A..., très intelligent, préfère se traiter lui-même et ne vient que rarement prendre mon avis; cette disposition d'esprit, qui a beaucoup nui à sa cure, rend plus intéressant et plus personnel le récit qu'il en donne.

découvert apercevait la bougie, je voyais cette fois deux images très voisines, mais toujours croisées (une seule fois, j'ai hésité sur leurs positions respectives), ainsi que je pouvais m'en assurer avec un verre rouge. Ainsi, je pouvais voir deux images de la flamme d'une bougie dans deux positions différentes. Je pouvais voir avec l'œil droit une image notablement éloignée de celle qui m'était fournie par l'œil gauche, *image en projection perverse*, ou une image très rapprochée de celle que me fournissait l'œil gauche, *image en projection correcte;* cette dernière était, comme la première, croisée avec l'image de l'œil gauche, ce qui résultait d'un peu de divergence survenue à la suite de l'opération effectuée sur mon œil droit.

Une fois que j'eus la notion de l'existence de cette image en projection correcte, M. Javal me conseilla de fixer mon attention sur elle toutes les fois que je le pourrais : quand je serais parvenu à la voir à volonté et à ne voir qu'elle seule, des exercices stéréoscopiques me donneraient bien simplement la fusion des deux images. Avant d'indiquer les moyens qu'il mit à ma disposition pour obtenir l'image en projection correcte, je vais mentionner les phénomènes relatifs à la manière dont disparaissait l'une ou l'autre image dans les circonstances qui suivent, et les mesures que je fis, au commencement d'août, pour obtenir les distances angulaires des deux images d'un même objet.

En interposant une loupe entre mon œil gauche et un objet, je rends l'image très confuse; dans ces conditions, l'œil droit est redressé, et, si je viens à fermer l'œil gauche, soit lentement, soit rapidement, l'image de l'œil droit me semble persister et se déplacer lentement, de manière à venir prendre sensiblement la position que me paraissait occuper l'image de l'œil gauche actuellement fermé. Si, au contraire, je ferme l'œil gauche sans avoir pris la précaution d'en affaiblir préalablement l'image, l'œil droit se redresse brusquement, il me semble qu'il y a déplacement très rapide de l'image de l'œil droit vers celle de l'œil gauche, et ce déplacement est tellement rapide que, si je fais moins attention, je ne m'en aperçois pas, et il me semble tout simplement que l'image de l'œil droit disparaît quand je ferme le gauche.

Pour mesurer la distance angulaire des deux images d'un même objet, j'évaluais, sur une échelle graduée tracée sur un tableau noir, l'écartement linéaire des deux images d'une flèche tracée sur le même tableau, et cela, en me plaçant à une distance déterminée du tableau.

Pour l'image vue en projection perverse, aucune difficulté; je prenais seulement la précaution d'affaiblir, pour faciliter l'évaluation des distances des deux images, la flèche vue par l'œil droit; j'obtenais ce résultat soit avec un verre noir, soit avec un disque tournant percé de nombreuses ouvertures.

Pour observer l'image vue en projection correcte, j'employais le procédé du carton indiqué précédemment. J'aurais pu employer une roue percée d'un petit nombre d'ouvertures, moyen que je n'employai que plus tard pour voir l'image en projection correcte. J'ai obtenu les résultats suivants :

DISTANCE ANGULAIRE DES DEUX IMAGES.

	Pour l'image vue en projection correcte (l'œil droit fixe).	*Pour l'image vue en projection perverse (l'œil gauche fixe).*
A 1 mètre (mesure exacte). . . .	3° 30' à 5° 30'	11° 20' à 14°
A 2 mètres (mesure assez bonne).	2' à 5° 30'	11° 20' à 13°
A 3 mètres (mesure assez bonne).	2° à 5° 30'	9° 30' à 11°
A 4 mètres (mesure passable) . .	2° à 5° 30'	6° à 7°
A 6 mètres (mesure passable) . .	3° 30' à 4° 30'	5° 30' à 7° 30'

(Les nombres en italiques m'ont paru plus probables que les nombres voisins.)

Quoique ces mesures soient peu précises, il en résulte cependant évidemment que la déviation angulaire, très sensiblement constante pour l'image vue en projection correcte (ce qui doit être si l'image vue en projection correcte résulte simplement d'un peu de surcorrection de mon strabisme) (1), diminue notablement quand la distance augmente, pour l'image vue en projection perverse ; c'est un fait qui m'a frappé dès les premiers jours de ma diplopie : quand je regardais une série d'objets placés en ligne droite et s'éloignant graduellement, je les voyais inégalement déviés.

Aux deux moyens précédemment indiqués pour obtenir l'image en projection correcte, j'ajouterai le suivant qui est, pour moi, d'une grande importance, attendu que c'est lui qui m'a toujours le mieux réussi :

M. le Dr Javal, le 2/8/1892, me fait placer entre les deux yeux un carton tenu verticalement, dont la face de droite est blanche et celle de gauche bleue, je regarde une bougie B placée au delà, dans le prolongement du carton et j'obtiens l'apparence figurée ci-contre (G est l'œil gauche et D l'œil droit). Je regarde alors la face blanche (et pour cela je dois faire des efforts qui me semblent localisés dans l'œil *gauche*); alors les deux images de la cloison paraissent se rapprocher et il me semble voir un instant deux flammes de bougies très voisines sans que je puisse conserver cette apparence pendant un intervalle de temps appréciable ; les deux flammes reprennent leur écart primitif et se rapprochent, puis s'écartent de nouveau... quand je porte mon attention alternativement sur l'une ou l'autre bougie ; quoi qu'il en soit, j'ai là un moyen d'obtenir très simplement l'image en projection correcte quand je le veux (bien que pour un temps très court). Quand je regarde la face bleue de la cloison, le couloir est large. Il devient très étroit quand je fixe la face blanche et alors les bougies paraissent très voisines. Quand je *crois* fixer la cloison blanche avec l'œil *gauche*, le couloir a une largeur moyenne.

J'obtins encore l'image en projection correcte au moyen du stéréoscope ; en portant toute mon attention sur l'image de l'œil droit (fermant au besoin le gauche pendant un instant pour arriver à ce résultat) j'avais des images plus rapprochées que celles que j'obtenais quand l'œil gauche fixait seul. Mais ici j'éprouvais beaucoup plus de difficultés qu'avec la cloison pour obtenir la projection correcte et je ne la pouvais pas conserver plus longtemps.

J'obtins plus facilement la projection correcte dans les premiers jours d'août, en me fabriquant un disque percé de quatre fentes linéaires et en fixant un objet de l'œil droit, après avoir interposé entre cet objet et l'œil gauche mon disque tournant (2).

Je remplaçai à cette époque par un verre dépoli la coquille opaque qui recouvrait mon œil gauche quand j'exerçais le droit avec son verre correcteur ; ceci rendit l'aspect de mes lunettes plus agréable et me permit de les porter plus longtemps ; cependant, à côté de cet avantage, je trouvai souvent un inconvénient dans la différence d'accommodation des deux yeux : le verre dépoli, la monture des lunettes attiraient l'attention de l'œil gauche, ce qui n'avait pas lieu avec une coquille opaque ; aussi je voyais (et vois maintenant

---

(1) Et si la convergence varie convenablement en proportion inverse de la distance.

(2) J'ai l'intention d'expérimenter ce procédé, qui me paraît excellent.

encore) plus nettement quand je fermais l'œil gauche que lorsque je le laissais ouvert derrière son verre dépoli.

Je portai ces lunettes assez régulièrement pendant deux ou trois heures chaque jour, durant mes vacances; il en est résulté une amélioration de l'œil droit, moins rapide que dans les premiers jours où j'employai un verre correcteur, mais très sensible cependant.

J'ai remarqué qu'en regardant avec l'œil gauche, au-dessus du verre dépoli, un arbre qui se trouvait devant moi, je pouvais faire coïncider l'image de la portion d'arbre que je voyais ainsi avec l'image de l'arbre que me donnait l'œil droit. Quand je regardais une flamme, l'image de l'œil droit était croisée avec la tache lumineuse que l'œil gauche voyait à travers le verre dépoli; mais j'arrivai facilement, au bout de quelque temps, à superposer la tache et l'image de la flamme.

J'ai encore remarqué au moyen de mes lunettes qu'il y avait deux positions de l'œil droit auxquelles correspondaient des maximums de netteté de l'image et que le maximum *le moins net* avait lieu dans le cas de l'image vue en projection correcte (1); je me rendais nettement compte de ce fait : lorsque l'œil droit était dans l'une de ces positions, l'œil gauche fixait un certain point du verre dépoli et un autre quand l'œil droit était dans la seconde position (2).

Tout en exerçant mon œil droit, je répétais les expériences décrites plus haut pour voir l'image en projection correcte et notamment l'expérience de la cloison mainte et mainte fois; j'arrivais ainsi à obtenir de jour en jour plus facilement et à conserver plus longtemps l'image en projection correcte.

Je réussis également les mêmes expériences avec les images stéréoscopiques sans stéréoscope, avec une simple cloison. J'essayai plusieurs fois l'expérience de la bande de papier placée sur un miroir; mais sans pouvoir obtenir la vision binoculaire.

Vers la fin du mois d'août je fis les expériences suivantes :

M'étant mis dans une chambre obscure dont la paroi était percée d'une ouverture, je regarde cette ouverture sans précaution, elle me paraît double; si j'interpose le doigt entre elle et mon œil gauche, je vois d'abord le trou à gauche de mon doigt, mais avec un certain effort de fixation je puis voir l'image du trou à droite de l'image de mon doigt; cette expérience d'abord un peu pénible devint bientôt très facile, même en faisant varier beaucoup la distance de mon doigt à l'ouverture (3).

Je réussis aussi l'expérience que voici :

Une feuille de carton percée de deux trous distants d'environ 6 centimètres est placée entre mes yeux et un objet éloigné; il me semble que je vois avec l'œil droit seul ouvert cet objet à travers le trou de gauche et ce n'est que par des efforts de fixation, pénibles dans les premiers temps, mais plus faciles

(1) Cette observation me paraît importante, car je crois qu'on rencontrera des cas analogues assez fréquemment, et qu'on trouvera profit alors, comme cela m'est arrivé, à conseiller aux sujets de regarder leur œil dans un miroir, en s'obstinant à le voir redressé, c'est-à-dire grâce au moins bon des deux *maxima*, qui deviendra ainsi peu à peu le meilleur.

(2) J'ai signalé cette particularité dans plusieurs des observations qui précèdent, par exemple chez M. Degeorge (p. 236), mais je l'ai moins clairement expliquée que M. A... — Les sujets qui portent la louchette annoncent, après quelques semaines, que la vision est devenue meilleure dans ce qui était primitivement le moins bon des deux *maxima*.

(3) Je pense que, dans cette expérience, O. D. se met à fusionner son image du doigt avec celle vue par O. G.

au bout de quelques jours, que je vois de l'œil droit à travers l'ouverture de droite.

Je continuai avec persévérance les exercices précédemment décrits et notamment les exercices avec une cloison, car ils me semblaient toujours plus faciles; j'arrivai ainsi dans le courant de. septembre à obtenir avec la cloison non seulement un rapprochement considérable des images, mais même la diplopie homonyme très nette; je pouvais, à cette époque, conserver à volonté l'image en projection correcte ou perverse. Je me servais presque toujours d'un verre rouge devant l'œil *droit*; j'ai remarqué que de la sorte les expériences étaient plus faciles (1); j'ai aussi obtenu la diplopie homonyme vers la même époque (10/9 à 15/9) avec un disque tournant percé de deux fentes diamétralement opposées.

J'essayai encore alors l'expérience de la bande de papier placée sur un miroir, mais sans pouvoir la réussir (17/9). Au lieu d'une cloison je m'habituai à placer devant moi une bande de carton assez étroite et même un seul doigt (2); alors l'expérience était beaucoup plus simple et je pouvais la répéter très souvent, sans avoir besoin d'aucun appareil; en interposant le doigt et regardant alternativement les deux images, je pus les amener à être très voisines. Quelquefois j'avais besoin, pour arriver à ce résultat, de cacher (avec le doigt) l'image de l'œil gauche et de la découvrir lentement; d'autres fois il me suffisait de porter mon attention un peu brusquement sur l'image de l'œil droit; d'autres fois il suffisait de faire varier la distance du doigt à l'objet; ce simple déplacement suffisant à attirer l'attention de l'œil droit et à le faire fixer.

Vers la fin de septembre et le commencement d'octobre, j'obtins ainsi non seulement avec l'aide du doigt des images en projection correcte, images que je pouvais conserver autant que je le voulais; mais même je parvins à ce résultat sans mettre le doigt ; je plaçais un verre rouge devant l'œil droit et je portais toute mon attention sur l'image rouge : elle se rapprochait alors de la jaune au point qu'elles paraissaient presque confondues; quand j'avais quelque difficulté pour réussir, j'interposais le doigt un instant, puis je pouvais le retirer, je conservais facilement la vue de l'image en projection correcte, c'est-à-dire croisée avec l'image de l'œil gauche, mais très peu distante.

Dans le mois d'octobre je réussis l'expérience de la bande de papier placée sur un miroir, en commençant par m'approcher très près du miroir et m'éloignant ensuite; j'obtenais ainsi plus facilement la vision simultanée (3) des deux yeux.

Vers la fin d'octobre il m'est possible aussi de voir, quand je le veux, des images en projection correcte en diplopie *homonyme* (j'avais constaté de temps en temps, vers la fin de septembre et le commencement d'octobre, la diplopie homonyme, mais plus souvent des images croisées). Quand mon attention est relâchée, je vois des images en projection perverse; dès que je fais quelque attention, même sans effort de fixation nettement localisé dans l'œil gauche (ce qui était nécessaire autrefois), les images se rapprochent, puis la diplopie devient homonyme sans que je puisse tenir les images en coïncidence; dans le voisinage de la fusion des deux images, le passage de la diplopie croisée à la diplopie homonyme se fait sans que je puisse le régler d'une

(1) D'autres observations confirment cette remarque de M. A..., qui avait déjà été faite à son insu par M. Claassen (p. 287).

(2) M. A... avait lu l'observation 156 (voy. p. 283 et 294).

(3) (Note de M. A...). Je n'entends pas par là que les deux yeux voient simultanément les mêmes portions de l'image.

façon certaine. N'y a-t-il pas là quelque rapport avec ce fait, auquel j'ai déjà fait allusion : quand l'œil droit est seul ouvert, il y a deux positions très rapprochées dans lesquelles la vision est plus nette que pour les positions voisines et la fixation plus sûre?

Depuis la fin d'octobre, la diplopie homonyme s'accentue et je puis l'avoir facilement avec un verre rouge devant l'œil droit; je ne vois plus guère l'image en projection perverse, à moins d'un grand relâchement volontaire d'attention. En mettant un verre dépoli sur l'œil gauche, je superpose nettement l'image d'une flamme vue par l'œil droit et l'image diffusée à travers le verre dépoli qui est sur l'œil gauche.

Quant aux exercices stéréoscopiques, je m'y suis moins appliqué (1).

Je m'exerce aussi souvent à raccorder avec un fragment de paysage vu par l'œil gauche le même paysage vu en entier par l'œil droit ; ces expériences, un peu difficiles à cause de la grande inégalité des deux yeux, réussissent quelquefois assez bien, en ce sens que je puis raccorder assez facilement les traits saillants du paysage, tels que les troncs d'arbre, l'arête d'un mur, etc. Ces expériences présentent l'avantage de n'exiger aucun préparatif, elles peuvent se répéter chaque fois que j'ai une minute de liberté.

Je dois signaler aussi les remarques suivantes. Bien des fois, il m'a semblé que le centre de l'image vue par l'œil droit était un peu plus obscur que les bords, comme si la portion correspondante de la rétine était plus faible. Ceci pourrait jouer un certain rôle dans la difficulté de fixation et dans l'existence de deux positions voisines de l'œil droit correspondant à un maximum de netteté. Ceci est peut-être en rapport avec un fait analogue signalé avant l'opération que j'ai subie pour me redresser l'œil; peut-être tiendrait-il aussi à la destruction partielle de l'image en projection correcte voisine de l'autre et gênante plus particulièrement dans sa partie centrale (2).

J'ai encore remarqué que lorsque je *fixe*, les deux yeux ouverts, il n'y a plus de diplopie et les yeux sont droits. Quand je ferme l'œil gauche, le droit se met un peu en divergence et fixe, puis revient à sa position primitive quand j'ouvre l'œil gauche.

Quand je regarde avec l'œil droit, les deux yeux étant ouverts, l'œil gauche se dévie légèrement vers l'intérieur. Quand enfin je regarde vaguement, les images doubles apparaissent.

En somme, l'œil droit est encore très faible en novembre 1892 et la fixation en est peu sûre. Avec M. Javal, je suis persuadé que l'occlusion permanente de l'œil gauche, pendant plusieurs mois peut-être, serait le seul remède; mais les travaux de préparation de l'agrégation et les débuts dans la carrière du professorat ne me laissent pas le loisir de l'essayer et j'abandonne le traitement que j'avais entrepris. D'ailleurs mon envoi en province me privant du contrôle indispensable de M. Javal me met également dans l'impossibilité de le continuer.

---

(1) Je supprime ici tout ce que M. A... dit des exercices stéréoscopiques, qu'il avait pris sur lui d'exécuter avec des cartons que je considère comme inutilisables.

(2) Tel n'est pas mon avis. Dans presque tous nos cas de fausse projection avec strabisme convergent, nous avons rencontré cet obscurcissement maculaire et nous l'avons vu diminuer ou disparaître par l'exercice. En particulier, dans le cas de M. A..., il apparaît comme probable que c'est un résidu de la neutralisation volontaire et fatigante qui se produisait quand, avant d'être opéré, M. A... était si gêné par une lumière située à sa gauche, fait qu'il a si bien décrit page 348, et qui me paraît le point le plus intéressant de sa rédaction.

M. A... a bien voulu m'apporter lui-même la correction des épreuves de la relation ci-dessus et, par la même occasion, me donner l'occasion de constater son état (1).

Les auteurs des deux observations qu'on vient de lire ont poussé la complaisance jusqu'à vouloir bien lire en épreuves tout ce volume et en particulier ce qui concerne leurs confrères en fausse projection. A cet égard, leur compétence était supérieure à la mienne; car, lorsque nous voulons raisonner les cas de fausse projection, notre embarras est analogue à celui que nous éprouvons en présence de daltonistes : nous procédons par des vues de l'esprit, alors que les sujets que nous étudions parlent de ce qu'ils voient réellement.

Il est vrai que, tout d'abord, ces messieurs éprouvaient un embarras inverse au nôtre, la vision binoculaire physiologique ne leur étant connue que par ouï-dire; mais, par la suite, ils ont suffisamment fait usage de la projection correcte pour pouvoir établir des comparaisons entre la vision binoculaire physiologique et la vision qu'ils pratiquaient avant le traitement. Leurs observations sur la vision binoculaire, étant *vécues*, m'ont paru mériter plus d'attention que celles faites par des sujets dont j'étais exposé à traduire imparfaitement les impressions. J'en ferai usage' pour tirer des conclusions qui figurent au chapitre suivant.

(1) 13/10/1895. — État habituel, légère convergence. L'acuité de O. D. a diminué.

1° Verre rouge devant O. G. — O. D. converge légèrement, l'image rouge seule est vue. En faisant redresser O. D., on obtient une légère divergence; images croisées très voisines (projection correcte).

2° Verre rouge devant O. D. — Cet œil fixe; images croisées très écartées (fausse projection).

CHAPITRE XII

Conclusions.

Si la physiologie de la vision binoculaire, exposée au chapitre Ier, nous a constamment servi de guide pour l'étude et le traitement des cas pathologiques, par un juste retour, les observations que nous avons faites sur les strabiques vont nous aider à élucider quelques points de physiologie. En effet, ainsi que je l'ai déjà dit, il arrive que des strabiques, brusquement guéris par une opération, nous donnent l'occasion d'étudier la vision binoculaire à l'état naissant, tout comme les aveugles-nés, récemment opérés, ont fourni des matériaux précieux à l'étude des perceptions visuelles unioculaires.

Mais, de même que le célèbre aveugle auquel Cheselden rendit la vue vers l'âge de quatorze ans (1) n'est intéressant que parce que sa cécité était à peu près complète avant l'opération, de même je pense ne devoir faire usage ici que de strabiques dont la déviation ait duré assez longtemps pour que toute trace de vision binoculaire physiologique ait disparu, et non seulement dans leur manière actuelle de regarder les objets, mais aussi dans leur mémoire.

La tentation serait grande, pour l'auteur, de récapituler à cette place les faits observés sur les strabiques, et qui lui ont servi à édifier la théorie de la vision binoculaire telle qu'il la comprend ; mais ce serait sortir du cadre de ce livre, qui est un *Manuel du strabisme.*

Au surplus, les rares physiologistes que la question intéresse ont en main les pièces qui leur permettent d'apprécier si l'auteur a eu tort d'insister autant qu'il l'a fait, au chapitre Ier, sur l'importance de la fixation et de la neutralisation, s'il s'est trompé en établissant une distinction profonde entre la *perception* et la

(1) *Philosophical Transactions,* 1728, t. XXXV, p. 447.

mesure de la troisième dimension. C'est à eux que s'adressent les §§ 96 et 97, où je traiterai deux problèmes qui avaient été nécessairement laissés en suspens à la fin du chapitre Ier. Dans le § 96, je dirai mon sentiment relativement à la grande discussion entre partisans et adversaires de la *théorie des points identiques;* dans le § 97, je rechercherai dans quelle mesure la vision binoculaire correcte est un résultat d'expérience individuelle; en d'autres termes, j'exposerai ce que l'observation des strabiques nous enseigne quant à la querelle entre les théories dites *nativistique* et *empiristique.*

§ 96. Les points correspondants et les projections. —

On sait que la théorie des *points identiques* ou des *points synesthétiques* consiste à dire qu'un point lumineux est vu simple toutes les fois que son image se forme sur des points correspondants des deux rétines; qu'il est vu double, au contraire, toutes es fois que ses deux images n'occupent pas des points corres ondants. C'est cette théorie qui nous a servi de guide tout du long de ce livre.

Depuis les objections faites à la théorie des points identiques par Wheatstone, on a vu surgir la théorie des projections, qui a longtemps joui d'une popularité à peu près exclusive. Elle est exposée, entre autres, dans le livre de Nagel, *Das Sehen mit zwei Augen* (Winter, 1861), dédié à von Gräfe et à von Helmholtz, et dans les mémoires et les livres de Giraud-Teulon, un peu postérieurs. Cette théorie compte encore des partisans. C'est ainsi que les auteurs d'un excellent traité d'ophtalmologie, paru cette année, après avoir reproduit un passage de Giraud-Teulon, s'expriment ainsi :

Aller plus loin dans l'explication de la vision binoculaire, c'est s'aventurer dans ce qui est encore du domaine de la métaphysique.

Voici le passage de Giraud-Teulon, cité par MM. Nimiez et Despagnet, réimprimé en conservant les italiques de l'auteur :

Chaque point de la perspective extérieure a son image dioptrique sur un point déterminé de la rétine; et, réactivement, le sensorium reporte *virtuellement* la sensation éprouvée, point par point, sur la perspective elle-même. La rétine projette ainsi, extériorise la sensation, point par point, sur le rayon de la sphère ou la normale à sa surface au point considéré, *c'est sur cette ligne et à l'extérieur* que la rétine *sent.* Cette ligne, on le sait, passe par le point nodal.

Ajoutons que parmi tous ces points il en est un très remarquable, le point polaire ou central. C'est *sur lui* que, physiologiquement, se porte *toujours l'attention.* C'est d'ailleurs celui sur lequel l'image est la plus parfaite et la mieux sentie.

Lors de la vision physiologique associée, les choses, considérées dans chaque œil et isolément, se passent comme il vient d'être dit. Au moment même où les deux yeux sont ouverts à la fois, *l'attention* se porte sur *un* des objets de cette perspective, les deux images dudit objet se dessinent sur le point polaire de chaque œil et alors « non seulement l'objet de l'attention est vu *simple* ou *unique, mais tous les points des deux tableaux* ne font également qu'*un* deux à deux ; et de plus encore, chacun d'eux est *vu* non pas seulement, comme dans le premier cas, sur une *direction déterminée et unique, mais au lieu même de l'espace qu'il occupe.* L'espace tout entier nous est révélé dans ses trois dimensions, et *chaque objet localisé a sa place réelle dans l'espace* ».

En d'autres termes, les partisans de la théorie des projections se figurent que les surfaces des deux rétines fonctionnent à la manière des plans employés en géométrie descriptive, avec cette différence qu'au lieu de préciser la position d'un point de l'espace comme étant à l'intersection des perpendiculaires élevées sur ses deux projections, celui qui voit binoculairement reporte le point de l'espace à l'intersection des lignes de direction partant des deux images rétiniennes de ce point et passant par les points nodaux des deux yeux.

Il m'a toujours été impossible de comprendre comment les partisans de cette théorie se rendent compte de la formation des doubles images physiologiques. Dans ma perplexité, j'ai été jusqu'à traduire soigneusement en français le passage de Nagel relatif à cette explication : la traduction m'a paru aussi nuageuse que le texte allemand.

D'ailleurs, je me suis trouvé, à Heidelberg, en présence de Nagel, qui n'a pas répondu à mon argumentation (voy. la note de la page 37). D'autre part, jamais un partisan de la théorie des projections n'a expliqué les expériences que j'ai décrites pages 39 et 40, expériences qui font l'objet des figures 8, 9, 10 et du carton B (1).

La discussion entre les deux théories rivales serait donc épuisée si les cas de strabisme connus sous la désignation impropre de fausse projection ne semblaient pas venir à l'appui de la thèse que je combats. Quelques explications sont nécessaires avant de passer à l'examen des cas de fausse projection.

On emploie souvent, comme équivalentes, les expressions de points *identiques*, points *synesthétiques*, points *correspondants* des deux rétines. Je préfère la dernière de ces désignations, car

(1) Quand on voudra reproduire ces expériences, il faudra marquer fortement les extrémités *a* et *b* des lignes représentées par les figures 8, 9 et 10, pour que, pendant la vision dans le stéréoscope, les extrémités de ces lignes se fusionnent et ne glissent pas trop facilement l'une sur l'autre.

dans l'esprit de ceux qui les ont employées, les deux premières signifient implicitement que les points correspondants sont liés de telle façon que rien ne permettrait, même à l'enfant nouveauné, de distinguer entre les impressions reçues par deux de ces points. On a même été jusqu'à supposer qu'il existerait, par le moyen du chiasma, une liaison entre les fibres provenant, deux à deux, des points en question. Dès le § 2 (p. 22) j'ai démontré que les choses ne sont pas ainsi disposées et, d'accord avec l'anatomie qui n'a rien découvert de pareil, je pense que les points correspondants sont deux à deux les points de départ de sensations fusionnées et non point d'une sensation unique.

Et encore ces sensations ne me paraissent-elles devoir être nécessairement fusionnées qu'à condition de fusion des deux points de fixation, dont j'ai signalé le rôle important (§ 4, p. 28) comme marquant un point commun servant d'origine des coordonnées pour les deux yeux.

Aussi, quand l'un des points de fixation cesse de fonctionner, devons-nous trouver une profonde altération du mécanisme de la vision binoculaire — altération transitoire dans le strabisme alternant, où le point de fixation ne fonctionne pas quand l'œil est dévié, mais reprend instantanément ses droits dès que l'œil se redresse — altération persistante dans le strabisme unilatéral, avec perte de fixation de l'œil dévié, car, dans ce second cas, l'œil a complètement perdu la faculté d'apprécier la position des objets par rapport à son propre point de fixation.

On a vu, d'accord avec ce que je viens d'exposer, qu'après le redressement opératoire parfait, la fausse projection disparaît presque subitement chez les strabiques alternants, qu'elle peut persister longtemps, malgré nos soins, quand le strabisme est unilatéral, avec perte de fixation, et qu'enfin la fausse projection peut coexister avec la diplopie physiologique dans certains cas intermédiaires.

Dans ces derniers cas, il semblerait que les strabiques voient *simultanément* d'après la théorie des projections et d'après celle des points correspondants. Mais on a remarqué, ainsi que cela est bien expliqué dans l'auto-observation de M. D..., que, dans ce cas, la fausse projection n'existe pas pour les parties de la rétine voisines de la *fovea*.

Qu'on se reporte à l'observation 34 (p. 48) et l'on verra que, malgré un fort strabisme convergent, quand on lui présentait dans le stéréoscope le carton ⦙ | ⦙, Mlle X. X... annonçait voir la figure résultante correcte : ⦙, absolument comme si elle ne louchait pas. Pour les partisans de la théorie des projections, l'explication est simple. Ils diront :

« Il est clair que l'œil dévié s'est habitué à voir les objets où « ils sont; il est donc tout naturel que le sujet fusionne les deux

« pains à cacheter noirs. Rien d'étonnant que Mlle X. X... ne voie
« jamais les objets doubles; elle les voit simples binoculairement.
« Il s'est formé ce qu'on a appelé en Allemagne *eine vikarirende*
« *macula*, et, si l'on redresse les yeux par une opération, la
« malade verra des images doubles croisées dont la distance
« sera proportionnée au redressement obtenu par l'opération.
« Ces doubles images persisteront, sinon toujours, au moins
« pendant très longtemps. »

Il n'est pas vrai qu'il y ait eu fusion des deux pains noirs :
l'image vue par l'œil dévié était partiellement neutralisée; dans
cette image, le pain rouge subsistait seul. Ce qui confirme cette
explication, c'est qu'en mettant un verre rouge devant un œil, il
n'y avait jamais superposition exacte des deux images d'une
bougie éloignée. Au contraire, la superposition correcte pouvait
être obtenue en amenant deux images simultanément sur les
deux *fovea* et l'opération, loin de donner des images croisées,
conduisit immédiatement à la vision binoculaire physiologique.

Explication du paradoxe. — Il est parfaitement exact que l'œil
dévié renseignait Mlle X. X... sur la position des objets *par rapport à elle-même*, et cela tout aussi bien que l'œil non dévié. Les
deux yeux voyaient donc l'objet *à peu près au même endroit*,
mais cette notion n'avait rien de précis. J'en appelle au témoignage de quelques strabiques analogues, rencontrés depuis, qui,
lors de la diplopie en fausse projection, *étaient incapables de dire
laquelle des images était à droite ou à gauche*. On a rencontré
des cas moins nets, mais très nombreux, où les sujets ne pouvaient jamais évaluer exactement la distance des doubles images
lors de la diplopie en fausse projection.

Chacun des yeux, dans ces circonstances, renseigne sur la
position des objets *par rapport à la personne du strabique*, renseignement qui manque de précision. L'appréciation de la position des images est du même ordre d'exactitude que si, à une
personne assise dans une chambre obscure, on faisait apparaître
successivement, en face d'elle, deux objets brillants : elle serait
bien embarrassée de dire lequel des deux était plus à droite ou
plus à gauche. Dans cette expérience, je me figure que les
erreurs d'appréciation atteindraient aisément plusieurs minutes
d'angle : il doit en être de même pour les images perçues en
fausse projection (1) par l'un ou l'autre œil des strabiques, et

____

(1) Si j'avais à faire une nouvelle édition de ce livre, je remplacerais,
partout où je l'ai employée, l'expression classique de *fausse projection* par
celle de *localisation par habitude de déviation* ou quelque autre analogue.
Cela permettrait d'exposer plus clairement ces cas où nous avons rencontré,
soit simultanément, soit successivement, la *localisation par habitude* et la
position physiologique des doubles images.

31

cette incertitude doit s'étendre à la localisation *relative* des doubles images qu'ils perçoivent.

Cette localisation n'a rien de commun avec la vision binoculaire *physiologique*, laquelle, par le moyen des points correspondants, nous renseigne sur la position relative d'images perçues par les deux yeux avec une précision dont la limite est donnée par la valeur de l'acuité visuelle, et rien n'empêche cette vision de se produire dès que les yeux seront redressés (1).

Lorsque je signalais (§ 4, p. 27) le rôle de la *fixation*, comme donnant une origine commune de coordonnées aux images reçues par les deux rétines, un repère pour leur fusion, je n'avais pas encore noté la fréquence de la détérioration dont est frappée la vision centrale des yeux atteints de fausse projection rebelle. Les choses se passent comme si la *macula* s'était acharnée à protester contre la localisation par habitude, localisation que les autres parties de la rétine contractent assez aisément. Nos deux auto-observateurs, particulièrement M. A..., ont bien mis en lumière cette dégradation fonctionnelle de la *macula*, qui avait été également signalée par M. Degeorge : depuis que mon attention a été attirée sur ce fait, je l'ai rencontré bien plus souvent. On a dû être frappé également de la jolie expérience par laquelle l'autre auto-observateur, M. D..., a si bien démontré que la fausse projection peut persister pour la vision périphérique, alors que la diplopie physiologique fonctionne pour la vision centrale (p. 333 et *passim*).

Je n'ignore pas qu'à tout ce qui précède on peut opposer la célèbre expérience par laquelle Wheatstone, immédiatement après l'invention du stéréoscope, crut démontrer l'inanité de la théorie des points correspondants. Aux opinions de physiologistes éminents, parmi lesquels le professeur Le Conte (de San-Francisco) ; aux expériences de perception du relief faites à la lueur instantanée d'une étincelle électrique ; aux affirmations de ceux qui ont cru observer le relief sur des images accidentelles binoculaires ; aux assertions enfin de ceux qui, comme Panum, ont fait des mesures pour rechercher quel degré de différence devait exister entre les images offertes aux deux yeux pour que les doubles images physiologiques soient perçues, il me suffira d'opposer les expériences fournies par certains strabiques.

Ce n'est pas ici le lieu d'entrer dans la discussion détaillée des causes d'erreur inhérentes aux expériences que je viens d'énumérer, erreurs qui consistent tantôt à confondre l'*évaluation* et la *mesure* du relief, tantôt à méconnaître l'existence de petits

____

(1) A l'appui de ce qui précède, voy. l'observation 138 (p. 270), où le maintien de la fusion pour certaines positions du regard a empêché l'apparition de la fausse projection, dont l'utilité a été évidente pour Mlle F...

mouvements des yeux au cours de l'expérience, tantôt à ne pas remarquer la neutralisation d'une partie des doubles images. Pendant le premier apprentissage de la fusion binoculaire, qui a été précédé de l'occlusion prolongée de l'un des yeux, les strabiques invétérés sont encore doués d'une certaine maladresse, grâce à laquelle ils perçoivent avec une exquise sensibilité le moindre manque d'égalité entre les images qu'on leur offre dans le stéréoscope; pour eux, par exemple, le carton D ne fait jamais apparaître certaines lettres en avant du papier, mais leur révèle un manque de superposition exacte de ces lettres, absolument conforme à ce que demande la vieille théorie des points correspondants, à laquelle je me sens contraint de rester fidèle (1).

§ 97. **L'innéité, la réminiscence et l'expérience** (2). — La connexion entre les points correspondants est-elle *innée* ou est-elle *acquise* par l'expérience?

Tout du long de la troisième partie de l'*Optique physiologique*, Helmholtz accumule tant d'arguments, et polémique si vivement en faveur de la théorie *empiristique*, qu'on a le sentiment de se trouver en présence d'un parti pris plutôt que d'une certitude. L'auteur voudrait convaincre autrui, et cependant, dans le dernier paragraphe, il avoue sans détour n'être pas absolument convaincu lui-même.

On conçoit, en effet, que son *Kantisme* n'ait pu être tempéré par le *Darwinisme*, qui n'existait pas au moment où il écrivait.

Une comparaison rendra ma pensée plus claire. Étudiant l'observation de l'aveugle de Cheselden et d'autres relations analogues plus récentes, le lecteur qui n'a pas de notions philosophiques est surpris de l'impuissance absolue de ces sujets à reconnaître quoi que ce soit par la vue, tant qu'ils n'ont pas appris, par le secours du toucher, à interpréter les impressions

---

(1) La première remarque de ce genre a été faite par Mlle Eugénie C... (obs. 74, p. 319). Après l'opération elle ne voyait aucun objet simple, mais deux images superposées, reconnaissables grâce à une légère différence de grandeur. Après plusieurs mois d'exercice, en lisant, elle ne voyait bien simples que quelques lettres à la fois, et il lui a fallu près de deux ans pour ne pas voir les doubles images d'objets voisins les uns des autres.

(2) Qu'on se reporte aux pages 441 et suivantes (p. 577 de la traduction), on verra qu'Helmholtz avait établi une confusion entre la théorie des projections et la *théorie empiristique* dont il se déclare partisan, si bien que le débat entre les théories rivales des projections et des points identiques est esquivé et remplacé par un débat entre les théories *nativistique* et *empiristique*. La première de ces discussions a rempli le § 96. Dans le § 97, j'aborde la seconde. Cette division me paraît nécessaire; car, après avoir réfuté la théorie des projections, il reste à voir si l'emploi des points identiques est inné ou s'il repose sur l'expérience individuelle.

rétiniennes. Au contraire, ceux qui ont une notion nette des processus psychologiques sont amenés à reconnaître, contrairement à leur attente, qu'il existe soit un mécanisme préétabli, soit au moins une *réminiscence* atavique qui se manifeste par la rapidité avec laquelle se fait l'éducation de la perception visuelle. Assurément, pour les personnes qui n'ont pas réfléchi sur ces questions, c'est un sujet de surprise de voir qu'il faut une étude pour passer des sensations rétiniennes à leur interprétation. Pour le psychologue, la surprise est plutôt inverse de voir l'interprétation des sensations s'organiser avec la rapidité que comporterait une réminiscence, ce qui est le contraire d'une étude expérimentale (1).

Je pense qu'on ne peut pas répondre par *oui* ou par *non* à la question de savoir si la vision binoculaire physiologique est innée ou si elle est acquise par l'expérience. Je la crois *innée* dans une certaine mesure et *acquise* pour le reste. Il me semble que notre tâche doit être d'établir dans quelle proportion l'expérience individuelle vient perfectionner l'action du mécanisme préétabli ; c'est sur ce point que l'observation des strabiques en voie de guérison apporte des lumières analogues à celles que l'observation des aveugles-nés, guéris subitement, a fournies sur la manière dont les sensations rétiniennes s'utilisent pour nous fournir la représentation des objets.

Aussi, dans le titre de ce paragraphe, ai-je inscrit le mot *réminiscence* entre ceux d'*innéité* et d'*expérience*. Il est clair que la réminiscence peut jouer un rôle dans le rétablissement de la vision binoculaire chez les strabiques dont la déviation n'est pas congénitale. Le mot de réminiscence ne peut-il pas s'appliquer aussi à l'établissement d'une fonction qui a existé chez les parents du strabique, et cela depuis l'origine de l'humanité, en remontant de génération en génération ? L'aptitude du poulet à picoter aussitôt sorti de l'œuf me paraît être plutôt une réminiscence qu'un résultat d'expérience, comme le voudrait Helmholtz, qui pousse jusqu'à ses extrêmes limites le rôle de l'éducation personnelle dans l'interprétation des impressions reçues par les organes des sens.

Il existe certains actes pour lesquels la réminiscence atavique ne joue aucun rôle et où l'éducation personnelle agit exclusivement pour créer la fonction. Il en est ainsi pour le langage. Je ne sache pas qu'un enfant espagnol, issu d'une longue génération d'Espagnols, ait plus d'aptitude pour apprendre l'espagnol que le français. Les descendants des Espagnols, restés dans le Nord après la domination de Charles-Quint, conservent les

---

(1) Voy., au § 26 de l'*Optique physiologique*, la définition des *sensations*, qui sont les matériaux des *perceptions*, lesquelles sont le substratum de la *représentation* des objets.

signes extérieurs et les caractères psychiques de leur race, mais
ils parlent français avec l'accent particulier aux hommes du
Nord, et, s'ils veulent apprendre l'espagnol, ils n'y arrivent pas
avec plus de facilité que les petits Flamands dont ils sont envi-
ronnés, car les langues sont de pures conventions. Mais ces
mêmes descendants d'Espagnols se distinguent encore, par leurs
caractères et leurs aptitudes, parmi les populations flamandes
où ils ont été transplantés, tout comme les petits canards couvés
par une poule n'ont pas besoin d'éducation ni d'expérience pour
aller barboter dans l'eau en répondant par leurs *coin coin* aux
gloussements effarés de leur mère adoptive.

Dans le fonctionnement de la vision binoculaire, il existe une
partie qui s'acquiert uniquement par l'expérience individuelle :
il faut, le plus souvent, plusieurs années à nos strabiques guéris
avant de savoir mesurer correctement la troisième dimension,
et, par exemple, de percevoir sans erreur mon *test* à boules
(p. 51); cela est vrai pour ceux-là mêmes qui obtiennent presque
subitement la fusion binoculaire correcte, aussitôt après l'opération qui a redressé leurs yeux.

J'éprouve un véritable embarras à me mettre ainsi en oppo-
sition avec Helmholtz, qui a pris parti avec passion pour ce qu'il
appelle la *théorie empiristique*. De même que l'*Émile*, de Rous-
seau, est un livre déséquilibré par le roman qui le termine, il me
semble que l'*Optique physiologique* est déparée par la vivacité
de la polémique à laquelle se livre Helmholtz contre les partisans
de ce qu'il appelle la *théorie nativistique*, et particulièrement
contre M. Hering. Je me plais à croire que l'illustre physiolo-
giste, qui m'a dit, depuis, sa grande admiration pour les travaux
de Darwin, serait d'avis aujourd'hui que l'individu hérite, dans
une mesure plus ou moins grande, des habitudes acquises par
les générations précédentes.

J'avoue qu'au moment où, jeune étudiant, je traduisais son
livre, je n'étais pas sans subir l'influence de son argumentation.
Aussi, lorsqu'il me permit de lui adresser une note relative aux
éclaircissements que l'étude du strabisme peut apporter à la
question litigieuse qui nous occupe (note qu'on peut lire à la
page 882 de la traduction française), je m'attachai à la rédiger
dans l'ordre d'idées de l'auteur qui m'honorait de son hospitalité.
Parmi les faits que je mentionnai alors, se trouvait le cas de
Mlle Amélie A... (obs. 63, p. 283), que j'y décrivis avec quelque
détail. C'est un de ces cas de fausse projection où la vision binoculaire s'établit d'emblée après le redressement opératoire,
comme chez Mlle X. X..., comme chez Auguste B... (obs. 15,
p. 283) et chez quelques autres.

Ces diverses observations étaient relatives à des strabiques convergents; il serait donc permis d'objecter que la déviation pouvait n'être permanente que très récemment et que la vision binoculaire parfaite obtenue à la suite de l'opération était le résultat de la réminiscence d'un état récent. Il me paraît donc utile de décrire à cette place un cas auquel cette objection n'est pas applicable, puisqu'il s'agit d'un strabisme divergent ancien dont j'aurais intercalé la description entre les observations 22 et 416 (p. 284) si je l'avais rencontré en temps utile. Voici, sur ce cas, des détails qui montrent comment on peut supprimer la fausse projection la plus invétérée :

Observation 440. — Mlle Hélène Baudoin, âgée de quatorze ans, le 14/11/1895, est affectée de strabisme divergent alternant énorme, plus fréquent de l'œil droit, datant de l'âge de cinq ans. D'après le père, le strabisme était permanent dès le début. Réfraction cornéenne, 170 ± 0.75 ; 10 ± 0.75. Hypermétropie, environ 1.5. Séance tenante, ténotomie du droit externe O. D. et conseillé de porter le regard fortement à gauche jusqu'au lendemain.

15/11. — Sans tarder davantage, parce que le père, cultivateur, ne peut pas séjourner longtemps, je sectionne le droit externe de l'œil gauche et je pratique au même œil un avancement capsulaire. — Prescrit l'occlusion permanente d'un œil.

16/11. — Il reste une divergence appréciable. Une bougie allumée est vue en images directes (fausse projection). De même, dans le stéréoscope, la figure 8 | 8 donne l'effet : 8   8 . De même enfin, regardant mon doigt, tenu à 25 centimètres de ses yeux, elle le voit en images directes, quel que soit l'œil qui fixe. Par moments les yeux convergent vers le doigt, et la diplopie disparaît. La lecture binoculaire contrôlée est obtenue séance tenante, mais la barre de contrôle est vue simple, dans une position intermédiaire à celles des doubles images physiologiques. En s'aidant d'un verre rouge, Mlle Baudoin s'exercera, par des mouvements de fixation alternatifs, à obtenir les images doubles croisées.

Je donne le carton I 6 dans un stéréoscope, en engageant à regarder alternativement les deux cibles. Après une demi-heure de cet exercice, crise de nerfs analogue à celle qui survint chez Mlle B... le 14/4/1885 (p. 294), et, immédiatement après, disparition de la diplopie. Vision simple, de près comme de loin. Par exemple, les yeux convergent vers un objet tenu à 25 centimètres.

21/11. — Regardant une bougie voisine, les yeux sont en divergence relative. — 1° Le verre rouge étant sur l'œil droit : quand O. D. fixe, images croisées (correctes); quand O. G. fixe, images directes. — 2° Le verre rouge étant sur l'œil gauche, quel que soit l'œil qui fixe, images directes. Réussit, après deux heures d'exercice, à voir les images croisées, avec fixation par O. G. — 3° Remettant le verre rouge sur O. D., continue à voir les images directes quand O. G. fixe. —(Pendant ces quatre jours, les exercices de rectification ont été faits avec le verre rouge sur O. D., car on a vu qu'il est avantageux de mettre d'abord ce verre sur l'œil le moins habituellement employé).

Couvrant l'un ou l'autre œil, divergence notable qui fait place à la position correcte dès qu'on ôte la main, à condition que l'objet regardé soit d'assez grande dimension (ma tête, par exemple, ou même, par moments, un doigt).

23/11. — A réussi, dans le stéréoscope, à voir I 5 en images croisées. Pour la lecture binoculaire, la barre de contrôle ne cache rien ; elle apparaît en doubles images trop voisines et *directes*, toutes deux projetées faussement : celle vue par l'œil droit est un peu trop à droite, celle vue par l'œil gauche est beaucoup trop à gauche.

28/11. — Cette fausse projection des deux images de la barre de contrôle subsiste — nous avons vu quelque chose d'analogue, mais moins bien observé, chez le vicomte M. de M... (obs. 416, p. 284) — et cependant Mlle Baudoin a réussi à voir correctement plusieurs cartons de la série I. Par prudence, je fais continuer les exercices stéréoscopiques sans quitter la louchette, et nous n'aborderons que plus tard la lecture contrôlée.

2/12. — Fusionne L 5 et cependant, quand on essaye la lecture binoculaire, la fausse projection de la barre de contrôle subsiste sans aucun changement. Je la laisse repartir pour son pays avec la louchette, un stéréoscope et les cartons I. J'ai enseigné au père, s'asseyant en face de sa fille, à tenir son index verticalement au point de rencontre des diagonales du rectangle formé par leurs quatre yeux. Tandis que le père voit les doubles images du doigt sur les yeux de la fille, celle-ci voit le doigt en images directes, celle de gauche un peu trop à droite, celle de droite *à gauche* du nez de son père. Ne revenir que lorsque les doubles images seront correctes.

12/12. — Le résultat a été obtenu à peu près subitement le 8/12. La guérison est à peu près parfaite, car il ne reste qu'une très légère insuffisance de convergence sous le verre dépoli. Les *tests* des cartons E et G réussissent, ce qui était inattendu, mais le test à boules ne réussit pas en pseudoscopie. — *Exeat*, sans autre recommandation que de lire une heure par jour avec le contrôleur à gril.

1/1/1896. — M'écrit qu'elle va parfaitement.

Il me semble que cette observation, plus nette encore que celle d'Amélie A..., est parfaitement conciliable avec l'innéité des points identiques des deux rétines. On y a décrit, avec plus de précision que dans les cas analogues relatés précédemment, la coexistence de la fausse projection en vision périphérique avec la fusion en vision centrale. Chez Mlle Baudoin, il a fallu répéter plus longtemps que d'habitude l'alternance des regards pour faire éclater l'absurdité de la position attribuée aux doubles images : pendant des journées entières, elle regardait *à droite* pour voir l'image de gauche, et *vice versa*, avec une patience admirable.

Assurément, chez les strabiques affectés de fausse projection :

1° On rencontre le fait d'images tombant sur des points correspondants, et qui ne sont pas fusionnées ;

2° Il *semblerait* qu'on rencontre aussi la fusion de points dont les images tombent sur des éléments rétiniens nullement correspondants.

S'il en était ainsi, nul ne pourrait admettre l'innéité des points correspondants. Mais les observations — et surtout les auto-observations qui remplissent le chapitre XI — suffisent à démontrer qu'il n'y a *jamais* fusion à l'aide de points non correspondants. Le 2° est donc à écarter. Quant au 1°, dans l'opinion des strabiques qui ont le don assez rare de s'observer, les doubles images de la fausse projection ne sont pas rigoureusement simultanées et ne sont perçues que grâce à une alternance d'attention entre les deux yeux, si bien que les images physiologiques apparaissent dès que le sujet réussit à porter *bien simultanément* son attention sur les deux sensations.

En résumé, — de même que dans le § 96 ce sont précisément les strabiques *dits* à fausse projection qui nous ont amené à conclure en faveur de la théorie des points correspondants, — dans le présent § 97, ces mêmes strabiques viennent apporter un sérieux argument en faveur de la correspondance innée des *fovea* telle que je l'ai admise au § 4 (p. 28).

En effet, l'observation de ces strabiques révèle un système empiristique de localisation des impressions reçues par les parties périphériques de la rétine, système assez tenace pour subsister quelque temps, alors même qu'une opération et des exercices ont établi et confirmé la fusion régulière des images en conformité de la théorie des points correspondants ; mais, si ce système de localisation s'étendait aux deux *fovea*, on ne comprendrait pas les cas, assez nombreux, qui nous ont donné le spectacle de l'apparition subite de la vision simple à la suite d'un redressement obtenu par les moyens chirurgicaux.

Sans nier l'intervention évidente de l'expérience pour l'interprétation des impressions reçues par les parties périphériques des rétines, je conclus à *l'innéité de la fusion des impressions reçues par les deux fovea.*

§ 98. **Conclusions pratiques.** — Lorsqu'il pratiqua, en 1839, la première opération de strabisme sur le vivant, Dieffenbach ignorait probablement que le célèbre physicien anglais Wheatstone venait de publier une importante étude sur les phénomènes de la vision binoculaire et sur leur analyse au moyen du stéréoscope dont on lui doit l'invention. L'opération de Dieffenbach eut un immense retentissement dans le monde entier et le massacre des muscles oculo-moteurs atteignit rapidement son apogée. Bientôt les mauvais résultats obtenus dans beaucoup de cas jetèrent sur la ténotomie un discrédit dont elle ne se releva que sous l'influence des admirables travaux d'Albert de Gräfe. Trop jeune pour me souvenir de l'enthousiasme qui suivit l'entreprise hardie de Dieffenbach, car elle eut lieu précisément l'année de ma naissance, j'ai du moins pu voir encore de nombreux opérés de la période de début, et j'ai assisté aux progrès théoriques et pratiques des opérations sur les muscles de l'œil. J'ai beaucoup connu de Gräfe et les meilleurs de ses élèves. Le ravissement que m'a causé le spectacle de l'illusion stéréoscopique, en regardant dans un des premiers instruments de Brewster apportés en France, est encore présent à ma mémoire.

Grâce à l'offre que je lui avais faite d'en publier une traduction française, j'ai pu lire l'*Optique physiologique* de Helmholtz avant même que la publication en fût terminée. C'est donc *de visu* que j'ai suivi l'histoire de la théorie de la vision binoculaire et celle des progrès dans le traitement du strabisme, questions qui, par suite de circonstances fortuites, avaient attiré mon attention dans mon enfance. Pour rédiger ce petit volume, qu'il eût été facile de faire beaucoup plus gros, outre le monceau d'observations personnelles, prises au jour le jour, et que j'ai accumulées pendant tant d'années, je crois avoir mis à profit tout ce qui a paru d'important en français, en allemand, en anglais, en italien, en espagnol et en hollandais. Des études d'ophtalmométrie, assurément beaucoup plus utiles, des recherches sur la myopie et d'autres sur la forme des caractères typographiques, sur la physiologie de la lecture, sur celle de l'écriture sont venues, chemin faisant, retarder la publication de cette monographie, dont le manuscrit a dormi pendant des années dans un tiroir. Tout ce temps a été mis à profit pour vérifier les questions douteuses, pour perfectionner les instruments et surtout pour me permettre probablement une appréciation plus impartiale de la part qu'il faut faire au traitement optique dans la cure du strabisme.

Sur cette question capitale, mon opinion s'est considérablement modifiée. Tandis qu'au début ma tendance était de ne recourir qu'à la dernière extrémité aux moyens chirurgicaux, je pense actuellement qu'il faut, pour gagner du temps, demander aux exercices strictement ce que les opérations sont impuissantes à donner : c'est l'intérêt des malades et c'est aussi celui du médecin. Un redressement qui, grâce aux perfectionnements opératoires et à la cocaïne, est obtenu presque instantanément avec sécurité et sans douleur est accueilli avec plus de reconnaissance que s'il est le résultat de nombreux appels à la patience du client.

Ce n'est pas à dire que les cas où les exercices sont utiles ne soient pas nombreux. Loin de là, si les strabiques auxquels on peut rendre opératoirement la vision binoculaire sont en minorité, chez presque tous, au contraire, la vision correcte peut être établie en faisant le nécessaire, surtout si on les traite, dès le début, les convergents par la louchette, les divergents par les lunettes exactes. Si les strabiques nous étaient présentés à temps, nous ne rencontrerions jamais les difficultés auxquelles il a fallu consacrer des chapitres entiers : c'est à peine si ce volume aurait une raison d'être. Sa principale utilité sera peut-être d'engager les médecins traitants à envoyer moins tardivement les jeunes strabiques chez l'oculiste.

Faut-il rétablir la vision binoculaire toutes les fois que cela est possible ?

Je n'hésite pas à répondre : non !

La première fois que j'exposai à von Gräfe mes procédés de traitement, ce confrère aussi célèbre par sa bienveillance que par ses mérites professionnels me stupéfia en me disant que les gens ne sont pas dignes de tant de peines. L'expérience de la vie m'a appris que von Gräfe avait raison. On a vu que pour conduire à bonne fin certaines cures, il a fallu un temps et une patience au-dessus de toute mesure raisonnable. Je termine donc par deux conseils :

Dans les cas difficiles, n'imitez pas ce que j'ai cru devoir faire, tantôt par amitié, tantôt pour donner la démonstration de la curabilité de certains cas exceptionnels. Bien qu'il n'existe guère de strabiques incurables, ne vous engagez dans le traitement par les exercices qu'après vous être assuré d'avoir affaire à des personnes qui méritent toute la peine que vous vous donnerez.

Dans les cas faciles, entreprenez résolument le traitement optique; il vous donnera des satisfactions plus nombreuses qu'on ne s'y attendrait par la lecture de ce volume. En effet, pour la compréhension des cas difficiles, il a fallu multiplier les exemples et leur donner un grand développement; ils ont donc occupé une place très exagérée par rapport à leur fréquence, tandis que, le plus souvent, les cas heureux n'ont pas eu d'histoire.

FIN

MÉMOIRES DE L'AUTEUR

AYANT TRAIT AU STRABISME

Sur un moyen nouveau de choisir les verres prismatiques pour le strabisme (*Annales d'oculistique*, 1863, t. L, p. 310).

Note sur la neutralisation et sur l'incongruence des rétines (*Ibid.*, 31 mars 1864, t. LI, p. 76).

Une nouvelle méthode pour guérir le strabisme (*Presse scientifique des deux mondes*, 16 mai 1864, p. 584).

Methode zur Heilung gewisser Fälle von Strabismus, in *Sitzungsbericht der ophthalmologischen Gesellschaft*, 1864, p. 110, et *Klin. Monatsblätter*, t. III, p. 404.

Ueber die Richtungslinieh des Sehens, in *Sitzungsbericht der ophthalmologischen Gesellschaft*, 1864, p. 97.

Ueber den Widerwillen gegen das Einfachsehen (*ibid.*, p. 143).

De la neutralisation dans l'acte de la vision (*Annales d'oculistique*, 1865, t. LIV, p. 5).

Méthode pour la guérison de certains cas de strabisme (*Ibid.*, 1865, t. LIV, p. 104).

De quelques phénomènes de diplopie chez certains strabiques (*Ibid.*, 1865, t. LIV, p. 123).

Sur un instrument nommé iconoscope, destiné à donner du relief aux images planes examinées avec les deux yeux (*Comptes rendus de l'Académie des sciences*, 1866, t. LXIII, p. 927).

Quatre observations de strabisme convergent accompagnées de remarques sur l'étiologie et le traitement de cette affection (*Annales d'oculistique*, 1867, t. LVII, p. 5).

Chapitre *Strabisme*, dans les *Études ophtalmologiques de Wecker*. Paris, Delahaye, 1867.

Du strabisme dans ses applications à la théorie de la vision, thèse de Paris. Masson, 1868. (Médaille d'argent.)

Analyse d'un mémoire de Listing sur un nouveau genre d'observations stéréoscopiques, in *Ann. d'ocul.*, 1870, t. LXIII, p. 293.

Du strabisme (*Ibid.*, 1871, t. LXV, p. 97-125 et 197-221 ; t. LXVI, p. 5-19, 113-117, 209-217).

Le strabisme et sa guérison par les moyens optiques, orthopédiques et chirurgicaux (*Revue scientifique*, 31 janvier 1880, p. 726).

De la vision binoculaire, conférence faite au laboratoire d'ophtalmologie de la Sorbonne (*Journal de Robin*, 1880, et *Annales d'oculistique*, 1881, t. LXXXV, p. 217).

Traitement du strabisme. Communication à l'*Académie de médecine*, 7 décembre 1886.

Sur le traitement optique du strabisme (*Bulletin de la Société française d'ophtalmologie*, 1888, p. 106).

Le strabisme et le stéréoscope (*Comptes rendus de la Société française d'ophtalmologie*, 1890, et *Soc. d'ophtalmologie de Paris*, février 1890).

Les *tests* de la vision binoculaire (*Bulletin de la Société française d'ophtalmologie*, 1891).

De la vision binoculaire dans ses relations avec le strabisme, in *Festschrift zur Feier des LXX Geburtstages von H. Helmholtz*, Stuttgart, 1891.

17166. — L.-Imprimeries réunies, rue Mignon, 2, Paris.

L'observateur plaçant son nez sur la ligne **N**, ses yeux se trouvent au-dessus des points **G** et **D**, environ 45 ᵐ/m plus haut que le plan du papier. Chaque œil voit alors 2 fois le mot **HELMHOLTZ**. En fixant le regard sur la barre transversale de l'**H** du milieu, on arrive d'abord à voir cette lettre binoculairement; puis, on parvient à voir le mot **HELMHOLTZ** tout entier dans un plan vertical, 2 autres images allongées du mot restant couchées sur le papier. (1)

Pour l'observateur dont les yeux sont **rigoureusement** égaux, les tranches sont rouges pour la première et bleues pour la seconde moitié du mot vu binoculairement. Pour l'**H** du milieu, les tranches paraissent rouges si l'on vient de regarder le commencement, bleues si l'on vient de regarder la fin du mot. Ce **test** permet donc non seulement de constater l'existence de la vision binoculaire mais encore d'en évaluer la perfection.

Si l'expérience ne réussissait pas, on commencerait, en s'aidant au besoin de verres convexes, par s'exercer à voir l'image stéréoscopique de la figure rayonnée située plus près. (à 0ᵐ23 des points **G** et **D**).

(1) Cette expérience démontre bien que l'accommodation n'intervient pas dans l'évaluation des distances, car il y a exactement une dioptrie de différence entre l'effort nécessaire pour voir successivement le haut et le bas des lettres.

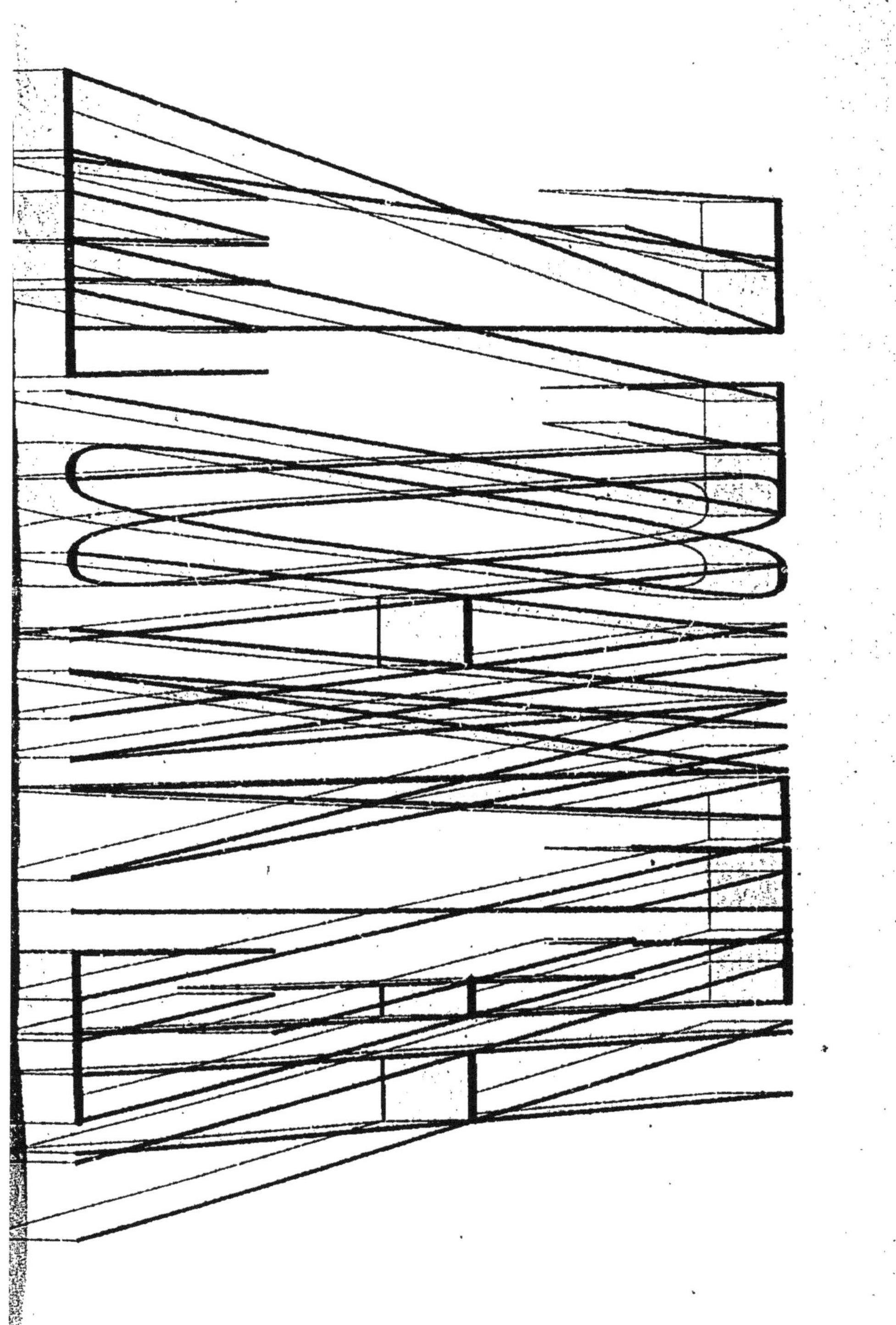